2010
中国卫生统计年鉴

中华人民共和国卫生部 编

中国协和医科大学出版社

图书在版编目（CIP）数据

中国卫生统计年鉴．2010／中华人民共和国卫生部编．—北京：中国协和医科大学出版社，2010.8
ISBN 978－7－81136－391－3

Ⅰ．①中…　Ⅱ．①中…　Ⅲ．①卫生统计－中国－2010－年鉴　Ⅳ．①R195－54

中国版本图书馆 CIP 数据核字（2010）第 124087 号

2010 中国卫生统计年鉴

编　　者：中华人民共和国卫生部
责任编辑：吴桂梅　骆春瑶

出版发行：中国协和医科大学出版社
（北京东单三条九号　邮编 100730　电话 65260378）
网　　址：www. pumcp. com
经　　销：新华书店总店北京发行所
印　　刷：北京丽源印刷厂

开　　本：889×1194 毫米　1/16 开
印　　张：27.25
字　　数：780 千字
版　　次：2010 年 7 月第一版　2010 年 7 月第一次印刷
印　　数：1—1000
定　　价：160.00 元

ISBN 978－7－81136－391－3/R・391

六、农村与社区卫生

七、妇幼保健

五、医疗服务

三、卫生设施

四、卫生经费

目　　录

一、卫生机构

二、卫生人员

编 者 说 明

一、《中国卫生统计年鉴》是一部反映中国卫生事业发展情况和居民健康状况的资料性年刊。本书收录了全国及31个省、自治区、直辖市卫生事业发展情况和目前居民健康水平的统计数据，以及历史重要年份的全国统计数据。本书为《中国卫生统计年鉴》2010卷，收编的内容截止2009年底。

二、全书分为15个部分，即：卫生机构、卫生人员、卫生设施、卫生经费、医疗服务、农村和社区卫生、妇幼保健、人民健康水平及营养状况、疾病控制与公共卫生、居民病伤死亡原因、卫生监督、医疗保障制度、人口指标，另附主要社会经济指标、世界各国卫生状况。各篇前设简要说明及主要指标解释，简要说明主要介绍本篇的主要内容、资料来源、统计范围、统计方法以及历史变动情况。

三、资料来源

（一）本资料主要来自年度卫生统计报表，一部分来自抽样调查。

（二）人口和社会经济数据摘自《中国统计年鉴》以及公安部、教育部、民政部统计资料，城镇居民基本医疗保险数据来自人力资源与社会保障部，各国卫生状况数据摘自世界卫生组织《世界卫生统计》。

四、统计口径

（一）除行政区划外，书中所涉及的全国性统计数据均未包括香港特别行政区、澳门特别行政区和台湾省数据。

（二）卫生部三次修订了《国家卫生统计调查制度》，适当调整了卫生机构和人员的统计口径，导致1996、2002、2007年卫生机构和人员数变动较大。

（三）从2010卷起，村卫生室的机构、人员和诊疗人次分别计入卫生机构总数、卫生人员总数、总诊疗人次数中（村卫生室不再单独统计）。各年数据已按此口径调整。

五、统计分组

（一）东、中、西部地区：东部地区包括北京、天津、辽宁、上海、江苏、浙江、福建、山东、广东、海南、河北11个省、直辖市；中部地区包括山西、吉林、黑龙江、安徽、江西、河南、湖北、湖南8个省；西部地区包括内蒙古、四川、贵州、云南、西藏、陕西、甘肃、青海、宁夏、新疆、重庆、广西12个省、自治区、直辖市。

（二）主办单位：以医疗机构登记注册为依据，分为政府办、社会办和私人办。政府办卫生机构包括卫生行政部门和其他政府机关主办的卫生机构；社会办卫生机构包括企业、事业单位、社会团体和其他社会组织办。

（三）城乡：1949～1984年以前卫生机构及其床位和人员按城市、农村分组，1985年起按市、县分组。市包括直辖市区、地级市辖区和县级市，不包括直辖市和地级市所辖县；县包括自治县和旗。

六、符号使用说明：“空格”表示无数字，“…”表示数字不详，“①”表示表下有注解。

卫生部统计信息中心

《中国卫生统计年鉴》编辑委员会

《中国卫生统计年鉴》编辑部

八、人民健康水平及营养状况

九、疾病控制与公共卫生

十、居民病伤死亡原因

十一、卫生监督

十二、医疗保障制度

十三、人口指标

附录一 主要社会经济指标

附录二 世界各国卫生状况

一、卫生机构

简要说明

一、本章主要介绍全国及31个省、自治区、直辖市卫生机构数，主要包括各级各类医疗机构、疾病控制机构和卫生监督机构数，医院等级情况，按床位数分组的医院、乡镇卫生院和社区卫生服务中心数等。

二、本章数据来源于卫生资源统计年报。

三、卫生机构总数和医疗机构数均不包括村卫生室数字，村卫生室单独统计。

四、卫生机构分类

1. 按市县分，市包括直辖市区、地级市区和县级市，县包括自治县和旗。

2. 按经济类型分为国有、集体、联营、私营和其他。

3. 按主办单位分为政府办、社会办和私人办，政府办包括卫生行政和其他行政部门办的卫生机构，社会办包括企业、事业单位、社会团体和其他社会组织办的卫生机构。

4. 按分类管理分为非营利性和营利性医疗机构。

五、统计口径调整

1. 村卫生室数计入卫生机构总数中（不再单独统计）。

2. 2002年起，卫生机构数按卫生或工商、民政部门登记注册数统计，1949~2001年卫生机构数按卫生或其他行政部门批准成立数统计。

3. 2002年起，按照行业管理原则，卫生机构总数不再包括国境卫生检疫所、高中等医学院校、药品检验所（室）和由各级计生委批准设立的计划生育指导中心。

4. 1996年起，依据《医疗机构管理条例》将个体开业人员改称私人诊所计入卫生机构，当年卫生机构总数增加较多（包括13万所私人诊所）。

主要指标解释

卫生机构 指从卫生行政部门取得《医疗机构执业许可证》，或从民政、工商行政、机构编制管理部门取得法人单位登记证书，为社会提供医疗保健、疾病控制、卫生监督服务或从事医学科研和医学在职培训等工作的单位。卫生机构包括医院、疗养院、社区卫生服务中心（站）、卫生院、门诊部、诊所（卫生所、医务室）、村卫生室、急救中心（站）、采供血机构、妇幼保健院（所、站）、专科疾病防治院（所、站）、疾病预防控制中心、卫生监督所、卫生监督监测机构、医学科研机构、医学在职培训机构、健康教育所（站）等其他卫生机构。

医疗机构 指从卫生行政部门取得《医疗机构执业许可证》的机构，包括医院、疗养院、社区卫生服务中心（站）、卫生院、门诊部、诊所（医务室）、村卫生室、妇幼保健院（所、站）、专科疾病防治院（所、站）、急救中心（站）和临床检验中心。

非营利性医疗机构 指为社会公众利益服务而设立运营的医疗机构，不以营利为目的，其收入用于弥补医疗服务成本。

营利性医疗机构 指医疗服务所得收益可用于投资者经济回报的弥补医疗机构。政府不举办营利性医疗机构。

医院 包括综合医院、中医医院、中西医结合医院、民族医院、各类专科医院和护理院，不包括专科疾病防治院、妇幼保健院和疗养院。

中医医院 指中医（综合）医院和中医专科医院，不包括中西医结合医院和民族医院。

专科医院 包括口腔医院、眼科医院、耳鼻喉科医院、肿瘤医院、心血管病医院、胸科医院、血液病医院、妇产（科）医院、儿童医院、精神病医院、传染病医院、皮肤病医院、结核病医院、麻风病医院、职业病医院、骨科医院、康复医院、整形外科医院、美容医院等其他专科医院，不包括中医专科医院、各类专科疾病防治院和妇幼保健院。

医院等级 指由卫生行政部门确定的级别（一、二、三级）和由医疗机构评审委员会评定的等次（甲、乙、丙等），是反映医院规模和医疗水平的综合指标。

联合办村卫生室 指由两个或多个乡村医生联合办、执业（助理）医师与乡村医生联合办的村卫生室。

1-1-1 卫生机构数

年份	合计	医院				疗养院	卫生院		门诊部(所)	社区卫生服务中心(站)	村卫生室	妇幼保健院(所/站)	专科疾病防治院(所/站)	疾病预防控制中心	卫生监督所(中心)
			综合医院	中医医院	专科医院			乡镇卫生院							
1949	3670	2600				30			769			9	11		
1950	8915	2803	2692	4	85	60			3356			426	30	61	
1955	67725	3648	3351	67	188	822			51600			3944	287	315	
1960	261195	6020	5173	330	401	1577	24849	24849	213823			4213	683	1866	
1965	224266	5330	4747	131	339	887	36965	36965	170430			2910	822	2499	
1970	149823	5964	5353	117	385	359	56568	56568	79600			1124	607	1714	
1975	151733	7654	6817	160	543	297	54026	54026	80739			2128	683	2912	
1978	169732	9293	7539	447	643	389	55018	55018	94395			2571	887	2989	
1980	180553	9902	7859	678	694	470	55413	55413	102474			2745	1138	3105	
1981	800205	10252	8044	781	718	538	55500	55500	111189		610079	2789	1197	3202	
1982	801869	10471	8146	878	731	593	55496	55496	113916		608431	2827	1272	3271	
1983	870686	10901	8370	1009	772	606	55559	55559	115826		674669	2851	1326	3274	
1984	905424	11381	8545	1218	810	599	55549	55549	117028		707168	2955	1458	3339	
1985	978540	11955	9197	1485	938	640	47387	47387	126604		777674	2996	1566	3410	
1986	999102	12442	9363	1646	1030	638	46967	46967	127575		795963	3059	1635	3475	
1987	1012804	12962	9657	1790	1097	652	47177	47177	128459		807844	3082	1697	3512	
1988	1012485	13544	9916	1932	1190	652	47529	47529	128422		806497	3103	1727	3532	
1989	1027522	14090	10242	2046	1265	651	47523	47523	128112		820798	3112	1747	3591	
1990	1012690	14377	10424	2115	1362	650	47749	47749	129332		803956	3148	1781	3618	
1991	1003769	14628	10562	2195	1345	642	48140	48140	128665		794733	3187	1818	3652	
1992	1001310	14889	10774	2269	1376	639	46117	46117	125873		796523	3187	1845	3673	
1993	1000531	15436	11426	2298	1438	600	45024	45024	115161		806945	3115	1872	3729	
1994	1005271	15595	11549	2336	1440	587	51929	51929	105984		813529	3190	1905	3711	
1995	994409	15663	11586	2361	1445	582	51797	51797	104406		804352	3179	1895	3729	
1996	1078131	15833	11696	2405	1473	528	51723	51277	237153		755565	3172	1887	3737	
1997	1048657	15944	11771	2413	1488	506	51535	50981	229474		733624	3180	1893	3747	
1998	1042885	16001	11779	2443	1495	503	50613	50071	229349		728788	3191	1889	3746	
1999	1017673	16678	11868	2441	1533	485	50257	49694	226588		716677	3180	1877	3763	
2000	1034229	16318	11872	2453	1543	471	49777	49229	240934		709458	3163	1839	3741	
2001	1029314	16197	11834	2478	1576	461	48643	48090	248061		698966	3132	1783	3813	
2002	1005004	17844	12716	2492	2237	365	46014	44992	219907	8211	698966	3067	1839	3580	571
2003	806243	17764	12599	2518	2271	305	45204	44279	204468	10101	514920	3033	1749	3584	838
2004	849140	18393	12900	2611	2492	292	42471	41626	208794	14153	551600	2998	1583	3588	1284
2005	882206	18703	12982	2620	2682	274	41694	40907	207457	17128	583209	3021	1502	3585	1702
2006	918097	19246	13120	2665	3022	264	40791	39975	212243	22656	609128	3003	1402	3548	2097
2007	912263	19852	13372	2720	3282	237	40679	39876	197083	27069	613855	3051	1365	3585	2553
2008	891480	19712	13119	2688	3437	210	39860	39080	180752	24260	613143	3011	1310	3534	2675
2009	916571	20291	13364	2728	3716	200	39627	38475	182448	27308	632770	3020	1291	3536	2809

注：①村卫生室数计入卫生机构数中；②2008年社区卫生服务中心(站)减少的原因是江苏省约5000家农村社区卫生服务站划归村卫生室；③2002年起，卫生机构数不再包括高中等医学院校本部、药检机构、国境卫生检疫所和非卫生部门举办的计划生育指导站；④1996年以前卫生院指乡镇卫生院，门诊部(所)不包括私人诊所。

1-1-2　2009年各地区卫生机构数

地区	合计	医院							疗养院	卫生院			社区卫生服务中心（站）		
		小计	综合医院	中医医院	中西医结合医院	民族医院	专科医院	护理院		小计	街道卫生院	乡镇卫生院	小计	社区卫生服务中心	社区卫生服务站
总　计	**916571**	**20291**	**13364**	**2728**	**245**	**191**	**3716**	**47**	**200**	**39627**	**1152**	**38475**	**27308**	**5216**	**22092**
东　部	333717	7771	4963	963	86	6	1714	39	107	10823	462	10361	15540	2712	12828
中　部	302801	6428	4143	977	86	9	1208	5	44	12334	580	11754	7749	1344	6405
西　部	280053	6092	4258	788	73	176	794	3	49	16470	110	16360	4019	1160	2859
北　京	9734	522	310	82	3	2	122	3	3	116		116	1395	193	1202
天　津	4238	255	167	26	4		58		3	182	1	181	769	73	696
河　北	80963	1123	746	169	23		185		4	1962		1962	1027	211	816
山　西	39917	1163	613	199	20		331		9	1645	444	1201	807	188	619
内蒙古	22677	469	298	56	8	43	64		6	1332	5	1327	886	196	690
辽　宁	34729	829	510	102	4	2	211		26	1037	35	1002	852	166	686
吉　林	18543	560	351	76	10	3	119	1	11	801	13	788	2228	48	2180
黑龙江	21825	918	648	120	7	4	139		4	995	18	977	750	178	572
上　海	4460	296	179	17	4		84	12	2				640	284	356
江　苏	30571	1114	722	86	9		282	15	17	1441	26	1415	1677	314	1363
浙　江	29549	652	353	103	13		178	5	13	1821	151	1670	5318	185	5133
安　徽	24799	710	489	86	7		125	3	8	1714	14	1700	986	197	789
福　建	26613	411	263	70	6	2	69	1	11	874		874	429	175	254
江　西	34005	502	332	97	7		66		3	1573	20	1553	620	151	469
山　东	63885	1319	892	148	7		271	1	12	1705	144	1561	1361	242	1119
河　南	75722	1193	801	186	10		196		6	2089	5	2084	724	178	546
湖　北	32790	614	409	86	12	2	105			1182	48	1134	1142	205	937
湖　南	55200	768	500	127	13		127	1	3	2335	18	2317	492	199	293
广　东	44314	1064	678	143	10		231	2	14	1378	103	1275	1984	859	1125
广　西	32355	460	292	85	7	4	71	1	6	1262	20	1242	318	127	191
海　南	4661	186	143	17	3		23		2	307	2	305	88	10	78
重　庆	16497	386	273	42	7		64		4	1018	19	999	268	82	186
四　川	72914	1187	787	165	19	19	196	1	5	4745	11	4734	637	257	380
贵　州	24707	532	395	63	6	4	63	1	2	1450	11	1439	322	88	234
云　南	22365	720	495	100	13	4	108		8	1386	3	1383	227	95	132
西　藏	4959	100	82			18			1	657		657	6		6
陕　西	33928	815	588	140	4		83		6	1731	21	1710	358	123	235
甘　肃	25299	373	259	68	1	10	35		5	1341	8	1333	337	63	274
青　海	5959	129	80	13	1	26	9			406		406	169	14	155
宁　夏	4149	158	107	18	3	4	26		1	236		236	86	6	80
新　疆	14244	763	602	38	4	44	75		5	906	12	894	405	109	296

1-1-2 续表

门诊部	诊所（医务室、护理站）	村卫生室	急救中心（站）	采供血机构	妇幼保健院（所、站）	妇幼保健所（站）	专科疾病防治院（所、站）	专科疾病防治所（站）	疾病预防控制中心	卫生监督所（中心）	医学科研机构	医学在职培训机构	健康教育所（站）	其他
7639	**174809**	**632770**	**245**	**526**	**3020**	**1226**	**1291**	**1082**	**3536**	**2809**	**216**	**474**	**137**	**1673**
5356	66154	222970	121	181	937	403	556	440	1103	817	102	182	61	936
1208	48906	221759	71	154	980	380	529	473	1088	884	54	157	23	433
1075	59749	188041	53	191	1103	443	206	169	1345	1108	60	135	53	304
768	3609	3114	8	7	19	2	27	25	31	20	24	8	1	62
222	1046	1616	3	6	23	13	16	12	24	17	8	16	1	31
162	9621	66389	5	15	185	82	7	6	194	177	3		3	86
166	7477	28113	11	16	135	61	15	10	151	130	7	3	8	61
66	4683	14719	6	19	116	96	50	46	133	106	6	11	20	49
360	10547	20463	12	22	110	75	90	82	134	64	6	2	10	165
385	5255	8978	6	20	70	23	53	49	67	36	6	3	3	61
116	5212	13147	14	27	142	68	114	103	189	147	12	8		30
376	1557	1447	13	9	22	14	20	15	21	20	9	4	2	22
486	8019	17124	22	30	105	89	46	33	171	111	9	37	2	160
620	6586	13922	24	21	87	31	25	21	101	99	8	47	3	202
122	2974	17788	10	23	118	99	47	42	124	103	13	29	2	28
403	4497	19632	8	10	86	34	27	3	93	71	8	25	1	27
37	3794	26937	8	13	111	48	109	106	120	109	5	3	6	55
106	9896	48791	15	20	149	45	124	107	173	81	7	21	3	102
82	7410	63565	13	20	167	42	21	21	180	133	7	84	3	25
153	6783	22405	7	20	99	11	87	74	112	97	1	25	1	62
147	10001	40826	2	15	138	28	83	68	145	129	3	2		111
1792	9266	28076	8	40	127	6	149	111	135	138	19	22	33	69
83	8086	21689	2	26	103	2	46	31	105	111	14	1	1	42
61	1510	2396	3	1	24	12	25	25	26	19	1		2	10
53	4615	9985		11	41	5	15	12	43	42	1	7	1	7
249	13658	51670	15	25	202	34	38	30	207	202	9	21	11	33
45	3007	18971	3	32	88	60	8	6	103	96	3	16		29
66	6248	13114	18	16	147		31	29	152	146	9	8	4	65
	418	3635		1	57	49			81	2		1		
194	5064	25292	2	10	117	39	5	3	123	108	12	50	4	37
74	7728	15087	2	17	99	79	7	7	103	88	5	17	6	10
4	725	4376		9	21	12	1	1	56	54	1	1	2	5
20	996	2547	1	5	22	14			25	25		2	4	21
221	4521	6956	4	20	90	53	5	4	214	128				6

1-1-3　2009年各类卫生机构数

卫生机构分类	合计	按市县分			按经济	
		市	县级市	县	国有	集体
总　计	**916571**	**392021**	**157937**	**524550**	**105938**	**354808**
一、医院	20291	14180	3127	6111	12621	1430
综合医院	13364	9333	2173	4031	8714	940
中医医院	2728	1414	381	1314	2152	160
中西医结合医院	245	188	31	57	90	25
民族医院	191	43	20	148	172	3
专科医院	3716	3155	519	561	1477	296
口腔医院	286	276	33	10	129	31
眼科医院	242	205	31	37	38	20
耳鼻喉科医院	42	40	8	2	11	2
肿瘤医院	116	103	11	13	66	8
心血管病医院	53	41	5	12	15	6
胸科医院	22	21		1	18	1
血液病医院	9	8	1	1	1	2
妇产(科)医院	331	294	40	37	60	14
儿童医院	70	64	7	6	44	8
精神病医院	637	492	120	145	515	46
传染病医院	162	149	18	13	155	1
皮肤病医院	95	87	17	8	30	8
结核病医院	36	30	4	6	34	1
麻风病医院	35	17	7	18	35	
职业病医院	18	17		1	16	2
骨科医院	367	252	60	115	50	39
康复医院	255	215	48	40	113	34
整形外科医院	35	35	3		2	2
美容医院	64	64	8			1
其他专科医院	841	745	98	96	145	70
护理院	47	47	3		16	6
二、疗养院	200	164	38	36	192	3
三、社区卫生服务中心(站)	27308	23626	5131	3682	10724	9686
社区卫生服务中心	5216	4739	474	477	3396	1404
社区卫生服务站	22092	18887	4657	3205	7328	8282
四、卫生院	39627	12414	6442	27213	26840	12156
街道卫生院	1152	716	256	436	487	642
乡镇卫生院	38475	11698	6186	26777	26353	11514
中心卫生院	10397	3023	1575	7374	8951	1391
乡卫生院	28078	8675	4611	19403	17402	10123
五、门诊部	7639	6832	722	807	1616	904
综合门诊部	4698	4059	497	639	1246	695
中医门诊部	681	647	36	34	79	61
中西医结合门诊部	176	155	8	21	20	22
民族医门诊部	9	8	4	1	2	1
专科门诊部	2075	1963	177	112	269	125
六、诊所（医务室、护理站）	174809	114470	27528	60339	20642	15553
诊所	138197	88886	21153	49311	2907	5391
医务室	36552	25531	6348	11021	17734	10162
护理站	60	53	27	7	1	

注：①市包括直辖市区、地级市辖区和县级市，不包括直辖市和地级市所辖县；②社会办包括企业、事业单位、社会团体和其他社会组织办的卫生机构。

1-1-3　续表1

类型分			按主办单位分			
联营	私营	其他	政府办	卫生部门	社会办	个人办
30675	**365820**	**59330**	**122501**	**118401**	**466928**	**327142**
142	4214	1884	9651	8734	6046	4594
92	2445	1173	5733	5024	4973	2658
8	294	114	2233	2218	167	328
1	94	35	91	86	51	103
1	12	3	168	168	9	14
38	1352	553	1411	1228	834	1471
	87	39	134	133	60	92
6	109	69	46	44	82	114
	18	11	8	8	19	15
2	22	18	64	64	29	23
	24	8	12	12	16	25
	2	1	16	16	2	4
	3	3	1	1	4	4
3	165	89	61	55	81	189
1	11	6	46	46	10	14
1	65	10	504	405	66	67
	3	3	144	144	14	4
2	43	12	32	31	15	48
		1	34	34	2	
			33	30	2	
			13	12	5	
4	215	59	57	53	74	236
6	71	31	78	35	101	76
	22	9	2	2	8	25
1	40	22			23	41
12	452	162	126	103	221	494
2	17	6	15	10	12	20
	2	3	93	46	107	
1371	3606	1921	10029	8886	13402	3877
12	189	215	3126	2977	1848	242
1359	3417	1706	6903	5909	11554	3635
26	269	336	38331	38235	1008	288
	11	12	998	974	143	11
26	258	324	37333	37261	865	277
2	17	36	10213	10195	166	18
24	241	288	27120	27066	699	259
36	3952	1131	479	393	2955	4205
23	2260	474	371	307	2026	2301
4	364	173	29	27	213	439
1	123	10	5	5	52	119
	4	2			3	6
8	1201	472	74	54	661	1340
519	129967	8128	5300	3752	39081	130428
307	125370	4222	1653	1474	10951	125593
212	4539	3905	3647	2278	28129	4776
	58	1			1	59

1-1-3 续表2

	合计	按市县分			按经济	
		市		县	国有	集体
			县级市			
七、村卫生室	632770	212949	112852	419821	19829	314853
八、急救中心(站)	245	207	37	38	232	3
九、采供血机构	526	422	92	104	482	7
十、妇幼保健院(所、站)	3020	1430	397	1590	2988	19
省属	25	25			25	
地级市属	379	366	28	13	376	
县级市(区)属	968	968	355		952	14
县属	1529			1529	1526	1
其他	119	71	14	48	109	4
妇幼保健院	1790	854	283	936	1769	11
妇幼保健所	608	350	70	258	604	2
妇幼保健站	618	223	44	395	611	6
生殖保健中心	4	3		1	4	
十一、专科疾病防治院(所、站)	1291	771	270	520	1194	65
专科疾病防治院	209	154	41	55	192	9
传染病防治院	8	7	4	1	8	
结核病防治院	29	23	5	6	29	
职业病防治院	32	32	2		30	
其他	140	92	30	48	125	9
专科疾病防治所(站、中心)	1082	617	229	465	1002	56
口腔病防治所(站、中心)	113	90	19	23	56	43
精神病防治所(站、中心)	21	16	8	5	18	3
皮肤病与性病防治所(中心)	241	105	55	136	235	4
结核病防治所(站、中心)	360	213	84	147	358	1
职业病防治所(站、中心)	37	35	2	2	36	
地方病防治所(站、中心)	34	16	8	18	32	1
血吸虫病防治所(站、中心)	180	90	41	90	178	1
药物戒毒所(中心)	13	12		1	9	2
其他	83	40	12	43	80	1
十二、疾病预防控制中心	3536	1798	505	1738	3491	34
省属	31	31			31	
地级市属	394	377	31	17	393	1
县级市(区)属	1128	1128	381		1122	3
县属	1659			1659	1655	2
其他	324	262	93	62	290	28
十三、卫生监督所(中心)	2809	1335	348	1474	2769	9
省属	31	31			31	
地级市属	383	369	29	14	379	1
县级市(区)属	872	872	298		860	1
县属	1445			1445	1424	6
其他	78	63	21	15	75	1
十四、医学科学研究机构	216	200	13	16	209	3
十五、医学在职培训机构	474	207	86	267	466	4
十六、健康教育所(站、中心)	137	114	21	23	130	3
十七、其他卫生机构	1673	902	328	771	1513	76
卫生监督检验(监测)机构	58	52	34	6	55	1
临床检验中心(所、站)	49	48		1	15	3
其他	1566	802	294	764	1443	72

1-1-3 续表3

类型分			按主办单位分			
联营	私营	其他	政府办	卫生部门	社会办	个人
28574	223765	45749	45434	45434	403637	183699
	2	8	207	205	36	2
3	1	33	471	463	55	
1	2	10	2918	2908	100	2
			25	25		
		3	379	379		
1		1	968	968		
		2	1529	1529		
	2	4	17	7	100	2
1	2	7	1751	1746	37	2
		2	595	593	13	
		1	569	567	49	
			3	2	1	
1	13	18	1175	1157	98	18
	3	5	181	180	22	6
			7	7	1	
			27	26	2	
		2	21	21	11	
	3	3	126	126	8	6
1	10	13	994	977	76	12
1	8	5	90	90	13	10
			18	16	3	
		2	230	228	11	
		1	342	341	18	
		1	18	18	19	
		1	31	31	3	
		1	178	176	2	
		2	8	1	5	
	2		79	76	2	2
		11	3384	3278	152	
			31	31		
			394	394		
		3	1128	1128		
		2	1659	1659		
		6	172	66	152	
		31	2779	2757	30	
			31	31		
		3	383	383		
		11	872	872		
		15	1445	1445		
		2	48	26	30	
	2	2	180	175	34	2
		4	460	454	14	
	2	2	135	133		2
2	23	59	1475	1391	173	25
	1	1	51	49	6	1
2	15	14	7	6	28	14
	7	44	1417	1336	139	10

1-2-1　2009年医疗机构数

医疗机构分类	合计	按分类管理分			按主办单位分		
		非营利性	营利性	不详	政府办	社会办	个人办
总　计	**907249**	**552089**	**216820**	**138340**	**113624**	**466498**	**327127**
医院	20291	15724	4543	24	9651	6046	4594
综合医院	13364	10801	2549	14	5733	4973	2658
中医医院	2728	2407	320	1	2233	167	328
中西医结合医院	245	143	102		91	51	103
民族医院	191	175	16		168	9	14
专科医院	3716	2161	1546	9	1411	834	1471
护理院	47	37	10		15	12	20
疗养院	200	197	2	1	93	107	
社区卫生服务中心(站)	27308	26058	1100	150	10029	13402	3877
社区卫生服务中心	5216	5155	42	19	3126	1848	242
社区卫生服务站	22092	20903	1058	131	6903	11554	3635
卫生院	39627	39562	44	21	38331	1008	288
街道卫生院	1152	1148	3	1	998	143	11
乡镇卫生院	38475	38414	41	20	37333	865	277
门诊部	7639	2645	4961	33	479	2955	4205
诊所（医务室、护理站）	174809	39589	134131	1089	5300	39081	130428
诊所	138197	9589	127956	652	1653	10951	125593
医务室	36552	29998	6117	437	3647	28129	4776
护理站	60	2	58			1	59
村卫生室	632770	423807	71993	136970	45434	403637	183699
急救中心(站)	245	201	3	41	207	36	2
妇幼保健院(所、站)	3020	3018	2		2918	100	2
内:妇幼保健院	1790	1789	1		1751	37	2
妇幼保健所、站	1226	1225	1		1164	62	
专科疾病防治院(所、站)	1291	1269	15	7	1175	98	18
专科疾病防治院	209	203	5	1	181	22	6
专科疾病防治所(站、中心)	1082	1066	10	6	994	76	12
临床检验中心(所、站)	49	19	26	4	7	28	14

1-2-2　2009年各地区医疗机构数(非营利性)

地区	合计	医院				疗养院	卫生院		社区卫生服务中心(站)	门诊部	诊所(医务室、护理站)	村卫生室	急救中心(站)	妇幼保健院(所、站)	专科疾病防治院(所、站)	其他
			综合医院	中医医院	专科医院			乡镇卫生院								
总　计	**552089**	**15724**	**10801**	**2407**	**2161**	**197**	**39562**	**38414**	**26058**	**2645**	**39589**	**423807**	**201**	**3018**	**1269**	**19**
东　部	205912	6013	4032	835	1058	105	10774	10314	14911	1763	20968	149778	102	937	548	13
中　部	191655	5184	3601	849	673	43	12326	11747	7323	378	11193	153651	56	978	518	5
西　部	154522	4527	3168	723	430	49	16462	16353	3824	504	7428	120378	43	1103	203	1
北　京	6712	317	219	40	51	3	116	116	1385	214	1857	2766	8	19	27	
天　津	2586	194	125	21	45	3	182	181	760	17	589	800	2	23	16	
河　北	32493	889	629	143	106	4	1962	1962	976	79	1757	26630	5	185	6	
山　西	22192	761	485	140	125	9	1641	1197	781	34	1023	17788	9	134	11	1
内蒙古	13968	401	257	54	42	6	1330	1325	830	31	862	10337	5	116	50	
辽　宁	19387	715	452	91	167	26	1028	993	823	110	877	15599	10	110	87	2
吉　林	9637	445	291	66	78	10	801	788	2222	28	521	5481	6	70	53	
黑龙江	16715	737	548	100	83	4	995	977	684	49	1894	12084	12	141	114	1
上　海	3091	192	109	16	52	2			640	30	828	1344	12	22	20	1
江　苏	20019	899	615	81	185	17	1430	1404	1664	197	3824	11815	17	105	45	6
浙　江	17532	499	296	93	100	12	1798	1647	4965	239	2609	7276	21	87	24	2
安　徽	15193	637	442	84	102	8	1712	1698	917	68	670	11008	6	118	46	3
福　建	19683	265	159	66	34	11	874	874	382	120	977	16933	8	86	27	
江　西	18239	446	307	95	38	3	1571	1552	451	23	551	14973	4	111	106	
山　东	45411	1044	735	132	171	11	1703	1561	1328	87	3292	37665	8	149	123	1
河　南	45381	1005	723	164	112	6	2089	2084	696	63	1031	40290	13	167	21	
湖　北	21626	516	365	81	65		1182	1134	1127	58	1963	16592	4	99	85	
湖　南	42672	637	440	119	70	3	2335	2317	445	55	3540	35435	2	138	82	
广　东	36500	831	552	136	136	14	1374	1271	1921	642	4213	27221	8	127	148	1
广　西	16812	394	248	82	53	6	1262	1242	304	49	1125	13521	2	103	46	
海　南	2498	168	141	16	11	2	307	305	67	28	145	1729	3	24	25	
重　庆	9148	274	192	40	39	4	1018	999	264	28	503	7002		41	14	
四　川	36291	891	586	155	121	5	4744	4733	606	152	1381	28262	10	202	38	
贵　州	13298	321	228	59	27	2	1448	1437	277	5	273	10874	2	88	8	
云　南	14310	477	330	95	44	8	1386	1383	221	21	655	11350	16	147	29	
西　藏	3969	97	80			1	657	657	6		11	3140		57		
陕　西	15811	628	460	121	45	6	1730	1710	351	97	927	11947	2	117	5	1
甘　肃	14446	330	235	66	18	5	1339	1331	331	38	486	11809	2	99	7	
青　海	4726	118	74	13	5		406	406	156	4	248	3772		21	1	
宁　夏	2812	94	71	17	6	1	236	236	85	9	160	2204	1	22		
新　疆	8931	502	407	21	30	5	906	894	393	70	797	6160	3	90	5	

1-2-3　2009年各地区医疗机构数（营利性）

地区	合计	医院	综合医院	中医医院	专科医院	疗养院	卫生院	乡镇卫生院	社区卫生服务中心（站）	门诊部	诊所（医务室、护理站）	村卫生室	急救中心（站）	妇幼保健院（所、站）	专科疾病防治院（所、站）	其他
总　计	**216820**	**4543**	**2549**	**320**	**1546**	**2**	**44**	**41**	**1100**	**4961**	**134131**	**71993**	**3**	**2**	**15**	**26**
东　部	74632	1754	930	128	653	1	40	38	562	3568	44842	23839	1		6	19
中　部	75288	1227	530	127	531	1	4	3	378	826	37220	35616	1	2	6	7
西　部	66900	1562	1089	65	362				160	567	52069	12538	1		3	
北　京	2819	205	91	42	71				10	554	1752	294				4
天　津	803	61	42	5	13				1	205	452	82	1			1
河　北	23474	234	117	26	79				48	83	7809	15299			1	
山　西	8771	386	117	58	202		1	1	18	132	6214	2008	1	1	4	6
内蒙古	5528	68	41	2	22				52	35	3783	1590				
辽　宁	11625	112	57	11	43		6	6	15	250	9615	1626			1	
吉　林	7633	115	60	10	41	1			1	356	4723	2437				
黑龙江	3973	181	100	20	56				65	67	3314	345		1		
上　海	1169	104	70	1	32					346	711	4				4
江　苏	4739	215	107	5	97		6	6	11	289	4157	57			1	3
浙　江	5965	152	57	10	77	1	23	23	348	380	3927	1131			1	2
安　徽	3703	73	47	2	23		1	1	42	52	2273	1261				1
福　建	6028	146	104	4	35				47	283	3520	2031				1
江　西	6826	56	25	2	28		2	1	163	13	3169	3422			1	
山　东	8610	275	157	16	100		2		3	19	6516	1794			1	
河　南	29829	188	78	22	84				28	19	6378	23216				
湖　北	5705	97	43	5	40				14	95	4792	706			1	
湖　南	8848	131	60	8	57				47	92	6357	2221				
广　东	7298	232	126	7	94		3	3	58	1126	5020	854			1	4
广　西	8961	66	44	3	18				10	33	6942	1910				
海　南	2102	18	2	1	12				21	33	1363	667				
重　庆	4491	112	81	2	25				4	25	4070	279			1	
四　川	18103	295	201	10	74				28	96	12268	5416				
贵　州	4162	209	166	4	35				25	40	2638	1250				
云　南	6363	243	165	5	64				6	45	5588	478	1		2	
西　藏	406	3	2								402	1				
陕　西	5243	187	128	19	38				6	95	4132	823				
甘　肃	7769	43	24	2	17				6	36	7240	444				
青　海	644	11	6		4				11		477	145				
宁　夏	958	64	36	1	20					11	814	69				
新　疆	4272	261	195	17	45				12	151	3715	133				

1-3-1 2009年医院、妇幼保健院、专科疾病防治院等级情况

机构分类	医院	综合医院	中医医院	中西医结合医院	民族医院	专科医院	妇幼保健院	专科疾病防治院
总 计	**20291**	**13364**	**2728**	**245**	**191**	**3716**	**1790**	**209**
三级	1233	766	198	22	3	244	55	7
甲等	765	472	138	16	3	136	32	1
乙等	317	219	52	5		41	14	
丙等	15	11				4	1	1
未定等	136	64	8	1		63	8	5
二级	6523	4229	1596	52	75	570	449	43
甲等	3611	2364	945	30	28	244	243	18
乙等	2098	1435	483	13	28	139	123	7
丙等	81	53	13	2	3	10	6	2
未定等	733	377	155	7	16	177	77	16
一级	5110	4087	243	42	34	693	624	24
甲等	2528	2219	72	14	10	208	490	11
乙等	489	391	26	4	3	65	63	8
丙等	101	65	16	4	1	14	4	
未定等	1992	1412	129	20	20	406	67	5
未定级	7425	4282	691	129	79	2209	662	135

1-3-2 2009年各地区医院等级情况

地区	合计	三级				二级				一级				未定级
			甲等	乙等	丙等		甲等	乙等	丙等		甲等	乙等	丙等	
总　计	**20291**	**1233**	**765**	**317**	**15**	**6523**	**3611**	**2098**	**81**	**5110**	**2528**	**489**	**101**	**7425**
东　部	7771	586	361	150	3	2315	1500	524	29	2189	1088	189	40	2681
中　部	6428	343	238	62	4	2143	1165	723	33	1588	896	184	38	2354
西　部	6092	304	166	105	8	2065	946	851	19	1333	544	116	23	2390
北　京	522	50	37	7	1	92	52	10	4	308	92	19	18	72
天　津	255	34	22	11		56	35	12		101	29	8		64
河　北	1123	40	33	1		428	343	51	2	345	179	14	5	310
山　西	1163	43	21	21		226	104	93	5	183	121	11	4	711
内蒙古	469	33	13	11	7	213	75	116	9	131	56	13	3	92
辽　宁	829	87	46	21	1	275	174	63	2	238	118	14	6	229
吉　林	560	22	21	1		205	65	122	14	90	59	23	4	243
黑龙江	918	69	40	15	2	321	91	199	3	318	183	62	13	210
上　海	296	31	28	2		117	51	47	1	17	7		1	131
江　苏	1114	65	45	10		273	145	73	4	484	213	98	4	292
浙　江	652	77	30	47		231	107	112	8	22	12	2		322
安　徽	710	31	24	4		240	134	71	2	248	126	32	2	191
福　建	411	38	19	17		147	85	59	1	52	26	4	1	174
江　西	502	36	28	7	1	185	155	22		42	20	1	1	239
山　东	1319	81	37	32	1	384	275	67	5	375	223	27	5	479
河　南	1193	36	26			434	266	92	5	382	197	25	3	341
湖　北	614	62	49	8		240	166	64		132	83	10	5	180
湖　南	768	44	29	6	1	292	184	60	4	193	107	20	6	239
广　东	1064	77	58	2		289	217	23	2	224	167	3		474
广　西	460	46	33	12	1	174	136	21		67	47	3	1	173
海　南	186	6	6			23	16	7		23	22			134
重　庆	386	15	13			107	51	51		63	36	4		201
四　川	1187	52	35	17		388	147	231	1	121	63	32	2	626
贵　州	532	23	7	4		163	22	107		147	19	9	5	199
云　南	720	37	9	26		234	58	151	3	67	18	9	2	382
西　藏	100	2	2			11	8	1		43	42			44
陕　西	815	36	21	12		272	146	75	1	172	67	28	2	335
甘　肃	373	28	10	17		161	101	36	2	17	7	1		167
青　海	129	10	8	2		80	53	22	1	1	1			38
宁　夏	158	4	3	1		57	27	12		45	4		1	52
新　疆	763	18	12	3		205	122	28	2	459	184	17	7	81

1-4-1 2009年按床位数分组的医院、妇幼保健和专科疾病防治机构数

机构分类	合计	0～49张	50～99张	100～199张	200～299张	300～399张	400～499张	500～799张	800张及以上
医院	**20291**	**8371**	**3712**	**3479**	**1674**	**910**	**549**	**1008**	**588**
综合医院	13364	5502	2290	2126	1142	639	384	783	498
中医医院	2728	672	623	822	315	129	55	80	32
中西医结合医院	245	113	45	46	13	7	7	8	6
民族医院	191	113	50	22	4	1	1		
专科医院	3716	1959	690	448	199	132	102	135	51
口腔医院	286	260	21	4		1			
眼科医院	242	160	53	23	3	1	2		
耳鼻喉科医院	42	27	13	1			1		
肿瘤医院	116	17	19	27	11	6	5	10	21
心血管病医院	53	18	15	10	6	2		1	1
胸科医院	22	1	1	3	4	3	3	7	
血液病医院	9	5	2	1				1	
妇产(科)医院	331	216	64	25	6	10	5	5	
儿童医院	70	21	7	7	5	4	8	11	7
精神病医院	637	77	136	139	85	64	48	71	17
传染病医院	162	23	26	34	34	17	15	12	1
皮肤病医院	95	81	9	4	1				
结核病医院	36	5	3	10	4	4	5	4	1
麻风病医院	35	24	5	4	1	1			
职业病医院	18	2	2	8	4	1		1	
骨科医院	367	205	96	47	11	2	1	5	
康复医院	255	121	62	41	11	9	7	3	1
整形外科医院	35	29	2	3		1			
美容医院	64	64							
其他专科医院	841	603	154	57	13	6	2	4	2
护理院	47	12	14	15	1	2		2	1
妇幼保健院(所、站)	**3020**	**2164**	**532**	**224**	**49**	**33**	**6**	**12**	
专科疾病防治院(所、站)	**1291**	**1129**	**90**	**47**	**12**	**7**	**1**	**4**	**1**

1-4-2　2009年各地区按床位数分组医院数

地区	合计	0～49张	50～99张	100～199张	200～299张	300～399张	400～499张	500～799张	800张及以上
总　计	**20291**	**8371**	**3712**	**3479**	**1674**	**910**	**549**	**1008**	**588**
东　部	7771	3253	1264	1233	594	370	259	477	321
中　部	6428	2584	1243	1163	514	289	167	315	153
西　部	6092	2534	1205	1083	566	251	123	216	114
北　京	522	293	70	49	26	11	11	37	25
天　津	255	133	29	36	11	12	8	19	7
河　北	1123	475	195	189	103	58	33	51	19
山　西	1163	651	212	181	54	19	7	27	12
内蒙古	469	192	94	96	35	18	7	19	8
辽　宁	829	267	167	162	64	46	33	65	25
吉　林	560	229	96	105	52	23	12	33	10
黑龙江	918	406	173	186	62	29	8	35	19
上　海	296	106	28	28	39	21	16	36	22
江　苏	1114	583	141	143	64	41	27	65	50
浙　江	652	219	91	145	58	30	24	42	43
安　徽	710	265	152	116	61	30	24	45	17
福　建	411	152	70	68	49	19	15	19	19
江　西	502	170	84	125	54	25	10	27	7
山　东	1319	567	211	198	91	69	46	74	63
河　南	1193	414	278	200	92	69	36	65	39
湖　北	614	203	97	111	53	39	43	42	26
湖　南	768	246	151	139	86	55	27	41	23
广　东	1064	343	229	199	80	59	44	65	45
广　西	460	165	66	89	60	24	17	23	16
海　南	186	115	33	16	9	4	2	4	3
重　庆	386	155	71	63	38	23	13	15	8
四　川	1187	478	242	212	100	56	33	42	24
贵　州	532	216	126	97	47	18	5	13	10
云　南	720	253	162	158	59	32	19	20	17
西　藏	100	77	12	4	6			1	
陕　西	815	375	132	129	98	30	8	34	9
甘　肃	373	100	80	90	50	21	4	24	4
青　海	129	51	31	29	11	2	1	1	3
宁　夏	158	76	29	27	11	4	3	4	4
新　疆	763	396	160	89	51	23	13	20	11

1-4-3 2009年按床位数分组乡镇卫生院数

类别 地区	合计	无床	1～9张	10～29张	30～49张	50～99张	100张 及以上
乡镇卫生院	**38475**	**1691**	**7863**	**17131**	**6912**	**4111**	**767**
中心卫生院	10397	146	806	3682	2806	2455	502
乡卫生院	28078	1545	7057	13449	4106	1656	265
各地区乡镇卫生院							
东 部	10361	895	1001	4245	2350	1498	372
中 部	11754	253	1503	5644	2619	1507	228
西 部	16360	543	5359	7242	1943	1106	167
北 京	116	12	19	53	25	6	1
天 津	181	69	7	65	20	19	1
河 北	1962	24	109	1069	503	239	18
山 西	1201	12	186	727	199	72	5
内蒙古	1327	22	648	571	68	17	1
辽 宁	1002	24	58	600	226	76	18
吉 林	788	14	146	466	100	52	10
黑龙江	977	51	196	581	107	40	2
上 海							
江 苏	1415	20	24	547	455	277	92
浙 江	1670	655	450	360	111	77	17
安 徽	1700	74	193	675	412	299	47
福 建	874	19	115	477	151	88	24
江 西	1553	19	373	887	188	77	9
山 东	1561	14	12	359	540	505	131
河 南	2084	10	27	747	795	448	57
湖 北	1134	16	22	385	388	286	37
湖 南	2317	57	360	1176	430	233	61
广 东	1275	51	127	546	286	197	68
广 西	1242	31	79	575	317	214	26
海 南	305	7	80	169	33	14	2
重 庆	999	18	195	462	155	144	25
四 川	4734	80	1763	1853	564	402	72
贵 州	1439	14	398	794	158	68	7
云 南	1383	19	199	813	222	111	19
西 藏	657	73	556	28			
陕 西	1710	93	554	837	175	44	7
甘 肃	1333	42	465	675	104	40	7
青 海	406	8	302	90	6		
宁 夏	236	99	35	79	19	4	
新 疆	894	44	165	465	155	62	3

1-4-4　2009年各地区按床位数分组的社区卫生服务中心(站)数

地区	社区卫生服务中心							社区卫生服务站			
	总计	无床	1～9张	10～29张	30～49张	50～99张	100张及以上	总计	无床	1～9张	10张及以上
总　计	**5216**	**2613**	**262**	**1037**	**574**	**535**	**195**	**22092**	**18323**	**2896**	**873**
东　部	2712	1567	94	360	254	307	130	12828	11615	877	336
中　部	1344	492	89	385	191	147	40	6405	4792	1366	247
西　部	1160	554	79	292	129	81	25	2859	1916	653	290
北　京	193	121	16	32	11	8	5	1202	1191	7	4
天　津	73	17		6	10	37	3	696	680	15	1
河　北	211	55	18	77	38	21	2	816	468	211	137
山　西	188	65	6	59	33	22	3	619	412	142	65
内蒙古	196	74	19	74	18	9	2	690	347	268	75
辽　宁	166	112	4	13	11	14	12	686	497	101	88
吉　林	48	21	3	11	3	9	1	2180	1607	558	15
黑龙江	178	115	10	24	15	8	6	572	415	103	54
上　海	284	79	2	13	34	92	64	356	356		
江　苏	314	106	4	60	60	65	19	1363	1308	41	14
浙　江	185	79	21	41	26	14	4	5133	5080	48	5
安　徽	197	67	8	71	28	21	2	789	651	119	19
福　建	175	85	10	54	15	9	2	254	229	21	4
江　西	151	59	26	41	11	9	5	469	244	197	28
山　东	242	117	16	41	30	27	11	1119	613	428	78
河　南	178	67	1	47	39	20	4	546	498	33	15
湖　北	205	45	15	53	40	37	15	937	783	123	31
湖　南	199	53	20	79	22	21	4	293	182	91	20
广　东	859	790	3	20	18	20	8	1125	1119	2	4
广　西	127	112	3	7	5			191	185	4	2
海　南	10	6		3	1			78	74	3	1
重　庆	82	35	1	10	16	16	4	186	178	3	5
四　川	257	117	10	64	29	28	9	380	251	74	55
贵　州	88	20	17	34	12	4	1	234	108	71	55
云　南	95	24	10	32	22	5	2	132	91	24	17
西　藏								6	6		
陕　西	123	81	8	14	8	10	2	235	160	41	34
甘　肃	63	22	8	21	9	3		274	191	58	25
青　海	14	3		8		2	1	155	72	70	13
宁　夏	6	2		4				80	64	12	4
新　疆	109	64	3	24	10	4	4	296	263	28	5

1-5 村卫生室数

年份 地区	村卫生室(个)						行政村数(个)	设卫生室的村数占行政村数%
	合计	村办	乡卫生院设点	联合办	私人办	其他		
1985	777674	305537	29769	88803	323904	29661	940617	87.4
1990	803956	266137	29963	87149	381844	38863	743278	86.2
1995	804352	297462	36388	90681	354981	22876	740150	88.9
2000	709458	300864	47101	89828	255179	16486	734715	89.8
2005	583209	313633	32396	38561	180403	18216	629079	85.8
2006	609128	333790	34803	36805	186524	17206	624428	88.1
2007	613855	340082	33633	33649	186841	19650	612712	88.7
2008	613143	342692	40248	31698	180157	18348	604285	89.4
2009	632770	350515	45434	31035	183699	22087	599127	90.4
东　部	222970	123043	21675	9255	62711	6286	227313	80.0
中　部	221759	135341	10066	12320	56690	7342	194773	97.2
西　部	188041	92131	13693	9460	64298	8459	177041	96.2
北　京	3114	2689	18	5	376	26	3950	78.8
天　津	1616	841	172	64	212	327	3821	42.3
河　北	66389	27111	1480	661	35797	1340	49035	100.0
山　西	28113	19915	931	840	5310	1117	28135	99.9
内蒙古	14719	6591	1673	418	5577	460	11282	100.0
辽　宁	20463	10264	205	896	8978	120	11100	100.0
吉　林	8978	3493	360	1081	3858	186	9121	98.4
黑龙江	13147	9639	821	255	1740	692	9055	100.0
上　海	1447	1146	220	70	1	10	1722	84.0
江　苏	17124	10055	3904	2460	65	640	16393	100.0
浙　江	13922	10553	207	212	2598	352	29958	46.5
安　徽	17788	8235	3202	1258	3731	1362	15732	100.0
福　建	19632	12363	358	285	5235	1391	14432	100.0
江　西	26937	12572	323	1539	10651	1852	16880	100.0
山　东	48791	24935	13944	4422	4024	1466	74844	65.2
河　南	63565	35867	602	3834	22487	775	47346	100.0
湖　北	22405	14135	3230	2560	1832	648	25576	87.6
湖　南	40826	31485	597	953	7081	710	42928	95.1
广　东	28076	22637	1134	156	3609	540	19502	100.0
广　西	21689	7294	282	782	12643	688	14361	100.0
海　南	2396	449	33	24	1816	74	2556	93.7
重　庆	9985	5904	1023	449	1969	640	8803	100.0
四　川	51670	24659	1259	3135	20007	2610	47987	100.0
贵　州	18971	7609	1334	329	8738	961	17568	100.0
云　南	13114	8798	1539	1196	747	834	12953	100.0
西　藏	3635	1109	2223	178	7	118	5261	69.1
陕　西	25292	17957	413	703	5775	444	27370	92.4
甘　肃	15087	7914	824	726	5405	218	16149	93.4
青　海	4376	2057	404	633	1077	205	4161	100.0
宁　夏	2547	819	115	103	1446	64	2316	100.0
新　疆	6956	1420	2604	808	907	1217	8830	78.8

注:行政村数即村民委员会数。

二、卫　生　人　员

简要说明

一、本章主要介绍全国及31个省、自治区、直辖市卫生人员数，主要包括各类卫生人员，按性别、年龄、学历、职称、科室分专业卫生人员数，执业（助理）医师执业类别及执业范围等。

二、本章数据来源于卫生资源统计年报和教育部《教育事业发展情况统计简报》。

三、统计口径调整

（一）卫生人员总数

1. 村卫生室人员数（包括乡村医生、卫生员、执业医师和执业助理医师、注册护士）计入卫生人员总数。

2. 2007年起，卫生人员数增加返聘本单位半年以上人员数。

3. 2002年起，按照行业管理原则，卫生人员数不再包括国境卫生检疫所、高中等医学院校、药品检验所（室）和由各级计生委批准设立的计划生育指导站（中心）四类机构人员数。

（二）卫生技术人员

1. 2007年起，卫生技术人员不再包括药剂员和检验员等技能人员。

2. 执业（助理）医师：2002年起，按取得医师执业证书的人数统计（不含未取得医师执业证书的见习医师）；2002年以前按实际在岗的医生统计。执业（助理）医师数包括村卫生室执业（助理）医师数。

2002年以前执业（助理）医师系医生数（包括主任医师、副主任医师、主治医师、住院医师和医士），执业医师系医师数（包括主任医师、副主任医师、主治医师、住院医师）。

3. 注册护士：2002年起按注册数统计，2002年以前按实际在岗的护士统计。

（三）工勤技能人员

2007年以前工勤技能人员系工勤人员数，不包括药剂员和检验员等技能人员。

四、本章涉及卫生机构的口径变动和指标解释与“卫生机构”章一致。

五、分科执业（助理）医师的科室分类主要依据《医疗机构诊疗科目》。中医医院和专科医院人员的科室归类原则如下：中医医院全部计入中医科，中西医结合医院全部计入中西医结合科，民族医院全部计入民族医学科，妇幼保健院分别计入妇产科、儿科，儿童医院计入儿科，传染病院、麻风病院全部计入传染科，疗养院、康复医院全部计入康复医学科，肿瘤医院全部计入肿瘤科，其他专科医院计入相关科室。

六、2009年按性别、年龄、学历、职称分类专业卫生人员构成，执业（助理）医师科室、执业类别及执业范围构成系初步统计结果。

主要指标解释

卫生人员　指在医疗、预防保健、医学科研和在职教育等卫生机构工作的职工，包括卫生技术人员、乡村医生和卫生员、其他技术人员、管理人员和工勤人员。一律按支付年底工资的在岗职工统计，包括各类聘任人员（含合同工）及返聘本单位半年以上人员，不包括临时工、离退休人员、退职人员、离开本单位仍保留劳动关系人员和返聘本单位不足半年人员。

卫生技术人员　包括执业医师、执业助理医师、注册护士、药师（士）、检验技师（士）、影像技师（士）、卫生监督员和见习医（药、护、技）师（士）等卫生专业人员。不包括从事管理工作的卫生技术人员（如院长、副院长、党委书记等）。

执业医师　指《医师执业证》"级别"为"执业医师"且实际从事医疗、预防保健工作的人员，不包括实际从事管理工作的执业医师。执业医师类别分为临床、中医、口腔和公共卫生四类。

执业助理医师　指《医师执业证》"级别"为"执业助理医师"且实际从事医疗、预防保健工作的人员，不包括实际从事管理工作的执业助理医师。执业助理医师类别分为临床、中医、口腔和公共卫生四类。

见习医师　指毕业于高等院校医学专业、尚未取得医师执业证书的医师。

注册护士　指具有注册护士证书且实际从事护理工作的人员，不包括从事管理工作的护士。

药剂师（士）　包括主任药师、副主任药师、主管药师、药师、药士，不包括药剂员。

技师（士）　指检验技师（士）和影像技师（士）。包括主任技师、副主任技师、主管技师、技师、技士。

检验师（士）　包括主任检验技师、副主任检验技师、主管检验技师、检验技师、检验技士，不包括检验员。

其他卫生技术人员　包括见习医（药、护、技）师（士）等卫生专业人员，不包括药剂员、检验员、护理员等。

其他技术人员　指从事医疗器械修配、卫生宣传、科研、教学等技术工作的非卫生专业人员。

管理人员　指担负领导职责或管理任务的工作人员。包括从事医疗保健、疾病控制、卫生监督、医学科研与教学等业务管理工作的人员；主要从事党政、人事、财务、信息、安全保卫等行政管理工作的人员。

工勤技能人员　指承担技能操作和维护、后勤保障服务等职责的工作人员。工勤技能人员分为技术工和普通工。技术工包括护理员（工）、药剂员（工）、检验员、收费员、挂号员等；但不包括实验员、技术员、研究实习员（计入其他技术人员），也不包括经济员、会计员和统计员等（计入管理人员）。

卫生监督员　指卫生机构中领取卫生监督员证书且实际从事卫生监督工作的人员，不包括从事管理工作的卫生监督员，不包括公务员中取得卫生监督员证书的人数。

每千人口卫生技术人员　即卫生技术人员数/人口数×1000。人口数系公安部户籍人口。

每千人口医生　即医生数/人口数×1000。人口数系公安部户籍人口。

乡村医生　指在村卫生室工作并且取得"乡村医生"证书的人员。

中专学历（水平）　指获得中专文凭或获得当地卫生行政部门认可的中专水平证书的乡村医生。

卫生员　指在村卫生室工作但未取得"乡村医生"证书的人员。

2-1-1 卫生人员数

年份	卫生人员	卫生技术人员	执业(助理)医师		注册护士	药师(士)	检验技师(士)	乡村医生和卫生员	其他技术人员	管理人员	工勤技能人员
				执业医师							
1949	541240	505040	363400	314000	32800	3357				11877	24323
1950	611240	555040	380800	327400	37800	8080				21877	34323
1955	1052787	874063	500398	402409	107344	60974	15394			86465	92259
1960	1769205	1504894	596109	427498	170143	119293				132034	132277
1965	1872300	1531600	762804	510091	234546	117314			10996	168845	160899
1970	6571795	1453247	702304	446251	295147	…		4779280	10813	156862	171593
1975	7435212	2057068	877716	521617	379545	219904	77506	4841695	14122	251420	270907
1978	7883041	2463931	978152	609608	405223	266570	98806	4777469	22950	298104	320587
1980	7355483	2798241	1153234	709473	465798	308438	114290	3820776	27834	310805	397827
1981	7199133	3011038	1243787	620291	525311	323786	123652	3403012	29622	318721	436740
1982	6954413	3142943	1307205	668010	563912	342451	130625	2996609	32207	326883	455771
1983	6757244	3252836	1352651	704060	595569	351002	136630	2667214	37830	326927	472437
1984	6622973	3343998	1381456	716365	616080	358969	140728	2409327	42539	341271	485838
1985	5606105	3410910	1413281	724238	636974	365145	145217	1293094	46052	358812	497237
1986	5725854	3506517	1444150	745592	680583	372760	150132	1279935	50957	370056	518389
1987	5842621	3608618	1481754	777333	717596	382121	156878	1278499	57255	371167	527082
1988	5924557	3723756	1618174	1095926	829261	394287	161615	1247045	65063	368227	520466
1989	6028234	3809097	1718018	1257668	921687	401098	166383	1241275	73530	384890	519442
1990	6137711	3897921	1763086	1302997	974541	405978	170371	1231510	85504	396694	526082
1991	6278458	3984974	1779545	1310933	1011943	409325	176832	1253324	91265	408819	540076
1992	6409307	4073986	1808194	1327875	1039674	413598	180754	1269061	99177	417670	549413
1993	6540522	4117067	1831665	1372471	1056096	413025	183657	1325106	113138	432903	552311
1994	6630710	4199217	1882180	1425375	1093544	417166	186415	1323701	116921	438084	552787
1995	6704395	4256923	1917772	1454926	1125661	418520	189488	1331017	120782	450013	545660
1996	6735097	4311845	1941235	1475232	1162609	424952	192873	1316095	125480	444571	537106
1997	6833962	4397805	1984867	1505342	1198228	428295	198016	1317786	133369	448047	536955
1998	6863315	4423721	1999521	1513975	1218836	423644	200846	1327633	145060	435507	531394
1999	6894985	4458669	2044672	1561584	1244844	418574	201272	1324937	150041	434997	526341
2000	6910383	4490803	2075843	1603266	1266838	414408	200900	1319357	157533	426789	515901
2001	6874527	4507700	2099658	1637337	1286938	404087	203378	1290595	157961	412757	505514
2002	6528674	4269779	1843995	1463573	1246545	357659	209144	1290595	179962	332628	455710
2003	6216971	4380878	1942364	1534046	1265959	357378	209616	867778	199331	318692	450292
2004	6332739	4485983	1999457	1582442	1308433	355451	211553	883075	209422	315595	438664
2005	6447246	4564050	2042135	1622684	1349589	349533	211495	916532	225697	312826	428141
2006	6681184	4728350	2099064	1678031	1426339	353565	218771	957459	235466	323705	436204
2007	6964389	4913186	2122925	1715460	1558822	325212	206487	931761	243460	356569	519413
2008	7251803	5174478	2201904	1791881	1678091	330525	212618	938313	255149	356854	527009
2009	7781448	5535124	2329206	1905436	1854818	341910	220695	1050991	275006	362665	557662

注：①乡村医生和卫生员计入卫生人员；②卫生人员：2002年起不包括高中等医学院校本部、药检机构、国境卫生检疫所和非卫生部门举办的计划生育指导站人员数，2007年起包括返聘本单位半年以上人员；③2007年起卫生技术人员不包括药剂员和检验员等技能人员数，2007年以前药剂师（士）包括药剂员，检验师（士）包括检验员；④执业（助理）医师数包括村卫生室数字。2002年以前执业(助理)医师系医生数，执业医师系医师数，注册护士系护师(士)数；⑤2006年及以前工勤技能人员系工勤人员数，不包括药剂员和检验员等技能人员；⑥1985年以前乡村医生和卫生员系赤脚医生数。

2-1-2 2009年各类卫生机构人员数

卫生机构分类	合计	卫生技术			
		小计	执业（助理）医师	执业医师	注册护士
总　计	**7781448**	**5535124**	**2329206**	**1905436**	**1854818**
一、医院	3957727	3199904	1198542	1093700	1327547
综合医院	2958150	2408334	895553	822771	1023878
中医医院	518460	427853	174482	155607	148992
中西医结合医院	42901	34486	13351	12173	13336
民族医院	11316	9069	4436	3636	2138
专科医院	424229	318588	110286	99135	138444
口腔医院	24668	19307	9804	8698	5755
眼科医院	17863	12406	4405	3973	5127
耳鼻喉科医院	3555	2564	1041	894	1032
肿瘤医院	43087	34191	11704	11204	15317
心血管病医院	9967	7632	2428	2238	3695
胸科医院	9716	7462	2334	2301	3798
血液病医院	1375	995	255	247	486
妇产(科)医院	39453	30152	10452	9421	13446
儿童医院	33944	27651	9219	9063	13063
精神病医院	88117	63976	18751	16756	32082
传染病医院	37606	28182	8994	8531	12784
皮肤病医院	4159	3055	1241	1057	852
结核病医院	8642	6295	1957	1864	2841
麻风病医院	734	491	233	170	105
职业病医院	3200	2414	967	892	907
骨科医院	26207	20191	7641	6157	7405
康复医院	16985	11689	4126	3412	4400
整形外科医院	2155	1494	540	472	725
美容医院	3094	1976	703	597	788
其他专科医院	49702	36465	13491	11188	13836
护理院	2671	1574	434	378	759
二、疗养院	17749	9526	3280	2826	3955
三、社区卫生服务中心(站)	295125	250435	109734	88247	79711
社区卫生服务中心	205996	171497	74861	60965	54804
社区卫生服务站	89129	78938	34873	27282	24907
四、卫生院	1172740	985387	434840	259836	211737
街道卫生院	41688	35432	15897	10770	9074
乡镇卫生院	1131052	949955	418943	249066	202663
中心卫生院	478414	405946	180267	113339	92766
乡卫生院	652638	544009	238676	135727	109897
五、门诊部	92780	73421	35749	30892	20595
综合门诊部	60775	48681	22990	20106	13680
中医门诊部	8701	6651	3619	3256	1149
中西医结合门诊部	1937	1610	795	675	438
民族医门诊部	58	48	24	21	13
专科门诊部	21309	16431	8321	6834	5315
六、诊所（医务室、护理站）	402221	386019	223244	181803	96495
诊所	308101	295699	171483	140594	74207
医务室	93918	90133	51714	41174	22158
护理站	202	187	47	35	130
七、村卫生室	1189174	138183	124459	80317	13724

注：①人员数合计中包括乡村医生和卫生员1050991人；②本表村卫生室人员数不包括乡镇卫生院在村卫生室工作的人员数（这部分人员计入乡镇卫生院中）。

2-1-2 续表1

人员					其他技术人员	管理人员	工勤技能人员
药师（士）	技师（士）		其他				
		检验师（士）		见习医师			
341910	**322904**	**220695**	**686286**	**120915**	**275006**	**362665**	**557662**
205298	196881	126726	271636	78079	153335	237488	367000
142318	147733	95552	198852	58269	107754	172333	269729
41112	26538	16289	36729	11152	19931	27363	43313
2558	2155	1355	3086	807	1979	2721	3715
1140	482	294	873	189	562	552	1133
18076	19905	13187	31877	7580	22975	34297	48369
475	492	206	2781	535	1396	1764	2201
726	516	389	1632	318	1379	2078	2000
165	128	84	198	87	313	323	355
1584	2158	1099	3428	531	2520	2887	3489
312	412	265	785	172	814	713	808
392	504	321	434	174	633	653	968
49	149	139	56	17	158	127	95
1613	2247	1575	2394	679	1857	3362	4082
1580	1878	1344	1911	520	1399	2122	2772
3453	2829	1971	6861	1732	4036	6779	13326
2050	2469	1905	1885	490	1731	3072	4621
372	278	248	312	58	182	419	503
393	553	372	551	138	439	631	1277
46	32	29	75	15	26	71	146
157	211	151	172	39	188	321	277
1295	1448	725	2402	717	1402	2101	2513
759	653	400	1751	353	1055	1630	2611
56	65	42	108	32	157	286	218
89	93	65	303	95	253	417	448
2510	2790	1857	3838	878	3037	4541	5659
94	68	49	219	82	134	222	741
546	568	392	1177	254	1325	2264	4634
20015	13217	8879	27758	5283	11359	14644	18687
14681	10790	7186	16361	4380	8189	10643	15667
5334	2427	1693	11397	903	3170	4001	3020
75776	52144	32994	210890	24771	58598	47513	81242
3043	1748	1212	5670	756	2148	1624	2484
72733	50396	31782	205220	24015	56450	45889	78758
31618	23652	14693	77643	9932	20498	17795	34175
41115	26744	17089	127577	14083	35952	28094	44583
6287	5814	3845	4976	899	3910	8267	7182
4490	4510	2919	3011	427	2285	5071	4738
911	367	284	605	172	465	859	726
187	116	78	74	12	58	131	138
7	4	4			3	6	1
692	817	560	1286	288	1099	2200	1579
17088	3606	2921	45586	3352	4	3	16195
13768	2245	1773	33996	2664			12402
3319	1361	1148	11581	684			3785
1			9	4	4	3	8

2-1-2 续表2

卫生机构分类	合计	卫生技术			
		小计	执业（助理）医师	执业医师	注册护士
八、急救中心(站)	11089	6363	3037	2739	2228
九、采供血机构	25847	17545	3238	2667	6810
十、妇幼保健院(所、站)	232782	191801	83760	71948	67028
省属	10484	8618	3126	3093	3742
地级市属	67355	55072	21342	20161	22975
县级市(区)属	69664	57651	25764	22179	19138
县属	80280	66317	31516	24774	19811
其他	4999	4143	2012	1741	1362
妇幼保健院	197434	162746	67663	58563	60592
妇幼保健所	19597	16148	8902	7713	3601
妇幼保健站	15674	12848	7161	5642	2822
生殖保健中心	77	59	34	30	13
十一、专科疾病防治院(所、站)	47643	35511	16030	13268	9134
专科疾病防治院	16881	12441	4914	4340	4232
传染病防治院	1204	817	228	201	321
结核病防治院	2895	2115	754	696	868
职业病防治院	4726	3334	1300	1221	1164
其他	8056	6175	2632	2222	1879
专科疾病防治所(站、中心)	30762	23070	11116	8928	4902
口腔病防治所(站、中心)	2737	2197	1216	921	384
精神病防治所(站、中心)	385	268	91	67	128
皮肤病与性病防治所(中心)	6295	4754	2355	1947	1016
结核病防治所(站、中心)	9480	7026	3223	2649	1530
职业病防治所(站、中心)	2112	1586	754	685	249
地方病防治所(站、中心)	1084	775	497	394	49
血吸虫病防治所(站、中心)	6092	4712	2206	1682	1104
药物戒毒所(中心)	380	116	47	44	40
其他	2197	1636	727	539	402
十二、疾病预防控制中心	196687	148450	80796	67457	11430
省属	11138	7441	3572	3502	183
地级市属	42920	31881	17767	16189	2141
县级市(区)属	57273	43780	23973	20039	3627
县属	77241	59567	32460	25165	4966
其他	8115	5781	3024	2562	513
十三、卫生监督所(中心)	83677	64089			
省属	2803	2043			
地级市属	20080	14710			
县级市(区)属	26789	20731			
县属	31832	25049			
其他	2173	1556			
十四、医学科学研究机构	12242	6239	2368	2231	886
十五、医学在职培训机构	17567	7459	3342	2673	1219
十六、健康教育所(站、中心)	1611	811	383	336	86
十七、其他卫生机构	24787	13981	6404	4496	2233
卫生监督检验(监测)机构	1059	695	250	167	16
临床检验中心(所、站)	3428	1662	248	239	94
其他	20300	11624	5906	4090	2123

2-1-2 续表3

人员					其他技术人员	管理人员	工勤技能人员
药师(士)	技师(士)	检验师(士)	其他	见习医师			
146	151	89	801	330	917	890	2919
382	4976	4944	2139	181	2476	2126	3700
9240	13193	10064	18580	4850	9470	13597	17914
359	500	414	891	288	499	545	822
2552	3665	2954	4538	1833	2506	4362	5415
2918	4282	3221	5549	1378	2952	3962	5099
3235	4478	3262	7277	1268	3293	4420	6250
176	268	213	325	83	220	308	328
8032	10916	8246	15543	4410	7763	11277	15648
729	1413	1149	1503	294	953	1261	1235
476	857	665	1532	146	750	1053	1023
3	7	4	2		4	6	8
2664	3414	2714	4269	498	2939	3808	5385
946	1074	864	1275	257	927	1359	2154
42	56	41	170	60	45	111	231
142	182	137	169	24	134	221	425
212	342	288	316	59	376	374	642
550	494	398	620	114	372	653	856
1718	2340	1850	2994	241	2012	2449	3231
30	22	14	545	68	149	158	233
18	12	10	19	5	40	23	54
611	373	352	399	48	320	449	772
519	911	619	843	41	672	873	909
56	269	223	258	24	152	157	217
28	94	88	107	4	77	103	129
283	500	420	619	27	444	353	583
13	7	6	9		9	157	98
160	152	118	195	24	149	176	236
2823	26561	25091	26840	2197	13321	14750	20166
70	2389	2386	1227	122	1139	1055	1503
456	7518	7255	3999	776	2976	3535	4528
895	7289	6869	7996	654	3607	4184	5702
1303	8669	7920	12169	567	4886	4924	7864
99	696	661	1449	78	713	1052	569
			64089		4326	9095	6167
			2043		81	484	195
			14710		930	3036	1404
			20731		1421	2659	1978
			25049		1721	2710	2352
			1556		173	206	238
448	482	415	2055	53	3080	1652	1271
502	351	215	2045	35	5446	2431	2231
24	22	16	296	5	358	283	159
671	1524	1390	3149	128	4142	3854	2810
9	192	189	228	4	142	116	106
6	909	855	405	19	446	670	650
656	423	346	2516	105	3554	3068	2054

2-1-3　2009年卫生人员数（按市县/经济类型/主办单位分）

分类	合计	卫生技术人员							乡村医生和卫生员	其他技术人员	管理人员	工勤技能人员
		小计	执业（助理）医师	执业医师	注册护士	药师（士）	技师（士）	其他				
总计	7781448	5535124	2329206	1905436	1854818	341910	322904	686286	1050991	275006	362665	557662
按市县分												
市	5033300	3805559	1557452	1350711	1401682	230166	224271	391988	362601	190773	270275	404092
其中：县级市	1227514	866802	371779	291139	271723	55996	48883	118421	191246	40632	47462	81372
县	2748148	1729565	771754	554725	453136	111744	98633	294298	688390	84233	92390	153570
按经济类型分												
国有	5198404	4196674	1647731	1398683	1505648	263234	265427	514634	34588	221309	293339	452494
集体	1230013	562070	290873	198029	119996	37685	24852	88664	576227	27125	23320	41271
联营	83000	21820	11467	8370	5486	890	938	3039	57774	909	1032	1465
私营	930726	543759	289269	226555	149875	28106	19347	57162	309240	14404	25362	37961
其他	339305	210801	89866	73799	73813	11995	12340	22787	73162	11259	19612	24471
按主办单位分												
政府办	5176932	4135840	1634804	1348798	1419828	267363	259859	553986	100065	227182	275912	437933
其中：卫生部门	5048255	4039383	1596210	1316463	1383589	261708	254225	543651	100065	220480	264973	423354
社会办	1711529	830329	396496	320076	275365	44840	41968	71660	712386	31362	58992	78460
个人办	892987	568955	297906	236562	159625	29707	21077	60640	238540	16462	27761	41269

注：①市包括直辖市区、地级市辖区和县级市，不包括直辖市和地级市所辖县；②社会办包括企业、事业单位、社会团体和其他社会组织办的卫生机构。

2-1-4　2005年卫生人员性别、年龄、学历、职称构成(%)

分类	卫生技术人员							其他技术人员	管理人员
	合计	执业(助理)医师	执业医师	注册护士	药剂人员	检验人员	其他		
总　计	**100.0**	**100.0**	**100.0**	**100.0**	**100.0**	**100.0**	**100.0**	**100.0**	**100.0**
按性别分									
男	35.7	57.1	58.0	1.7	39.6	37.5	46.3	44.7	49.1
女	64.3	42.9	42.0	98.3	60.4	62.5	53.7	55.3	50.9
按年龄分									
25岁以下	7.0	2.6	1.7	10.1	4.9	6.7	14.6	6.8	3.2
25～34岁	37.9	36.6	31.3	40.3	29.7	37.6	40.9	31.3	23.0
35～44岁	31.3	32.9	35.3	31.6	31.9	31.0	25.3	33.4	35.2
45～54岁	19.7	20.8	23.4	17.3	28.6	21.8	16.0	24.1	31.6
55～59岁	3.1	5.0	5.7	0.6	4.0	2.3	2.5	3.8	5.8
60岁及以上	1.1	2.1	2.5	0.1	0.8	0.6	0.7	0.7	1.1
按工作年限分									
5年以下	14.4	12.0	10.3	14.1	8.3	12.8	26.8	13.7	6.9
5～9年	19.1	19.3	16.0	19.4	15.6	18.9	19.6	15.0	10.5
10～19年	32.5	32.5	33.3	35.9	29.5	32.0	26.4	31.1	29.3
20～29年	22.0	20.6	22.5	22.7	31.4	23.8	18.4	27.7	32.7
30年及以上	12.0	15.5	18.0	7.7	15.2	12.6	8.7	12.5	20.6
按学历分									
博士	0.3	0.8	0.9	0.0	0.0	0.1	0.1	0.3	0.1
硕士	1.3	2.8	3.3	0.0	0.2	0.8	0.5	0.9	0.8
大学本科	15.5	29.1	34.3	2.7	6.6	10.3	10.2	10.0	15.3
大专	29.2	32.2	32.1	28.9	22.4	31.1	23.9	26.5	35.3
中专	43.3	29.4	24.3	60.4	44.3	46.4	45.2	26.8	24.9
高中	6.3	3.3	2.8	5.0	16.1	8.0	12.6	21.6	15.9
初中及以下	4.0	2.6	2.2	2.9	10.4	3.4	7.4	13.9	7.7
按专业技术资格分									
正高	1.5	2.8	3.4	0.4	0.8	0.9	1.0	3.1	2.4
副高	5.8	11.7	14.3	1.1	2.3	3.4	1.5	2.3	5.8
中级	27.0	32.4	38.8	27.6	21.5	27.9	11.2	12.1	20.3
师级/助理	37.7	40.0	38.4	40.0	41.1	38.2	23.2	21.0	21.5
士级	21.4	11.2	3.4	28.7	26.9	21.5	32.8	22.1	15.7
不详	6.6	2.0	1.7	2.2	7.5	8.2	30.4	39.5	34.3
按聘任技术职务分									
正高	1.1	2.4	2.9	0.0	0.3	0.3	0.2	0.4	1.3
副高	5.5	11.3	13.8	0.9	2.1	3.1	1.4	2.2	6.5
中级	26.1	31.8	38.2	26.2	20.7	26.7	10.9	12.2	22.2
师级/助理	38.3	40.3	39.1	40.9	41.4	39.7	23.3	24.9	24.8
士级	21.6	11.5	3.7	29.0	27.3	22.2	32.2	22.9	16.6
待聘	7.4	2.7	2.3	3.0	8.2	8.0	32.0	37.4	28.7

注：本表不包括诊所（医务室）、村卫生室数字。

2-1-5 2009年卫生人员性别、年龄、学历、职称构成（%）

分类	卫生技术人员								其他技术人员	管理人员
	合计	执业(助理)医师	执业医师	注册护士	药师(士)	影像技师(士)	检验技师(士)	其他		
总　计	**100.0**	**100.0**	**100.0**	**100.0**	**100.0**	**100.0**	**100.0**	**100.0**	**100.0**	**100.0**
按性别分										
男	34.5	57.1	57.8	1.7	39.2	63.4	38.3	45.7	42.6	49.2
女	65.5	42.9	42.2	98.3	60.8	36.6	61.7	54.3	57.4	50.8
按年龄分										
25岁以下	6.3	0.2	0.0	11.0	4.2	4.3	3.8	15.1	5.7	2.2
25～34岁	34.7	30.7	26.4	40.0	26.5	35.2	34.5	36.6	31.3	20.5
35～44岁	30.6	34.7	34.7	28.1	30.3	28.8	31.2	24.6	32.1	32.1
45～54岁	19.5	20.4	22.7	17.7	28.5	21.5	22.8	16.0	23.3	33.0
55～59岁	5.7	7.9	9.0	2.7	8.2	7.4	6.1	5.0	5.7	9.6
60岁及以上	3.2	6.1	7.2	0.4	2.3	2.8	1.7	2.7	1.9	2.6
按工作年限分										
5年以下	17.0	11.6	10.8	19.5	10.3	14.2	12.6	32.0	15.9	8.5
5～9年	14.1	13.5	11.9	16.7	9.3	14.1	12.9	12.0	12.2	7.6
10～19年	31.2	33.8	31.9	30.4	29.7	29.6	32.5	25.3	29.1	25.0
20～29年	21.5	21.0	22.5	22.9	25.4	21.7	23.2	17.0	24.3	31.3
30年及以上	16.2	20.1	22.8	10.5	25.3	20.4	18.8	13.7	18.5	27.5
按学历分										
研究生	3.0	6.5	7.9	0.1	0.8	0.7	1.7	2.0	1.7	2.3
大学本科	21.3	35.9	43.1	8.1	12.5	14.2	18.6	17.6	17.2	25.6
大专	36.1	32.7	29.7	41.7	32.1	39.1	38.7	32.5	35.0	39.5
中专	35.2	22.2	17.1	47.2	40.8	39.4	35.8	39.5	29.6	20.9
高中及以下	4.4	2.6	2.2	3.0	13.9	6.7	5.2	8.3	16.5	11.7
按专业技术资格分										
正高	1.7	3.7	4.6	0.1	0.5	0.4	0.6	0.6	0.3	2.0
副高	6.2	12.2	15.0	1.7	2.8	3.0	4.6	2.2	2.6	8.2
中级	25.6	30.7	37.0	25.4	23.0	22.3	28.8	10.6	14.6	23.4
师级/助理	33.0	37.0	36.4	30.9	39.7	35.3	36.7	21.3	25.0	21.7
士级	24.8	10.7	2.1	36.2	28.2	30.3	22.7	35.8	31.6	18.1
不详	8.9	5.7	4.9	5.7	5.9	8.8	6.6	29.6	25.8	26.5
按聘任技术职务分										
正高	1.6	3.6	4.4	0.1	0.5	0.3	0.6	0.6	0.5	2.7
副高	6.3	12.4	15.2	1.7	2.8	3.0	4.6	2.3	2.8	9.5
中级	26.3	31.6	38.1	25.5	23.8	23.3	29.6	12.0	16.6	28.6
师级/助理	34.9	39.2	37.5	32.5	40.7	36.8	38.3	23.3	29.6	28.0
士级	25.5	10.0	2.3	37.4	29.5	31.9	24.1	39.0	35.4	21.3
待聘	5.5	3.2	2.6	2.8	2.8	4.6	2.9	22.8	15.2	9.9

注：本表不包括村卫生室数字。

2-1-6 2009年各地区卫生人员数

地区	合计	卫生技术人员							乡村医生和卫生员	其他技术人员	管理人员	工勤技能人员
		小计	执业(助理)医师	执业医师	注册护士	药师(士)	技师(士)	其他				
总计	**7781448**	**5535124**	**2329206**	**1905436**	**1854818**	**341910**	**322904**	**686286**	**1050991**	**275006**	**362665**	**557662**
东部	3348672	2436566	1009121	849617	851535	155627	142775	277508	372974	126274	158716	254142
中部	2478125	1713931	717787	568357	561805	108879	104629	220831	387933	92915	116047	167299
西部	1954651	1384627	602298	487462	441478	77404	75500	187947	290084	55817	87902	136221
北京	211714	161139	62853	58693	61709	9600	9176	17801	3670	10379	14898	21628
天津	93366	67930	27590	25492	23089	4512	4097	8642	3949	4664	9071	7752
河北	407351	268049	124127	95108	74699	13532	16035	39656	82418	16903	14790	25191
山西	264352	186310	84705	70038	57260	10052	9622	24671	42270	10874	10354	14544
内蒙古	177697	134988	69197	60718	35414	8543	6683	15151	20428	5681	7283	9317
辽宁	310007	226425	95678	84133	84498	13520	13779	18950	26354	11690	17070	28468
吉林	180775	132554	60152	52643	42406	7934	7588	14474	14513	6431	11856	15421
黑龙江	242973	175319	74178	62449	55853	10303	11062	23923	24360	7502	14559	21233
上海	169506	132826	53024	48449	52271	7495	8202	11834	1510	7931	10713	16526
江苏	437008	308981	125220	111230	111039	20501	18602	33619	56819	14085	23000	34123
浙江	327014	266254	113852	93175	88144	17998	14440	31820	11336	12683	13660	23081
安徽	305499	208584	84778	63747	69959	11005	13287	29555	54845	11822	11686	18562
福建	184866	130809	55066	46774	47860	9415	7126	11342	28197	6056	5566	14238
江西	223480	150741	59325	50540	53653	11683	9879	16201	43047	6573	8006	15113
山东	602143	414971	176193	145421	139610	26700	23846	48622	122194	21373	18020	25585
河南	572773	359891	150990	107624	112181	20241	22638	53841	124322	23786	25872	38902
湖北	337113	246985	97869	82160	87334	17717	15398	28667	38617	13472	16670	21369
湖南	351160	253547	105790	79156	83159	19944	15155	29499	45959	12455	17044	22155
广东	555799	421325	161401	130243	153391	30426	25250	50857	33929	19250	29017	52278
广西	245611	172910	66813	53209	62798	9573	8767	24959	35318	5368	11303	20712
海南	49898	37857	14117	10899	15225	1928	2222	4365	2598	1260	2911	5272
重庆	146033	100008	44627	32758	31881	5911	5052	12537	23663	3544	7600	11218
四川	437760	303051	138685	109090	91164	17870	15383	39949	72809	11951	18456	31493
贵州	143868	96753	41465	32955	31984	4633	5568	13103	28993	4632	6213	7277
云南	196796	135207	60509	50075	46329	6217	7236	14916	34652	6552	6767	13618
西藏	16040	10115	4552	3485	2007	412	514	2630	3878	413	647	987
陕西	245352	171840	69745	57442	54836	10167	10603	26489	35877	5338	16293	16004
甘肃	126388	91255	37646	30469	26578	4771	5329	16931	17781	3782	4323	9247
青海	34429	24044	10221	8589	7833	1425	1531	3034	6055	1278	977	2075
宁夏	37734	28428	12088	10800	9856	1893	1670	2921	3538	1167	1587	3014
新疆	146943	116028	46750	37872	40798	5989	7164	15327	7092	6111	6453	11259

2-1-7 2009年各地区卫生人员数（市）

地区	合计	卫生技术人员							乡村医生和卫生员	其他技术人员	管理人员	工勤技能人员
		小计	执业(助理)医师	执业医师	注册护士	药师(士)	技师(士)	其他				
总计	**5033300**	**3805559**	**1557452**	**1350711**	**1401682**	**230166**	**224271**	**391988**	**362601**	**190773**	**270275**	**404092**
东部	2561464	1943801	791353	691204	718534	121215	114394	198305	172647	100399	134175	210442
中部	1432279	1068672	438216	376244	393633	63645	64462	108716	118912	55553	79267	109875
西部	1039557	793086	327883	283263	289515	45306	45415	84967	71042	34821	56833	83775
北京	205193	156343	60885	56971	60274	9191	8888	17105	2922	10168	14696	21064
天津	83285	60768	24360	22688	21610	4231	3789	6778	2347	4519	8468	7183
河北	215190	157373	70606	58703	52408	7614	9529	17216	23305	8883	9403	16226
山西	149896	115302	50222	44131	41430	6067	6111	11472	11089	6301	7299	9905
内蒙古	90986	72525	31020	27760	25414	5011	4161	6919	3752	3796	4781	6132
辽宁	255718	192388	79397	71588	75949	11122	11835	14085	14346	10012	14897	24075
吉林	137469	103713	46694	41996	35047	5994	5951	10027	7683	4774	9192	12107
黑龙江	177137	131953	54598	47548	45374	7320	8280	16381	11624	5875	11128	16557
上海	164774	129081	51261	47166	51076	7281	7973	11490	1406	7915	10448	15924
江苏	344128	256375	103263	93477	94084	16567	15141	27320	28515	11588	19289	28361
浙江	255611	207590	87747	73586	71337	13780	11378	23348	7868	9963	11141	19049
安徽	152557	114448	45696	38296	45524	5923	7208	10097	12976	6710	7464	10959
福建	124208	93058	38460	33986	35592	6227	5150	7629	12019	4753	4635	9743
江西	108070	79397	30300	27330	31277	5575	5181	7064	12195	3349	5096	8033
山东	408053	299481	127155	108006	108083	18326	16889	29028	58743	15638	13961	20230
河南	278728	196006	79342	65087	71578	10809	12056	22221	33101	11061	15515	23045
湖北	248487	186382	73962	64319	69859	12306	11691	18564	21731	10510	12956	16908
湖南	179935	141471	57402	47537	53544	9651	7984	12890	8513	6973	10617	12361
广东	468737	363257	137937	116565	136383	25368	22055	41514	19626	15862	25200	44792
广西	130497	97313	37195	32036	37448	5317	4938	12415	11333	3297	7060	11494
海南	36567	28087	10282	8468	11738	1508	1767	2792	1550	1098	2037	3795
重庆	90944	66409	28172	22083	23230	4162	3577	7268	8643	2603	5358	7931
四川	237153	177445	76924	65024	61588	10505	9324	19104	20301	7555	12158	19694
贵州	70609	53447	21791	19290	20840	2622	3128	5066	5704	2879	3770	4809
云南	87137	66820	28990	26040	25180	3206	3767	5677	5906	3474	3918	7019
西藏	3982	2982	1385	1213	1021	159	194	223	121	129	277	473
陕西	126229	95315	36661	31870	35665	5353	6002	11634	8142	2996	10090	9686
甘肃	65616	50927	21314	18383	17731	2837	3445	5600	3908	2282	2933	5566
青海	15671	12568	4935	4564	4862	730	870	1171	259	836	684	1324
宁夏	28118	22082	8916	8171	8189	1426	1313	2238	1235	913	1422	2466
新疆	92615	75253	30580	26829	28347	3978	4696	7652	1738	4061	4382	7181

注：市包括直辖市区、地级市辖区、县级市。

2-1-8　2009年各地区卫生人员数（县）

地区	合计	卫生技术人员							乡村医生和卫生员	其他技术人员	管理人员	工勤技能人员
		小计	执业(助理)医师	执业医师	注册护士	药师(士)	技师(士)	其他				
总　计	**2748148**	**1729565**	**771754**	**554725**	**453136**	**111744**	**98633**	**294298**	**688390**	**84233**	**92390**	**153570**
东　部	787208	492765	217768	158413	133001	34412	28381	79203	200327	25875	24541	43700
中　部	1045846	645259	279571	192113	168172	45234	40167	112115	269021	37362	36780	57424
西　部	915094	591541	274415	204199	151963	32098	30085	102980	219042	20996	31069	52446
北　京	6521	4796	1968	1722	1435	409	288	696	748	211	202	564
天　津	10081	7162	3230	2804	1479	281	308	1864	1602	145	603	569
河　北	192161	110676	53521	36405	22291	5918	6506	22440	59113	8020	5387	8965
山　西	114456	71008	34483	25907	15830	3985	3511	13199	31181	4573	3055	4639
内蒙古	86711	62463	38177	32958	10000	3532	2522	8232	16676	1885	2502	3185
辽　宁	54289	34037	16281	12545	8549	2398	1944	4865	12008	1678	2173	4393
吉　林	43306	28841	13458	10647	7359	1940	1637	4447	6830	1657	2664	3314
黑龙江	65836	43366	19580	14901	10479	2983	2782	7542	12736	1627	3431	4676
上　海	4732	3745	1763	1283	1195	214	229	344	104	16	265	602
江　苏	92880	52606	21957	17753	16955	3934	3461	6299	28304	2497	3711	5762
浙　江	71403	58664	26105	19589	16807	4218	3062	8472	3468	2720	2519	4032
安　徽	152942	94136	39082	25451	24435	5082	6079	19458	41869	5112	4222	7603
福　建	60658	37751	16606	12788	12268	3188	1976	3713	16178	1303	931	4495
江　西	115410	71344	29025	23210	22376	6108	4698	9137	30852	3224	2910	7080
山　东	194090	115490	49038	37415	31527	8374	6957	19594	63451	5735	4059	5355
河　南	294045	163885	71648	42537	40603	9432	10582	31620	91221	12725	10357	15857
湖　北	88626	60603	23907	17841	17475	5411	3707	10103	16886	2962	3714	4461
湖　南	171225	112076	48388	31619	29615	10293	7171	16609	37446	5482	6427	9794
广　东	87062	58068	23464	13678	17008	5058	3195	9343	14303	3388	3817	7486
广　西	115114	75597	29618	21173	25350	4256	3829	12544	23985	2071	4243	9218
海　南	13331	9770	3835	2431	3487	420	455	1573	1048	162	874	1477
重　庆	55089	33599	16455	10675	8651	1749	1475	5269	15020	941	2242	3287
四　川	200607	125606	61761	44066	29576	7365	6059	20845	52508	4396	6298	11799
贵　州	73259	43306	19674	13665	11144	2011	2440	8037	23289	1753	2443	2468
云　南	109659	68387	31519	24035	21149	3011	3469	9239	28746	3078	2849	6599
西　藏	12058	7133	3167	2272	986	253	320	2407	3757	284	370	514
陕　西	119123	76525	33084	25572	19171	4814	4601	14855	27735	2342	6203	6318
甘　肃	60772	40328	16332	12086	8847	1934	1884	11331	13873	1500	1390	3681
青　海	18758	11476	5286	4025	2971	695	661	1863	5796	442	293	751
宁　夏	9616	6346	3172	2629	1667	467	357	683	2303	254	165	548
新　疆	54328	40775	16170	11043	12451	2011	2468	7675	5354	2050	2071	4078

2-2-1 高、中级卫生技术人员数

分类	1990年	1995年	2000年	2005年	2009年
总 计	**729070**	**974678**	**1139664**	**1283060**	**1654420**
主任医、药、护、技师	11792	28516	30938	46412	83930
主任医师	10879	26393	28848	42865	79700
主任护师	116	223	250	1101	1050
主任药师	467	1155	1008	1245	1600
主任技师	330	745	832	1201	1580
副主任医、药、护、技师	91778	139432	182726	217133	318490
副主任医师	82339	123206	161063	188556	267200
副主任护师	1640	4698	6449	13138	29200
副主任药师	4174	5847	8205	7136	8990
副主任技师	3625	5681	7009	8303	13100
主治(管)医、药、护、技师	625500	806730	926000	1019515	1252000
主治医师	459030	553777	546336	539334	653500
主管护师	91664	145396	240018	339175	436300
主管药师	39689	55154	68263	65386	75500
主管技师	35117	52403	71383	75620	86700

注：①本表不包括诊所(医务室)、社区卫生服务站和村卫生室数字数字；②2009年数字系根据职称构成推算数。

2-2-2 每千人口卫生技术人员数

年份	卫生技术人员			执业（助理）医师			其中:执业医师	注册护士		
	合计	市	县	合计	市	县		合计	市	县
1949	0.93	1.87	0.73	0.67	0.70	0.66	0.58	0.06	0.25	0.02
1955	1.42	3.49	1.01	0.81	1.24	0.74	0.70	0.14	0.64	0.04
1960	2.37	5.67	1.85	1.04	1.97	0.90	0.79	0.23	1.04	0.07
1965	2.11	5.37	1.46	1.05	2.22	0.82	0.70	0.32	1.45	0.10
1970	1.76	4.88	1.22	0.85	1.97	0.66	0.43	0.29	1.10	0.14
1975	2.24	6.92	1.41	0.95	2.66	0.65	0.57	0.41	1.74	0.18
1980	2.85	8.03	1.81	1.17	3.22	0.76	0.72	0.47	1.83	0.20
1985	3.28	7.92	2.09	1.36	3.35	0.85	0.70	0.61	1.85	0.30
1990	3.45	6.59	2.15	1.56	2.95	0.98	1.15	0.86	1.91	0.43
1995	3.59	5.36	2.32	1.62	2.39	1.07	1.23	0.95	1.59	0.49
1998	3.64	5.30	2.35	1.65	2.34	1.11	1.25	1.00	1.64	0.51
1999	3.64	5.24	2.38	1.67	2.33	1.14	1.27	1.02	1.64	0.52
2000	3.63	5.17	2.41	1.68	2.31	1.17	1.30	1.02	1.64	0.54
2001	3.62	5.15	2.38	1.69	2.32	1.17	1.32	1.03	1.65	0.54
2002	3.41	…	…	1.47	…	…	1.17	1.00	…	…
2003	3.48	4.88	2.26	1.54	2.13	1.04	1.22	1.00	1.59	0.50
2004	3.53	4.99	2.24	1.57	2.18	1.04	1.25	1.03	1.63	0.50
2005	3.57	5.05	2.25	1.60	2.20	1.06	1.27	1.06	1.66	0.51
2006	3.66	5.21	2.26	1.62	2.26	1.05	1.30	1.10	1.74	0.53
2007	3.76	5.44	2.25	1.62	2.28	1.03	1.31	1.19	1.90	0.56
2008	3.92	5.67	2.34	1.67	2.35	1.05	1.36	1.27	2.02	0.60
2009	4.15	6.03	2.46	1.75	2.47	1.10	1.43	1.39	2.22	0.65

注：2002年以前，执业(助理)医师系医生数，执业医师系医师数，注册护士系护师(士)数。

2-2-3　2009年各地区每千人口卫生技术人员数

地区	卫生技术人员			执业(助理)医师			其中:执业医师			注册护士		
	合计	市	县	合计	市	县	合计	市	县	合计	市	县
总　计	**4.15**	**6.03**	**2.46**	**1.75**	**2.47**	**1.10**	**1.43**	**2.14**	**0.79**	**1.39**	**2.22**	**0.65**
东　部	4.93	6.37	2.61	2.04	2.59	1.15	1.72	2.26	0.84	1.72	2.35	0.70
中　部	3.79	5.53	2.49	1.59	2.27	1.08	1.26	1.95	0.74	1.24	2.04	0.65
西　部	3.59	5.98	2.33	1.56	2.47	1.08	1.26	2.13	0.81	1.14	2.18	0.60
北　京	12.92	13.29	6.73	5.04	5.18	2.76	4.70	4.84	2.42	4.95	5.12	2.01
天　津	6.90	7.52	4.05	2.80	3.02	1.82	2.59	2.81	1.58	2.34	2.68	0.84
河　北	3.71	5.97	2.42	1.72	2.68	1.17	1.32	2.23	0.79	1.04	1.99	0.49
山　西	5.38	8.39	3.40	2.45	3.65	1.65	2.02	3.21	1.24	1.65	3.01	0.76
内蒙古	5.50	8.27	3.96	2.82	3.54	2.42	2.48	3.16	2.09	1.44	2.90	0.63
辽　宁	5.32	6.36	2.76	2.25	2.63	1.32	1.98	2.37	1.02	1.99	2.51	0.69
吉　林	4.87	5.54	3.40	2.21	2.50	1.59	1.94	2.24	1.25	1.56	1.87	0.87
黑龙江	4.56	5.75	2.80	1.93	2.38	1.26	1.62	2.07	0.96	1.45	1.98	0.68
上　海	9.48	9.69	5.43	3.79	3.85	2.55	3.46	3.54	1.86	3.73	3.84	1.73
江　苏	4.16	5.11	2.19	1.69	2.06	0.91	1.50	1.86	0.74	1.50	1.87	0.71
浙　江	5.65	6.54	3.80	2.41	2.77	1.69	1.98	2.32	1.27	1.87	2.25	1.09
安　徽	3.07	5.11	2.07	1.25	2.04	0.86	0.94	1.71	0.56	1.03	2.03	0.54
福　建	3.74	5.20	2.21	1.57	2.15	0.97	1.34	1.90	0.75	1.37	1.99	0.72
江　西	3.25	5.07	2.33	1.28	1.93	0.95	1.09	1.74	0.76	1.16	2.00	0.73
山　东	4.39	5.60	2.82	1.86	2.38	1.20	1.54	2.02	0.91	1.48	2.02	0.77
河　南	3.38	5.42	2.33	1.42	2.19	1.02	1.01	1.80	0.60	1.05	1.98	0.58
湖　北	4.02	4.69	2.80	1.59	1.86	1.10	1.34	1.62	0.82	1.42	1.76	0.81
湖　南	3.62	5.91	2.43	1.51	2.40	1.05	1.13	1.99	0.69	1.19	2.24	0.64
广　东	5.04	6.39	2.17	1.93	2.43	0.88	1.56	2.05	0.51	1.83	2.40	0.63
广　西	3.32	5.28	2.25	1.28	2.02	0.88	1.02	1.74	0.63	1.21	2.03	0.75
海　南	4.30	5.19	2.89	1.60	1.90	1.13	1.24	1.57	0.72	1.73	2.17	1.03
重　庆	3.05	4.30	1.94	1.36	1.83	0.95	1.00	1.43	0.62	0.97	1.51	0.50
四　川	3.37	5.32	2.22	1.54	2.31	1.09	1.21	1.95	0.78	1.01	1.85	0.52
贵　州	2.37	5.13	1.42	1.01	2.09	0.65	0.81	1.85	0.45	0.78	2.00	0.37
云　南	3.02	6.44	1.99	1.35	2.79	0.92	1.12	2.51	0.70	1.04	2.43	0.62
西　藏	3.49	9.20	2.77	1.57	4.27	1.23	1.20	3.74	0.88	0.69	3.15	0.38
陕　西	4.46	6.74	3.14	1.81	2.59	1.36	1.49	2.25	1.05	1.42	2.52	0.79
甘　肃	3.38	5.84	2.20	1.39	2.45	0.89	1.13	2.11	0.66	0.98	2.03	0.48
青　海	4.43	11.60	2.64	1.88	4.56	1.22	1.58	4.21	0.93	1.44	4.49	0.68
宁　夏	4.48	7.15	1.95	1.91	2.89	0.98	1.70	2.64	0.81	1.55	2.65	0.51
新　疆	5.47	8.79	3.22	2.20	3.57	1.28	1.79	3.14	0.87	1.92	3.31	0.98

2-3　2009年医疗机构人员数

医疗机构分类	合计	卫生技术人员							其他技术人员	管理人员	工勤技能人员
		小计	执业(助理)医师	执业医师	注册护士	药师(士)	技师(士)	其他			
医疗机构总计	7422458	5278212	2232923	1825815	1832248	337066	289897	586078	242303	329144	521808
医院	3957727	3199904	1198542	1093700	1327547	205298	196881	271636	153335	237488	367000
综合医院	2958150	2408334	895553	822771	1023878	142318	147733	198852	107754	172333	269729
中医医院	518460	427853	174482	155607	148992	41112	26538	36729	19931	27363	43313
中西医结合医院	42901	34486	13351	12173	13336	2558	2155	3086	1979	2721	3715
民族医院	11316	9069	4436	3636	2138	1140	482	873	562	552	1133
专科医院	424229	318588	110286	99135	138444	18076	19905	31877	22975	34297	48369
护理院	2671	1574	434	378	759	94	68	219	134	222	741
疗养院	17749	9526	3280	2826	3955	546	568	1177	1325	2264	4634
社区卫生服务中心(站)	295125	250435	109734	88247	79711	20015	13217	27758	11359	14644	18687
社区卫生服务中心	205996	171497	74861	60965	54804	14681	10790	16361	8189	10643	15667
社区卫生服务站	89129	78938	34873	27282	24907	5334	2427	11397	3170	4001	3020
卫生院	1172740	985387	434840	259836	211737	75776	52144	210890	58598	47513	81242
街道卫生院	41688	35432	15897	10770	9074	3043	1748	5670	2148	1624	2484
乡镇卫生院	1131052	949955	418943	249066	202663	72733	50396	205220	56450	45889	78758
门诊部	92780	73421	35749	30892	20595	6287	5814	4976	3910	8267	7182
诊所（医务室、护理站）	402221	386019	223244	181803	96495	17088	3606	45586	4	3	16195
村卫生室	1189174	138183	124459	80317	13724						
急救中心(站)	11089	6363	3037	2739	2228	146	151	801	917	890	2919
妇幼保健院(所、站)	232782	191801	83760	71948	67028	9240	13193	18580	9470	13597	17914
内：妇幼保健院	197434	162746	67663	58563	60592	8032	10916	15543	7763	11277	15648
妇幼保健所(站)	35271	28996	16063	13355	6423	1205	2270	3035	1703	2314	2258
专科疾病防治院(所、站)	47643	35511	16030	13268	9134	2664	3414	4269	2939	3808	5385
专科疾病防治院	16881	12441	4914	4340	4232	946	1074	1275	927	1359	2154
专科疾病防治所(站)	30762	23070	11116	8928	4902	1718	2340	2994	2012	2449	3231
临床检验中心(所、站)	3428	1662	248	239	94	6	909	405	446	670	650
政府办医疗机构	4830895	3886924	1541575	1271795	1398681	262661	227906	456101	196652	243881	403373
医院	3099727	2528127	942434	874424	1064897	163071	151596	206129	118728	170309	282563
综合医院	2272665	1862984	686929	642449	808191	108244	111196	148424	83679	120830	205172
中医医院	489060	404836	165037	147572	141665	39271	24925	33938	18340	25185	40699
中西医结合医院	30907	25279	9653	9118	10148	1915	1445	2118	1183	1858	2587
民族医院	10367	8338	4103	3364	1945	1071	427	792	507	478	1044
专科医院	295533	225823	76473	71701	102526	12514	13556	20754	14969	21837	32904
护理院	1195	867	239	220	422	56	47	103	50	121	157
疗养院	8451	4995	1736	1508	2095	277	288	599	554	920	1982
社区卫生服务中心(站)	175207	146547	64407	51090	44886	12682	8436	16136	7046	8648	12966
社区卫生服务中心	153634	127462	55850	44559	39137	11271	7814	13390	6232	7775	12165
社区卫生服务站	21573	19085	8557	6531	5749	1411	622	2746	814	873	801
卫生院	1143429	961009	423289	252107	206799	73879	50711	206331	57246	46081	79093
街道卫生院	39551	33646	15066	10269	8708	2903	1652	5317	1982	1560	2363
乡镇卫生院	1103878	927363	408223	241838	198091	70976	49059	201014	55264	44521	76730
门诊部	5539	4416	2080	1729	1047	389	325	575	327	385	411
诊所（医务室、护理站）	16575	15434	8185	5979	3008	676	332	3233	0	0	1141
村卫生室	100065										
急救中心(站)	9993	5568	2603	2332	1971	118	113	763	863	808	2754
妇幼保健院(所、站)	228655	188384	82129	70541	65882	9091	12967	18315	9294	13344	17633
内：妇幼保健院	194603	160419	66643	57689	59710	7917	10777	15372	7641	11110	15433
妇幼保健所(站)	33994	27921	15461	12830	6160	1172	2185	2943	1651	2230	2192
专科疾病防治院(所、站)	43069	32325	14705	12078	8094	2476	3094	3956	2561	3371	4812
专科疾病防治院	14109	10566	4221	3695	3508	824	933	1080	674	1114	1755
专科疾病防治所(站)	28960	21759	10484	8383	4586	1652	2161	2876	1887	2257	3057
临床检验中心(所、站)	185	119	7	7	2	2	44	64	33	15	18

注：①医疗机构人员总数中包括乡村医生和卫生员1050991人，政府办医疗机构人员总数中包括乡村医生和卫生员100065人；②村卫生室人员数不包括乡镇卫生院在村卫生室工作的人员数。

2-3 续表

医疗机构分类	合计	卫生技术人员							其他技术人员	管理人员	工勤技能人员
		小计	执业(助理)医师	执业医师	注册护士	药师(士)	技师(士)	其他			
非营利性医疗机构	6413777	4693180	1923139	1577754	1668632	307515	268048	525846	224960	297991	476059
医院	3701604	3009155	1125185	1034507	1258294	193256	182348	250072	139532	214019	338898
综合医院	2800140	2288493	848731	784971	981016	134938	138485	185323	100256	158330	253061
中医医院	504825	417477	170134	151998	145808	40216	25721	35598	19133	26170	42045
中西医结合医院	36765	29904	11459	10657	11910	2231	1772	2532	1542	2269	3050
民族医院	10825	8712	4275	3526	2061	1109	453	814	529	504	1080
专科医院	346822	263211	90200	83013	116836	14676	15854	25645	17953	26547	39111
护理院	2227	1358	386	342	663	86	63	160	119	199	551
疗养院	17606	9439	3253	2801	3921	540	554	1171	1293	2250	4624
社区卫生服务中心(站)	286577	242973	106300	85594	77383	19508	12899	26883	11086	14180	18338
社区卫生服务中心	203994	169791	74130	60453	54304	14561	10663	16133	8117	10524	15562
社区卫生服务站	82583	73182	32170	25141	23079	4947	2236	10750	2969	3656	2776
卫生院	1171288	984246	434316	259509	211443	75672	52070	210745	58510	47425	81107
街道卫生院	41558	35317	15852	10745	9043	3032	1736	5654	2144	1621	2476
乡镇卫生院	1129730	948929	418464	248764	202400	72640	50334	205091	56366	45804	78631
门诊部	26599	21395	10569	9231	5472	2081	1645	1628	1186	1934	2084
诊所（医务室、护理站）	105209	100096	57577	45664	24709	4454	1694	11662	4	2	5107
村卫生室	814720	93133	83722	53042	9411						
急救中心(站)	9751	5540	2586	2302	1944	125	132	753	830	766	2615
妇幼保健院(所、站)	232752	191772	83744	71940	67016	9239	13193	18580	9470	13596	17914
内：妇幼保健院	197406	162718	67648	58556	60580	8031	10916	15543	7763	11277	15648
妇幼保健所(站)	35269	28995	16062	13354	6423	1205	2270	3035	1703	2313	2258
专科疾病防治院(所、站)	47086	35110	15854	13131	9032	2636	3378	4210	2900	3761	5315
专科疾病防治院	16639	12279	4860	4295	4181	931	1063	1244	913	1334	2113
专科疾病防治所(站)	30447	22831	10994	8836	4851	1705	2315	2966	1987	2427	3202
临床检验中心(所、站)	585	321	33	33	7	4	135	142	149	58	57
营利性医疗机构	744995	548991	279043	226853	159769	29191	21539	59449	17044	30787	45045
医院	255064	189911	73028	58929	68972	11995	14475	21441	13749	23387	28017
综合医院	157508	119428	46631	37638	42759	7351	9221	13466	7458	13981	16641
中医医院	13612	10361	4344	3606	3179	894	816	1128	796	1190	1265
中西医结合医院	6136	4582	1892	1516	1426	327	383	554	437	452	665
民族医院	491	357	161	110	77	31	29	59	33	48	53
专科医院	76873	54967	19952	16023	21435	3384	4021	6175	5010	7693	9203
护理院	444	216	48	36	96	8	5	59	15	23	190
疗养院	14	7	3	2	2	1	0	1	0	4	3
社区卫生服务中心(站)	7118	6172	2868	2232	1961	423	254	666	232	411	303
社区卫生服务中心	1199	982	397	280	305	67	77	136	56	85	76
社区卫生服务站	5919	5190	2471	1952	1656	356	177	530	176	326	227
卫生院	898	684	304	199	176	68	52	84	48	62	104
街道卫生院	116	106	38	18	31	9	12	16	1	2	7
乡镇卫生院	782	578	266	181	145	59	40	68	47	60	97
门诊部	65659	51639	25005	21524	15028	4170	4121	3315	2704	6286	5030
诊所（医务室、护理站）	294355	283378	164167	134926	71177	12517	1880	33637	0	1	10976
村卫生室	118574	15446	13159	8571	2287						
急救中心(站)	233	219	195	191	15	3	2	4	0	5	9
妇幼保健院(所、站)	30	29	16	8	12	1	0	0	0	1	0
内：妇幼保健院	28	28	15	7	12	1	0	0	0	0	0
妇幼保健所(站)	2	1	1	1	0	0	0	0	0	1	0
专科疾病防治院(所、站)	283	204	83	65	55	11	11	44	25	30	24
专科疾病防治院	150	113	34	29	33	8	7	31	7	20	10
专科疾病防治所(站)	133	91	49	36	22	3	4	13	18	10	14
临床检验中心(所、站)	2767	1302	215	206	84	2	744	257	286	600	579

注:非营利性医疗机构人员总数中包括乡村医生和卫生员721587人，营利性医疗机构人员总数中包括乡村医生和卫生员103128人。

2-4-1　2005年执业（助理）医师性别、年龄、学历及职称构成（%）

分类	执业(助理)医师					其中: 执业医师				
	合计	临床	中医	口腔	公共卫生	合计	临床	中医	口腔	公共卫生
总　计	**100.0**	**100.0**	**100.0**	**100.0**	**100.0**	**100.0**	**100.0**	**100.0**	**100.0**	**100.0**
按性别分										
男	57.1	55.3	66.5	56.5	60.5	58.0	56.3	66.4	57.0	61.3
女	42.9	44.7	33.5	43.5	39.5	42.0	43.7	33.6	43.0	38.7
按年龄分										
25岁以下	2.6	2.8	1.5	4.0	1.7	1.7	1.9	0.9	2.2	1.1
25～34岁	36.6	39.0	27.3	37.6	26.9	31.3	33.6	22.9	32.2	21.8
35～44岁	32.9	32.6	31.8	33.1	36.7	35.3	35.2	33.3	36.6	38.5
45～54岁	20.8	18.9	27.7	20.4	28.3	23.4	21.5	30.1	23.0	31.4
55～59岁	5.0	4.6	7.8	3.6	5.4	5.7	5.3	8.5	4.1	6.1
60岁及以上	2.1	2.0	3.9	1.4	0.9	2.5	2.4	4.4	1.8	1.1
按工作年限分										
5年以下	12.0	13.2	8.4	12.7	5.6	10.3	11.4	6.8	10.0	4.6
5～9年	19.3	20.6	15.6	19.0	13.0	16.0	17.2	12.9	15.3	9.5
10～19年	32.5	33.1	28.4	33.8	32.9	33.3	33.9	28.9	36.1	32.7
20～29年	20.6	18.5	26.6	20.7	31.1	22.5	20.5	28.1	22.4	33.2
30年及以上	15.5	14.5	21.0	13.8	17.4	18.0	17.0	23.5	16.2	20.0
按学历分										
博士	0.8	0.9	0.4	1.0	0.1	0.9	1.0	0.5	1.3	0.1
硕士	2.8	3.0	2.3	3.4	0.8	3.3	3.6	2.7	4.2	1.0
大学本科	29.1	30.9	29.6	22.8	14.2	34.3	36.4	34.0	27.7	17.0
大专	32.1	32.2	32.1	30.7	32.2	32.1	32.0	32.2	31.1	33.6
中专	29.4	28.6	24.9	34.0	41.5	24.3	23.1	21.4	28.5	38.9
高中	3.3	2.5	5.3	4.7	6.9	2.8	2.1	4.6	4.3	5.8
初中及以下	2.6	1.9	5.3	3.3	4.4	2.2	1.7	4.6	2.9	3.6
按专业技术资格分										
正高	2.8	2.9	3.0	2.0	1.3	3.4	3.6	3.6	2.5	1.6
副高	11.7	12.1	14.1	8.5	6.0	14.3	14.8	16.7	10.7	7.6
中级	32.4	31.8	35.7	31.1	33.8	38.8	38.2	41.4	38.3	41.5
师级/助理	40.0	40.1	36.6	42.9	42.5	38.4	38.4	34.6	42.7	41.8
士级	11.2	11.1	9.0	13.8	13.5	3.4	3.4	2.4	4.4	4.8
不详	2.0	1.9	1.5	1.6	2.9	1.7	1.7	1.3	1.4	2.7
按聘任技术职务分										
正高	2.4	2.6	2.5	1.7	0.9	2.9	3.1	3.0	2.2	1.1
副高	11.3	11.7	13.6	8.2	5.6	13.8	14.3	16.1	10.3	7.1
中级	31.8	31.2	35.2	30.3	33.2	38.2	37.5	41.0	37.4	40.7
师级/助理	40.3	40.3	37.3	43.3	43.3	39.1	39.0	35.5	43.5	43.0
士级	11.5	11.5	9.4	14.1	13.8	3.7	3.7	2.7	4.7	5.1
待聘	2.7	2.7	2.0	2.4	3.2	2.3	2.4	1.7	2.0	2.9

2-4-2 2009年执业（助理）医师性别、年龄、学历及职称构成（%）

分类	执业(助理)医师					其中: 执业医师				
	合计	临床	中医	口腔	公共卫生	合计	临床	中医	口腔	公共卫生
总　计	**100.0**	**100.0**	**100.0**	**100.0**	**100.0**	**100.0**	**100.0**	**100.0**	**100.0**	**100.0**
按性别分										
男	57.1	55.6	66.8	56.3	58.7	57.8	56.5	66.4	56.4	59.0
女	42.9	44.4	33.2	43.7	41.3	42.2	43.5	33.6	43.6	41.0
按年龄分										
25岁以下	0.2	0.1	0.2	0.5	0.0	0.0	0.0	0.0	0.1	0.0
25～34岁	30.7	28.0	21.9	31.6	18.1	26.4	24.2	19.3	25.4	15.7
35～44岁	34.7	37.4	30.6	34.4	35.2	34.7	37.2	30.3	36.4	34.2
45～54岁	20.4	20.6	25.5	21.1	31.3	22.7	22.7	26.8	23.7	33.1
55～59岁	7.9	7.7	11.3	7.2	12.4	9.0	8.8	12.0	8.3	13.8
60岁及以上	6.1	6.1	10.5	5.2	3.0	7.2	7.1	11.5	6.1	3.2
按工作年限分										
5年以下	11.6	8.3	9.3	10.3	3.6	10.8	7.6	8.5	8.5	3.6
5～9年	13.5	13.7	11.4	15.5	6.9	11.9	12.5	10.3	12.4	6.3
10～19年	33.8	36.5	27.9	33.9	30.6	31.9	34.5	27.0	33.8	28.3
20～29年	21.0	21.8	22.2	20.8	28.7	22.5	23.3	22.9	23.1	29.4
30年及以上	20.1	19.7	29.2	19.5	30.1	22.8	22.2	31.4	22.3	32.4
按学历分										
研究生	6.5	6.6	6.2	6.5	2.0	7.9	7.9	7.1	8.2	2.5
大学本科	35.9	37.2	32.5	26.5	20.0	43.1	43.2	36.8	32.4	24.3
大专	32.7	33.0	33.2	36.1	34.6	29.7	30.5	32.1	33.7	35.0
中专	22.2	21.3	21.6	27.0	35.6	17.1	16.8	18.4	22.6	32.4
高中及以下	2.6	1.9	6.5	3.9	7.8	2.2	1.6	5.5	3.1	5.8
按专业技术资格分										
正高	3.7	4.2	4.2	2.3	1.7	4.6	5.0	4.8	3.0	2.2
副高	12.2	13.6	14.0	8.2	7.3	15.0	16.1	16.1	10.4	9.2
中级	30.7	33.1	31.9	28.8	35.0	37.0	38.9	36.5	36.0	43.5
师级/助理	37.0	37.0	37.9	43.4	42.0	36.4	35.6	37.3	43.4	41.6
士级	10.7	8.6	7.3	10.7	11.3	2.1	1.2	1.1	1.6	1.2
不详	5.7	3.5	4.7	6.6	2.7	4.9	3.1	4.2	5.7	2.4
按聘任技术职务分										
正高	3.6	4.0	4.0	2.3	1.5	4.4	4.8	4.6	2.9	1.8
副高	12.4	13.7	14.3	8.5	7.1	15.2	16.3	16.5	10.7	9.0
中级	31.6	33.9	33.1	30.5	35.8	38.1	39.9	37.8	38.0	44.5
师级/助理	39.2	39.3	40.3	47.1	44.3	37.5	36.8	38.6	45.2	42.9
士级	10.0	7.9	6.8	9.8	10.7	2.3	1.3	1.2	1.8	1.3
待聘	3.2	1.1	1.6	1.7	0.6	2.6	0.9	1.3	1.3	0.5

2-4-3 分科执业（助理）医师构成（%）

分科	2005			2009		
	合计	执业医师	执业助理医师	合计	执业医师	执业助理医师
总　计	**100.0**	**100.0**	**100.0**	**100.0**	**100.0**	**100.0**
预防保健科	6.0	5.5	8.2	3.3	2.5	6.4
全科医疗科	3.5	2.9	6.1	5.3	4.2	10.1
内科	18.4	17.9	20.8	22.8	22.4	24.6
外科	11.8	12.4	9.2	13.4	14.2	9.6
儿科	3.8	4.2	2.3	3.9	4.3	2.1
妇产科	10.1	9.8	11.6	9.7	9.3	11.4
眼科	1.1	1.2	0.6	1.3	1.5	0.6
耳鼻咽喉科	1.4	1.5	1.0	1.5	1.6	0.9
口腔科	3.1	3.1	3.4	4.2	4.0	5.2
皮肤科	0.9	1.0	0.8	0.9	1.0	0.6
医疗美容科	0.2	0.2	0.1	0.1	0.1	0.1
精神科	1.2	1.3	1.0	1.0	1.1	0.7
传染科	2.2	2.4	1.5	0.8	0.9	0.2
结核病科	0.5	0.5	0.3	0.3	0.3	0.2
地方病科	0.6	0.6	0.6	0.0	0.0	0.1
肿瘤科	0.9	1.0	0.2	0.8	1.0	0.1
急诊医学科	1.4	1.5	0.6	1.8	2.1	0.9
康复医学科	0.8	0.9	0.7	0.7	0.7	0.7
运动医学科	0.0	0.0	0.0	0.0	0.0	0.0
职业病科	0.3	0.3	0.2	0.1	0.1	0.0
麻醉科	1.7	1.8	1.2	2.4	2.5	1.6
医学检验科	0.3	0.3	0.5	0.4	0.3	0.8
病理科	0.4	0.4	0.2	0.5	0.5	0.2
医学影像科	4.1	4.1	4.2	6.7	6.6	7.3
中医科	12.9	13.4	10.8	12.2	13.0	8.9
民族医学科	0.3	0.3	0.3	0.2	0.2	0.2
中西医结合科	1.1	1.1	0.8	0.8	0.7	1.2
其他	10.7	10.2	12.8	4.8	4.6	5.7

注：本表不包括村卫生室数字，2005年不包括诊所、医务室、卫生所和社区卫生服务站数字。

2-4-4 医师执业类别构成（%）

执业类别	2005			2009		
	合计	执业医师	执业助理医师	合计	执业医师	执业助理医师
总 计	**100.0**	**100.0**	**100.0**	**100.0**	**100.0**	**100.0**
临床类别小计	76.7	76.8	76.3	81.3	81.3	81.3
内科专业	31.1	30.1	35.2	29.5	28.8	32.8
外科专业	16.4	17.3	12.4	17.3	18.2	12.7
妇产科专业	10.1	9.7	11.9	10.3	9.9	12.1
儿科专业	3.8	4.1	2.2	5.5	5.5	5.2
眼耳鼻咽喉科专业	3.0	3.3	1.9	3.0	3.2	1.6
皮肤病与性病专业	1.0	1.1	0.8	1.0	1.1	0.6
精神卫生专业	0.9	1.0	0.6	0.9	1.0	0.5
职业病专业	0.1	0.1	0.1	0.1	0.1	0.0
医学影像和放射治疗专业	4.7	4.7	4.7	6.3	6.3	6.6
医学检验、病理专业	0.6	0.6	0.6	0.7	0.7	0.7
全科医学专业	1.6	1.4	2.5	1.9	1.7	2.7
急救医学专业	0.7	0.8	0.4	1.1	1.2	0.5
康复医学专业	0.4	0.4	0.4	0.4	0.4	0.4
预防保健专业	1.0	0.9	1.5	1.0	0.8	2.0
特种医学与军事医学专业	0.0	0.0	0.0	0.0	0.0	0.0
计划生育技术服务专业	0.1	0.1	0.2	0.2	0.2	0.3
其他专业	1.1	1.2	1.0	2.3	2.2	2.6
中医类别小计	12.0	12.3	10.5	12.4	12.9	9.8
中医专业	10.6	11.1	8.7	10.0	10.6	7.0
中西医结合专业	0.9	0.9	1.2	1.2	1.1	1.7
蒙医专业	0.1	0.1	0.1	0.1	0.1	0.1
藏医专业	0.1	0.1	0.1	0.0	0.0	0.0
维医专业	0.0	0.0	0.1	0.0	0.0	0.0
傣医专业	0.0	0.0	0.0	0.0	0.0	0.0
其他专业	0.2	0.1	0.3	1.1	1.1	1.0
口腔类别小计	3.7	3.5	4.2	4.3	4.1	5.4
公共卫生类别小计	7.6	7.3	9.0	…	…	…

注：本表不包括村卫生室数字，2005年不包括诊所、医务室、卫生所和社区卫生服务站数字。

2-5-1 2009年各地区医院人员数

地区	合计	卫生技术人员							其他技术人员	管理人员	工勤技能人员
		小计	执业(助理)医师	执业医师	注册护士	药师(士)	技师(士)	其他			
总 计	**3957727**	**3199904**	**1198542**	**1093700**	**1327547**	**205298**	**196881**	**271636**	**153335**	**237488**	**367000**
东 部	1816597	1473262	550491	509640	619524	92474	86831	123942	72408	103076	167851
中 部	1197960	964840	365890	328259	395875	64512	62452	76111	48143	75989	108988
西 部	943170	761802	282161	255801	312148	48312	47598	71583	32784	58423	90161
北 京	144872	112584	40632	39360	49293	6485	6269	9905	6760	10202	15326
天 津	62635	49159	18538	17867	19429	3315	2879	4998	1979	6065	5432
河 北	195551	158663	66383	57955	58588	8724	10521	14447	8907	10088	17893
山 西	131062	107442	44711	39951	41250	6531	6341	8609	5935	7414	10271
内蒙古	80071	64972	25979	23715	25046	4481	4195	5271	3429	4824	6846
辽 宁	186376	146693	55551	51514	63206	9708	9184	9044	7797	11218	20668
吉 林	101193	79308	33685	31362	30520	5337	4932	4834	3752	7642	10491
黑龙江	147038	116235	45517	41204	44402	7276	7738	11302	4709	10530	15564
上 海	112888	89841	31489	31077	40571	4991	5195	7595	5191	7345	10511
江 苏	223165	181467	66132	62878	78241	11132	10429	15533	7202	14300	20196
浙 江	186339	154692	57465	53871	66287	10103	8359	12478	7122	8491	16034
安 徽	142655	117660	42905	38520	50948	6504	7428	9875	5852	7444	11699
福 建	89941	74197	27183	25677	32929	4963	4153	4969	3660	3413	8671
江 西	97932	80471	28805	26785	34979	6288	5445	4954	3525	5249	8687
山 东	283853	240728	94507	85390	99011	14885	14155	18170	13071	12254	17800
河 南	252038	201224	77450	64782	79540	12975	13659	17600	10528	15952	24334
湖 北	161576	130293	47005	44672	55866	9611	8376	9435	7449	10425	13409
湖 南	164466	132207	45812	40983	58370	9990	8533	9502	6393	11333	14533
广 东	304205	243778	85231	78006	102498	16947	14347	24755	10047	17962	32418
广 西	112438	89359	29673	28071	39768	5664	4761	9493	2737	7283	13059
海 南	26772	21460	7380	6045	9471	1221	1340	2048	672	1738	2902
重 庆	67153	53171	19223	17082	22556	3513	3195	4684	2180	4921	6881
四 川	195099	156274	58080	53723	65102	9933	9041	14118	6747	12228	19850
贵 州	67673	55445	20557	18688	23014	3335	3581	4958	2974	3961	5293
云 南	95920	78494	30467	27361	32047	4698	4895	6387	4012	4517	8897
西 藏	6818	5490	2511	2074	1556	331	410	682	180	481	667
陕 西	128285	103339	36318	32338	41564	6472	7178	11807	2861	11056	11029
甘 肃	57876	47479	18952	16863	18364	3094	3387	3682	1866	2673	5858
青 海	17697	14664	5835	5239	5865	986	1030	948	844	674	1515
宁 夏	23643	19269	7280	6742	7834	1301	1152	1702	798	1232	2344
新 疆	90497	73846	27286	23905	29432	4504	4773	7851	4156	4573	7922

2-5-2 2005年医院人员性别、年龄、学历及职称构成（%）

分类	卫生技术人员							其他技术人员	管理人员
	合计	执业(助理)医师	执业医师	注册护士	药剂人员	检验人员	其他		
总　计	**100.0**	**100.0**	**100.0**	**100.0**	**100.0**	**100.0**	**100.0**	**100.0**	**100.0**
按性别分									
男	31.7	56.8	57.5	1.6	36.7	36.7	44.4	43.9	45.6
女	68.3	43.2	42.5	98.4	63.3	63.3	55.6	56.1	54.4
按年龄分									
25岁以下	7.4	2.6	1.9	10.2	4.7	6.5	18.3	6.4	3.2
25～34岁	36.4	36.2	33.0	38.2	28.9	35.5	36.8	29.1	21.5
35～44岁	32.7	34.8	36.6	32.7	33.5	31.9	24.1	34.9	36.0
45～54岁	19.9	19.9	21.5	18.1	29.0	23.2	17.8	25.4	32.6
55～59岁	2.6	4.4	4.8	0.6	3.4	2.3	2.4	3.6	5.6
60岁及以上	1.0	2.0	2.2	0.1	0.6	0.6	0.6	0.6	1.0
按工作年限分									
5年以下	15.4	14.4	12.8	14.0	8.0	12.6	32.4	12.8	6.8
5～9年	17.2	18.2	16.6	17.5	14.0	16.8	14.3	13.1	9.2
10～19年	33.2	33.2	34.0	36.3	30.6	32.3	23.1	31.1	28.9
20～29年	22.1	18.9	19.9	23.8	31.1	24.5	19.5	29.8	33.5
30年及以上	12.2	15.3	16.7	8.3	16.2	13.8	10.6	13.2	21.6
按学历分									
博士	0.5	1.2	1.4		0.0	0.1	0.1	0.2	0.1
硕士	1.9	4.3	4.8	0.0	0.3	0.8	0.9	0.7	0.9
大学本科	20.3	41.6	45.1	3.2	9.1	11.1	16.0	10.0	17.4
大专	31.4	32.2	30.8	31.8	27.1	34.1	29.2	28.6	36.7
中专	38.3	17.6	15.3	57.7	42.3	43.7	38.3	24.6	22.2
高中	4.9	1.8	1.6	4.7	14.1	7.3	10.1	22.0	15.5
初中及以下	2.7	1.2	1.1	2.7	7.0	2.9	5.2	14.0	7.1
按专业技术资格分									
正高	2.0	4.0	4.5	0.4	0.9	0.9	1.1	3.3	2.7
副高	7.6	16.6	18.5	1.2	3.1	3.7	2.0	1.9	6.6
中级	31.0	36.3	40.0	30.3	26.8	31.0	16.0	13.1	21.5
师级/助理	37.1	35.2	33.1	40.2	42.5	39.2	27.4	22.1	20.5
士级	17.3	6.1	2.2	25.9	21.1	17.8	25.6	20.3	13.8
不详	5.0	1.8	1.6	2.0	5.6	7.4	27.8	39.4	35.0
按聘任技术职务分									
正高	1.5	3.6	4.0	0.0	0.4	0.3	0.2	0.3	1.5
副高	7.3	16.0	17.9	1.1	3.0	3.3	1.9	1.8	7.4
中级	30.0	35.8	39.4	28.7	25.8	29.8	15.5	13.1	23.8
师级/助理	37.8	35.6	33.8	41.2	43.1	41.0	27.5	26.7	24.3
士级	17.5	6.3	2.5	26.1	21.6	18.6	24.9	21.4	14.9
待聘	5.9	2.7	2.4	2.9	6.2	7.1	29.9	36.6	28.0

2-5-3 2009年医院人员性别、年龄、学历及职称构成（%）

分类	卫生技术人员								其他技术人员	管理人员
	合计	执业(助理)医师	执业医师	注册护士	药师(士)	影像技师(士)	检验技师(士)	其他		
总　计	**100.0**	**100.0**	**100.0**	**100.0**	**100.0**	**100.0**	**100.0**	**100.0**	**100.0**	**100.0**
按性别分										
男	30.3	57.5	58.1	1.7	36.7	63.3	37.9	37.2	41.1	45.2
女	69.7	42.5	41.9	98.3	63.3	36.7	62.1	62.8	58.9	54.8
按年龄分										
25岁以下	7.1	0.1	0.0	11.3	4.0	3.9	3.6	23.2	5.3	2.2
25～34岁	36.2	33.4	30.8	39.5	25.6	34.0	33.8	42.1	30.2	19.9
35～44岁	30.0	34.6	35.2	27.9	31.6	28.4	31.1	16.8	32.4	31.3
45～54岁	19.9	20.8	22.0	18.5	29.4	23.0	23.6	12.5	24.9	34.2
55～59岁	4.9	6.8	7.3	2.6	7.9	8.0	6.4	4.0	5.7	9.9
60岁及以上	2.0	4.3	4.6	0.2	1.6	2.9	1.6	1.5	1.5	2.5
按工作年限分										
5年以下	18.7	13.4	13.0	20.0	10.2	14.4	13.0	48.6	15.7	8.9
5～9年	15.5	15.8	14.6	17.1	9.3	14.1	13.4	11.7	12.1	7.6
10～19年	29.0	32.3	32.0	28.5	28.4	27.2	30.4	16.0	26.6	22.9
20～29年	22.3	21.5	22.5	23.9	27.0	22.6	24.0	12.5	25.8	32.0
30年及以上	14.5	17.0	18.0	10.5	25.1	21.7	19.3	11.2	19.8	28.6
按学历分										
研究生	4.5	10.6	11.6	0.1	1.1	0.9	2.0	3.9	1.8	2.7
大学本科	27.3	49.9	54.1	9.7	16.8	18.2	21.4	27.1	20.2	28.5
大专	36.5	27.1	23.9	44.7	35.2	42.4	40.0	35.7	38.4	39.0
中专	28.8	11.3	9.4	42.9	35.9	32.8	32.1	28.4	24.4	18.4
高中及以下	2.9	1.1	1.0	2.7	10.9	5.7	4.5	4.8	15.2	11.4
按专业技术资格分										
正高	2.3	5.7	6.3	0.1	0.8	0.5	0.6	0.6	0.3	2.5
副高	8.2	17.4	19.1	2.1	4.0	4.0	5.3	2.5	2.9	9.8
中级	28.9	33.2	36.2	27.9	28.9	26.9	31.8	11.4	17.6	25.5
师级/助理	31.7	32.7	31.8	30.5	39.5	36.5	36.5	23.2	28.5	21.5
士级	21.7	6.0	2.2	34.1	21.8	24.0	19.6	30.7	28.3	16.2
不详	7.2	5.0	4.4	5.3	5.0	8.2	6.2	31.5	22.4	24.5
按聘任技术职务分										
正高	2.3	5.6	6.1	0.1	0.7	0.4	0.6	0.7	0.5	3.3
副高	8.2	17.5	19.2	2.0	4.0	4.0	5.3	2.7	3.0	11.0
中级	29.3	33.9	36.9	27.9	29.5	27.9	32.5	12.4	19.5	30.4
师级/助理	33.2	34.1	32.7	32.1	40.5	38.1	38.1	24.6	33.4	27.4
士级	22.2	5.7	2.2	35.1	22.7	25.2	20.7	32.0	31.1	18.9
待聘	4.9	3.3	2.9	2.8	2.6	4.3	2.8	27.6	12.5	9.0

2-6-1 2009年各地区乡镇卫生院人员数

地区	合计	卫生技术人员							其他技术人员	管理人员	工勤技能人员	每千农业人口乡镇卫生院人员数
		小计	执业(助理)医师	执业医师	注册护士	药师(士)	技师(士)	其他				
总　计	**1131052**	**949955**	**418943**	**249066**	**202663**	**72733**	**50396**	**205220**	**56450**	**45889**	**78758**	**1.28**
东　部	414924	347423	152030	96253	78389	30244	19346	67414	20519	16736	30246	1.49
中　部	415032	345530	149814	85010	71834	28098	20213	75571	24243	17597	27662	1.31
西　部	301096	257002	117099	67803	52440	14391	10837	62235	11688	11556	20850	1.05
北　京	7454	6063	2649	1904	1078	511	303	1522	336	370	685	2.72
天　津	5465	4562	2477	1930	736	343	259	747	133	379	391	1.42
河　北	51434	42448	20847	10586	4418	2663	2298	12222	4403	1867	2716	1.04
山　西	27477	23787	11428	7299	3821	1497	1024	6017	2227	586	877	1.17
内蒙古	19519	17330	9095	5555	2233	1076	697	4229	815	677	697	1.34
辽　宁	25459	19711	9501	6290	4687	1528	1221	2774	1394	1558	2796	1.21
吉　林	25462	19766	9255	6437	4802	1394	1039	3276	1295	1712	2689	1.71
黑龙江	22625	18251	8005	4798	3231	1313	820	4882	856	1383	2135	1.14
上　海												
江　苏	78409	63973	27592	21660	17245	5949	4077	9110	3176	3971	7289	2.11
浙　江	47740	42098	19500	11975	8000	4081	2147	8370	1914	1413	2315	1.45
安　徽	60959	51436	21336	11411	9643	3174	3362	13921	3594	2148	3781	1.16
福　建	24727	20635	8960	6277	5752	2090	989	2844	1044	570	2478	1.07
江　西	41148	35093	13945	9663	9115	3643	2263	6127	1770	998	3287	1.22
山　东	91205	81817	34717	22265	17536	7486	4924	17154	3714	2467	3207	1.55
河　南	99835	79528	34297	16181	15471	4921	4918	19921	8121	5081	7105	1.20
湖　北	66492	56616	23148	15042	14961	5078	3437	9992	2813	3038	4025	1.85
湖　南	71034	61053	28400	14179	10790	7078	3350	11435	3567	2651	3763	1.31
广　东	73722	59243	23552	12070	16534	5159	2769	11229	4095	3471	6913	1.84
广　西	44996	38003	14498	8322	10535	2283	1724	8963	1339	1836	3818	1.06
海　南	9309	6873	2235	1296	2403	434	359	1442	310	670	1456	1.73
重　庆	28772	23746	12052	6575	4674	1473	843	4704	872	1431	2723	1.24
四　川	82425	69948	34414	19948	12017	4333	2935	16249	3031	3051	6395	1.23
贵　州	20317	18020	8924	4558	3061	581	711	4743	938	791	568	0.59
云　南	25085	21630	10617	6583	5755	594	759	3905	1134	793	1528	0.67
西　藏	2619	2380	586	271	148	47	6	1593	144	41	54	1.10
陕　西	31944	26772	10767	6381	4985	1997	1476	7547	1153	2026	1993	1.19
甘　肃	19282	16853	7110	4516	3200	866	670	5007	929	288	1212	0.96
青　海	3541	3230	1407	858	658	163	89	913	208	29	74	0.93
宁　夏	3330	3022	1672	1239	539	282	132	397	110	53	145	0.84
新　疆	19266	16068	5957	2997	4635	696	795	3985	1015	540	1643	1.59

2-6-2 2005年乡镇卫生院人员性别、年龄、学历及职称构成（%）

分类	卫生技术人员							其他技术人员	管理人员
	合计	执业(助理)医师	执业医师	注册护士	药剂人员	检验人员	其他		
总 计	**100.0**	**100.0**	**100.0**	**100.0**	**100.0**	**100.0**	**100.0**	**100.0**	**100.0**
按性别分									
男	46.9	64.1	68.3	2.4	49.4	41.3	48.4	49.5	64.2
女	53.1	35.9	31.7	97.6	50.6	58.7	51.6	50.5	35.8
按年龄分									
25岁以下	6.2	2.7	1.2	9.0	4.6	8.2	11.7	7.7	2.8
25～34岁	45.1	42.3	31.9	53.8	32.5	50.0	47.9	39.5	31.6
35～44岁	26.7	28.0	31.0	25.5	28.9	25.5	24.4	28.0	33.2
45～54岁	16.5	18.6	24.2	11.2	27.1	13.7	12.4	19.3	24.4
55～59岁	4.4	6.6	9.0	0.5	5.7	2.2	2.8	4.4	6.5
60岁及以上	1.2	1.9	2.6	0.1	1.3	0.3	0.8	1.2	1.5
按工作年限分									
5年以下	13.0	8.6	4.6	14.3	8.3	13.8	23.2	16.0	7.0
5～9年	26.5	25.1	17.8	31.1	20.0	29.6	27.6	23.0	17.4
10～19年	31.6	32.3	33.4	35.1	27.6	31.9	28.6	31.5	33.3
20～29年	19.6	20.8	25.8	16.1	32.1	18.3	15.1	21.4	28.6
30年及以上	9.3	13.2	18.3	3.3	11.9	6.5	5.6	8.1	13.6
按学历分									
博士									
硕士	0.0	0.0	0.1	0.0	0.0	0.0	0.0	0.0	0.1
大学本科	2.2	3.9	5.6	0.3	0.6	0.9	1.2	1.4	3.2
大专	20.3	28.8	32.2	13.5	9.9	14.8	13.3	13.8	24.0
中专	58.7	54.2	48.7	74.4	48.6	64.7	58.0	39.7	39.5
高中	10.3	6.8	6.8	6.9	21.4	12.8	15.8	24.8	20.5
初中及以下	8.4	6.3	6.6	4.8	19.4	6.8	11.6	20.3	12.8
按专业技术资格分									
正高	0.1	0.2	0.3						1.0
副高	0.7	1.4	2.3	0.1	0.1	0.2	0.1	0.2	1.2
中级	13.0	19.4	30.0	11.8	8.5	9.1	2.5	3.2	12.6
师级/助理	40.6	52.6	58.3	40.7	37.8	36.2	16.4	15.7	28.2
士级	35.0	24.4	7.4	44.2	40.9	41.5	46.2	33.7	28.8
不详	10.7	2.0	1.6	3.3	12.6	13.0	34.9	47.1	28.3
按聘任技术职务分									
正高	0.0	0.0	0.1				0.0	0.0	0.1
副高	0.7	1.3	2.2	0.1	0.1	0.1	0.1	0.2	1.1
中级	12.5	18.9	29.3	11.1	8.1	8.5	2.3	3.0	12.5
师级/助理	40.4	52.2	58.5	40.7	37.6	36.4	16.5	18.3	29.9
士级	35.2	25.1	8.1	44.6	41.2	42.3	45.3	33.2	29.1
待聘	11.2	2.5	1.9	3.5	13.0	12.6	35.8	45.3	27.4

2-6-3　2009年乡镇卫生院人员性别、年龄、学历及职称构成（%）

分类	卫生技术人员								其他技术人员	管理人员
	合计	执业(助理)医师	执业医师	注册护士	药师(士)	影像技师(士)	检验技师(士)	其他		
总　计	**100.0**	**100.0**	**100.0**	**100.0**	**100.0**	**100.0**	**100.0**	**100.0**	**100.0**	**100.0**
按性别分										
男	44.6	63.4	68.2	1.9	49.8	67.3	41.4	49.5	48.5	63.5
女	55.4	36.6	31.8	98.1	50.2	32.7	58.6	50.5	51.5	36.5
按年龄分										
25岁以下	5.9	0.3	0.0	9.6	3.9	5.6	5.8	13.8	7.7	2.7
25～34岁	36.6	32.5	21.0	45.1	28.0	39.8	41.3	38.0	34.1	24.2
35～44岁	34.1	39.9	41.4	31.4	29.3	32.0	32.4	27.9	32.9	37.8
45～54岁	15.8	17.0	22.2	12.3	27.1	16.4	15.7	13.0	17.9	25.0
55～59岁	5.3	7.4	11.1	1.4	9.0	4.8	3.7	4.4	5.1	7.7
60岁及以上	2.2	2.9	4.3	0.2	2.7	1.5	1.1	2.9	2.3	2.5
按工作年限分										
5年以下	15.7	9.4	5.4	18.0	8.9	13.7	13.2	28.4	18.2	8.2
5～9年	11.6	10.3	5.5	13.7	7.8	14.3	11.7	13.1	12.2	7.6
10～19年	40.8	44.2	41.9	43.8	34.8	38.9	44.0	32.8	36.7	37.0
20～29年	18.2	19.0	22.5	17.8	23.7	19.4	18.3	14.9	19.9	26.9
30年及以上	13.8	17.1	24.8	6.6	24.8	13.8	12.8	10.9	13.0	20.4
按学历分										
研究生	0.0	0.1	0.1	0.0	0.0	0.0	0.0	0.0	0.0	0.1
大学本科	5.3	8.7	14.2	1.6	2.7	2.1	3.1	4.1	3.3	6.9
大专	33.4	41.2	42.7	29.7	22.6	27.7	30.9	26.8	23.7	36.9
中专	52.7	44.3	36.8	64.0	51.9	60.1	57.1	56.1	49.5	37.6
高中及以下	8.6	5.7	6.2	4.7	22.8	10.1	9.0	12.9	23.4	18.5
按专业技术资格分										
正高	0.1	0.1	0.2	0.0	0.0	0.0	0.0	0.0	0.0	0.1
副高	0.8	1.7	3.1	0.2	0.2	0.2	0.2	0.1	0.1	1.3
中级	14.2	21.0	36.6	14.6	10.7	8.0	11.8	2.8	3.7	13.7
师级/助理	36.6	46.9	54.7	35.5	40.9	30.8	39.0	16.1	16.2	27.1
士级	38.2	25.8	2.7	44.1	42.4	51.3	41.8	53.2	47.5	34.2
不详	10.1	4.5	2.6	5.6	5.8	9.7	7.2	27.7	32.4	23.6
按聘任技术职务分										
正高	0.0	0.1	0.1	0.0	0.0	0.0	0.0	0.0	0.0	0.1
副高	0.8	1.8	3.2	0.2	0.2	0.2	0.2	0.1	0.1	1.6
中级	14.8	21.6	37.5	14.8	11.3	8.8	12.2	3.4	5.3	16.8
师级/助理	38.7	50.0	55.1	36.7	41.7	31.8	40.1	17.6	19.1	33.0
士级	38.5	23.7	2.8	45.4	43.9	53.5	43.6	56.4	53.1	38.8
待聘	7.1	2.8	1.3	2.9	2.9	5.8	3.9	22.4	22.4	9.7

2-7-1 2009年各地区社区卫生服务中心（站）人员数

地区	合计	卫生技术人员							其他技术人员	管理人员	工勤技能人员
		小计	执业(助理)医师	执业医师	注册护士	药师(士)	技师(士)	其他			
总 计	**295125**	**250435**	**109734**	**88247**	**79711**	**20015**	**13217**	**27758**	**11359**	**14644**	**18687**
东 部	168929	142446	62132	49655	43886	12060	7521	16847	6313	8083	12087
中 部	77475	66244	29299	23695	21904	4642	3497	6902	3315	4025	3891
西 部	48721	41745	18303	14897	13921	3313	2199	4009	1731	2536	2709
北 京	16410	13410	5893	5029	3766	1250	675	1826	651	872	1477
天 津	5940	4840	1689	1418	1236	483	255	1177	159	589	352
河 北	12478	10750	5276	4089	3446	601	583	844	541	571	616
山 西	12538	10865	5072	4153	3634	703	497	959	465	645	563
内蒙古	8508	7462	3477	2893	2400	696	362	527	351	411	284
辽 宁	11427	9619	4060	3519	3916	758	539	346	371	773	664
吉 林	5249	4653	1571	1166	737	165	115	2065	307	143	146
黑龙江	7299	6174	2886	2529	2024	470	390	404	263	457	405
上 海	29117	23559	10895	9176	7413	1972	1494	1785	1163	1462	2933
江 苏	23482	19126	7998	6783	6044	1795	1073	2216	1190	1443	1723
浙 江	17353	15574	6844	4650	3290	1170	664	3606	517	449	813
安 徽	10145	8722	4233	3001	2902	471	415	701	411	552	460
福 建	7261	6221	2838	2222	1863	663	252	605	261	238	541
江 西	7550	6531	2738	2397	2481	536	408	368	241	385	393
山 东	15854	14252	6171	4685	4242	1094	671	2074	562	504	536
河 南	10318	8453	3971	3200	2980	501	418	583	619	686	560
湖 北	16210	13760	5652	4843	4975	1119	820	1194	688	749	1013
湖 南	8166	7086	3176	2406	2171	677	434	628	321	408	351
广 东	28534	24195	10089	7797	8298	2239	1281	2288	875	1097	2367
广 西	2412	2099	912	794	789	114	112	172	89	100	124
海 南	1073	900	379	287	372	35	34	80	23	85	65
重 庆	3794	3150	1454	1013	901	266	142	387	81	245	318
四 川	12189	10414	4609	3679	3055	920	564	1266	339	546	890
贵 州	4213	3494	1355	1082	1326	188	203	422	242	249	228
云 南	3543	2931	1269	1093	1065	190	152	255	196	203	213
西 藏	19	12	6	6	6				2	1	4
陕 西	4573	3831	1587	1287	1240	322	237	445	135	346	261
甘 肃	3286	2973	1387	1135	1085	176	143	182	88	111	114
青 海	1555	1317	558	476	471	149	54	85	61	95	82
宁 夏	498	468	189	173	197	39	16	27	14	10	6
新 疆	4131	3594	1500	1266	1386	253	214	241	133	219	185

2-7-2 2005年社区卫生服务中心人员性别、年龄、学历及职称构成(%)

分类	卫生技术人员							其他技术人员	管理人员
	合计	执业(助理)医师	执业医师	注册护士	药剂人员	检验人员	其他		
总 计	**100.0**	**100.0**	**100.0**	**100.0**	**100.0**	**100.0**	**100.0**	**100.0**	**100.0**
按性别分									
男	28.2	43.3	43.5	0.6	32.6	27.7	35.8	33.7	39.9
女	71.8	56.7	56.5	99.4	67.4	72.3	64.2	66.3	60.1
按年龄分									
25岁以下	7.5	3.0	1.5	10.8	9.1	7.2	19.4	8.6	3.9
25～34岁	30.6	29.7	27.1	35.0	22.3	30.2	30.8	23.5	20.0
35～44岁	22.5	20.9	22.1	27.6	20.1	18.8	17.8	25.8	28.1
45～54岁	33.9	37.5	39.4	25.7	43.6	38.8	28.2	36.6	40.7
55～59岁	4.1	6.4	7.0	0.7	4.5	3.7	3.2	5.2	6.7
60岁及以上	1.4	2.5	2.8	0.2	0.5	1.2	0.6	0.3	0.7
按工作年限分									
5年以下	13.7	11.0	8.6	13.7	12.0	12.4	31.2	14.6	8.1
5～9年	14.7	14.8	13.0	15.7	12.1	15.3	12.6	11.6	9.7
10～19年	24.9	22.3	23.5	33.9	18.2	21.0	17.7	20.5	21.5
20～29年	24.2	23.1	23.9	23.9	31.7	24.8	21.9	33.8	34.1
30年及以上	22.6	28.7	31.0	12.7	26.0	26.6	16.6	19.4	26.5
按学历分									
博士	0.0	0.0	0.0						
硕士	0.1	0.2	0.3	0.0	0.0	0.1	0.1		0.5
大学本科	12.0	21.7	24.9	1.1	3.9	5.7	9.4	5.9	13.5
大专	30.6	38.6	39.6	22.6	21.7	27.6	26.2	24.4	38.5
中专	45.9	31.6	28.8	67.0	47.2	53.0	46.8	32.6	25.3
高中	5.8	4.0	3.5	4.7	13.9	7.9	8.7	17.2	13.4
初中及以下	5.5	3.9	2.8	4.6	13.2	5.8	8.7	19.9	8.9
按专业技术资格分									
正高	0.6	1.1	1.3	0.2	0.4	0.1	0.4	0.6	0.8
副高	3.4	6.6	8.1	0.2	0.8	0.9	0.7	0.6	5.0
中级	26.2	34.0	40.1	22.0	16.7	22.4	10.9	7.8	25.4
师级/助理	42.5	43.0	45.4	44.8	45.6	43.6	27.0	22.4	23.0
士级	22.7	13.7	3.8	30.9	30.6	26.4	32.7	37.5	21.9
不详	4.6	1.6	1.3	1.9	5.9	6.8	28.3	31.0	23.9
按聘任技术职务分									
正高	0.4	0.7	0.9		0.1		0.1	0.1	0.5
副高	3.3	6.4	7.8	0.2	0.7	0.8	0.7	0.5	5.4
中级	24.5	32.3	38.2	19.6	15.7	20.0	10.3	7.5	25.0
师级/助理	43.5	44.0	47.2	46.2	45.8	45.1	26.9	23.3	25.2
士级	23.1	14.1	4.0	31.5	31.2	27.1	31.7	38.8	22.5
待聘	5.4	2.4	1.9	2.5	6.5	7.1	30.3	29.9	21.4

2-7-3 2009年社区卫生服务中心人员性别、年龄、学历及职称构成（%）

分类	卫生技术人员								其他技术人员	管理人员
	合计	执业(助理)医师	执业医师	注册护士	药师(士)	影像技师(士)	检验技师(士)	其他		
总　计	**100.0**	**100.0**	**100.0**	**100.0**	**100.0**	**100.0**	**100.0**	**100.0**	**100.0**	**100.0**
按性别分										
男	29.1	46.6	46.8	0.7	31.7	55.3	29.1	36.9	32.0	41.4
女	70.9	53.4	53.2	99.3	68.3	44.7	70.9	63.1	68.0	58.6
按年龄分										
25岁以下	6.2	0.2	0.0	9.8	6.8	4.2	5.4	22.9	8.2	2.6
25～34岁	32.6	29.8	24.5	35.2	29.9	34.1	34.6	37.8	33.0	23.1
35～44岁	29.0	31.9	32.8	30.7	23.2	23.8	25.7	17.6	26.3	31.0
45～54岁	20.4	20.3	22.3	20.1	28.1	21.1	22.2	13.0	23.0	31.7
55～59岁	8.3	11.6	13.1	3.8	10.0	12.7	9.5	5.5	7.0	9.4
60岁及以上	3.5	6.1	7.3	0.4	2.0	4.1	2.6	3.2	2.6	2.2
按工作年限分										
5年以下	16.2	10.6	9.2	16.6	15.0	15.1	14.6	44.1	20.5	9.7
5～9年	12.3	11.5	9.0	13.9	11.4	13.9	11.1	11.5	12.6	7.8
10～19年	29.7	32.7	31.7	30.2	24.3	25.4	30.5	19.0	26.7	26.7
20～29年	20.0	18.4	20.0	25.1	19.6	17.6	18.3	11.2	20.2	28.7
30年及以上	21.8	26.8	30.1	14.1	29.7	28.1	25.4	14.2	20.0	27.1
按学历分										
研究生	0.4	0.9	1.1	0.0	0.2	0.1	0.1	0.2	0.1	1.0
大学本科	17.5	29.8	35.8	4.2	9.1	11.0	11.4	17.1	12.4	24.1
大专	39.1	41.2	39.3	38.3	35.2	42.3	40.8	34.4	37.3	43.6
中专	37.1	24.3	20.6	53.5	40.1	39.3	39.9	37.3	30.1	20.3
高中及以下	5.8	3.8	3.1	4.0	15.5	7.4	7.7	11.1	20.0	11.0
按专业技术资格分										
正高	0.5	1.1	1.3	0.0	0.1	0.2	0.1	0.0	0.0	0.9
副高	3.7	7.4	9.3	0.7	0.8	1.8	1.3	0.6	0.4	5.8
中级	25.8	33.8	41.9	23.7	16.7	20.4	21.6	5.6	8.8	24.2
师级/助理	35.5	38.9	40.0	34.1	39.5	38.9	40.1	17.0	20.0	22.8
士级	24.9	12.6	2.1	34.5	34.1	28.2	28.0	39.2	39.1	22.2
不详	9.7	6.1	5.4	6.9	8.7	10.6	8.9	37.6	31.6	24.2
按聘任技术职务分										
正高	0.4	1.0	1.2	0.0	0.1	0.0	0.1	0.0	0.1	1.3
副高	3.8	7.6	9.5	0.7	0.9	1.9	1.3	0.6	0.4	6.7
中级	26.3	34.4	42.6	23.9	17.6	21.8	22.5	6.3	9.9	28.5
师级/助理	38.6	42.8	42.4	37.0	41.4	41.6	42.5	18.8	25.1	29.1
士级	25.8	11.7	2.3	36.5	36.0	30.4	30.8	43.5	46.9	25.1
待聘	5.0	2.5	2.0	1.8	4.0	4.3	2.8	30.8	17.7	9.3

2-8-1 2009年各地区妇幼保健院（所、站）人员数

地区	合计	卫生技术人员							其他技术人员	管理人员	工勤技能人员
		小计	执业(助理)医师	执业医师	注册护士	药师(士)	技师(士)	其他			
总　计	**232782**	**191801**	**83760**	**71948**	**67028**	**9240**	**13193**	**18580**	**9470**	**13597**	**17914**
东　部	92931	76809	32419	28387	27744	3992	5528	7126	4161	5043	6918
中　部	76462	62624	27854	23130	21310	2945	4310	6205	3280	4815	5743
西　部	63389	52368	23487	20431	17974	2303	3355	5249	2029	3739	5253
北　京	4590	3725	1466	1423	1462	181	250	366	158	287	420
天　津	1911	1515	686	605	519	73	137	100	56	191	149
河　北	14188	11455	5728	4402	3059	584	814	1270	887	679	1167
山　西	6874	5722	2978	2498	1679	267	344	454	336	375	441
内蒙古	5973	5068	2711	2366	1322	233	313	489	231	294	380
辽　宁	5066	4033	2282	1980	919	170	390	272	209	474	350
吉　林	5156	4169	2316	2060	1065	188	286	314	187	474	326
黑龙江	6539	5360	2747	2319	1289	254	387	683	268	477	434
上　海	2866	2348	938	919	1006	81	161	162	116	116	286
江　苏	6165	4999	2197	2078	1750	212	349	491	258	457	451
浙　江	10476	8839	3614	3345	3357	478	609	781	510	391	736
安　徽	6205	5060	2212	1908	1816	204	408	420	264	413	468
福　建	5209	4399	1764	1605	1710	202	375	348	277	147	386
江　西	8818	7398	2890	2652	2920	407	504	677	250	390	780
山　东	15457	13268	5916	5143	4542	694	928	1188	819	614	756
河　南	19872	15944	6597	4849	5651	644	936	2116	946	1146	1836
湖　北	10640	8974	3786	3326	3352	454	649	733	476	637	553
湖　南	12358	9997	4328	3518	3538	527	796	808	553	903	905
广　东	25241	20836	7352	6457	8754	1250	1418	2062	796	1564	2045
广　西	13963	11538	3911	3590	4835	632	715	1445	311	723	1391
海　南	1762	1392	476	430	666	67	97	86	75	123	172
重　庆	3540	2851	1179	1050	1118	117	182	255	107	281	301
四　川	11950	9836	4191	3767	3665	397	674	909	484	717	913
贵　州	3595	3060	1684	1476	875	82	188	231	92	251	192
云　南	6031	5024	2773	2388	1563	135	302	251	213	268	526
西　藏	484	381	204	138	89	16	19	53	26	31	46
陕　西	8412	6718	2790	2277	2185	369	426	948	202	721	771
甘　肃	4017	3336	1744	1485	943	134	210	305	142	175	364
青　海	543	453	251	215	118	22	32	30	11	44	35
宁　夏	1496	1284	632	603	422	69	86	75	53	58	101
新　疆	3385	2819	1417	1076	839	97	208	258	157	176	233

2-8-2 2005年妇幼保健院（所、站）人员性别、年龄、学历及职称构成（%）

分类	卫生技术人员							其他技术人员	管理人员
	合计	执业(助理)医师	执业医师	注册护士	药剂人员	检验人员	其他		
总 计	**100.0**	**100.0**	**100.0**	**100.0**	**100.0**	**100.0**	**100.0**	**100.0**	**100.0**
按性别分									
男	17.7	23.7	23.7	0.9	25.8	29.9	26.4	34.4	38.3
女	82.3	76.3	76.3	99.1	74.2	70.1	73.6	65.6	61.7
按年龄分									
25岁以下	6.9	2.3	1.7	10.2	5.9	7.1	17.8	8.0	3.0
25～34岁	38.4	35.0	29.1	41.5	33.0	41.6	45.4	33.7	23.1
35～44岁	31.8	34.1	36.7	31.7	33.7	30.9	22.5	33.5	36.6
45～54岁	20.6	25.2	28.6	16.0	25.3	18.8	12.9	22.1	32.3
55～59岁	1.9	2.9	3.3	0.6	1.9	1.5	1.2	2.4	4.3
60岁及以上	0.3	0.5	0.6	0.0	0.1	0.1	0.2	0.3	0.7
按工作年限分									
5年以下	14.1	10.0	8.3	14.8	9.9	14.2	30.7	14.6	6.5
5～9年	19.3	18.1	14.4	20.8	16.5	19.7	21.1	16.2	10.5
10～19年	32.3	32.0	32.4	35.3	30.8	33.7	25.9	32.4	29.3
20～29年	23.5	25.6	28.5	21.7	30.9	23.1	16.0	26.6	34.4
30年及以上	10.9	14.3	16.5	7.5	11.8	9.3	6.3	10.2	19.3
按学历分									
博士	0.0	0.1	0.1	0.0		0.0	0.0	0.0	0.0
硕士	0.5	1.0	1.1	0.0	0.1	0.3	0.3	0.2	0.6
大学本科	13.2	22.2	25.0	2.2	6.1	8.4	9.8	7.4	13.7
大专	33.3	37.9	37.2	28.9	25.7	33.8	28.7	29.6	39.6
中专	46.6	36.1	34.1	62.9	47.6	47.1	47.6	29.4	25.7
高中	4.5	1.8	1.7	4.1	15.3	7.8	9.6	24.0	15.3
初中及以下	1.9	0.9	0.8	1.9	5.2	2.5	4.0	9.4	5.1
按专业技术资格分									
正高	1.1	1.5	1.7	0.6	0.9	0.9	1.0	3.2	2.4
副高	5.0	9.2	10.9	1.0	1.8	1.9	0.9	0.9	6.8
中级	32.1	41.2	47.5	29.1	22.0	25.0	10.7	10.2	23.5
师级/助理	36.8	38.2	35.7	38.0	41.5	41.0	23.7	23.1	21.5
士级	19.3	8.5	2.9	29.1	26.4	22.9	33.3	23.2	14.0
不详	5.8	1.4	1.2	2.2	7.5	8.2	30.5	39.4	31.8
按聘任技术职务分									
正高	0.6	1.2	1.4	0.0	0.1	0.1	0.1	0.0	1.0
副高	4.7	8.9	10.4	0.9	1.6	1.6	0.8	0.8	7.4
中级	30.7	39.9	46.1	27.1	20.9	23.4	10.3	10.3	24.8
师级/助理	37.8	39.2	37.1	39.3	42.3	43.0	23.8	27.3	24.7
士级	19.5	8.8	3.3	29.6	26.8	23.2	32.4	23.7	14.7
待聘	6.6	2.0	1.7	3.0	8.2	8.7	32.6	38.0	27.4

2-8-3 2009年妇幼保健院（所、站）人员性别、年龄、学历及职称构成（%）

分类	卫生技术人员								其他技术人员	管理人员
	合计	执业(助理)医师	执业医师	注册护士	药师(士)	影像技师(士)	检验技师(士)	其他		
总　计	**100.0**	**100.0**	**100.0**	**100.0**	**100.0**	**100.0**	**100.0**	**100.0**	**100.0**	**100.0**
按性别分										
男	16.9	25.5	25.7	0.8	26.9	43.1	32.1	21.6	31.9	40.2
女	83.1	74.5	74.3	99.2	73.1	56.9	67.9	78.4	68.1	59.8
按年龄分										
25岁以下	6.0	0.1	0.0	10.4	4.1	4.5	3.9	19.0	5.3	1.8
25～34岁	37.1	30.2	25.9	43.7	31.7	37.6	38.4	45.2	34.1	20.3
35～44岁	31.3	36.4	36.6	27.7	31.9	31.6	33.3	20.7	33.1	33.5
45～54岁	20.4	25.2	28.1	16.1	27.0	20.7	20.4	11.6	22.6	35.0
55～59岁	4.3	6.6	7.6	1.9	4.7	4.7	3.4	2.7	4.1	8.1
60岁及以上	0.8	1.5	1.8	0.1	0.7	0.9	0.5	0.8	0.8	1.3
按工作年限分										
5年以下	15.4	9.3	9.0	17.7	10.3	13.7	12.7	39.1	14.8	6.4
5～9年	14.4	11.6	9.9	18.6	11.3	13.7	14.1	13.5	13.4	7.1
10～19年	33.0	34.7	32.4	32.9	32.4	31.2	35.8	24.2	30.9	25.5
20～29年	24.2	27.5	29.7	22.6	26.4	26.8	23.1	13.9	24.4	35.0
30年及以上	13.0	16.9	19.0	8.3	19.6	14.5	14.4	9.3	16.5	26.0
按学历分										
研究生	1.5	2.9	3.4	0.0	0.6	0.6	1.3	0.9	0.5	1.7
大学本科	21.6	35.1	39.8	7.2	14.3	18.5	18.9	20.7	16.4	24.5
大专	41.1	38.7	35.4	45.1	37.3	42.5	44.3	36.8	40.3	43.7
中专	33.8	22.5	20.6	45.9	39.1	34.5	31.8	37.6	27.3	20.0
高中及以下	2.1	0.8	0.7	1.8	8.8	3.9	3.7	4.0	15.4	10.1
按专业技术资格分										
正高	1.0	2.2	2.6	0.1	0.2	0.1	0.2	0.2	0.1	2.1
副高	5.8	10.9	12.7	1.7	2.5	3.0	3.1	1.4	1.8	9.3
中级	29.8	39.8	45.9	24.7	23.8	21.4	26.9	9.7	14.1	25.3
师级/助理	33.0	34.9	33.2	31.3	39.8	35.5	40.4	22.4	26.3	21.5
士级	23.5	8.3	2.3	37.3	28.1	30.8	23.2	36.7	33.0	17.2
不详	6.9	3.8	3.3	4.8	5.7	9.2	6.2	29.7	24.7	24.7
按聘任技术职务分										
正高	0.9	2.0	2.3	0.0	0.2	0.1	0.2	0.2	0.4	2.6
副高	5.7	10.9	12.7	1.7	2.4	3.1	3.1	1.4	1.5	10.7
中级	30.1	40.2	46.2	24.7	24.4	21.9	27.5	10.1	16.1	30.8
师级/助理	34.4	36.3	33.9	32.7	40.9	38.1	41.7	24.2	30.7	27.3
士级	23.8	7.8	2.3	37.9	29.0	32.5	24.3	38.7	36.5	19.5
待聘	5.0	2.9	2.5	2.9	3.0	4.2	3.2	25.4	14.8	9.2

2-9-1　2009年各地区疾病预防控制中心人员数

地区	合计	卫生技术人员							其他技术人员	管理人员	工勤技能人员
		小计	执业(助理)医师	执业医师	注册护士	药师(士)	技师(士)	其他			
总　计	**196687**	**148450**	**80796**	**67457**	**11430**	**2823**	**26561**	**26840**	**13321**	**14750**	**20166**
东　部	71428	53927	28847	24514	3560	931	10731	9858	5100	5482	6919
中　部	66404	49392	25256	20531	4311	1140	8257	10428	5322	4878	6812
西　部	58855	45131	26693	22412	3559	752	7573	6554	2899	4390	6435
北　京	3719	2545	1188	1100	129	10	584	634	345	553	276
天　津	1871	1344	674	590	65	10	252	343	92	259	176
河　北	9552	6971	3603	2802	271	141	1254	1702	789	569	1223
山　西	6262	4743	2634	2166	308	89	719	993	498	447	574
内蒙古	6139	5016	3305	2819	276	78	646	711	286	392	445
辽　宁	9492	7208	4031	3205	480	103	1427	1167	569	923	792
吉　林	6368	4861	2873	2502	359	99	682	848	357	606	544
黑龙江	7151	5347	2502	2056	280	76	965	1524	554	561	689
上　海	3103	2164	1214	1133	63	6	579	302	320	250	369
江　苏	9028	6799	4004	3655	483	177	1298	837	660	767	802
浙　江	5282	4103	2232	2034	169	55	1113	534	390	380	409
安　徽	5592	4286	2442	2033	294	66	917	567	465	318	523
福　建	4414	3478	2062	1862	218	54	681	463	227	215	494
江　西	5008	3797	2074	1818	481	106	722	414	293	276	642
山　东	13100	10643	5568	4713	646	163	1571	2695	942	679	836
河　南	18247	12886	5821	4241	990	279	1804	3992	1660	1423	2278
湖　北	8094	6308	3172	2685	920	192	1141	883	669	469	648
湖　南	9682	7164	3738	3030	679	233	1307	1207	826	778	914
广　东	10369	7531	3660	2935	878	191	1735	1067	683	790	1365
广　西	6260	4695	2502	2196	586	127	953	527	347	448	770
海　南	1498	1141	611	485	158	21	237	114	83	97	177
重　庆	2419	1745	855	758	82	23	452	333	141	286	247
四　川	10352	7710	4801	4168	414	69	1501	925	558	828	1256
贵　州	4643	3795	2469	2095	166	51	575	534	126	364	358
云　南	7734	6209	4162	3509	536	79	735	697	330	314	881
西　藏	1114	873	555	394	30	6	73	209	54	69	118
陕　西	5855	4146	1858	1489	381	133	723	1051	363	693	653
甘　肃	5043	3700	2092	1690	418	71	619	500	212	398	733
青　海	1846	1470	795	673	228	35	270	142	94	75	207
宁　夏	1129	906	559	528	52	13	205	77	44	72	107
新　疆	6321	4866	2740	2093	390	67	821	848	344	451	660

2-9-2 2005年疾病预防控制中心人员性别、年龄、学历及职称构成（%）

分类	卫生技术人员						其他技术人员	管理人员
	小计	执业(助理)医师	执业医师	药剂人员	检验人员	其他		
总　计	**100.0**	**100.0**	**100.0**	**100.0**	**100.0**	**100.0**	**100.0**	**100.0**
按性别分								
男	51.2	59.0	60.6	33.2	38.4	43.9	49.6	56.9
女	48.8	41.0	39.4	66.8	61.6	56.1	50.4	43.1
按年龄分								
25岁以下	3.8	1.6	1.1	4.6	4.1	8.1	6.4	2.9
25～34岁	29.3	24.9	19.9	31.4	31.7	37.2	31.5	20.3
35～44岁	35.9	37.4	38.5	32.8	35.8	32.8	33.0	34.5
45～54岁	26.2	29.6	32.9	27.8	25.4	19.3	24.3	34.8
55～59岁	4.2	5.6	6.4	2.8	2.6	2.2	4.2	6.6
60岁及以上	0.7	0.9	1.1	0.6	0.4	0.3	0.6	0.9
按工作年限分								
5年以下	8.7	5.8	4.9	7.6	10.3	13.9	11.8	5.5
5～9年	13.8	11.6	8.6	15.8	15.4	17.2	14.7	9.1
10～19年	32.5	32.1	31.1	30.4	32.4	33.6	31.2	27.5
20～29年	29.3	31.7	33.7	32.4	27.8	25.0	28.0	34.3
30年及以上	15.7	18.8	21.6	13.8	14.2	10.3	14.3	23.6
按学历分								
博士	0.1	0.1	0.1		0.1	0.0	0.5	0.1
硕士	0.9	0.9	1.1	0.1	1.5	0.4	1.2	1.0
大学本科	14.5	16.8	19.2	5.4	17.4	8.2	10.5	16.3
大专	34.6	36.1	36.1	27.5	36.5	30.6	32.2	39.3
中专	39.4	38.9	37.3	45.6	36.5	42.0	23.6	23.6
高中	7.8	5.0	4.3	15.4	6.0	14.5	21.8	14.2
初中及以下	2.8	2.2	1.9	6.0	2.0	4.3	10.2	5.5
按专业技术资格分								
正高	1.5	1.6	1.9	1.1	1.5	1.3	2.7	2.6
副高	5.9	7.8	9.3	2.1	6.4	1.8	2.3	6.2
中级	32.9	38.9	45.4	20.2	38.2	17.6	13.5	22.7
师级/助理	36.0	39.1	36.8	41.4	36.2	28.8	21.8	20.4
士级	14.0	9.7	3.7	27.1	11.9	23.8	17.5	10.8
不详	9.7	2.9	2.8	8.0	5.8	26.6	42.1	37.3
按聘任技术职务分								
正高	0.8	1.1	1.3	0.1	0.8	0.2	0.5	1.4
副高	5.5	7.3	8.7	1.8	5.8	1.7	2.4	6.7
中级	32.2	38.2	44.7	20.2	36.8	17.4	14.4	24.5
师级/助理	37.3	40.2	38.3	42.1	38.4	30.2	25.7	23.0
士级	14.4	9.9	3.8	27.6	12.5	24.4	18.9	11.6
待聘	9.7	3.3	3.1	8.3	5.6	26.1	38.2	32.7

2-9-3 2009年疾病预防控制中心人员性别、年龄、学历及职称构成（%）

分类	卫生技术人员							其他技术人员	管理人员
	小计	执业(助理)医师	执业医师	药师(士)	影像技师(士)	检验技师(士)	其他		
总　计	**100.0**	**100.0**	**100.0**	**100.0**	**100.0**	**100.0**	**100.0**	**100.0**	**100.0**
按性别分									
男	48.5	58.5	59.9	36.7	75.9	40.9	50.78	45.5	58.5
女	51.5	41.5	40.1	63.3	24.1	59.1	49.22	54.5	41.5
按年龄分									
25岁以下	1.3	0.0	0.0	1.6	2.3	1.1	2.60	2.7	1.5
25～34岁	24.8	19.6	17.4	27.7	31.6	26.3	28.49	28.8	17.3
35～44岁	33.6	34.0	32.2	33.1	28.0	34.1	32.39	32.7	31.0
45～54岁	29.5	32.0	34.2	30.7	26.6	30.6	27.05	27.1	36.9
55～59岁	9.1	12.2	13.7	5.6	9.7	7.0	7.95	7.4	11.2
60岁及以上	1.6	2.3	2.5	1.4	1.9	0.8	1.52	1.3	2.1
按工作年限分									
5年以下	7.4	5.4	5.7	5.0	8.8	7.0	10.67	8.8	5.3
5～9年	9.2	7.8	7.2	8.6	12.2	10.3	9.81	11.2	6.2
10～19年	29.6	28.0	24.8	32.8	28.7	30.4	29.35	28.9	23.0
20～29年	29.4	30.1	31.0	30.1	22.2	30.0	28.00	28.1	34.4
30年及以上	24.4	28.8	31.3	23.5	28.1	22.4	22.18	23.0	31.2
按学历分									
研究生	2.8	3.0	3.5	0.5	0.2	3.3	3.3	1.5	2.2
大学本科	22.7	26.5	30.4	11.3	9.0	25.7	21.5	19.7	26.4
大专	38.2	37.1	34.8	39.6	39.4	39.3	37.6	41.2	42.9
中专	31.5	30.0	28.4	38.1	43.6	27.8	31.1	23.8	19.4
高中及以下	4.7	3.4	2.9	10.6	7.8	4.0	6.4	13.8	9.2
按专业技术资格分									
正高	1.8	2.3	2.8	0.4	0.2	1.8	1.7	0.4	2.3
副高	7.5	10.2	12.0	1.9	1.5	8.3	5.8	3.4	8.6
中级	34.1	40.1	46.5	20.4	20.2	39.9	25.5	19.7	25.9
师级/助理	33.8	36.1	33.8	42.4	40.1	33.8	30.3	28.6	20.2
士级	14.2	7.5	1.4	27.7	28.6	11.1	19.8	23.8	11.8
不详	8.6	3.8	3.5	7.3	9.3	5.1	16.9	23.9	31.3
按聘任技术职务分									
正高	1.6	2.0	2.4	0.3	0.2	1.5	1.6	0.5	2.8
副高	7.4	9.9	11.7	1.8	1.6	8.1	6.0	3.5	10.7
中级	35.4	40.8	47.2	21.9	22.3	41.0	27.6	22.4	33.8
师级/助理	36.0	37.7	35.0	44.4	41.7	35.3	33.4	33.4	27.1
士级	15.0	7.3	1.5	29.9	29.9	11.7	22.0	27.3	14.6
待聘	4.6	2.3	2.1	1.7	4.3	2.3	9.4	12.9	11.1

2-10-1　2009年各地区卫生监督所（中心）人员数

地区	合计	卫生技术人员			其他技术人员	管理人员	工勤技能人员
		小计	卫生监督员	其他			
总　计	**83677**	**64089**	**58142**	**5947**	**4326**	**9095**	**6167**
东　部	30962	23447	20915	2532	1660	3636	2219
中　部	28752	22150	19755	2395	1856	2627	2119
西　部	23963	18492	17472	1020	810	2832	1829
北　京	1752	1504	1499	5	60	121	67
天　津	976	676	642	34	8	237	55
河　北	5943	4358	3509	849	577	463	545
山　西	4465	3578	3231	347	307	299	281
内蒙古	3448	2844	2705	139	182	295	127
辽　宁	2884	2046	1803	243	109	564	165
吉　林	2440	1791	1450	341	91	364	194
黑龙江	3327	2756	2494	262	157	263	151
上　海	1298	1021	985	36	66	136	75
江　苏	4128	3331	3163	168	145	439	213
浙　江	3775	2893	2776	117	219	482	181
安　徽	2606	2090	1951	139	127	196	193
福　建	1477	1009	913	96	60	214	194
江　西	2357	1749	1602	147	86	275	247
山　东	3502	2832	2612	220	171	291	208
河　南	6337	4313	3628	685	721	619	684
湖　北	3560	2839	2531	308	208	316	197
湖　南	3660	3034	2868	166	159	295	172
广　东	4995	3596	2847	749	239	666	494
广　西	2418	1698	1643	55	108	387	225
海　南	232	181	166	15	6	23	22
重　庆	1285	1097	1093	4	10	147	31
四　川	4253	3491	3375	116	72	351	339
贵　州	1685	1328	1270	58	30	210	117
云　南	2228	1681	1620	61	72	244	231
西　藏	41	32	32	0	4	2	3
陕　西	3264	2339	1888	451	95	524	306
甘　肃	2247	1661	1569	92	45	366	175
青　海	652	527	517	10	20	29	76
宁　夏	656	472	456	16	55	67	62
新　疆	1786	1322	1304	18	117	210	137

注：①2009年疾病预防控制中心卫生监督员2901人；②本表不包括公务员中取得卫生监督员证书的人数。

2-10-2 卫生监督所（中心）人员性别、年龄、学历及职称构成（%）

	2005			2009		
	卫生技术人员	其他技术人员	管理人员	卫生技术人员	其他技术人员	管理人员
总　计	**100.0**	**100.0**	**100.0**	**100.0**	**100.0**	**100.0**
按性别分						
男	61.5	53.4	61.4	61.6	51.0	64.4
女	38.5	46.6	38.6	38.4	49.0	35.6
按年龄分						
25岁以下	4.6	9.1	4.0	1.4	5.3	2.0
25～34岁	30.9	35.1	24.6	24.7	37.2	21.3
35～44岁	40.4	35.3	39.6	37.8	31.8	34.4
45～54岁	21.4	18.0	28.1	29.2	20.2	33.4
55～59岁	2.5	2.1	3.3	6.2	4.4	7.5
60岁及以上	0.3	0.3	0.3	0.7	1.2	1.2
按工作年限分						
5年以下	9.6	16.3	7.8	5.8	13.6	6.8
5～9年	13.9	16.6	11.2	8.7	13.8	7.4
10～19年	36.6	32.7	32.4	31.8	31.5	26.7
20～29年	28.1	25.4	32.7	34.1	25.0	35.5
30年及以上	11.8	9.0	15.8	19.6	16.0	23.7
按学历分						
研究生	0.7	0.4	1.1	1.3	0.6	2.2
大学本科	23.6	17.9	28.9	29.8	23.1	35.5
大专	40.2	37.6	42.7	42.4	40.3	43.0
中专	28.3	18.5	17.7	21.5	23.2	14.3
高中及以下	7.2	25.6	9.4	5.0	12.9	4.9
按专业技术资格分						
正高	1.6	2.3	2.2	1.0	0.2	1.6
副高	6.6	1.8	7.2	4.9	1.1	7.7
中级	33.5	15.1	26.4	27.4	13.0	25.6
助理/师级	32.9	22.0	18.5	28.2	26.3	20.0
员/士	11.6	16.8	9.5	13.3	23.8	12.2
不详	13.8	41.9	36.2	25.2	35.5	32.8
按聘任技术职务分						
正高	0.9	0.2	1.4	0.9	0.3	2.1
副高	6.1	1.8	7.6	5.4	1.3	10.0
中级	33.4	15.3	26.8	33.4	15.6	34.4
助理/师级	33.8	25.8	20.4	35.4	33.7	27.1
员/士	12.1	16.4	9.7	16.4	30.1	16.1
待聘	13.7	40.4	34.2	8.4	19.0	10.3

2-11-1 乡村医生和卫生员数

年份	乡村医生和卫生员			平均每村乡村医生和卫生员	平均每千农业人口乡村医生和卫生员
	合计	乡村医生	卫生员		
1980	1463406	607879	2357370	2.10	1.79
1985	1293094	643022	650072	1.80	1.55
1990	1231510	776859	454651	1.64	1.38
1991	1253324	794507	458817	1.69	1.39
1992	1269061	816557	452504	1.73	1.41
1993	1325106	910664	414442	1.81	1.47
1994	1323701	933386	390351	1.81	1.47
1995	1331017	955933	375084	1.81	1.48
1996	1316095	954630	361465	1.79	1.46
1997	1317786	972288	345498	1.80	1.45
1998	1327633	990217	337416	1.81	1.46
1999	1324937	1009665	315272	1.82	1.45
2000	1319357	1019845	299512	1.81	1.44
2001	1290595	1021542	269053	1.82	1.41
2003	867778	791956	75822	1.31	0.98
2004	883075	825672	57403	1.37	1.00
2005	916532	864168	52364	1.46	1.05
2006	957459	906320	51139	1.53	1.10
2007	931761	882218	49543	1.52	1.06
2008	938313	893535	44778	1.55	1.06
2009	1050991	995449	55542	1.75	1.19

注：1985年以前的乡村医生系赤脚医生。

2-11-2 2009年村卫生室人员数

按主办单位分	执业（助理）医师	注册护士	乡村医生数				卫生员
				大专及以上学历	中专学历（水平）	在职培训合格者	
总　计	178555	24159	995449	44975	733378	206522	55542
村办	80900	8096	576743	26340	423285	120422	30471
乡卫生院设点	54096	10435	94388	4030	68390	20818	5677
联合办	6320	842	67211	2893	48140	15329	3038
私人办	32812	3798	225018	10287	170643	42465	13522
其他	4427	988	32089	1425	22920	7488	2834

注：本表包括乡镇卫生院在村卫生室工作的执业（助理）医师和注册护士数。

2-11-3　2009年各地区村卫生室人员数

地区	执业(助理)医师	注册护士	乡村医生和卫生员			平均每村乡村医生和卫生员	平均每千农业人口乡村医生和卫生员
			合计	乡村医生	卫生员		
总　计	**178555**	**24159**	**1050991**	**995449**	**55542**	**1.75**	**1.19**
东部	59362	10441	372974	359926	13048	1.64	1.35
中部	59497	9394	387933	367890	20043	1.99	1.22
西部	59696	4324	290084	267633	22451	1.64	1.01
北　京	606	173	3670	3598	72	0.93	1.34
天　津	471	28	3949	3882	67	1.03	1.03
河　北	13254	742	82418	79711	2707	1.68	1.66
山　西	6017	972	42270	39688	2582	1.50	1.81
内蒙古	18050	690	20428	18850	1578	1.81	1.40
辽　宁	4068	780	26354	25419	935	2.37	1.25
吉　林	2523	247	14513	13760	753	1.59	0.97
黑龙江	4176	224	24360	23332	1028	2.69	1.22
上　海	3658	44	1510	1356	154	0.88	0.92
江　苏	4045	1187	56819	55214	1605	3.47	1.53
浙　江	8414	823	11336	10994	342	0.38	0.35
安　徽	10963	1553	54845	52608	2237	3.49	1.04
福　建	4236	473	28197	27744	453	1.95	1.22
江　西	4786	1277	43047	41270	1777	2.55	1.28
山　东	12375	3007	122194	118833	3361	1.63	2.07
河　南	16659	3401	124322	116831	7491	2.63	1.49
湖　北	6414	1118	38617	37628	989	1.51	1.08
湖　南	7959	602	45959	42773	3186	1.07	0.84
广　东	7637	2904	33929	30800	3129	1.74	0.85
广　西	4138	447	35318	32616	2702	2.46	0.83
海　南	598	280	2598	2375	223	1.02	0.48
重　庆	3858	186	23663	22174	1489	2.69	1.02
四　川	15274	363	72809	69712	3097	1.52	1.09
贵　州	2080	339	28993	23226	5767	1.65	0.85
云　南	1776	495	34652	32021	2631	2.68	0.93
西　藏	90	1	3878	3121	757	0.74	1.63
陕　西	9499	517	35877	34001	1876	1.31	1.33
甘　肃	1820	364	17781	17073	708	1.10	0.88
青　海	949	73	6055	5250	805	1.46	1.60
宁　夏	207	20	3538	3136	402	1.53	0.89
新　疆	1955	829	7092	6453	639	0.80	0.59

注：本表包括乡镇卫生院在村卫生室工作的执业(助理)医师和注册护士数。

2-12-1　医学专业招生及在校学生数

年份	普通高等学校				中等职业学校			
	招生总数(人)		在校生总数(人)		招生总数(人)		在校生总数(人)	
		医学专业		医学专业		医学专业		医学专业
1952	79000	6547	191000	24752	351000	28518	636000	59407
1955	98000	9927	288000	36472	190000	22647	537000	57284
1960	323000	31392	962000	116925	54000	120878	2216000	255825
1965	164000	20044	674000	82861	208000	36604	547000	88972
1970	42000	8620	48000	13235	54000	8092	64000	10688
1975	191000	33785	501000	86336	344000	66890	707000	139113
1978	402000	47320	856000	112990	447000	75377	889000	158673
1980	281000	31277	1144000	139569	468000	65719	1243000	244695
1981	279000	29241	1279000	158986	433000	54128	1069000	183230
1982	315000	29486	1154000	164038	419000	50728	1039000	163253
1983	391000	31831	1207000	140051	478000	61684	1143000	163280
1984	475000	35863	1396000	143855	546000	69680	1322000	182283
1985	619000	42919	1703000	157388	668000	87925	1571000	221441
1986	572000	40647	1880000	170317	677000	88259	1757000	250679
1987	617000	43699	1959000	182154	715000	96818	1874000	274575
1988	670000	48135	2066000	191527	776000	109504	2052000	300061
1989	597000	46245	2082000	199305	735000	93142	2177000	306506
1990	608850	46772	2062695	201789	730000	93261	2244000	308394
1991	619874	48943	2043662	202344	780000	95700	2277000	298540
1992	754192	58915	2184376	214285	879000	106215	2408000	311040
1993	923952	66877	2535517	231375	1149000	138168	2820000	355410
1994	899846	66105	2798639	247485	1225000	127874	3198000	364700
1995	925940	65695	2906429	256003	1381000	133357	3722000	402319
1996	965812	68576	3021079	262665	1523000	141868	4228000	432216
1997	1000393	70425	3174362	271137	1621000	152717	4654000	462396
1998	1083627	75188	3408764	283320	1668000	168744	4981000	499117
1999	1548554	108384	4085874	329200	1634000	175854	5155000	534161
2000	2206072	149928	5560900	422869	1325870	179210	4895000	567599
2001	2847987	190956	7190658	529410	1276754	197565	4580000	647800
2002	3407587	227724	9033631	656560	1553062	252455	4563511	678833
2003	4090626	284182	11085642	814741	2268595	359361	6078219	1081853
2004	4799708	332326	13334969	976261	2438462	388142	6578221	1108831
2005	5409412	386905	15617767	1132165	2890805	468960	7423128	1226777
2006	5858455	422283	18493094	1384488	3250420	491784	8334340	1328663
2007	6077806	410229	20044001	1514760	3492925	477527	8946105	1371676
2008	6656404	449365	21867111	1673448	3596158	538974	9379253	1442658
2009	7021870	499582	23245843	1788175	3986035	628765	10014233	1597102

注：①普通高等学校招生和在校生数包括研究生、本科生及大专生，含研究机构和在职研究生，不含成人本专科生；中等职业学校包括普通中专和成人中专，不含职业高中和技工学校学生。下表同。②2009年医学专业成人和在职本专科招生262048人。

2-12-2 医学专业毕业人数

年份	普通高等学校		中等职业学校	
	毕业人数	医学专业	毕业人数	医学专业
1950～1952	69000	6393	200000	31263
1953～1957	269000	25918	842000	96042
1958～1962	606000	60135	1393000	169545
1963～1965	589000	72882	452000	69513
1966～1970	669000	78246	617000	100956
1971～1975	215000	44167	720000	126437
1975	119000	20760	248000	46138
1976～1980	740000	116612	1502000	256473
1978	165000	27459	232000	43884
1979	85000	13483	181000	25220
1980	147000	17656	410000	53523
1981～1985	1535000	152054	2231000	329218
1981	140000	9512	605000	93548
1982	457000	25963	446000	70244
1983	335000	55490	375000	62652
1984	287000	31899	376000	51324
1985	316000	29190	429000	51450
1986～1990	2668000	179431	2922000	392637
1986	393000	27907	496000	61952
1987	532000	32124	578000	70362
1988	553000	38153	596000	83365
1989	576000	38366	591000	82783
1990	614000	42881	661000	94175
1991～1995	3230715	243052	3787000	464913
1991	614000	46028	740000	103515
1992	604000	45664	743000	93883
1993	570715	48559	736000	93813
1994	637000	47090	729000	81718
1995	805000	55711	839000	92369
1996～2000	4295217	305437	6378000	625354
1996	839000	61417	1019000	112608
1997	829000	61239	1157000	121885
1998	829833	61379	1293000	127608
1999	847617	61545	1402000	137255
2000	949767	59857	1507000	129893
2001～2005	10310478	673667	8591583	1277051
2001	1104132	69630	1502867	141989
2002	1418150	88177	1441539	161151
2003	1988583	123563	1884786	302174
2004	2541929	170315	1801330	340554
2005	3257684	221982	1961061	331183
2006～2009	19968075	1449914	10026499	1541227
2006	4030610	279667	2223174	350700
2007	4789746	332842	2403596	360584
2008	5464323	408983	2594601	409167
2009	5683396	428422	2805128	420776

补充资料：①2009年医学专业成人本专科毕业239458人；②1928～1947年高校医药专业毕业生9499人，解放前中等医药学校毕业生41437人。

2-12-3　医学专业研究生数

年份	研究生总数			其中：医学专业		
	招生数	在校人数	毕业生数	招生数	在校生数	毕业生数
1978	10708	10934	9	1417	1474	–
1979	8110	18830	140	1462	3113	57
1980	3616	21604	476	640	3651	32
1981	9363	18848	11669	591	2442	1512
1982	11080	25847	4058	610	2558	558
1983	15642	37166	4497	1869	3781	966
1984	23181	57566	2756	2243	5608	424
1985	46871	87331	17004	4373	9196	777
1986	41310	110371	16950			
1987	39017	120191	27603	4583	13331	2359
1988	35645	112776	40838			
1989	28569	101339	37232			
1990	29649	93018	35440			
1991	29679	88128	23537			
1992	33439	94164	25692			
1993	42145	106771	28214			
1994	50864	127935	28047			
1995	51053	145443	31877			
1996	59398	163322	39652			
1997	63749	176353	46539	6452	17652	4886
1998	72508	198885	47077	7280	19375	4681
1999	92225	233513	54670	9056	22706	5370
2000	128484	301239	58767	12832	30070	6166
2001	165197	393256	67809	16274	37571	6722
2002	203000	501000	81000	16800	38837	6992
2003	268925	651260	111091	26501	63939	12207
2004	326286	819896	150777	33012	81859	16128
2005	364831	978610	189728	31602	80107	21923
2006	397925	1104653	255902	42200	115901	26415
2007	418612	1195047	311839	44161	128471	32453
2008	446422	1283046	344825	47412	140030	37402
2009	510953	1404942	371273	44713	128205	34629

注：研究生包括博士和硕士研究生。

三、卫 生 设 施

简要说明

一、本章主要介绍全国及31个省、自治区、直辖市卫生机构床位、医用设备和房屋面积情况。主要包括各级各类医疗机构床位数，医院、妇幼保健院、疾病预防控制中心主要医用设备数，各类卫生机构房屋建筑面积等。

二、本章数据来源于卫生资源统计年报。

三、分科床位数中所列科室主要依据医疗机构《诊疗科目》。中医医院和专科医院床位的科室归类原则如下：中医医院全部计入中医科，中西医结合医院全部计入中西医结合科，民族医院全部计入民族医学科，妇幼保健院分别计入妇产科、儿科，儿童医院全部计入儿科，传染病院、麻风病院全部计入传染科，疗养院、康复医院全部计入康复医学科，肿瘤医院全部计入肿瘤科，其他专科医院计入相关科室。

四、房屋面积统计口径和指标解释与《综合医院建设标准》、《妇幼保健院建设标准》、《乡镇卫生院建设标准》、《防疫站建设标准》一致。

五、统计口径调查：2002年起，卫生机构床位数系医疗机构床位数。

主要指标解释

床位数　指年底固定实有床位（非编制床位），包括正规床、简易床、监护床、正在消毒和修理床位、因扩建或大修而停用的床位，不包括产科新生儿床、接产室待产床、库存床、观察床、临时加床和病人家属陪侍床。

每千人口医院和卫生院床位数　即（医院床位＋卫生院床位）/人口数×1000。人口数系公安部户籍人口。

设备台数　指实有设备数，即单位实际拥有的、可供调配的设备，包括安装的和未安装的设备，不包括已经批准报废的设备和已订购尚未运抵单位的设备。

房屋建筑面积　指单位购建且有产权证的房屋建筑面积，不包括租房面积。

租房面积　卫生机构使用的、无产权证的房屋建筑面积，无论其是否缴纳租金，均计入租房面积。

业务用房面积　医院包括门急诊、住院、医技科室、保障系统、行政管理和院内生活用房面积；社区卫生服务中心和卫生院包括医疗、预防保健、行政后勤保障用房面积；妇幼保健院（所、站）包括医疗保健、医技、行政后勤保障等用房面积；专科疾病防治院（所、站）包括医疗、医技、疾控、行政后勤保障等用房面积；疾病预防控制中心（防疫站）包括检验、疾病控制、行政后勤保障等用房面积。

3-1-1　卫生机构床位数（万张）

年份	合计	医院				疗养院	卫生院		社区卫生服务中心(站)	妇幼保健院(所、站)	专科疾病防治院(所、站)	其他
			综合医院	中医医院	专科医院			乡镇卫生院				
1949	8.46	8.00				0.39						0.07
1950	11.91	9.71	8.46	0.01	0.74	0.60				0.27		1.33
1955	36.28	21.53	17.08	0.14	2.80	5.77				0.57		8.41
1960	97.68	59.14	44.74	1.42	7.95	10.69	4.63	4.63		0.88	1.74	20.60
1965	103.33	61.20	48.04	1.04	7.49	9.84	13.25	13.25		0.92		18.12
1970	126.15	70.50	57.21	1.01	7.79	4.76	36.80	36.80		0.70		13.39
1975	176.43	94.02	76.33	1.37	11.11	3.72	62.03	62.03		0.97	2.88	12.81
1978	204.17	110.00	87.33	3.40	12.10	5.09	74.73	74.73		1.16	2.63	10.56
1980	218.44	119.58	94.11	5.00	12.87	6.79	77.54	77.54		1.64	2.73	10.16
1981	223.38	124.09	96.80	5.79	13.49	8.07	76.31	76.31		1.97	2.71	10.23
1982	228.03	128.52	99.83	6.40	13.90	8.78	75.32	75.32		2.33	2.73	10.35
1983	234.16	134.53	103.99	7.24	14.58	9.15	74.62	74.62		2.75	2.85	10.26
1984	241.24	141.24	108.00	8.65	15.29	9.53	73.14	73.14		3.18	2.96	11.19
1985	248.71	150.86	112.77	11.23	16.56	10.62	72.06	72.06		3.46	2.95	8.76
1986	256.25	155.98	117.52	12.52	17.71	11.08	71.12	71.12		3.67	3.06	11.34
1987	268.50	165.34	123.71	14.21	19.03	11.85	72.30	72.30		4.00	3.07	11.94
1988	279.49	174.70	129.06	15.55	20.23	12.23	72.61	72.61		4.35	3.00	12.60
1989	286.70	181.46	133.60	16.60	20.93	12.30	72.30	72.30		4.50	3.10	13.04
1990	292.54	186.89	136.90	17.57	21.95	12.30	72.29	72.29		4.66	3.10	13.30
1991	299.19	192.61	140.55	18.82	22.26	12.50	72.92	72.92		4.80	3.17	13.19
1992	304.94	197.66	144.10	20.04	22.71	12.50	73.28	73.28		5.00	3.22	13.28
1993	309.90	203.64	156.63	21.35	24.37	11.90	73.08	73.08		4.50	3.03	13.75
1994	313.40	207.04	158.70	22.18	24.85	11.80	73.24	73.24		4.80	2.98	13.54
1995	314.06	206.33	158.72	22.72	24.51	11.60	73.31	73.31		5.13	3.07	14.62
1996	309.96	209.65	159.73	23.75	24.86	10.87	73.75	73.47		5.60	2.83	7.26
1997	313.45	211.92	161.21	24.46	24.97	10.45	74.94	74.24		6.02	3.06	7.06
1998	314.30	213.41	162.00	24.95	25.01	10.18	74.39	73.77		6.30	2.90	7.12
1999	315.90	215.07	163.25	25.33	25.03	9.85	73.99	73.40		6.63	2.93	7.43
2000	317.70	216.67	164.09	25.93	25.08	9.69	74.12	73.48		7.12	2.84	7.26
2001	320.12	215.56	150.50	24.60	25.65	9.45	74.65	74.00		7.40	2.70	10.36
2002	313.61	222.18	168.38	24.67	26.21	6.90	68.54	67.13	1.20	7.98	3.18	3.63
2003	316.40	226.95	171.34	26.02	26.72	4.83	68.57	67.27	1.21	8.09	3.38	3.37
2004	326.84	236.35	177.68	27.55	28.26	5.40	68.24	66.89	1.81	8.70	3.12	3.22
2005	336.75	244.50	183.47	28.77	29.21	5.16	68.99	67.82	2.50	9.41	3.34	2.85
2006	351.18	256.04	190.29	30.32	32.05	4.59	71.03	69.62	4.12	9.93	2.80	2.67
2007	370.11	267.51	197.16	32.16	34.37	4.28	76.32	74.72	7.66	10.62	2.59	1.13
2008	403.87	288.29	211.28	35.03	37.77	3.82	86.54	84.69	9.80	11.73	2.64	1.06
2009	441.66	312.08	227.11	38.56	41.67	4.21	95.99	93.34	13.13	12.61	2.71	0.94

注：　从2002年起，　卫生机构床位数系医疗机构床位数。

3-1-2 2009年各类医疗机构床位数

医疗机构分类	合计	按市县分			按管理类别分		
		市	县级市	县	非营利性	营利性	不详
总 计	**4416612**	**2979167**	**694799**	**1437445**	**4209920**	**203683**	**3009**
医院	3120773	2355263	447101	765510	2924597	195339	837
综合医院	2271102	1699312	340084	571790	2152417	118268	417
中医医院	385612	239511	63031	146101	373539	12043	30
中西医结合医院	31015	27059	2289	3956	26816	4199	
民族医院	10303	3312	1906	6991	9851	452	
专科医院	416707	380035	39622	36672	357025	59292	390
护理院	6034	6034	169		4949	1085	
疗养院	42082	36750	9988	5332	41624	58	400
社区卫生服务中心(站)	131259	116804	14451	14455	127028	3041	1190
社区卫生服务中心	101448	91352	9059	10096	99739	867	842
社区卫生服务站	29811	25452	5392	4359	27289	2174	348
卫生院	959889	367688	197416	592201	958632	831	426
街道卫生院	26465	21405	9199	5060	26214	251	
乡镇卫生院	933424	346283	188217	587141	932418	580	426
门诊部	8514	6038	1181	2476	4280	4234	
护理站	129	125	10	4	106	23	
急救中心(站)	774	644	397	130	701	20	53
妇幼保健院(所、站)	126109	75457	20016	50652	126089	20	
内：妇幼保健院	113726	72382	18714	41344	113706	20	
妇幼保健所(站)	12345	3043	1302	9302	12345		
专科疾病防治院(所、站)	27081	20396	4239	6685	26863	115	103
专科疾病防治院	14533	12971	1990	1562	14389	61	83
专科疾病防治所(中心)	12548	7425	2249	5123	12474	54	20
临床检验中心(所、站)	2	2				2	

注：①市包括直辖市区、地级市辖区和县级市，不包括直辖市和地级市所辖县；②社会办包括企业、事业单位、社会团体和其他社会组织办的卫生机构。

3-1-2 续表

按经济类型分					按主办单位分			
国有	集体	联营	私营	其他	政府办	卫生部门	社会办	个人办
3639016	**403327**	**13265**	**205785**	**155219**	**3605599**	**3488997**	**581750**	**229263**
2705765	86779	11012	182306	134911	2415546	2315662	501137	204090
2007150	54041	5707	109740	94464	1718388	1656912	429583	123131
350068	12210	2322	10662	10350	360313	359041	11403	13896
22531	1388	100	4678	2318	21749	20727	4036	5230
9803	60	20	305	115	9569	9569	387	347
313599	18434	2692	54758	27224	302740	267181	54904	59063
2614	646	171	2163	440	2787	2232	824	2423
41491	275		120	196	21893	12987	20189	
66749	44071	1453	10984	8002	85249	81858	33560	12450
57673	35758	88	3479	4450	75881	73867	21249	4318
9076	8313	1365	7505	3552	9368	7991	12311	8132
671346	269122	762	8277	10382	933600	931608	17960	8329
13798	11799		411	457	24535	24308	1589	341
657548	257323	762	7866	9925	909065	907300	16371	7988
2729	1177	38	3889	681	1732	1304	2698	4084
106			23				106	23
106			23				106	23
737	2		20	15	636	636	118	20
124707	586		60	756	123631	123109	2338	140
112465	477		60	724	112130	111705	1456	140
12204	109			32	11467	11398	878	
25386	1315		104	276	23312	21833	3644	125
13593	849		50	41	11383	11378	3079	71
11793	466		54	235	11929	10455	565	54
			2					2

3-1-3　2009年各地区医疗机构床位数

地区	合计	医院							疗养院
		小计	综合医院	中医医院	中西医结合医院	民族医院	专科医院	护理院	
总　计	**4416612**	**3120773**	**2271102**	**385612**	**31015**	**10303**	**416707**	**6034**	**42082**
东　部	1828145	1352931	956314	161787	14048	302	214939	5541	22595
中　部	1390939	954656	703602	127352	8118	507	114724	353	11899
西　部	1197528	813186	611186	96473	8849	9494	87044	140	7588
北　京	90100	82471	54045	9476	629	74	18159	88	382
天　津	46353	38596	22102	4461	1147		10886		401
河　北	232638	159192	118330	18937	3370		18555		1159
山　西	144517	101702	70686	11989	817		18210		2250
内蒙古	87390	62067	46695	5571	694	1812	7295		910
辽　宁	191492	148818	103055	14125	258	150	31230		8280
吉　林	108345	84171	61433	9044	1215	74	12225	180	2631
黑龙江	146572	116756	87353	12771	353	190	16089		2549
上　海	99704	79501	49722	4860	1756		20495	2668	265
江　苏	250809	177634	120126	21233	2124		31798	2353	2246
浙　江	170199	137512	97431	19522	1696		18724	139	1837
安　徽	174483	111405	84194	13642	810		12591	168	1574
福　建	104290	73967	54608	9772	1605	78	7884	20	1707
江　西	115445	73093	53996	11154	729		7214		1810
山　东	347052	236488	175118	32193	463		28594	120	3701
河　南	302378	204302	154737	28828	808		19929		925
湖　北	187156	126608	95813	14890	2198	243	13464		
湖　南	212043	136619	95390	25034	1188		15002	5	160
广　东	271982	202267	148847	25631	925		26711	153	2267
广　西	131569	81896	58370	11727	1975	103	9641	80	1138
海　南	23526	16485	12930	1577	75		1903		350
重　庆	92709	58403	41577	6943	756		9127		920
四　川	275085	166801	117763	22148	2357	332	24201		287
贵　州	97527	65314	52794	7329	439	270	4422	60	98
云　南	140187	99713	75340	11728	849	262	11534		1217
西　藏	8502	5368	4539			829			40
陕　西	134431	99154	77416	13889	905		6944		1675
甘　肃	81520	56767	43912	9263	116	418	3058		690
青　海	19223	15136	11756	1283	30	969	1098		
宁　夏	22142	18791	15118	1940	160	105	1468		
新　疆	107243	83776	65906	4652	568	4394	8256		613

注：市包括地级市、县级市和直辖市区。

3-1-3 续表

社区卫生服务中心(站)	卫生院			门诊部	妇幼保健院(所、站)		专科疾病防治院(所/站)		急救中心(站)	其他卫生机构
	小计	街道卫生院	乡镇卫生院			妇幼保健所(站)		专科疾病防治所(站)		
131259	**959889**	**26465**	**933424**	**8514**	**126109**	**12345**	**27081**	**12548**	**774**	**131**
67132	323064	14796	308268	3410	47350	2420	11025	4924	532	106
36712	329109	8944	320165	2802	42553	4699	13141	6161	56	11
27415	307716	2725	304991	2302	36206	5226	2915	1463	186	14
2273	2425		2425	73	1534		942	266		
2895	3325		3325	106	702		328	228		
8779	54336		54336	679	8017	1115	377	47	99	
6294	29420	4402	25018	519	3685	1128	616	123	29	2
5415	15599	31	15568	192	2921	1576	246	211	40	
5577	25550	547	25003	574	1272	138	1316	843	105	
2266	16531	232	16299	200	1879	240	658	261		9
3667	17155	146	17009	411	3049	432	2981	208	4	
18479				10	1303	69	146			
10593	57064	648	56416	36	2436	211	694	359		106
3526	20365	1981	18384	1168	5092	80	687	283	12	
4495	51766	444	51322	426	2968	951	1846	908	3	
2430	22013		22013	201	3127	127	812	100	33	
3701	29635	693	28942	113	5371	932	1722	1575		
8855	84298	7343	76955	388	10717	560	2322	1018	283	
4283	78728	176	78552	906	12375	614	839	839	20	
7622	45205	1874	43331	120	5761	69	1840	945		
4384	60669	977	59692	107	7465	333	2639	1302		
3629	48107	4277	43830	101	12274	16	3337	1716		
546	40419	462	39957	123	7093		354	164		
96	5581		5581	74	876	104	64	64		
2313	28577	972	27605	163	2187	66	146	118		
6733	92403	351	92052	775	7050	367	1009	411	27	
2920	25850	9	25841	204	2928	1082	213	133		
2554	31693	55	31638	141	4398		414	398	57	
	2774		2774		320	131				
2249	26085	580	25505	87	4681	175	500			
1603	20258	83	20175	141	2021	1020	28	28	12	
1057	2837		2837		193	55				
174	2377		2377		800	338				
1851	18844	182	18662	476	1614	416	5		50	14

3-1-4 每千人口医疗机构床位数

年份 地区	医疗机构床位数(张)	其中：医院和卫生院床位(张)			每千人口医疗机构床位(张)	每千人口医院和卫生院床位(张)			每千农业人口乡镇卫生院床位数(张)
		合计	市	县		合计	市	县	
1980	2164506	2184423	903323	1281100	2.19	2.02	4.70	1.48	0.95
1985	2463512	2229200	962100	1267100	2.33	2.14	4.54	1.53	0.86
1990	2886943	2624100	1386700	1237400	2.53	2.32	4.18	1.55	0.81
1995	3094589	2836100	1739600	1096500	2.55	2.39	3.50	1.59	0.81
2000	3129608	2947900	1914200	1033700	2.47	2.38	3.49	1.50	0.80
2005	3350810	3134930	2167052	967878	2.62	2.45	3.59	1.43	0.78
2006	3496033	3270710	2257503	1013207	2.70	2.53	3.69	1.49	0.80
2007	3701076	3438260	2351415	1086845	2.83	2.63	3.80	1.58	0.85
2008	4036483	3748245	2531989	1216256	3.05	2.84	4.05	1.75	0.96
2009	4416612	4080662	2722951	1357711	3.31	3.06	4.31	1.93	1.05
东　部	1828145	1675995	1304479	371516	3.69	3.39	4.27	1.96	1.11
中　部	1390939	1283765	801067	482698	3.07	2.83	4.15	1.86	1.00
西　部	1197528	1120902	617405	503497	3.10	2.90	4.63	1.99	1.06
北　京	90100	84896	83191	1705	7.22	6.80	7.07	2.39	0.88
天　津	46353	41921	38601	3320	4.71	4.26	4.78	1.87	0.86
河　北	232638	213528	117159	96369	3.21	2.95	4.45	2.09	1.09
山　西	144517	131122	78307	52815	4.17	3.78	5.68	2.53	1.07
内蒙古	87390	77666	47842	29824	3.55	3.16	5.43	1.89	1.07
辽　宁	191492	174368	148491	25877	4.49	4.09	4.89	2.11	1.19
吉　林	108345	100702	81591	19111	3.98	3.70	4.35	2.25	1.09
黑龙江	146572	133911	103837	30074	3.82	3.49	4.52	1.95	0.86
上　海	99704	79501	77721	1780	7.11	5.67	5.83	2.58	
江　苏	250809	234698	191496	43202	3.38	3.16	3.81	1.80	1.48
浙　江	170199	157877	125347	32530	3.61	3.35	3.95	2.11	0.56
安　徽	174483	163171	86421	76750	2.56	2.40	3.86	1.68	0.97
福　建	104290	95980	65489	30491	2.97	2.73	3.64	1.78	0.95
江　西	115445	102728	53108	49620	2.49	2.22	3.44	1.60	0.86
山　东	347052	320786	227750	93036	3.68	3.40	4.26	2.28	1.32
河　南	302378	283030	159664	123366	2.83	2.65	4.42	1.75	0.94
湖　北	187156	171813	130963	40850	3.05	2.80	3.31	1.88	1.15
湖　南	212043	197288	107176	90112	3.02	2.81	4.45	1.96	1.10
广　东	271982	250374	213526	36848	3.25	2.99	3.76	1.37	1.09
广　西	131569	122315	65323	56992	2.52	2.34	3.54	1.69	0.94
海　南	23526	22066	15708	6358	2.67	2.51	2.90	1.88	1.04
重　庆	92709	86980	55125	31855	2.83	2.65	3.57	1.84	1.18
四　川	275085	259204	146073	113131	3.06	2.88	4.38	2.00	1.37
贵　州	97527	91164	45283	45881	2.39	2.23	4.37	1.50	0.75
云　南	140187	131406	59350	72056	3.14	2.94	5.72	2.10	0.85
西　藏	8502	8142	1889	6253	2.94	2.82	5.55	2.45	1.17
陕　西	134431	125239	69773	55466	3.50	3.26	4.75	2.33	0.93
甘　肃	81520	77025	40729	36296	3.01	2.85	4.67	1.98	1.00
青　海	19223	17973	8741	9232	3.55	3.32	8.03	2.13	0.75
宁　夏	22142	21168	15591	5577	3.48	3.33	5.11	1.69	0.60
新　疆	107243	102620	61686	40934	5.06	4.84	7.20	3.24	1.55

3-1-5 2009年医疗机构分科床位数及构成

分科	医疗机构		其中：医院	
	床位数 (张)	构成 (%)	床位数 (张)	构成 (%)
总计	**4416612**	**100.00**	**3120773**	**100.00**
预防保健科	15220	0.34	3494	0.11
全科医疗科	307856	6.97	50950	1.63
内科	1106793	25.06	753699	24.15
外科	854072	19.34	659999	21.15
儿科	285039	6.45	168271	5.39
妇产科	494904	11.21	265459	8.51
眼科	62161	0.00	56205	1.80
耳鼻咽喉科	49766	0.00	46181	1.48
口腔科	20599	0.00	17129	0.55
皮肤科	14936	0.00	10155	0.33
医疗美容科	3974	0.00	3755	0.12
精神科	191225	4.33	181752	5.82
传染科	106363	2.41	94076	3.01
结核病科	24462	0.55	18343	0.59
肿瘤科	111356	2.52	111057	3.56
急诊医学科	20887	0.47	15664	0.50
康复医学科	65764	1.49	45436	1.46
职业病科	12168	0.28	7326	0.23
中医科	428957	9.71	410442	13.15
民族医学科	11459	0.26	11455	0.37
中西医结合科	40969	0.93	40645	1.30
重症医学科	10846	0.25	10842	0.35
其他	176837	7.43	138438	4.44

3-1-6　2009年各地区医院分科床位数

地区	总计	预防保健科	全科医疗科	内科	外科	儿科	妇产科	眼科	耳鼻咽喉科	口腔科	皮肤科
总　计	**3120773**	**3494**	**50950**	**753699**	**659999**	**168271**	**265459**	**56205**	**46181**	**17129**	**10155**
北　京	82471	12	644	21937	17348	2606	4931	1655	974	377	302
天　津	38596	1	269	9304	7300	1538	3004	499	710	226	111
河　北	159192	216	2652	42124	34478	9709	16460	3116	1841	946	368
山　西	101702	121	1334	24373	21190	5163	9274	1676	1430	765	494
内蒙古	62067	349	354	15808	13259	3166	5003	1222	755	417	205
辽　宁	148818	42	1128	40726	30292	6015	10849	2749	1648	804	587
吉　林	84171	69	2070	22871	18647	3244	6645	1642	1157	334	154
黑龙江	116756	156	1135	34087	26965	5185	9016	2038	1707	810	334
上　海	79501		1177	20104	14725	2951	5203	1043	1173	232	366
江　苏	177634	28	1481	40639	37684	9608	14874	2960	2492	1394	577
浙　江	137512	62	1849	28674	28237	6336	12780	1922	1855	744	526
安　徽	111405	276	1902	25663	23469	5915	8898	2062	1703	663	195
福　建	73967	60	419	15180	15360	4748	7290	1450	1288	352	116
江　西	73093	35	1610	15672	15781	4993	6069	1196	929	288	188
山　东	236488	747	5366	55715	46805	14602	20692	5101	3395	1760	937
河　南	204302	110	2731	55165	41937	12533	15667	4309	2870	1532	337
湖　北	126608	36	1881	28302	28157	6586	9938	2432	2880	700	579
湖　南	136619	144	2832	29478	26221	7316	10186	2076	2700	512	295
广　东	202267	64	1810	40253	47642	12171	21817	3224	3270	818	738
广　西	81896	52	1762	17547	15790	4558	7322	1490	1542	391	188
海　南	16485		1150	3725	2890	867	1731	292	197	41	21
重　庆	58403	19	1105	13770	12754	3034	4442	861	961	213	175
四　川	166801	443	2111	40239	36642	8550	11597	3074	2744	807	998
贵　州	65314	16	2377	15057	16209	3621	6056	708	905	382	172
云　南	99713	53	2669	26016	21595	5193	9739	1992	1417	324	258
西　藏	5368	97	658	1109	1022	367	549	71	39	16	6
陕　西	99154	138	1666	26079	22397	6467	8923	2339	1200	416	148
甘　肃	56767	50	311	13013	12271	3966	5384	979	741	345	138
青　海	15136	11	611	3773	2833	1033	1434	224	204	80	67
宁　夏	18791	2	643	4811	3402	1186	1523	437	244	136	140
新　疆	83776	85	3243	22485	16697	5044	8163	1366	1210	304	435

3-1-6 续表1

医疗美容科	精神科	传染科	结核病科	肿瘤科	康复医学科	职业病科	中医科	民族医学科	中西医结合科	其他
3755	**181752**	**94076**	**18343**	**111057**	**45436**	**7326**	**410442**	**11455**	**40645**	**164944**
254	8969	1548	292	3551	1698	549	10156	76	770	3822
20	3397	819	136	1966	377	56	4883		1233	2747
59	4657	3958	780	4210	1771	395	19687	114	3895	7756
99	5873	2962	705	3243	1842	331	13015	21	992	6799
18	2599	2475	285	1870	990	219	5534	2806	905	3828
146	11193	6538	2910	5877	2998	1054	14673	154	429	8006
163	4543	2888	929	3205	1019	122	9388	82	1412	3587
102	5880	3638	872	3734	2065	63	13324	191	619	4835
128	11344	2120	1153	3533	626	30	5754		2323	5516
346	11617	7824	450	8438	3830	553	22012		2325	8502
223	8469	4331	463	4927	1971	187	19965		2309	11682
58	5534	4769	643	4998	1347	167	14329		1062	7752
164	3717	2086	714	3005	716	36	10928	73	1767	4498
69	3713	3340	545	3119	397	7	11694		789	2659
429	11944	5687	1275	8409	2880	1018	33312		825	15589
139	7018	4453	824	9533	2222	364	30646	1	1455	10456
204	6385	3865	718	4791	3238	52	16617	243	2846	6158
156	8525	3743	724	4180	2734	87	26390	40	1783	6497
337	13701	5396	827	7785	4321	35	27395		1419	9244
46	5096	2793	701	3463	1263	300	12605	102	2103	2782
5	1830	468	45	413	341		1788		131	550
59	6192	1256	271	1233	495	294	7209		991	3069
60	13387	3786	174	5083	1787	451	23504	327	3514	7523
120	2081	1724	454	1031	1105	68	8126	270	677	4155
122	5788	3783	29	1868	852	242	12996	262	1234	3281
	20	288	53	41			30	861	2	139
128	2787	1976	676	2393	894	258	14654		1123	4492
13	1358	1878	292	1568	310	219	10096	420	452	2963
	159	331	27	384	149	18	1532	933	32	1301
45	400	757	37	308	522	52	2188	81	330	1547
43	3576	2596	339	2898	676	99	6012	4398	898	3209

3-2 2009年卫生机构万元以上设备台数

卫生机构分类	万元以上设备总价值(万元)	万元以上设备台数			
		合计	50万元以下	50～99万元	100万元及以上
总　计	**33730639**	**2528796**	**2419915**	**64919**	**43962**
一、医院	27917331	1871257	1776955	54381	39921
综合医院	21821967	1439580	1365963	41831	31786
中医医院	2894290	205296	195203	6018	4075
中西医结合医院	282587	22028	21137	548	343
民族医院	35560	3618	3482	99	37
专科医院	2877854	200167	190626	5865	3676
口腔医院	134182	20338	20121	168	49
眼科医院	195687	14052	13095	701	256
耳鼻喉科医院	12676	1206	1154	24	28
肿瘤医院	649543	30124	28216	947	961
心血管病医院	126522	9035	8568	236	231
胸科医院	108269	5354	4896	262	196
血液病医院	4651	591	574	9	8
妇产(科)医院	181092	17443	16710	469	264
儿童医院	347501	23483	22399	654	430
精神病医院	207016	16952	16308	439	205
传染病医院	288367	19610	18446	719	445
皮肤病医院	20050	2689	2597	66	26
结核病医院	62611	4535	4325	119	91
麻风病医院	1337	141	138	3	
职业病医院	14809	1176	1100	59	17
骨科医院	103080	9136	8719	271	146
康复医院	55450	4868	4694	122	52
整形外科医院	6214	882	837	41	4
美容医院	13936	1026	941	63	22
其他专科医院	344861	17526	16788	493	245
护理院	5073	568	544	20	4
二、疗养院	63710	3684	3454	140	90
三、社区卫生服务中心(站)	556478	68110	66891	999	220
社区卫生服务中心	439880	59334	58178	945	211
社区卫生服务站	116598	8776	8713	54	9
四、卫生院	1950240	261565	257913	2850	802
街道卫生院	93639	11719	11431	214	74
乡镇卫生院	1856601	249846	246482	2636	728
中心卫生院	1078133	112489	110463	1558	468
乡卫生院	778468	137357	136019	1078	260
五、门诊部	209769	24724	24034	504	186
综合门诊部	138940	15042	14522	369	151
中医门诊部	4078	698	687	10	1
中西医结合门诊部	1393	354	353	1	
民族医门诊部	14	6	6		
专科门诊部	65344	8624	8466	124	34
六、护理站	5	3	3		
七、急救中心(站)	76253	9536	9347	157	32

注：本表不包括诊所（医务室）和村卫生室数字。

3-2　续表

卫生机构分类	万元以上设备总价值（万元）	万元以上设备台数			
		合计	50万元以下	50～99万元	100万元及以上
八、采供血机构	547857	31872	30384	946	542
九、妇幼保健院(所、站)	1052511	105221	101642	2265	1314
省属	109097	8779	8387	245	147
地级市(地区)属	431390	37935	36331	980	624
县级市(区)属	299906	30003	29056	598	349
县属	199865	26893	26312	405	176
其他	12253	1611	1556	37	18
妇幼保健院	963523	92549	89184	2092	1273
妇幼保健所	66696	8791	8618	139	34
妇幼保健站	22146	3849	3808	34	7
生殖保健中心	146	32	32		
十、专科疾病防治院(所、站)	132467	12351	11900	321	130
专科疾病防治院	80454	5801	5494	205	102
传染病防治院	4724	392	374	10	8
结核病防治院	14117	606	552	30	24
职业病防治院	28631	2040	1931	75	34
其他	32982	2763	2637	90	36
专科疾病防治所(站、中心)	52013	6550	6406	116	28
口腔病防治所(站、中心)	7756	1794	1793	1	
精神病防治所(站、中心)	863	49	49		
皮肤病与性病防治所(中心)	10130	1209	1176	28	5
结核病防治所(站、中心)	12244	1521	1485	28	8
职业病防治所(站、中心)	11105	771	713	46	12
地方病防治所(站、中心)	1199	174	172	2	
血吸虫病防治所(站、中心)	4571	560	554	6	
药物戒毒所(中心)	411	32	32		
其他	3734	440	432	5	3
十一、疾病预防控制中心	751034	94652	92375	1836	441
省属	177267	17806	17079	534	193
地级市(地区)属	265106	29968	29015	799	154
县级市(区)属	146231	20080	19755	289	36
县属	101050	18300	18229	68	3
其他	61380	8498	8297	146	55
十二、卫生监督所(所)	81363	15609	15609		
省属	14673	2404	2404		
地级市(地区)属	27234	6042	6042		
县级市(区)属	17742	3570	3570		
县属	13120	2510	2510		
其他	8594	1083	1083		
十三、医学科学研究机构	185458	13835	13303	321	211
十四、医学在职培训机构	70371	8945	8859	65	21
十五、健康教育所(站、中心)	5714	639	628	7	4
十六、其他卫生机构	130078	6793	6618	127	48
卫生监督检验(监测)机构	10230	431	417	13	1
临床检验中心（所、站）	13733	1553	1502	45	6
其他	106115	4809	4699	69	41

3-3-1 2009年卫生机构房屋建筑面积（平方米）

卫生机构分类	合计	房屋建筑面积	业务用房面积	危房面积	危房%	租房面积
总　　计	486898768	463340201	298816968	8777366	2.94	23558567
一、医院	269570157	255348853	193209733	4075508	2.11	14221304
综合医院	204428555	195646064	146989506	2918043	1.99	8782491
中医医院	30938504	29912541	23503319	780968	3.32	1025963
中西医结合医院	2941013	2443520	2089066	22172	1.06	497493
民族医院	1175923	1114847	828154	21935	2.65	61076
专科医院	29750369	26015975	19644252	332296	1.69	3734394
口腔医院	1262265	1130735	868203	984	0.11	131530
眼科医院	1178737	879187	704446	1500	0.21	299550
耳鼻喉科医院	245950	145624	96544			100326
肿瘤医院	3119300	2939388	2189242	31136	1.42	179912
心血管病医院	715167	640913	521188	11398	2.19	74254
胸科医院	666987	664187	504044	12161	2.41	2800
血液病医院	91779	74802	56222			16977
妇产(科)医院	2154799	1423907	1209572	2398	0.20	730892
儿童医院	1912034	1816461	1456831	4513	0.31	95573
精神病医院	6741251	6577342	4696593	157696	3.36	163909
传染病医院	2982090	2950146	2294464	43419	1.89	31944
皮肤病医院	389557	311849	215289	5432	2.52	77708
结核病医院	578645	566739	405720	19706	4.86	11906
麻风病医院	115726	113366	72384	6536	9.03	2360
职业病医院	255345	240576	141981	2503	1.76	14769
骨科医院	1987395	1677260	1313509	7818	0.60	310135
康复医院	1649102	1432478	962424	9993	1.04	216624
整形外科医院	162496	121403	74978			41093
美容医院	172032	66869	55069	200	0.36	105163
其他专科医院	3369712	2242743	1805549	14903	0.83	1126969
护理院	335793	215906	155436	94	0.06	119887
二、疗养院	4667587	4602558	2181964	47860	2.19	65029
三、社区卫生服务中心(站)	16813671	13206557	11034361	265951	2.41	3607114
社区卫生服务中心	12215612	10059324	8378857	237487	2.83	2156288
社区卫生服务站	4598059	3147233	2655504	28464	1.07	1450826
四、卫生院	88918403	87644272	60909350	3570686	5.86	1274131
街道卫生院	2779756	2609449	1910510	100137	5.24	170307
乡镇卫生院	86138647	85034823	58998840	3470549	5.88	1103824
中心卫生院	37012077	36682923	24637818	1421463	5.77	329154
乡卫生院	49126570	48351900	34361022	2049086	5.96	774670
五、门诊部	4803056	2527853	1935911	11433	0.59	2275203
综合门诊部	3336037	1784296	1356619	11173	0.82	1551741
中医门诊部	346487	170802	134915			175685
中西医结合门诊部	87002	37868	32538	190	0.58	49134
民族医门诊部	3647	414	414			3233
专科门诊部	1029883	534473	411425	70	0.02	495410
六、诊所（医务室、护理站）	15865939	15862930	5255			3009
诊所	11512182	11512182				
医务室	4345042	4345042				
护理站	8715	5706	5255			3009
七、村卫生室	46513061	46513061				

3-3-1 续表

卫生机构分类	合计	房屋建筑面积	业务用房面积	危房面积	危房%	租房面积
八、急救中心(站)	472728	445283	403161	1148	0.28	27445
九、采供血机构	2001202	1931856	1480254	2035	0.14	69346
十、妇幼保健院(所、站)	11990314	11564573	9323631	327816	3.52	425741
省属	500358	493707	402771	1000	0.25	6651
地级市(地区)属	3578001	3476114	2706967	47266	1.75	101887
县级市(区)属	3527965	3294398	2745402	61098	2.23	233567
县属	4166368	4097297	3303573	213604	6.47	69071
其他	217622	203057	164918	4848	2.94	14565
妇幼保健院	10102961	9770414	7836809	230396	2.94	332547
妇幼保健所	1215782	1152119	953847	70712	7.41	63663
妇幼保健站	667235	637704	528723	25186	4.76	29531
生殖保健中心	4336	4336	4252	…	…	
十一、专科疾病防治院(所、站)	3143239	3016755	2117004	110819	5.23	126484
专科疾病防治院	1301543	1263825	983780	50232	5.11	37718
传染病防治院	72433	69933	55209	4770	8.64	2500
结核病防治院	201629	197420	137831			4209
职业病防治院	313532	311792	245412	3970	1.62	1740
其他	713949	684680	545328	41492	7.61	29269
专科疾病防治所(站、中心)	1841696	1752930	1133224	60587	5.35	88766
口腔病防治所(站、中心)	60057	41561	37079			18496
精神病防治所(站、中心)	35424	32691	22259	673	3.02	2733
皮肤病与性病防治所(中心)	527294	508200	266183	17525	6.58	19094
结核病防治所(站、中心)	368068	337781	266843	7217	2.70	30287
职业病防治所(站、中心)	123313	121560	91173	660	0.72	1753
地方病防治所(站、中心)	57218	55548	48993	150	0.31	1670
血吸虫病防治所(站、中心)	495670	492062	290302	30049	10.35	3608
药物戒毒所(中心)	53131	51631	35647			1500
其他	121521	111896	74745	4313	5.77	9625
十二、疾病预防控制中心	13057303	12779183	9942784	168174	1.69	278120
省属	921188	916475	666716	7260	1.09	4713
地级市(地区)属	3295560	3221521	2365001	38863	1.64	74039
县级市(区)属	3501800	3382208	2704622	43393	1.60	119592
县属	4882190	4828575	3849213	76673	1.99	53615
其他	456565	430404	357232	1985	0.56	26161
十三、卫生监督所(中心)	2452300	1695246	1505169	72323	4.80	757054
省属	133400	96448	83983	8088	9.63	36952
地级市(地区)属	741107	560205	503392	21986	4.37	180902
县级市(区)属	748320	528734	469441	11638	2.48	219586
县属	736590	459263	401514	30611	7.62	277327
其他	92883	50596	46839			42287
十四、医学科学研究机构	1045871	984726	770292	6815	0.88	61145
十五、医学在职培训机构	3883205	3766815	2814199	78294	2.78	116390
十六、健康教育所(站、中心)	75276	64910	53189	350	0.66	10366
十七、其他卫生机构	1625456	1384770	1130711	38154	3.37	240686
卫生监督检验(监测)机构	40413	33623	24993	560	2.24	6790
临床检验中心（所、站）	68651	26148	23531			42503
其他	1516392	1324999	1082187	37594	3.47	191393

3-3-2　2009年政府办医疗机构房屋建筑面积（平方米）

医疗机构分类	合计	房屋建筑面积	业务用房	危房%	租房面积	每床占用业务用房面积
总　　计	**324075003**	**316749322**	**229857977**	**3.39**	**7325681**	**63.94**
医院	205034179	201075287	151098038	2.40	3958892	63.72
综合医院	153153450	150556508	112141130	2.25	2596942	66.35
中医医院	28848582	28195691	22100189	3.46	652891	62.71
中西医结合医院	1626492	1542635	1269132	1.68	83857	61.67
民族医院	1116098	1061042	782439	2.77	55056	86.68
专科医院	20102037	19580167	14713117	2.07	521870	49.55
护理院	187520	139244	92031	0.10	48276	50.68
疗养院	2322591	2305683	1037978	4.21	16908	46.01
社区卫生服务中心(站)	9984966	8387495	6987947	2.79	1597471	74.33
社区卫生服务中心	8851814	7591532	6308336	2.86	1260282	78.17
社区卫生服务站	1133152	795963	679611	2.20	337189	43.00
卫生院	86312097	85125995	59134405	5.95	1186102	63.07
街道卫生院	2545287	2395810	1778594	5.20	149477	71.91
乡镇卫生院	83766810	82730185	57355811	5.98	1036625	62.83
门诊部	328869	303196	231624	2.34	25673	
诊所（医务室、护理站）	994198	994198				
村卫生室	4130337	4130337				
急救中心(站)	415062	391640	358737	0.32	23422	
妇幼保健院(所、站)	11815624	11402858	9192556	3.53	412766	71.46
内：妇幼保健院	9984161	9662914	7747787	2.94	321247	70.24
妇幼保健所(站)	1827267	1735748	1440657	6.61	91519	83.25
专科疾病防治院(所、站)	2726706	2622559	1807798	4.06	104147	59.88
专科疾病防治院	983943	957290	738457	2.04	26653	59.31
专科疾病防治所(站、中心)	1742763	1665269	1069341	5.46	77494	60.44
临床检验中心	10374	10074	8894		300	

四、卫 生 经 费

简要说明

一、本章主要介绍全国及31个省、自治区、直辖市卫生经费情况，包括卫生总费用、卫生事业费、卫生基本建设投资、卫生机构年收入与支出、门诊和住院病人人均医疗费用等。

二、卫生总费用系核算数。其他卫生经费数据主要来源于卫生资源统计年报，城乡居民医疗保障支出摘自《中国统计年鉴》。

三、非营利性医院各项指标的统计口径和解释与《医院会计制度》一致；营利性医院与《企业会计制度》一致；其他卫生机构与《事业单位会计制度》一致。

四、本篇涉及卫生机构的口径变动和指标解释与“卫生机构”篇一致。

主要指标解释

卫生总费用 指一个国家或地区在一定时期内，为开展卫生服务活动从全社会筹集的卫生资源的货币总额，按来源法核算。它反映一定经济条件下，政府、社会和居民个人对卫生保健的重视程度和费用负担水平，以及卫生筹资模式的主要特征和卫生筹资的公平性合理性。

政府卫生支出 指各级政府用于医疗卫生服务、医疗保障补助、卫生和医疗保障行政管理、人口与计划生育事务性支出等各项事业的经费。

社会卫生支出 指政府支出外的社会各界对卫生事业的资金投入。包括社会医疗保障支出、商业健康保险费、社会办医支出、社会捐赠援助、行政事业性收费收入等。

个人现金卫生支出 指城乡居民在接受各类医疗卫生服务时的现金支付，包括享受各种医疗保险制度的居民就医时自付的费用。可分为城镇居民、农村居民个人现金卫生支出，反映城乡居民医疗卫生费用的负担程度。

当年价格 即报告期当年的实际价格，是指用“当年价格”计算的一些以货币表现的物量指标，如国内生产总值、卫生总费用等。在计算增长速度时，一般都使用“可比价格”，来消除价格变动的因素真实地反映经济发展动态。“不变价格”（也叫固定价格）是用某一时期同类产品的平均价格作为固定价格来计算各个时期的产品价值，目的是为了消除各时期价格变动的影响，保证前后时期之间指标的可比性。

人均卫生费用 即某年卫生总费用与同期平均人口数之比。

卫生总费用占GDP% 指某年卫生总费用与同期国内生产总值（GDP）之比。是用来反映一定时期国家对卫生事业的资金投入力度，以及政府和全社会对卫生、对居民健康的重视程度。

卫生事业费 是指各级政府用于卫生机构的财政补助，不包括预算内卫生基建投资。

总收入 指单位为开展业务及其他活动依法取得的非偿还性资金。总收入包括财政补助收入、上级补助收入、医疗收入、药品收入和其他收入等。

财政补助收入 指单位从主管部门或主办单位取得的财政性事业经费（包括定额和定项补助）。

业务收入 包括医疗收入、药品收入和其他收入。

医疗收入 指医疗机构在开展医疗业务活动中所取得的收入。包括挂号收入、床位收入、诊察收入、检查收入、治疗收入、手术收入、化验收入、护理收入和其他收入。

药品收入 指医疗机构在开展医疗业务活动中所取得的中药和西药收入。

总支出 指单位在开展业务及其他活动中发生的资金耗费和损失。包括医疗支出、药品支出、其他支出和财政专项支出等。

业务支出　医疗机构“业务支出”包括医疗支出、药品支出和其他支出。其他卫生机构系“事业支出”。

医疗支出　指医疗机构在医疗过程中发生的支出，包括在开展医疗业务活动中的基本工资、补助工资、其他工资、职工福利费、社会保障费、公务费、业务费、卫生材料费、修缮费、设备购置费和其他费用。

药品支出　指医疗机构在药品采购、管理过程中发生的支出。包括在开展医疗业务活动中的基本工资、补助工资、其他工资、职工福利费、社会保障费、公务费、业务费、卫生材料费、修缮费、设备购置费、药品费和其他费用。

人员经费支出　包括人员的基本工资、补助工资、其他工资、职工福利费、社会保障费和助学金等。

门诊病人次均医药费用　又称每诊疗人次医疗费用，即（医疗门诊收入＋药品门诊收入）/总诊疗人次数。

出院病人人均医药费用　又称出院者人均医疗费用，即（医疗住院收入＋药品住院收入）/出院人数。

出院病人日均医药费用　即（医疗住院收入＋药品住院收入）/出院者占用总床日数。

每一职工年业务收入　即年业务收入/年平均职工数。

每一医师年业务收入　即年业务收入/年平均医师数。

4-1-1　卫生总费用

年份	卫生总费用(亿元)				卫生总费用构成(%)			城乡卫生费用(亿元)		人均卫生费用(元)			卫生总费用占GDP%
	合计	政府卫生支出	社会卫生支出	个人卫生支出	政府卫生支出	社会卫生支出	个人卫生支出	城市	农村	合计	城市	农村	
1978	110.21	35.44	52.25	22.52	32.2	47.4	20.4			11.5			3.02
1979	126.19	40.64	59.88	25.67	32.2	47.5	20.3			12.9			3.11
1980	143.23	51.91	60.97	30.35	36.2	42.6	21.2			14.5			3.15
1981	160.12	59.67	62.43	38.02	37.3	39.0	23.7			16.0			3.27
1982	177.53	68.99	70.11	38.43	38.9	39.5	21.6			17.5			3.33
1983	207.42	77.63	64.55	65.24	37.4	31.1	31.5			20.1			3.48
1984	242.07	89.46	73.61	79.00	37.0	30.4	32.6			23.2			3.36
1985	279.00	107.65	91.96	79.39	38.6	33.0	28.5			26.4			3.09
1986	315.90	122.23	110.35	83.32	38.7	34.9	26.4			29.4			3.07
1987	379.58	127.28	137.25	115.05	33.5	36.2	30.3			34.7			3.15
1988	488.04	145.39	189.99	152.66	29.8	38.9	31.3			44.0			3.24
1989	615.50	167.83	237.84	209.83	27.3	38.6	34.1			54.6			3.62
1990	747.39	187.28	293.10	267.01	25.1	39.2	35.7	396.00	351.39	65.4	158.8	38.8	4.00
1991	893.49	204.05	354.41	335.03	22.8	39.7	37.5	482.60	410.89	77.1	187.6	45.1	4.10
1992	1096.86	228.61	431.55	436.70	20.8	39.3	39.8	597.30	499.56	93.6	222.0	54.7	4.07
1993	1377.78	272.06	524.75	580.97	19.7	38.1	42.2	760.30	617.48	116.3	268.6	67.6	3.90
1994	1761.24	342.28	644.91	774.05	19.4	36.6	43.9	991.50	769.74	146.9	332.6	86.3	3.65
1995	2155.13	387.34	767.81	999.98	18.0	35.6	46.4	1239.50	915.63	177.9	401.3	112.9	3.54
1996	2709.42	461.61	875.66	1372.15	17.0	32.3	50.6	1494.90	1214.52	221.4	467.4	150.7	3.81
1997	3196.71	523.56	984.06	1689.09	16.4	30.8	52.8	1771.40	1425.31	258.6	537.8	177.9	4.05
1998	3678.72	590.06	1071.03	2017.63	16.0	29.1	54.8	1906.92	1771.80	294.9	625.9	194.6	4.36
1999	4047.50	640.96	1145.99	2260.55	15.8	28.3	55.9	2193.12	1854.38	321.8	702.0	203.2	4.51
2000	4586.63	709.52	1171.94	2705.17	15.5	25.6	59.0	2624.24	1962.39	361.9	813.7	214.7	4.62
2001	5025.93	800.61	1211.43	3013.89	15.9	24.1	60.0	2792.95	2232.98	393.8	841.2	244.8	4.58
2002	5790.03	908.51	1539.38	3342.14	15.7	26.6	57.7	3448.24	2341.79	450.7	987.1	259.3	4.81
2003	6584.10	1116.94	1788.50	3678.66	17.0	27.2	55.9	4150.32	2433.78	509.5	1108.9	274.7	4.85
2004	7590.29	1293.58	2225.35	4071.35	17.0	29.3	53.6	4939.21	2651.08	583.9	1261.9	301.6	4.75
2005	8659.91	1552.53	2586.41	4520.98	17.9	29.9	52.2	6305.57	2354.34	662.3	1126.4	315.8	4.73
2006	9843.34	1778.86	3210.92	4853.56	18.1	32.6	49.3	7174.73	2668.61	748.8	1248.3	361.9	4.64
2007	11573.97	2581.58	3893.72	5098.66	22.3	33.6	44.1	8968.70	2605.27	876.0	1516.3	358.1	4.50
2008	14535.40	3593.94	5065.60	5875.86	24.7	34.9	40.4	11255.02	3280.38	1094.5	1862.3	454.8	4.83
2009	17204.81	4685.60	5948.39	6570.83	27.2	34.6	38.2	…	…	1289.0	…	…	5.13

注：①本表系核算数；②按当年价格计算；③2001年起卫生总费用不含高等医学教育经费，2006年起包括城乡医疗救助经费。

4-1-2　政府卫生支出

年份	政府卫生支出(亿元)					占财政支出比重(%)	占卫生总费用比重(%)	占国内生产总值比重(%)
	合计	医疗卫生服务支出	医疗保障支　出	行政管理事务支出	人口与计划生育事务支出			
1990	187.28	122.86	44.34	4.55	15.53	6.07	25.06	1.00
1991	204.05	132.38	50.41	5.15	16.11	6.03	22.84	0.94
1992	228.61	144.77	58.10	6.37	19.37	6.11	20.84	0.85
1993	272.06	164.81	76.33	8.04	22.89	5.86	19.75	0.77
1994	342.28	212.85	92.02	10.94	26.47	5.91	19.43	0.71
1995	387.34	230.05	112.29	13.09	31.91	5.68	17.97	0.64
1996	461.61	272.18	135.99	15.61	37.83	5.82	17.04	0.65
1997	523.56	302.51	159.77	17.06	44.23	5.67	16.38	0.66
1998	590.06	343.03	176.75	19.90	50.38	5.46	16.04	0.70
1999	640.96	368.44	191.27	22.89	58.36	4.86	15.84	0.71
2000	709.52	407.21	211.00	26.81	64.50	4.47	15.47	0.72
2001	800.61	450.11	235.75	32.96	81.79	4.24	15.93	0.73
2002	908.51	497.41	251.66	44.69	114.75	4.12	15.69	0.75
2003	1116.94	603.02	320.54	51.57	141.82	4.53	16.96	0.82
2004	1293.58	679.72	371.60	60.90	181.36	4.54	17.04	0.81
2005	1552.53	805.52	453.31	72.53	221.18	4.58	17.93	0.85
2006	1778.86	834.82	602.53	84.59	256.92	4.40	18.07	0.84
2007	2581.58	1153.30	957.02	123.95	347.32	5.19	22.31	1.00
2008	3593.94	1397.23	1577.10	194.32	425.29	5.74	24.73	1.20
2009	4685.60	…	…	…	…	6.18	27.23	1.40

注：本表按当年价格计算。

4-1-3 卫生事业费

年 份	卫生事业费(亿元)	占财政支出%	人均卫生事业费(元)
1978	21.77	1.94	2.26
1979	24.28	1.89	2.49
1980	29.16	2.37	2.97
1981	31.60	2.78	3.17
1982	36.38	2.96	3.58
1983	40.58	2.88	3.96
1984	46.45	2.73	4.49
1985	53.19	2.65	5.09
1986	63.16	2.86	5.97
1987	64.04	2.83	5.97
1988	71.86	2.88	6.59
1989	80.49	2.85	7.27
1990	86.08	2.79	7.60
1991	93.75	2.77	8.19
1992	104.38	2.79	9.03
1993	117.04	2.52	10.17
1994	159.03	2.75	13.51
1995	176.92	2.59	14.93
1996	203.10	2.56	16.99
1997	227.34	2.46	18.85
1998	243.13	2.25	20.01
1999	269.52	2.04	22.00
2000	296.05	1.85	23.94
2001	341.34	1.81	27.43
2002	381.66	1.73	30.48
2003	473.79	1.92	37.59
2004	511.71	1.80	40.28
2005	628.14	1.85	48.04
2006	794.26	1.96	60.42
2007	1129.65	2.28	85.50
2008	1381.79	2.21	104.05

注：①本表按当年价格计算；②本表包括中医事业费，不包括预算内卫生基建投资；③2007年政府收支分类科目调整，不再使用卫生事业费指标。卫生机构(含预算内基建投资和卫生行政机关)财政拨款。

4-1-4 城乡居民医疗保健支出

年份 地区	城镇居民			农村居民		
	人均年消费支出(元)	人均医疗保健支出(元)	医疗保健支出占消费性支出%	人均年生活消费支出(元)	人均医疗保健支出(元)	医疗保健支出占消费性支出%
1990	1278.9	25.7	2.0	374.7	19.0	5.1
1995	3537.6	110.1	3.1	859.4	42.5	4.9
2000	4998.0	318.1	6.4	1670.1	87.6	5.2
2005	7942.9	600.9	7.6	2555.4	168.1	6.6
2006	8696.6	620.5	7.1	2829.0	191.5	6.8
2007	9997.5	699.1	7.0	3223.9	210.2	6.5
2008	11242.9	786.2	7.0	3660.7	246.0	6.7
2009	12264.6	856.4	7.0	3993.5	287.5	7.2
北　京	16460.3	1563.1	9.5	7284.7	709.4	9.7
天　津	13422.5	1220.9	9.1	3825.4	301.1	7.9
河　北	9086.7	808.9	8.9	3125.6	219.3	7.0
山　西	8806.6	769.8	8.7	3097.5	210.3	6.8
内蒙古	10828.6	869.7	8.0	3618.1	320.6	8.9
辽　宁	11231.5	913.1	8.1	3814.0	283.4	7.4
吉　林	9729.1	914.5	9.4	3443.2	380.7	11.1
黑龙江	8623.0	864.9	10.0	3844.7	351.1	9.1
上　海	19397.9	755.3	3.9	9119.7	697.1	7.6
江　苏	11977.6	794.6	6.6	5328.4	290.9	5.5
浙　江	15158.3	933.1	6.2	7534.1	532.1	7.1
安　徽	9524.0	633.9	6.7	3284.1	199.4	6.1
福　建	12501.1	540.6	4.3	4661.9	197.9	4.2
江　西	8717.4	484.0	5.6	3309.2	205.7	6.2
山　东	11006.6	799.8	7.3	4077.1	280.5	6.9
河　南	8837.5	790.9	8.9	3044.2	215.0	7.1
湖　北	9477.5	675.3	7.1	3652.6	210.4	5.8
湖　南	9945.5	791.0	8.0	3805.0	244.2	6.4
广　东	15528.0	836.4	5.4	4872.5	259.0	5.3
广　西	9627.4	529.4	5.5	2985.0	154.3	5.2
海　南	9408.5	536.4	5.7	2883.1	123.8	4.3
重　庆	11146.8	878.3	7.9	2884.9	197.2	6.8
四　川	9679.1	564.9	5.8	3127.9	209.2	6.7
贵　州	8349.2	471.4	5.6	2165.7	96.4	4.5
云　南	9076.6	606.9	6.7	2990.6	182.0	6.1
西　藏	8323.5	317.1	3.8	2199.6	53.8	2.4
陕　西	9772.1	862.7	8.8	2979.4	251.2	8.4
甘　肃	8308.6	654.8	7.9	2401.0	164.7	6.9
青　海	8192.6	610.0	7.4	2896.6	270.1	9.3
宁　夏	9558.3	816.9	8.5	3094.9	318.8	10.3
新　疆	8669.4	643.5	7.4	2691.8	244.6	9.1

注：①本表按当年价格计算；②分地区系2008年数字。

4-2-1 2009年各类卫生机构资产与负债

卫生机构分类	总资产(万元)			负债(万元)	净资产(万元)
		流动资产	固定资产		
总　计	**174510752**	**56115185**	**114425583**	**54831181**	**119679571**
一、医院	135875902	43641662	89008875	46342637	89533265
综合医院	100379063	31002092	66952396	34456681	65922381
中医医院	18815396	6897718	11751195	7463218	11352178
中西医结合医院	1154178	405114	734759	411644	742534
民族医院	259338	75494	171857	56497	202841
专科医院	15216333	5241814	9367169	3941667	11274666
口腔医院	695913	250232	434986	94743	601169
眼科医院	752525	336853	386749	187303	565222
耳鼻喉科医院	123203	50416	69081	19092	104112
肿瘤医院	2672620	1058270	1596181	669839	2002781
心血管病医院	503596	150477	349583	149632	353964
胸科医院	455936	166255	285055	147563	308373
血液病医院	71822	27957	38811	22197	49626
妇产(科)医院	1155811	378092	753737	239636	916174
儿童医院	1606180	559049	1042202	311815	1294366
精神病医院	1632934	606776	1010599	419615	1213320
传染病医院	1573735	372095	1191123	343059	1230676
皮肤病医院	104799	30368	71632	18156	86643
结核病医院	245651	99430	145575	57457	188194
麻风病医院	15206	5933	9269	1947	13259
职业病医院	56153	22326	33669	12500	43653
骨科医院	853717	241584	397705	513764	339954
康复医院	366381	119923	232026	133164	233217
整形外科医院	59672	22311	31923	11913	47759
美容医院	50655	18145	27815	25608	25046
其他专科医院	2219826	725324	1259449	562665	1657161
护理院	51594	19428	31499	12929	38664
二、疗养院	533624	152337	355976	164136	369489
三、社区卫生服务中心(站)	6244320	1906547	4105959	1099108	5145212
社区卫生服务中心	4796736	1477507	3263829	865944	3930793
社区卫生服务站	1447584	429040	842131	233164	1214420
四、卫生院	14019509	4633412	9329893	3699912	10319597
街道卫生院	571282	192568	375713	168981	402301
乡镇卫生院	13448228	4440844	8954179	3530931	9917296
中心卫生院	6483690	2178125	4284417	1632129	4851562
乡卫生院	6964538	2262718	4669762	1898803	5065735
五、门诊部	3283406	743565	2307092	451533	2831873
综合门诊部	1487231	494595	871715	256174	1231057
中医门诊部	1165886	84795	1041351	51938	1113948
中西医结合门诊部	109586	23430	55372	3415	106171
民族医门诊部	99	45	54	10	89
专科门诊部	520605	140701	338601	139998	380608
六、护理站	933	160	724	124	810

注：①本表不含诊所(医务室)和村卫生室数字；②统计范围：9.2万个卫生机构。

4-2-1 续表

卫生机构分类	总资产(万元)	流动资产	固定资产	负债(万元)	净资产(万元)
七、急救中心(站)	327099	42936	283391	25636	301463
八、采供血机构	1530582	507364	1008669	203581	1327001
九、妇幼保健院(所、站)	4983413	1619802	3308556	1087613	3895800
省属	515305	236100	273151	68958	446347
地级市(地区)属	1792658	539493	1239080	426217	1366441
县级市(区)属	1491832	445021	1026970	289048	1202784
县属	1124441	378708	730913	291038	833403
其他	59178	20480	38443	12353	46825
妇幼保健院	4370404	1468442	2862312	1010654	3359749
妇幼保健所	494702	114373	365770	55402	439301
妇幼保健站	117898	36933	80119	21530	96369
生殖保健中心	409	53	355	27	382
十、专科疾病防治院(所、站)	711392	257558	441495	166755	544636
专科疾病防治院	331959	111577	212946	83317	248642
传染病防治院	19172	6779	12393	8102	11070
结核病防治院	57737	19742	37994	17825	39912
职业病防治院	93913	24561	68630	20832	73081
其他	161138	60495	93929	36558	124581
专科疾病防治所(站、中心)	379432	145981	228549	83438	295994
口腔病防治所(站、中心)	60224	36568	22867	19980	40244
精神病防治所(站、中心)	4866	2040	2825	849	4017
皮肤病与性病防治所(中心)	96356	32735	62168	18503	77853
结核病防治所(站、中心)	87096	30359	56583	16623	70473
职业病防治所(站、中心)	47070	17847	28502	10530	36541
地方病防治所(站、中心)	7891	1350	6503	1172	6720
血吸虫病防治所(站、中心)	46916	16259	30304	9927	36989
药物戒毒所(中心)	6693	904	4684	298	6395
其他	22320	7918	14113	5557	16763
十一、疾病预防控制中心	3945241	1451128	2455026	861730	3083511
省属	797566	353237	416946	175529	622038
地级市(地区)属	1184436	394143	789194	247949	936487
县级市(区)属	863974	282652	575946	171398	692576
县属	817118	247816	567193	150322	666797
其他	282147	173279	105747	116533	165614
十二、卫生监督所(中心)	1001776	195249	804841	138489	863287
省属	59963	24769	35194	6239	53724
地级市(地区)属	168263	37814	129730	14732	153531
县级市(区)属	269743	48825	220601	21685	248058
县属	405314	66471	338341	92719	312595
其他	98494	17371	80976	3114	95380
十三、医学科学研究机构	726622	360861	328864	200359	526263
十四、医学在职培训机构	562408	218920	336598	138412	423997
十五、健康教育所(站、中心)	32517	8908	23496	5884	26633
十六、其他卫生机构	732006	374778	326130	245272	486734
卫生监督检验(监测)机构	6280	1793	4484	1173	5107
临床检验中心(所、站)	81154	36214	29706	38991	42162
其他	644573	336772	291940	205108	439465

4-2-2 2009年卫生机构资产与负债（按经济类型/主办单位/地区分）

类别 地区	总资产 (万元)	流动资产	固定资产	负债 (万元)	净资产 (万元)
总　计	**174510752**	**56115185**	**114425583**	**54831181**	**119679571**
按经济类型分					
国有	149528287	48619911	98752867	45640407	103887880
集体	8662323	2713551	5589543	2563046	6099278
私营	8572528	2052871	5806016	2630489	5942039
其他	7747614	2728853	4277158	3997239	3750375
按主办单位分					
政府办	145899260	47781025	96088523	44252917	101646343
其中：卫生部门	139557546	46359414	91976286	42715436	96842110
社会办	18393556	5850916	11489316	6887611	11505945
个人办	10217935	2483244	6847745	3690652	6527283
按地区分					
东　部	96350312	31655080	62320024	29881350	66468962
中　部	41921679	13063452	27799393	15119517	26802162
西　部	36238761	11396654	24306166	9830313	26408448
北　京	8266908	3284820	4881629	1872182	6394726
天　津	2953584	1145131	1755842	1092770	1860814
河　北	6206684	1883591	4261462	1761719	4444966
山　西	6643279	1664756	4615489	2027310	4615968
内蒙古	3741925	932699	2735722	888065	2853860
辽　宁	5724622	1613767	3951157	1905171	3819451
吉　林	2789370	874219	1887444	878513	1910858
黑龙江	3712312	1036892	2633692	1366212	2346100
上　海	7087884	2650981	4333010	1626481	5461403
江　苏	12060716	3814111	8059489	4011431	8049286
浙　江	10572926	3407039	7031089	2731797	7841129
安　徽	4612029	1506328	2950047	1704158	2907871
福　建	16464393	5165052	10103728	6011664	10452729
江　西	3841500	1467146	2216180	967587	2873913
山　东	10559119	3303765	7089877	3989979	6569140
河　南	6467482	2009580	4342878	2679724	3787758
湖　北	5941001	1949591	3929433	1907192	4033809
湖　南	7914707	2554941	5224231	3588821	4325885
广　东	15621157	5158024	10257749	4581204	11039953
广　西	3681699	1094504	2546913	1352982	2328717
海　南	832318	228800	594993	296953	535365
重　庆	2698047	968005	1705018	793834	1904213
四　川	6798206	2468251	4184142	1852034	4946172
贵　州	1757978	671205	1059105	539834	1218144
云　南	3778051	1235135	2488322	1052931	2725119
西　藏	257011	37435	213543	25846	231165
陕　西	3556512	1037177	2414201	1125072	2431441
甘　肃	5396852	1702943	3678151	802166	4594687
青　海	657867	159032	494855	195518	462350
宁　夏	714801	161019	537309	296722	418079
新　疆	3199813	929249	2248887	905310	2294503

注: 本表不含诊所（医务室）和村卫生室数字。

4-2-3 2009年医疗机构资产与负债

卫生机构分类	总资产(万元)			负债(万元)	净资产(万元)	平均每床固定资产(万元)
		流动资产	固定资产			
总　计	**166060753**	**53034192**	**109171667**	**53076445**	**112984308**	**23.9**
医院	135875902	43641662	89008875	46342637	89533265	28.6
综合医院	100379063	31002092	66952396	34456681	65922381	29.5
中医医院	18815396	6897718	11751195	7463218	11352178	30.5
中西医结合医院	1154178	405114	734759	411644	742534	23.8
民族医院	259338	75494	171857	56497	202841	16.7
专科医院	15216333	5241814	9367169	3941667	11274666	22.3
护理院	51594	19428	31499	12929	38664	5.3
疗养院	533624	152337	355976	164136	369489	8.2
社区卫生服务中心(站)	6244320	1906547	4105959	1099108	5145212	25.2
社区卫生服务中心	4796736	1477507	3263829	865944	3930793	29.4
社区卫生服务站	1447584	429040	842131	233164	1214420	10.6
卫生院	14019509	4633412	9329893	3699912	10319597	9.5
街道卫生院	571282	192568	375713	168981	402301	13.4
乡镇卫生院	13448228	4440844	8954179	3530931	9917296	9.4
门诊部	3283406	743565	2307092	451533	2831873	
护理站	933	160	724	124	810	
急救中心(站)	327099	42936	283391	25636	301463	
妇幼保健院(所、站)	4983413	1619802	3308556	1087613	3895800	23.5
内：妇幼保健院	4370404	1468442	2862312	1010654	3359749	24.9
妇幼保健所(站)	612601	151307	445889	76931	535669	10.7
专科疾病防治院(所、站)	711392	257558	441495	166755	544636	11.5
专科疾病防治院	331959	111577	212946	83317	248642	12.2
专科疾病防治所(站)	379432	145981	228549	83438	295994	10.8
临床检验中心(所、站)	81154	36214	29706	38991	42162	
政府办	**137909891**	**44881212**	**91090167**	**42591260**	**95318631**	**24.9**
医院	115255713	37113346	76371607	36872847	78382866	31.6
综合医院	84569723	25999787	57001353	26820134	57749589	33.2
中医医院	18220609	6705478	11385383	7203323	11017286	31.6
中西医结合医院	1017382	362845	648548	347873	669509	29.8
民族医院	247080	72294	163355	54189	192891	17.0
专科医院	11160132	3960786	7144508	2440093	8720040	23.4
护理院	40787	12156	28461	7236	33552	10.2
疗养院	285581	93015	187699	75140	210441	7.6
社区卫生服务中心(站)	2893086	1326438	1513783	788310	2104777	13.6
社区卫生服务中心	2593639	1189461	1358674	738304	1855335	14.6
社区卫生服务站	299448	136977	155109	50006	249442	5.5
卫生院	13396538	4409209	8942881	3589203	9807335	9.4
街道卫生院	538649	180008	355716	158529	380121	13.6
乡镇卫生院	12857889	4229201	8587165	3430674	9427215	9.2
门诊部	211713	76215	135256	34124	177589	
急救中心(站)	298013	40922	256344	19829	278184	
妇幼保健院(所、站)	4934905	1603296	3276806	1077250	3857656	23.8
内：妇幼保健院	4331951	1454054	2838446	1001706	3330245	25.1
妇幼保健所(站)	602548	149189	438007	75518	527030	11.1
专科疾病防治院(所、站)	621402	215359	396450	133239	488163	12.0
专科疾病防治院	285431	95618	183438	69585	215845	13.2
专科疾病防治所(站)	335972	119740	213013	63654	272317	10.9
临床检验中心(所、站)	12938	3411	9342	1318	11620	

注：本表不含诊所（医务室）和村卫生室数字。

4-3-1　2009年各类卫生机构收入与支出

卫生机构分类	总收入(万元)				总支出(万元)			总支出中:人员支出(万元)
		财政补助收入	上级补助收入	业务收入/事业收入		业务支出/事业支出	财政专项支出	
总　计	118629118	13353379	1315795	103412424	112695055	105462481	4178095	30071034
一、医院	85951543	6631731	605070	78714743	82304724	80139131	2165593	20014307
综合医院	66179674	4572264	550748	61056663	63455853	61966688	1489165	15127989
中医医院	9444148	912249	22819	8509081	9108161	8781944	326217	2325106
中西医结合医院	888950	82538	1015	805397	843183	825744	17439	209237
民族医院	152216	61260	967	89988	131578	125455	6123	39929
专科医院	9251654	997828	29340	8224486	8733400	8408540	324861	2301015
口腔医院	430252	39092	1133	390028	381800	368158	13642	156119
眼科医院	387106	11385	135	375586	335365	332874	2491	82942
耳鼻喉科医院	85130	5166	48	79916	68181	67040	1141	20975
肿瘤医院	1900321	85902	1726	1812694	1769971	1739353	30618	378480
心血管病医院	336036	28459	2908	304669	348290	339044	9246	58276
胸科医院	330838	43250	784	286803	323556	309424	14132	92517
血液病医院	61635	6937		54698	61443	59168	2275	8961
妇产(科)医院	708175	63100	329	644745	648079	632992	15087	195448
儿童医院	1205890	100919	424	1104547	1138243	1101162	37081	290883
精神病医院	1266393	299354	10047	956993	1212922	1128025	84897	437572
传染病医院	817672	161424	2111	654137	827146	768905	58242	200651
皮肤病医院	73517	7902	342	65273	71753	70223	1529	20119
结核病医院	195875	34696	212	160968	188386	175426	12960	46288
麻风病医院	12712	5023	826	6863	12185	10343	1842	3898
职业病医院	49749	7939	134	41676	48444	44900	3544	15354
骨科医院	420770	20625	379	399766	395285	389916	5370	86486
康复医院	186226	41152	3913	141161	188961	170682	18279	51718
整形外科医院	39845	2228		37618	35462	34586	877	11597
美容医院	46663			46663	35829	35829		7296
其他专科医院	696850	33275	3892	659683	642102	630493	11609	135437
护理院	34901	5592	182	29127	32548	30760	1788	11030
二、疗养院	201919	67958	11614	122347	197936	177427	20509	65118
三、社区卫生服务中心(站)	4193903	792580	119612	3281711	4036344	3815721	220623	1161952
社区卫生服务中心	3464176	721776	94152	2648248	3356127	3167117	189010	944310
社区卫生服务站	729727	70804	25460	633463	680218	648605	31613	217642
四、卫生院	10339079	1921659	125106	8292314	9911157	9404182	506976	3259731
街道卫生院	487103	72775	6689	407639	466679	447306	19372	158379
乡镇卫生院	9851976	1848884	118417	7884674	9444479	8956875	487603	3101353
中心卫生院	4361973	795549	37223	3529201	4181635	3969719	211916	1397573
乡卫生院	5490003	1053335	81195	4355473	5262844	4987157	275687	1703780
五、门诊部	1122983	44575	23587	1054820	860927	844446	16481	255866
综合门诊部	742994	32515	22104	688374	541667	532503	9163	158429
中医门诊部	138375	1487	477	136411	124874	123809	1065	27127
中西医结合门诊部	14971	166	24	14782	14540	14455	85	4480
民族医门诊部	112			112	119	119		40
专科门诊部	226532	10408	983	215141	179727	173560	6168	65790
六、诊所(医务室、护理站)	4447603	12	161848	4222981	3850418	2306670	2	1459142
诊所	3851320		44639	3754517	3271552	1970069		1229654
医务室	595617		117209	467811	578268	336004		229280
护理站	666	12		653	598	596	2	208

注：统计范围：卫生机构86.2万个，其中：社区卫生服务站1.3万个，诊所(医务室)16.2万个，村卫生室60.4万个。

4-3-1 续表

卫生机构分类	总收入(万元)	财政补助收入	上级补助收入	业务收入/事业收入	总支出(万元)	业务支出/事业支出	财政专项支出	总支出中:人员支出(万元)
七、村卫生室	2309255		95660	2147246	2114465	1197523		847443
八、急救中心(站)	137431	80537	2367	44294	143763	97082	30549	59278
九、采供血机构	678157	103444	3607	521736	635050	531717	40470	148196
十、妇幼保健院(所、站)	3648023	652929	36255	2958839	3336652	3131535	205117	1086820
省属	345273	29186	933	315154	291350	282260	9090	81973
地级市(地区)属	1347370	179419	11133	1156817	1244971	1192118	52853	402782
县级市(区)属	1034156	190428	7898	835831	954308	901282	53026	326134
县属	856350	238047	11397	606906	790779	704128	86650	257031
其他	64875	15848	4895	44131	55245	51748	3498	18901
妇幼保健院	3257422	465190	23223	2769010	2977309	2833333	143976	951189
妇幼保健所	258567	114859	5499	138209	240715	207343	33372	89675
妇幼保健站	131424	72487	7523	51415	118029	90324	27705	45772
生殖保健中心	610	393	11	206	600	535	64	185
十一、专科疾病防治院(所/站)	676839	245377	11532	419930	621204	538567	82637	225722
专科疾病防治院	251972	65263	5946	180763	251659	230740	20918	84950
传染病防治院	16460	3079	288	13094	16529	16282	246	3923
结核病防治院	49200	9226	1121	38853	47646	46682	964	14006
职业病防治院	62007	19908	2945	39155	66400	59449	6951	26941
其他	124305	33050	1592	89662	121084	108327	12757	40080
专科疾病防治所(站/中心)	424867	180114	5586	239166	369546	307827	61719	140773
口腔病防治所(站/中心)	52778	5596	180	47002	47305	46800	505	26587
精神病防治所(站/中心)	3752	1619	31	2101	3517	3106	410	1512
皮肤病与性病防治站	84036	25797	928	57311	79569	69724	9845	24097
结核病防治所(站/中心)	134858	87513	999	46346	131769	104169	27600	52229
职业病防治所(站/中心)	64872	11037	783	53053	27710	21623	6087	10535
地方病防治所(站/中心)	7957	6954	82	921	5239	4129	1109	2392
血吸虫病防治所(中心)	50368	33061	2140	15167	48493	35703	12790	15642
药物戒毒所(中心)	1452	599	27	826	1678	1425	253	532
其他	24795	7939	417	16439	24267	21148	3119	7248
十二、疾病预防控制中心	3145330	1701484	85257	1116024	3003774	2041647	620830	831429
省属	588916	393480	2155	80110	517711	235880	179371	72264
地级市(地区)属	856590	477410	15985	315584	828827	623257	149300	240480
县级市(区)属	786502	402899	19894	337084	766848	580992	125995	246473
县属	740036	370564	22350	310552	716942	510303	119100	235286
其他	173285	57131	24875	72694	173446	91215	47064	36926
十三、卫生监督所(中心)	639981	487738	11842	105902	623592	470043	82831	344343
省属	46410	41210	1134	431	43395	24087	17837	15087
地级市(地区)属	193069	168771	2396	11409	189700	148601	25226	106276
县级市(区)属	208419	160581	3949	33590	201724	159743	19843	116704
县属	152263	107441	2680	34739	150726	105435	16236	89938
其他	39821	9735	1684	25734	38047	32177	3689	16339
十四、医学科学研究机构	290845	153970	9596	111596	276271	189960	52157	68707
十五、医学在职培训机构	251692	119004	3447	115754	233392	187945	16811	92028
十六、健康教育所(中心)	17739	13935	716	1178	17004	11283	4430	7080
十七、其他卫生机构	576797	336446	8679	181010	528384	377601	112082	143873
卫生监督检验(监测)机构	17139	3076	86	1182	5271	3534	657	2580
临床检验中心(所、站)	70690	2818	117	67755	63502	60546	2956	17336
其他	488969	330552	8476	112072	459610	313521	108469	123957

4-3-2 2009年卫生机构收入与支出（按经济类型/主办单位/地区分）

类别 地区	总收入 (万元)	财政补 助收入	上级补 助收入	业务收入/ 事业收入	总支出 (万元)	业务支出/ 事业支出	财政专 项支出	总支出中: 人员支出 (万元)
总计	**118629118**	**13353379**	**1315795**	**103412424**	**112695055**	**105462481**	**4178095**	**30071034**
按经济类型分								
国有	99781325	12356584	1055432	85985836	95366287	90740997	3858255	24667724
集体	7597966	903199	148018	6495813	7217716	6344415	264172	2312654
私营	6523195	30820	66937	6367618	5673937	4403020	24521	1866260
其他	4726631	62776	45408	4563158	4437115	3974049	31148	1224397
按主办单位分								
政府办	97824308	12642318	609443	84193058	93301511	88664131	3940634	24284679
内:卫生部门	95847288	12182147	554137	82742782	91436318	86978859	3803548	23759758
社会办	13404903	677453	643641	11978222	12927561	11779604	208179	3640020
个人办	7399906	33608	62711	7241144	6465983	5018746	29282	2146335
按地区分								
东　部	66208637	6573965	584005	58780824	63300468	59576779	2316875	16767967
中　部	28190562	3105242	395286	24559166	26853425	25005054	862202	7102081
西　部	24229919	3674172	336503	20072434	22541162	20880648	999018	6200986
北　京	6879397	1152440	69548	5625441	6695769	6077931	527539	1404907
天　津	2415704	312214	8972	2087380	2316788	2214697	84124	568106
河　北	4959059	362406	48409	4525490	4702717	4261051	130923	1328694
山　西	2989038	473396	68588	2421634	2806612	2495358	112909	838751
内蒙古	1940343	367873	62913	1501660	1801949	1673071	74106	516701
辽　宁	4160914	389856	47701	3716712	4048593	3827572	85808	1185609
吉　林	2373820	433660	30874	1895684	2255833	2054827	88019	621767
黑龙江	3175512	430440	110012	2625231	3059849	2804787	85319	833671
上　海	6540862	652315	114397	5743799	6398328	6203464	161418	1783978
江　苏	8854790	644933	83879	8091674	8462142	8055180	272037	2181976
浙　江	8606885	793350	45293	7753013	8191906	7839746	270919	2106921
安　徽	3408796	336563	38859	3019408	3230570	3012493	137178	818836
福　建	3780678	328074	21691	3413289	3325741	2949162	125959	935948
江　西	2434123	311495	15169	2099820	2321868	2141608	97538	593147
山　东	7614244	674242	49230	6876596	7275038	6911241	195871	1932191
河　南	5013332	388318	51299	4554768	4806938	4577053	112053	1177236
湖　北	4477859	388514	35198	4032268	4282711	4032144	122222	1093289
湖　南	4318082	342857	45287	3910353	4089044	3886784	106964	1125385
广　东	11770269	1149944	86105	10446145	11300369	10694013	430809	3190534
广　西	2792838	297356	14573	2457402	2638587	2503936	80705	733564
海　南	625834	114191	8780	501285	583076	542724	31470	149104
重　庆	2094874	229662	11300	1850168	1983758	1841152	102282	516698
四　川	5410341	699411	36439	4639638	5014983	4621615	269520	1459335
贵　州	1731351	227558	24052	1455131	1583074	1461329	42682	450961
云　南	2769916	426225	17351	2310243	2563337	2358978	122859	623239
西　藏	204388	73472	32824	97067	150146	119815	14764	61528
陕　西	2505569	370175	43174	2085013	2389263	2256089	72395	683104
甘　肃	1704675	315328	28118	1347549	1493777	1336704	73256	376934
青　海	433624	103977	9631	317292	403404	366592	18131	119552
宁　夏	515509	93106	10081	410710	507966	463762	29352	107197
新　疆	2126491	470029	46048	1600562	2010919	1877605	98966	552174

4-3-3　2009年医疗机构收入与支出

医疗机构分类	总收入(万元)				总支出(万元)			总支出中：人员经费支出(万元)
		财政补助收入	上级补助收入	业务收入		业务支出	财政专项支出	
总　计	**113099267**	**10440177**	**1192767.2**	**101326979**	**107441092**	**101712831**	**3251441.8**	**28452715**
医院	85951543	6631731	605070	78714743	82304724	80139131	2165593	20014307
综合医院	66179674	4572264	550748	61056663	63455853	61966688	1489165	15127989
中医医院	9444148	912249	22819	8509081	9108161	8781944	326217	2325106
中西医结合医院	888950	82538	1015	805397	843183	825744	17439	209237
民族医院	152216	61260	967	89988	131578	125455	6123	39929
专科医院	9251654	997828	29340	8224486	8733400	8408540	324861	2301015
护理院	34901	5592	182	29127	32548	30760	1788	11030
疗养院	201919	67958	11614	122347	197936	177427	20509	65118
社区卫生服务中心(站)	4193903	792580	119612	3281711	4036344	3815721	220623	1161952
社区卫生服务中心	3464176	721776	94152	2648248	3356127	3167117	189010	944310
社区卫生服务站	729727	70804	25460	633463	680218	648605	31613	217642
卫生院	10339079	1921659	125106	8292314	9911157	9404182	506976	3259731
街道卫生院	487103	72775	6689	407639	466679	447306	19372	158379
乡镇卫生院	9851976	1848884	118417	7884674	9444479	8956875	487603	3101353
门诊部	1122983	44575	23587	1054820	860927	844446	16481	255866
诊所（医务室、护理站）	4447603	12	161848	4222981	3850418	2306670	2	1459142
诊所	3851320		44639	3754517	3271552	1970069		1229654
医务室	595617		117209	467811	578268	336004		229280
护理站	666	12	0	653	598	596	2	208
村卫生室	2309255		95660	2147246	2114465	1197523		847443
急救中心(站)	137431	80537	2367	44294	143763	97082	30549	59278
妇幼保健院(所、站)	3648023	652929	36255	2958839	3336652	3131535	205117	1086820
内：妇幼保健院	3257422	465190	23223	2769010	2977309	2833333	143976	951189
妇幼保健所(站)	389992	187346	13021	189624	358744	297667	61077	135447
专科疾病防治院(所/站)	676839	245377	11532	419930	621204	538567	82637	225722
专科疾病防治院	251972	65263	5946	180763	251659	230740	20918	84950
专科疾病防治所(中心)	424867	180114	5586	239166	369546	307827	61719	140773
临床检验中心(所、站)	70690	2818	117	67755	63502	60546	2956	17336
政府办	**92624040**	**9895367**	**510465**	**82195954**	**88354174**	**85118659**	**3046526**	**22771608**
医院	74569116	6336271	250206	67982639	71145292	69099261	2046031	17209485
综合医院	56903620	4336288	207775	52359557	54307106	52904253	1402853	12805854
中医医院	9067454	901166	22422	8143866	8732582	8412821	319761	2221772
中西医结合医院	759426	78986	859	679580	717201	700423	16778	176964
民族医院	144670	60655	932	83084	123825	118200	5625	38099
专科医院	7667865	953656	18195	6696015	7239975	6940182	299793	1958512
护理院	26080	5520	23	20537	24605	23383	1222	8285
疗养院	115577	48754	1829	64994	110337	96947	13390	35154
社区卫生服务中心(站)	3059716	646838	64981	2347898	2962553	2792081	170472	830753
社区卫生服务中心	2903780	625860	59840	2218079	2811699	2646122	165577	785897
社区卫生服务站	155936	20977	5140	129819	150854	145959	4895	44856
卫生院	10070311	1892919	121618	8055774	9656070	9153798	502271	3182229
街道卫生院	472805	70942	5738	396126	452570	433444	19126	154002
乡镇卫生院	9597506	1821977	115880	7659648	9203500	8720354	483146	3028227
门诊部	87327	17688	1460	68179	85105	78816	6289	22424
诊所（医务室）	99210		16847	78584	116150	61675		50389
诊所	32034		2624	28982	28622	19389		8816
医务室	67176		14223	49602	87528	42286		41573
村卫生室	322166		14335	298979	294370	171853		114043
急救中心(站)	129888	76300	1034	42932	131653	93075	26581	55974
妇幼保健院(所、站)	3594128	639575	31844	2922709	3291502	3089691	201812	1070956
内：妇幼保健院	3216700	458801	21763	2736137	2940400	2798197	142203	938839
妇幼保健所(站)	376819	180381	10071	186368	350503	290959	59545	131932
专科疾病防治院(所/站)	570405	235002	6263	329140	555795	477425	78370	198475
专科疾病防治院	218455	61671	1422	155362	218472	198329	20143	73991
专科疾病防治所(中心)	351950	173331	4840	173779	337323	279096	58227	124484
临床检验中心(所、站)	6197	2019	50	4128	5347	4037	1310	1726

4-3-4　2009年政府办医疗机构收入与支出

指标名称	医院	综合医院	中医医院	社区卫生服务中心	乡镇卫生院	妇幼保健院
机构数(个)	9526	5655	2216	2590	36750	1732
总收入(万元)	74569116	56903620	9067454	2903780	9597506	3216700
财政补助收入	6336271	4336288	901166	625860	1821977	458801
上级补助收入	250206	207775	22422	59840	115880	21763
业务收入	67982639	52359557	8143866	2218079	7659648	2736137
医疗收入	35442077	27608510	3859982	651545	3039474	1809899
门诊收入	11737412	8959755	1473936	494381	1482558	908812
内：挂号费	274233	186492	42239			17877
检查收入	4579628	3696910	537937			290304
治疗收入	2666880	1841305	412751			172000
手术收入	510417	379584	46710			62288
住院收入	23704666	18648755	2386047	157164	1556915	901087
内：床位收入	2038566	1514690	234947			91662
检查收入	2930002	2346946	278085			77514
治疗收入	7757770	6042825	803927			223433
手术收入	3739429	2991709	385626			228843
药品收入	31360277	23898347	4127110	1489429	4215350	865405
门诊收入	12851998	9278890	2109562	1337458	2436190	565512
西药收入	9851809	7609523	1044766			512848
中药收入	3000189	1669367	1064796			52664
住院收入	18508278	14619458	2017549	151971	1779160	299893
西药收入	17553147	14111060	1691066			292846
中药收入	955132	508398	326482			7047
其他收入	1180285	852700	156774	77106	404825	60833
总支出(万元)	71145292	54307106	8732582	2811699	9203500	2940400
财政专项支出	2046031	1402853	319761	165577	483146	142203
业务支出	69099261	52904253	8412821	2646122	8720354	2798197
医疗支出	39112903	30137172	4455117	1237352	4964295	1872571
药品支出	29254777	22247334	3885823	1348112	3578813	816567
内：药品费	25928768	19906421	3307357	1089350	2529818	696724
西药费	22976866	18295715	2260632			653221
中药费	2951902	1610706	1046725			43504
其他支出	731581	519747	71881	60658	177247	109059
总支出中:人员支出(万元)	17209485	12805854	2221772	785897	3028227	938839
离退休费(万元)	1679667	1211400	229856	80737	347864	83497
职工人均年业务收入(元)	219409	230513	166521	145901	69584	140661
医师人均年业务收入(元)	721677	762697	493457	402147	188093	410727
门诊病人次均医药费用(元)	154.7	157.6	124.1	89.9	45.8	113.6
内：挂号费	1.7	1.6	1.5			1.4
药　费	80.9	80.2	73.1	65.6	28.5	43.6
检查费	28.8	31.9	18.6			22.4
治疗费	16.8	15.9	14.3			13.3
出院病人人均医药费用(元)	5896.7	5915.9	4476.2	2473.8	884.9	2277.3
内：床位费	284.8	269.3	238.8			173.8
药费	2585.4	2599.7	2050.8	1216.1	471.9	568.6
检查费	409.3	417.3	282.7			147.0
治疗费	1083.7	1074.6	817.2			423.7
手术费	522.4	532.0	392.0			433.9
出院病人日均医药费用(元)	562.9	606.5	431.2	217.7	185.3	414.7

4-4-1 综合医院收入与支出

指标名称	2002	2003	2004	2005	2006	2007	2008	2009
机构数	4488	4779	4848	4884	4790	4757	4873	4806
平均每所医院总收入(万元)	3715.1	3969.4	5111.8	5575.6	6163.8	7506.5	9283.1	11494.9
其中：财政补助收入	273.0	297.5	318.2	333.3	393.6	523.4	646.9	850.2
业务收入	3392.9	3661.7	4445.2	5174.9	5712.9	6955.2	8614.7	10608.1
医疗收入	1684.1	1827.7	2296.0	2685.7	3045.8	3713.9	4545.4	5590.3
门诊收入	608.5	639.1	796.3	933.5	1065.1	1269.4	1523.7	1801.6
住院收入	1075.6	1188.7	1499.7	1752.2	1980.7	2444.5	3021.7	3788.7
药品收入	1616.2	1733.8	2045.7	2383.6	2559.4	3127.6	3924.5	4846.8
其他收入	92.5	100.2	103.5	105.6	107.7	113.6	144.8	170.9
平均每所医院总支出(万元)	3550.9	3842.6	4944.0	5345.7	6124.4	7327.2	8987.7	10974.7
其中：业务支出	3402.0	3671.6	4438.5	5174.9	5834.9	7190.3	8808.2	10696.4
医疗支出	1946.1	2129.3	2598.6	3020.0	3456.4	4191.5	5055.3	6095.6
药品支出	1412.0	1497.3	1792.4	2096.1	2312.5	2930.2	3675.2	4509.8
内：药品费支出	1219.4	1292.4	1553.6	1831.7	2015.3	2595.1	3289.9	4041.9
其他支出	43.9	45.0	47.5	58.8	66.0	68.6	77.7	91.1
职工人均年业务收入(万元)	10.1	9.7	11.2	9.2	13.8	17.2	20.3	23.4
医生人均年业务收入(万元)	32.6	35.0	38.4	44.7	46.8	56.6	66.9	77.4
门诊病人次均医药费用(元)	99.6	108.2	118.0	126.9	128.7	136.1	146.5	159.5
其中：药费	55.2	59.2	62.0	66.0	65.0	68.0	74.0	81.2
检查治疗费	27.9	30.8	35.1	37.8	39.9	42.4	45.3	48.6
出院病人人均医药费用(元)	3597.7	3910.7	4284.8	4661.5	4668.9	4973.8	5463.8	5951.8
其中：药费	1598.4	1748.3	1872.9	2045.6	1992.0	2148.9	2400.4	2619.8
检查治疗费	1004.8	1050.3	1153.9	1230.6	1211.8	1231.7	1361.1	1502.1
手术费	315.9	361.4	412.4	447.5	479.5	502.8	525.9	533.8
出院病人日均医药费用(元)	370.6	388.2	433.5	469.7	471.1	501.4	550.9	612.3

注：本表系卫生部门综合医院数字。

4-4-2　2009年五级综合医院收入与支出

指标名称	合计	部属（管）	省属	地级市属	县级市属	县属
机构数	4806	26	219	1091	1469	2001
平均每所医院总收入(万元)	11494.9	143198.0	57568.1	18444.1	6583.8	4557.5
财政补助收入	850.2	12690.7	3426.0	1270.7	486.9	451.9
上级补助收入	36.6	414.0	141.2	78.1	16.3	12.5
业务收入	10608.1	130093.3	54000.9	17095.3	6080.6	4093.1
医疗收入	5590.3	67556.0	28167.3	9094.3	3160.9	2187.3
门诊收入	1801.6	21101.7	8267.8	2829.7	1183.3	736.6
内：挂号费	37.8	649.7	208.6	54.2	22.1	13.7
检查收入	747.3	7201.9	3135.3	1168.5	490.0	361.4
治疗收入	370.8	4341.7	1768.3	612.2	249.0	124.1
手术收入	76.1	928.6	498.0	113.6	41.4	23.8
住院收入	3788.7	46454.3	19899.5	6264.5	1977.6	1450.7
内：床位收入	306.8	2937.9	1402.6	500.8	191.6	131.5
检查收入	476.1	5159.4	2455.3	831.3	243.2	176.0
治疗收入	1231.8	16668.1	6240.1	2145.7	598.3	449.9
手术收入	606.9	7561.1	3413.9	893.1	328.2	257.9
药品收入	4846.8	59679.1	24986.5	7768.7	2799.0	1840.5
门诊收入	1867.9	27433.5	9508.6	3027.2	1143.8	599.0
西药收入	1528.3	22454.3	7622.4	2448.7	969.2	498.1
中药收入	339.6	4979.1	1886.2	578.5	174.6	101.0
住院收入	2978.9	32245.7	15477.9	4741.6	1655.1	1241.4
西药收入	2875.1	31426.6	14924.6	4542.6	1606.8	1207.4
中药收入	103.8	819.0	553.3	199.0	48.4	34.1
其他收入	170.9	2858.1	847.1	232.3	120.8	65.3
平均每所医院总支出(万元)	10974.7	138618.4	55367.1	17668.8	6245.9	4279.4
财政专项支出	278.3	5221.8	1339.0	393.5	144.5	133.4
业务支出	10696.4	133396.6	54028.1	17275.4	6101.4	4146.0
医疗支出	6095.6	77629.8	30454.9	9890.9	3461.5	2364.5
药品支出	4509.8	55053.0	23170.7	7267.1	2572.4	1729.6
内：药品费	4041.9	50146.7	21729.9	6523.6	2248.1	1470.7
西药费	3714.4	45883.6	19806.7	5958.8	2092.7	1372.1
中药费	327.5	4263.1	1923.2	564.8	155.4	98.6
其他支出	91.1	713.9	402.4	117.3	67.5	52.0
平均每所医院人员支出(万元)	2575.7	27632.3	11301.3	4221.2	1628.9	1093.2
职工人均年业务收入(元)	233821.0	507818.2	386445.6	244759.6	185888.1	144901.8
医师人均年业务收入(元)	773838.0	1872570.9	1334499.6	821460.0	590673.5	471053.9
门诊病人次均医药费用(元)	159.5	305.2	238.4	164.5	126.8	109.8
内：挂号费	1.6	4.1	2.8	1.5	1.2	1.1
药　费	81.2	172.5	127.5	85.0	62.3	49.3
检查费	32.5	45.3	42.1	32.8	26.7	29.7
治疗费	16.1	27.3	23.7	17.2	13.6	10.2
出院病人人均医药费用(元)	5951.8	15197.3	12121.6	7214.9	4381.1	2978.6
内：床位费	269.8	567.3	480.6	328.3	231.1	145.4
药费	2619.8	6226.8	5303.3	3108.3	1996.1	1373.5
检查费	418.7	996.3	841.3	545.0	293.3	194.8
治疗费	1083.3	3218.7	2138.1	1406.6	721.6	497.7
手术费	533.8	1460.1	1169.7	585.4	395.8	285.4

注：①本表系卫生部门综合医院数字；②地级市属含地区和省辖市区属，县级市属包括地级市辖区属。

4-5-1　综合医院门诊和出院病人人均医药费用

级别	年份	门诊病人次均医药费用(元)	药费	检查治疗费	占门诊医药费用%药费	占门诊医药费用%检查治疗费	出院病人人均医药费用(元)	药费	检查治疗费	占住院医药费用%药费	占住院医药费用%检查治疗费
医院合计	1990	10.9	7.4	2.1	67.9	19.3	473.3	260.6	121.5	55.1	25.7
	1995	39.9	25.6	9.1	64.2	22.8	1667.8	880.3	507.3	52.8	30.4
	2000	85.8	50.3	16.8	58.6	19.6	3083.7	1421.9	978.5	46.1	31.7
	2005	126.9	66.0	37.8	52.1	29.8	4661.5	2045.6	1678.1	43.9	36.0
	2006	128.7	65.0	39.9	50.5	31.0	4668.9	1992.0	1691.3	42.7	36.2
	2007	136.1	68.0	42.4	50.0	31.1	4973.8	2148.9	1734.6	43.2	34.9
	2008	146.5	74.0	45.3	50.5	30.9	5463.8	2400.4	1887.0	43.9	34.5
	2009	159.5	81.2	48.6	50.9	30.5	5951.8	2619.8	2035.8	44.0	34.2
部属(管)	1990	21.6	13.7	3.8	63.4	17.6	1321.6	632.4	369.8	47.9	28.0
	1995	82.7	55.4	14.4	67.0	17.4	5026.5	2787.0	1271.0	55.4	25.3
	2000	140.9	86.3	24.9	61.3	17.7	8584.2	3710.8	2823.9	43.2	32.9
	2005	247.1	136.7	61.8	55.3	25.0	12650.9	5089.9	4797.2	40.2	37.9
	2006	251.5	139.0	62.6	55.3	24.9	12434.2	4909.1	4653.9	39.5	37.4
	2007	281.5	159.3	66.5	56.6	23.6	13117.4	5360.8	4728.8	40.9	36.1
	2008	281.5	157.6	68.5	56.0	24.3	13980.7	5677.5	5140.3	40.6	36.8
	2009	305.2	172.5	72.6	56.5	23.8	15197.3	6226.8	5675.1	41.0	37.3
省属	1990	16.0	10.2	3.3	63.8	20.6	1021.1	528.0	263.5	51.7	25.8
	1995	65.8	43.1	13.5	65.5	20.5	3915.9	2070.1	1224.9	52.9	31.3
	2000	134.5	84.2	26.0	62.6	19.3	6513.8	3043.8	2199.5	46.7	33.8
	2005	192.5	102.0	52.9	53.0	27.5	9871.2	4186.1	3573.4	42.4	36.2
	2006	189.7	99.8	53.1	52.6	28.0	9686.0	4059.5	3437.2	41.9	35.5
	2007	200.0	104.4	56.8	52.2	28.4	10200.6	4340.5	3548.4	42.6	34.8
	2008	219.8	116.9	62.1	53.2	28.3	11084.1	4849.0	3849.7	43.7	34.7
	2009	238.4	127.5	65.8	53.5	27.6	12121.6	5303.3	4149.1	43.8	34.2
地级市属	1990	11.9	8.1	2.5	68.1	21.0	624.0	338.4	167.1	54.2	26.8
	1995	43.3	27.9	10.2	64.4	23.6	2205.8	1136.5	691.1	51.5	31.3
	2000	92.2	54.9	17.6	59.5	19.1	3718.0	1697.5	1207.0	45.7	32.5
	2005	130.7	69.3	38.9	53.0	29.8	5452.4	2374.6	1994.3	43.6	36.6
	2006	132.3	67.4	41.7	50.9	31.5	5351.6	2254.2	2007.7	42.1	37.5
	2007	139.2	70.0	43.8	50.3	31.4	5892.5	2515.5	2109.1	42.7	35.8
	2008	152.6	78.2	46.7	51.2	30.6	6557.1	2844.6	2312.1	43.4	35.3
	2009	164.5	85.0	50.0	51.7	30.4	7214.9	3108.3	2537.0	43.1	35.2
县级市属	1990	10.1	7.3	1.6	72.3	15.8	399.8	223.0	98.5	55.8	24.6
	1995	34.6	22.2	8.2	64.2	23.7	1291.1	687.3	443.3	53.2	34.3
	2000	68.9	38.4	12.7	55.8	18.4	2279.6	1062.6	663.9	46.6	29.1
	2005	105.2	53.5	33.3	50.9	31.6	3380.9	1544.6	1187.4	45.7	35.1
	2006	105.8	52.1	34.3	49.2	32.4	3387.4	1523.0	1166.3	45.0	34.4
	2007	112.5	54.6	37.1	48.5	33.0	3774.9	1693.3	1257.6	44.9	33.3
	2008	117.8	57.4	38.4	48.7	32.6	4115.3	1852.0	1350.4	45.0	32.8
	2009	126.8	62.3	40.3	49.2	31.8	4381.1	1996.1	1410.7	45.6	32.2
县属	1990	8.1	5.5	1.6	67.9	19.8	309.9	180.1	76.2	58.1	24.6
	1995	24.8	15.2	6.3	61.3	25.4	880.6	472.5	261.6	53.7	29.7
	2000	54.9	29.3	12.7	53.4	23.1	1592.3	751.1	473.0	47.2	29.7
	2005	84.2	41.0	27.9	48.7	33.1	2266.5	1057.8	780.9	46.7	34.5
	2006	84.7	38.6	29.9	45.5	35.3	2241.3	993.3	798.9	44.3	35.6
	2007	93.2	42.1	32.7	45.2	35.1	2491.9	1107.6	851.0	44.4	34.2
	2008	98.9	44.3	36.0	44.8	36.4	2712.0	1236.5	911.9	45.6	33.6
	2009	109.8	49.3	39.9	44.8	36.3	2978.6	1373.5	977.9	46.1	32.8

注：①本表系卫生部门数字；②按当年价格计算；③出院病人“检查治疗费”含手术费。

4-5-2　2009年各地区综合医院门诊和出院病人人均医药费用

地区	门诊病人次均医药费用(元)	药费	检查治疗费	出院病人人均医药费用(元)	药费	检查治疗费
总　计	**159.5**	**81.2**	**48.6**	**5951.8**	**2619.8**	**2035.8**
北　京	322.1	210.0	64.0	15028.9	5555.7	5921.8
天　津	216.6	129.7	40.9	10559.5	4661.8	2890.6
河　北	147.0	63.0	58.0	4824.9	2197.2	1661.7
山　西	141.9	56.6	55.7	5035.6	2135.2	1673.6
内蒙古	137.0	52.8	57.4	5205.5	2360.0	1884.0
辽　宁	182.4	84.2	66.1	6757.6	2989.4	2244.4
吉　林	141.7	54.7	62.3	5908.2	2805.1	2258.5
黑龙江	164.2	59.9	65.9	5766.0	2975.9	1581.0
上　海	237.2	136.1	46.4	11276.1	4638.6	3662.9
江　苏	171.4	89.3	50.1	8444.5	3979.9	2681.9
浙　江	182.0	106.7	36.9	8905.9	4378.6	1745.1
安　徽	139.5	63.0	52.2	5013.2	2294.6	1702.4
福　建	138.4	72.1	41.6	6035.9	2867.1	1989.4
江　西	133.0	68.0	45.1	4395.1	2037.9	1595.5
山　东	161.3	79.5	55.2	5303.3	2515.4	1945.3
河　南	116.4	51.3	45.5	4423.3	2167.0	1565.2
湖　北	145.8	72.0	52.8	5114.4	1976.9	2165.0
湖　南	174.0	82.6	61.1	5318.4	2382.3	1614.1
广　东	136.1	68.7	41.1	7282.5	2769.8	2956.4
广　西	114.0	54.1	39.2	4589.8	1762.7	1743.4
海　南	153.1	77.9	51.6	6046.3	2641.5	2195.7
重　庆	169.1	84.7	53.3	5758.6	2549.9	2163.9
四　川	126.8	55.9	46.6	4962.2	1934.8	1952.8
贵　州	156.8	65.4	55.2	4210.6	1641.8	1680.6
云　南	116.1	52.4	43.6	4523.8	1946.3	1601.1
西　藏	49.7	23.4	15.0	2936.8	1247.8	602.9
陕　西	135.6	61.9	50.4	4842.3	2068.3	1572.0
甘　肃	89.7	41.4	29.6	3464.6	1552.9	1124.0
青　海	93.9	43.3	32.8	5241.8	2648.4	1377.2
宁　夏	136.4	70.8	38.2	5024.2	2355.9	1396.1
新　疆	136.0	62.6	48.3	4390.4	1884.0	1311.8

注：①本表系卫生部门数字；②出院病人“检查治疗费”含手术费。

4-6-1　2009年30种疾病平均住院医药费用

疾病名称 (ICD-10)	出院 人数 (人)	出院者 平　均 住院日	出院者人均 医药费用 (元)				
				床位费	药费	手术费	检查治疗费
内科							
病毒性肝炎	198598	18.0	6806.6	461.8	4416.8		671.2
浸润性肺结核	142610	13.5	5251.2	344.3	2916.3		845.9
急性心肌梗死	102790	10.0	14270.7	411.7	4028.0		4348.0
充血性心力衰竭	7302	11.0	5066.5	276.4	2686.2		797.8
细菌性肺炎	47232	9.8	4186.8	306.9	2244.0		659.8
慢性肺源性心脏病	68194	11.3	5319.7	295.2	3097.7		990.9
急性上消化道出血	23582	8.2	5996.2	274.6	3036.6		1045.0
原发性肾病综合征	75406	14.2	5871.9	373.0	3124.9		896.4
甲状腺功能亢进	73274	10.4	4195.7	271.5	1683.5		926.5
脑出血	381784	14.8	9957.6	455.2	5326.6		1954.6
脑梗死	1191610	13.2	6873.9	375.6	4137.6		1190.0
再生障碍性贫血	41596	9.2	6299.7	258.9	3094.6		751.1
急性白血病	66474	15.5	11169.1	489.0	6344.6		1282.6
外科							
结节性甲状腺肿	124820	8.6	7080.5	287.8	2162.7	1974.6	1145.7
急性阑尾炎	501294	7.0	4018.6	180.5	1798.6	867.9	542.4
急性胆囊炎	65706	9.3	6244.1	260.5	3331.3	1715.3	885.9
腹股沟疝	336070	7.6	4264.7	203.3	1197.6	1183.6	642.3
胃恶性肿瘤	181224	15.5	13965.9	495.2	6849.7	2739.6	2114.4
肺恶性肿瘤	260640	16.0	10559.2	462.7	5824.4	944.1	1901.5
食管恶性肿瘤	105146	17.8	12861.9	473.5	5880.2	2213.1	2592.9
心肌梗死冠状动脉搭桥	3960	15.0	38574.0	576.5	7167.9	7355.0	13219.2
膀胱恶性肿瘤	39998	16.0	12446.9	535.0	5578.4	2288.3	2118.7
前列腺增生	172458	13.4	8383.3	382.1	3461.3	1887.8	1363.9
颅内损伤	611274	12.8	8189.0	347.1	4426.6	1056.1	1465.1
腰椎间盘突出症	176646	12.4	6680.4	301.2	2055.5	2135.5	1544.4
儿科							
支气管肺炎	926164	6.8	1805.0	167.4	934.4	53.3	303.6
感染性腹泻	30386	5.2	1419.2	111.6	667.9	166.7	247.6
妇产科							
子宫平滑肌瘤	261782	9.9	6422.1	303.7	1891.3	1657.1	1101.5
剖宫产	1457066	7.1	4310.4	377.9	1137.9	1076.3	672.2
眼科							
老年性白内障	303052	5.0	4219.9	129.3	438.4	1909.5	708.4

注：本表系卫生部门综合医院数字。

4-6-2　2009年五级医院30种疾病平均住院医药费用

疾病名称(ICD-10)	出院者人均医药费用(元)					出院者平均住院日(日)				
	中央属	省属	地级市属	县级市属	县属	中央属	省属	地级市属	县级市属	县属
内科										
病毒性肝炎	11637.7	9071.4	6950.2	6682.8	4776.1	15.6	16.3	19.2	19.9	16.7
浸润性肺结核	12139.9	8979.3	6108.3	5296.7	3624.2	13.3	18.8	14.0	13.6	11.9
急性心肌梗死	25190.3	25002.9	17735.6	9272.9	4451.3	10.6	10.4	11.0	10.1	9.3
充血性心力衰竭	11420.9	4583.5	6983.9	3537.2	3172.1	21.6	9.9	13.3	9.7	8.4
细菌性肺炎	11971.3	8073.1	4072.6	2656.5	1893.6	13.0	12.0	10.3	8.4	7.6
慢性肺源性心脏病	11733.6	12894.5	7504.1	4963.1	3770.4	10.1	14.9	12.9	11.3	10.2
急性上消化道出血	11749.5	9178.7	7094.3	4750.3	3658.5	9.2	9.4	9.5	7.2	7.3
原发性肾病综合征	7714.3	7212.4	5903.1	4686.6	3059.0	14.0	13.9	15.9	13.4	11.6
甲状腺功能亢进	6536.5	4939.7	4116.7	3938.6	3011.0	10.6	10.9	10.6	9.6	9.7
脑出血	16005.4	15459.8	12452.8	9284.9	6891.9	13.2	16.2	16.9	14.7	13.4
脑梗死	12816.2	11256.0	7838.7	5662.0	4296.1	14.5	14.6	14.6	12.2	11.3
再生障碍性贫血	11082.4	8996.8	6798.3	4366.5	3025.4	10.4	10.4	10.9	8.1	5.7
急性白血病	13567.6	14201.1	10508.6	8442.4	5147.1	15.6	16.6	16.2	14.6	10.4
外科										
结节性甲状腺肿	10488.1	8060.1	6870.0	5807.6	4062.2	7.9	8.6	9.1	8.2	8.4
急性阑尾炎	7033.1	5917.4	4643.0	3821.2	3169.4	5.7	7.1	7.2	6.7	7.0
急性胆囊炎	13329.1	10073.7	7396.0	4959.3	3692.1	9.2	10.3	10.1	8.7	8.4
腹股沟疝	6602.3	6832.2	5114.9	3910.6	3062.9	6.1	7.9	8.4	7.3	7.2
胃恶性肿瘤	20873.8	20295.7	14592.1	10971.3	7304.0	13.7	15.8	16.6	15.4	14.0
肺恶性肿瘤	15739.0	15112.9	10547.1	7848.6	5381.7	14.3	15.3	17.4	16.1	14.2
食管恶性肿瘤	19995.4	19154.8	14255.3	9304.7	6916.3	14.5	17.6	18.8	18.5	16.2
心肌梗死冠状动脉搭桥	46369.0	40650.7	37339.1	34162.9	35379.5	15.7	13.2	17.2	16.0	9.2
膀胱恶性肿瘤	14455.9	15066.4	12510.0	10041.8	7689.2	12.2	15.5	18.1	16.1	15.2
前列腺增生	11182.8	11312.7	9300.8	7500.3	5769.9	11.3	14.3	14.6	12.9	11.9
颅内损伤	16502.9	14145.1	10276.1	7783.1	5894.3	10.8	14.5	14.4	12.4	11.6
腰椎间盘突出症	16617.2	11493.0	6954.1	4545.7	3535.6	13.1	13.3	13.3	12.1	10.6
儿科										
支气管肺炎	3749.6	3388.6	2311.7	1641.6	1252.4	8.1	8.3	7.4	6.7	6.0
感染性腹泻	6929.3	2767.3	1916.9	1447.5	1008.4	8.8	6.3	5.5	5.6	4.9
妇产科										
子宫平滑肌瘤	8342.2	8666.3	7395.3	5644.7	4450.8	7.7	10.3	10.6	9.7	9.5
剖宫产	6798.0	6528.6	5202.1	3923.3	3241.2	6.8	7.5	7.6	6.9	6.8
眼科										
老年性白内障	7061.4	6304.5	4735.1	3259.3	2398.0	4.7	5.4	5.4	4.3	4.6

注：本表系卫生部门综合医院数字。

五、医疗服务

简要说明

一、本章主要介绍全国及31个省、自治区、直辖市医疗机构门诊、住院和床位利用情况，包括诊疗人次、住院人数、病床使用率、平均住院日、医生人均工作量、住院病人疾病分类、居民两周就诊率、居民住院率等。

二、诊疗人次、住院人数、病床使用率、平均住院日、医生人均工作量、住院病人疾病转归情况数据来源于医疗服务统计年报。居民就诊率、住院率、经常就诊单位和医疗保障方式等数据来源于1993、1998、2003、2008年国家卫生服务调查。

三、本章涉及医疗机构的口径变动和指标解释与“卫生机构”章一致。

四、统计口径调整：村卫生室诊疗人次计入总诊疗人次数中，按此口径调整了各年数据。

五、住院病人疾病转归情况系各级卫生部门所属医院汇总数，采用ICD-10国际疾病分类标准。

六、1993、1998、2003、2008年国家卫生服务调查采取多阶段分层整群随机抽样法。1993年抽取了92个样本县/市（27个城市、65个县）的5.4万户共215163人；1998年抽取了95个样本县/市（28个城市、67个县）的56994户共216101人；2003年抽取了95个样本县/市（28个城市、67个县）的5.7万户共21万人；2008年抽取了94个样本县/市（28个城市、66个县）的5.6万户共18万人。四次调查均按城市、农村分类。城市按人口规模分为三类地区：大城市（100万人口以上）、中城市和小城市（30万人口以下）；农村根据社会经济多个指标分为四类地区：一类农村（富裕县）、二类农村（小康县）、三类农村（温饱县）和四类农村（贫困县）。

主要指标解释

总诊疗人次数 指所有诊疗工作的总人次数。诊疗人次数按挂号数统计，包括：①病人来院就诊的门诊、急诊人次；②出诊人次数；③单项健康检查及健康咨询指导人次；④未挂号就诊、本单位职工就诊及外出诊疗不收取挂号费的，按实际诊疗人次统计。患者一次就诊多次挂号，按实际诊疗次数进行统计，不包括根据医嘱进行的各项检查、治疗、处置工作量。

急诊抢救成功率 即急诊抢救成功人次数/急诊人次数×100%。

急诊病死率 即急诊室死亡人数/急诊人次数×100%。

观察室病死率 即观察室死亡人数/观察室留观人次数×100%。

出院人数 指所有住院后出院的人数。包括治愈、好转、未愈、死亡及其他人数。其他人数指正常分娩、未产出院、住院经检查无病出院、未治出院及健康人进行人工流产或绝育手术后正常出院者。

每百门急诊入院人数 即入院人数/门急诊人次×100%。

治愈率 即出院人数中（治愈人数+其他人数）/出院人数×100%。

好转率 即出院人数中的好转人数/出院人数×100%。

住院病死率 即出院人数中的死亡人数/出院人数×100%。其死亡人数包括：①已办住院手续后死亡人数；②虽未办理住院手续但实际已收容入院后的死亡者。不包括门、急诊室及观察室内的死亡人数。

住院病人手术人次数 指有正规手术单和麻醉单施行手术的住院病人总数（包括产科手术病人数）。同一病人本次在院就诊期间患有同一疾病或不同疾病施行多次手术者，按实际施行的手术次数统计。

住院危重病人抢救成功率 即（急诊抢救成功人次数住院危重病人抢救成功人次数/住院危重

病人抢救人次数×100%。

实际开放总床日数 指年内医院各科每日夜晚12点开放病床数总和，不论该床是否被病人占用，都应计算在内。包括消毒和小修理等暂停使用的病床，超过半年的加床。不包括因病房扩建或大修而停用的病床及临时增设病床。

实际占用总床日数 指医院各科每日夜晚12点实际占用病床数（即每日夜晚12点住院人数）总和。包括实际占用的临时加床在内。病人入院后于当晚12点前死亡或因故出院的病人，作为实际占用床位1天进行统计，同时亦应统计“出院者占用总床日数”1天，入院及出院人数各1人。

出院者占用总床日数 指所有出院人数的住院床日之总和。包括正常分娩、未产出院、住院经检查无病出院、未治出院及健康人进行人工流产或绝育手术后正常出院者的住院床日数。

平均开放病床数 即实际开放总床日数/本年日历日数（365）。

出院者占用总床日数 指出院者（包括正常分娩、未产出院、住院经检查无病出院、未治出院及健康人进行人工流产或绝育手术后正常出院者）住院日数的总和。

病床使用率 即实际占用总床日数/实际开放总床日数×100%。

病床周转次数 即出院人数/平均开放床位数。

病床工作日 即实际占用总床日数/平均开放病床数。

出院者平均住院日 即出院者占用总床日数/出院人数。

医生人均每日担负诊疗人次 即诊疗人次数/平均医师人数/251。

医生人均每日担负住院床日 即实际占用总床日数/平均医师人数/365。

入院与出院诊断符合率 即入院与出院诊断符合人数/（入院与出院诊断符合人数+入院与出院诊断不符合人数）×100%。

住院手术前后诊断符合率 即住院手术前后诊断符合人次数/（住院手术前后诊断符合人次数+住院手术前后诊断不符合人次数）×100%。

病理检查与临床诊断符合率 即病理检查与临床诊断符合人数/病理检查人数×100%。

医院感染率 即院内感染例数/出院人数×100%。

无菌手术感染率 即无菌手术（Ⅰ级切口）丙级愈合例数/无菌手术愈合例数×100%。

无菌手术（Ⅰ级切口）甲级愈合率 即无菌手术（Ⅰ级切口）甲级愈合例数/无菌手术愈合例数×100%。

急危重症抢救成功率 即（急诊抢救成功人次数+住院危重病人抢救成功人次数）/（急诊人次数+住院危重病人抢救人次数）×100%。

居民两周就诊率 是指调查前两周内居民因病或身体不适到医疗机构就诊的人次数与调查人口数之比。

居民两周未就诊率 是指调查前两周内居民患病而未就诊的人次数与两周患病人次数之比。

居民住院率 是指调查前一年内居民因病住院人次数与调查人口数之比。

公费医疗 公费医疗制度。公费医疗制度实施人群主要是党政机关公务员及其离退休人员，财政全额拨款事业单位工作人员及其离退休人员，二等乙级以上革命残疾军人，国家核准的高等院校在校学生，经费来源于各级财政。

劳保和半劳保 劳保医疗制度是指企业职工其因病或非因工负伤，按规定享受的医药费用补助的社会保障制度，其经费主要来源于企业。实施人群主要是国有企业职工及其离退休人员。区、县、乡的集体企业也可参照劳动保险条例执行。企业职工本人患病时享受免费医疗（即劳保）；企业职工供养的直系亲属可享受部分医疗待遇（即半劳保）。

医疗保险 指为公民提供因疾病所需医疗服务费用补偿的一种保险制度。包括社会医疗保险（为主）和商业医疗保险。社会医疗保险可分为基本医疗保险和补充医疗保险。基本医疗是指基本用药、基本医疗技术、基本医疗服务，即医疗保险允许报销的范围。基本医疗保险由政府承办，带有强制性。补充医疗保险自愿参保，其基金主要用于支付由参保人个人自理的医疗费用。商业医疗保险一般由商业保险公司承办，自愿参加，以赢利为目的。

5-1-1 医疗机构诊疗人次数（万人次）

医疗机构分类	2004	2005	2006	2007	2008	2009
总计	**399134.1**	**409725.9**	**446373.3**	**471913.0**	**490089.7**	**548767.1**
其中：医院	130452.7	138653.3	147101.3	163769.6	178167.0	192193.9
综合医院	99464.6	105774.9	111153.3	123256.7	134102.4	143561.2
中医医院	20259.5	21429.5	22911.9	25387.0	27540.9	30145.8
中西医结合医院	1333.4	1513.4	1716.1	2008.5	2120.1	2449.9
民族医院	504.1	427.2	463.6	513.5	496.6	537.0
专科医院	8865.6	9478.8	10822.7	12570.0	13858.2	15446.8
护理院	25.5	29.6	33.6	33.9	48.7	53.1
疗养院	257.5	218.6	204.5	195.9	190.7	211.4
社区卫生服务中心(站)	9711.1	12220.0	17664.4	22587.4	25672.4	37697.5
内:社区卫生服务中心	4615.6	5938.5	8285.5	12712.4	17247.3	26080.2
卫生院	70273.4	69941.2	72506.1	78738.0	86170.1	91945.9
街道卫生院	2215.9	2017.8	2417.8	2882.1	3490.0	4285.1
乡镇卫生院	68057.4	67923.3	70088.3	75855.9	82680.1	87660.8
门诊部	4334.9	4238.5	4421.8	5076.9	5140.1	6086.5
诊所（医务室、护理站）	50348.0	49546.4	57430.3	48998.5	42402.8	48336.5
村卫生室	123400.4	123411.6	134838.9	138676.7	136891.2	155170.1
妇幼保健院(所、站)	8656.2	9674.6	10460.9	12107.8	13622.3	14847.0
内:妇幼保健院	7108.2	8136.9	8839.3	10303.2	11976.4	13132.2
专科疾病防治院(所、站)	1700.0	1821.8	1745.1	1750.4	1811.0	1882.6
内：专科疾病防治院	447.1	610.0	509.9	515.9	636.0	660.4

5-1-2 2009年各类医疗机构门诊服务情况

医疗机构分类	诊疗人次数		观察室留观病例数	健康检查人数	急诊抢救成功率(%)	急诊病死率(%)	观察室病死率(%)
		门急诊					
总计	**5487671412**	**5187409255**	**67572371**	**229935773**	**97.78**	**0.08**	**0.05**
一、医院	1921938815	1875421146	36811314	105642368	97.72	0.11	0.08
综合医院	1435612246	1400124976	28087138	84963838	97.53	0.12	0.09
中医医院	301458467	294364233	4462497	13176549	98.52	0.08	0.07
中西医结合医院	24499165	24173181	252916	1210654	97.89	0.07	0.13
民族医院	5369665	5199324	40461	98776	99.56	0.07	0.03
专科医院	154467974	151048538	3968029	6185945	98.94	0.05	0.03
口腔医院	17003984	16868250	4579	740382	96.46	0.01	
眼科医院	9688266	9626224	28355	374503	99.96		
耳鼻喉科医院	2604745	2562775	265	43753	100.00		
肿瘤医院	6406053	6170171	70751	222741	96.34	0.26	0.16
心血管病医院	2285770	2266531	44451	157405	98.33	0.24	0.92
胸科医院	1654290	1626541	10641	401668	99.11	0.41	2.09
血液病医院	155492	153481	126	1620	68.57	0.16	7.94
妇产(科)医院	18164325	17941264	202478	731496	98.98	0.02	0.01
儿童医院	32830444	32622368	3170279	360021	99.46	0.02	0.01
精神病医院	18954446	18155218	92330	693021	98.85	0.04	0.06
传染病医院	8084544	7717212	74606	620007	99.50	0.02	0.01
皮肤病医院	4253966	4249156	8235	26831	100.00		
结核病医院	1372551	1351656	14194	76299	96.15	0.10	0.01
麻风病医院	464082	463342	139	2586	100.00		
职业病医院	1008932	689138	19472	276758	92.76	0.72	0.03
骨科医院	8478464	8258929	49827	182859	99.20	0.04	0.04
康复医院	5409262	5265579	27312	331616	94.93	0.22	0.01
整形外科医院	294213	274512	3232	16872	99.95	0.01	
美容医院	402222	393321	3959	60603	100.00		
其他专科医院	14951923	14392870	142798	864904	99.12	0.05	0.04
护理院	531298	510894	273	6606	67.65	0.14	
二、疗养院	2114150	1945315	8113	535447	97.67	0.11	0.22
三、社区卫生服务中心(站)	376974907	351637500	11190716	36350634		0.02	0.02
社区卫生服务中心	260802371	245286627	6271008	19286827		0.02	0.02
社区卫生服务站	116172536	106350873	4919708	17063807		0.01	0.01
四、卫生院	919458825	894674299	15633204	61062958		0.03	0.02
街道卫生院	42850593	41804813	943246	2864934		0.01	0.00
乡镇卫生院	876608232	852869486	14689958	58198024		0.03	0.02
中心卫生院	352162652	342856500	6146422	23013092		0.03	0.02
乡卫生院	524445580	510012986	8543536	35184932		0.02	0.01
五、门诊部	60865227	60066972	476970	4884196	98.95	0.01	0.01
六、诊所（医务室、护理站）	483364875	467699842		300			
七、村卫生室	1551701441	1371065669					
八、急救中心	3172696	3172696					
九、妇幼保健院(所、站)	148469684	142922855	3357318	17850943	99.76	0.01	
内:妇幼保健院	131321563	126746923	3177678	12667571	99.77	0.01	0.00
十、专科疾病防治院(所、站)	18826013	18031041	94736	2841392	98.78	0.03	0.04
十一、临床检验中心	784779	771920		767535			

5-1-3　2009年非营利性医疗机构门诊服务情况

医疗机构分类	诊疗人次数	门急诊	观察室留观病例数	健康检查人数	急诊抢救成功率(%)	急诊病死率(%)	观察室病死率(%)
总　计	**4516880208**	**4288545772**	**65581076**	**219988289**	**97.76**	**0.08**	**0.05**
一、医院	1835717273	1791937691	35450822	100000580	97.69	0.11	0.09
综合医院	1378264637	1344928166	27031252	80733604	97.51	0.12	0.10
中医医院	296372203	289361428	4437470	12952406	98.51	0.08	0.07
中西医结合医院	22101216	21801849	230043	1038214	97.88	0.07	0.15
民族医院	4971099	4802951	40216	89796	99.55	0.07	0.03
专科医院	133507247	130562818	3711841	5179954	98.88	0.05	0.03
口腔医院	15452484	15317685	3839	723324	96.46	0.01	
眼科医院	6812887	6791331	3890	170628	99.95		0.03
耳鼻喉科医院	2247215	2243160	216	26200	100.00		
肿瘤医院	6157187	5921935	70148	205553	96.28	0.23	0.15
心血管病医院	1990400	1973114	36845	138041	98.38	0.24	1.12
胸科医院	1611741	1583992	10641	380668	99.11	0.41	2.09
血液病医院	125262	125262	113	1500	68.57	0.16	8.85
妇产(科)医院	14884622	14721834	169553	436308	98.33	0.02	0.01
儿童医院	32318324	32111019	3079659	358529	99.46	0.02	0.01
精神病医院	18616666	17822143	91703	690149	98.83	0.04	0.04
传染病医院	8065760	7698428	74597	617515	99.50	0.02	0.01
皮肤病医院	3624333	3623212	26	22199			
结核病医院	1372551	1351656	14194	76299	96.15	0.10	0.01
麻风病医院	464082	463342	139	2586	100.00		
职业病医院	1008932	689138	19472	276758	92.76	0.72	0.03
骨科医院	5912186	5775522	38209	159089	99.12	0.04	0.05
康复医院	4101939	4000670	18238	286888	94.54	0.27	0.01
整形外科医院	116356	116356	3108	4094	99.95	0.02	
美容医院	82440	82296	153				
其他专科医院	8541880	8150723	77098	603626	98.50	0.06	0.07
护理院	500871	480479		6606	67.65	0.15	
二、疗养院	2064720	1896165	8093	510447	97.67	0.11	0.22
三、社区卫生服务中心(站)	367139220	342791077	10819050	35438536		0.02	0.01
社区卫生服务中心	259709039	244247077	6250005	19000291		0.02	0.00
社区卫生服务站	107430181	98544000	4569045	16438245		0.02	0.01
四、卫生院	918247187	893486117	15587133	61017936		0.03	0.02
街道卫生院	42771819	41729421	943014	2857644		0.01	0.00
乡镇卫生院	875475368	851756696	14644119	58160292		0.03	0.02
中心卫生院	351958829	342654154	6140388	23011389		0.03	0.02
乡卫生院	523516539	509102542	8503731	35148903		0.02	0.01
五、门诊部	25951027	25429129	264654	2125651	97.54	0.01	0.00
六、诊所（医务室、护理站）	120334229	116623563					
七、村卫生室	1077139807	952308992					
八、急救中心	2765319	2765319					
九、妇幼保健院(所、站)	148463684	142916855	3357318	17849943	99.76	0.01	0.00
内:妇幼保健院	131315563	126740923	3177678	12667571	99.77	0.01	0.00
十、专科疾病防治院(所、站)	18590906	17924028	94006	2704565	98.78	0.03	0.04
十一、临床检验中心	466836	466836		340631			

5-1-4 2009年营利性医疗机构门诊服务情况

医疗机构分类	诊疗人次数	门急诊	观察室留观病例数	健康检查人数	急诊抢救成功率(%)	急诊病死率(%)	观察室病死率(%)
总　计	**644666086**	**609157237**	**1935492**	**9422937**	**98.62**	**0.06**	**0.02**
一、医院	85928782	83195580	1359865	5603026	98.58	0.07	0.02
综合医院	57178985	55031038	1055276	4228650	98.38	0.08	0.03
中医医院	5083764	5000305	25027	224143	99.09	0.05	0.02
中西医结合医院	2397949	2371332	22873	172440	98.16	0.05	0.01
民族医院	398566	396373	245	8980	100.00		
专科医院	20839091	20366117	256171	968813	99.48	0.05	0.01
口腔医院	1551500	1550565	740	17058			
眼科医院	2862504	2824039	24465	203875	100.00		
耳鼻喉科医院	357530	319615	49	17553	100.00		
肿瘤医院	248866	248236	603	17188	97.70	0.59	0.83
心血管病医院	295370	293417	7606	19364	96.98	0.24	
胸科医院	42549	42549		21000	100.00		
血液病医院	30230	28219	13	120			
妇产(科)医院	3279703	3219430	32925	295188	100.00	0.00	0.00
儿童医院	512120	511349	90620	1492	100.00	0.01	
精神病医院	337780	333075	627	2872	100.00	0.11	1.91
传染病医院	18766	18766		2492	100.00		
皮肤病医院	629633	625944	8209	4632	100.00		
结核病医院							
麻风病医院							
职业病医院							
骨科医院	2566278	2483407	11618	23770	99.38	0.05	0.01
康复医院	1296248	1253846	9074	44728	97.28	0.12	0.01
整形外科医院	177857	158156	124	12778	100.00		
美容医院	319782	311025	3806	60603	100.00		
其他专科医院	6312375	6144479	65692	224100	99.76	0.02	0.01
护理院	30427	30415	273				
二、疗养院	3950	3950					
三、社区卫生服务中心(站)	8686844	7727996	322264	694937		0.01	
社区卫生服务中心	721372	670833	15464	136534		0.01	
社区卫生服务站	7965472	7057163	306800	558403		0.01	
四、卫生院	679012	661774	41047	39013			0.01
街道卫生院	76318	72936	232	7290			
乡镇卫生院	602694	588838	40815	31723			0.01
中心卫生院	9200	9200	2100				
乡卫生院	593494	579638	38715	31723			0.01
五、门诊部	34518340	34242199	212316	2629795	100.00		0.03
六、诊所(医务室、护理站)	359876948	348046401		300			
七、村卫生室	154436664	134880981					
八、急救中心	2074	2074					
九、妇幼保健院(所、站)	6000	6000		1000	100.00		
内:妇幼保健院	6000	6000			100.00		
十、专科疾病防治院(所、站)	209530	85199		124531	100.00		
十一、临床检验中心	317942	305083		330335			

5-1-5　2009年政府办医疗机构门诊服务情况

医疗机构分类	诊疗人次数		观察室留观病例数	健康检查人数	急诊抢救成功率(%)	急诊病死率(%)	观察室病死率(%)
		门急诊					
总　计	**3070555771**	**2973017443**	**52962730**	**178515637**	**97.75**	**0.08**	**0.06**
一、医院	1589701975	1554148365	29372916	81883530	97.68	0.11	0.09
综合医院	1157614194	1131262540	21141244	63900993	97.48	0.12	0.11
中医医院	288757051	282582990	4381614	12771198	98.51	0.08	0.07
中西医结合医院	20036138	19816885	216665	928799	97.84	0.07	0.14
民族医院	4881086	4714970	40116	86799	99.55	0.07	0.03
专科医院	118005611	115363085	3593277	4192546	98.99	0.04	0.02
口腔医院	13236729	13103568	2362	497882	95.41	0.01	
眼科医院	4751411	4733158	1002	56331	99.91	0.00	0.10
耳鼻喉科医院	2049170	2049016	215	13500	100.00		
肿瘤医院	5868353	5646195	66996	197570	94.82	0.22	0.15
心血管病医院	1056605	1056037	25384	58793	98.99	0.19	0.57
胸科医院	1536343	1510922	9602	378833	99.20	0.38	2.31
血液病医院	93504	93504	113	1500	68.57	0.16	8.85
妇产(科)医院	13858646	13717098	136586	330072	98.23	0.02	0.01
儿童医院	32006529	31799224	3077630	357029	99.45	0.02	0.01
精神病医院	18022062	17242006	91037	680784	98.86	0.04	0.04
传染病医院	7888604	7537319	74287	612972	99.51	0.02	0.01
皮肤病医院	3282471	3282393		22199			
结核病医院	1369851	1348956	14194	74949	96.15	0.10	0.01
麻风病医院	437336	436596	136	2586	100.00		
职业病医院	872671	591896	12385	247806	92.44	0.74	0.01
骨科医院	3768109	3671985	29705	104629	98.56	0.03	0.02
康复医院	2387859	2356874	7114	123661	98.96	0.05	
整形外科医院	106677	106677	729	1715			
美容医院							
其他专科医院	5412681	5079661	43800	429735	98.97	0.05	0.10
护理院	407895	407895		3195	83.33	0.02	
二、疗养院	1075903	1035534	861	264266	96.09	0.30	0.12
三、社区卫生服务中心(站)	231030339	217999744	4916462	15426994		0.02	0.00
社区卫生服务中心	204647161	193655520	3789629	13216456		0.02	0.00
社区卫生服务站	26383178	24344224	1126833	2210538		0.01	0.00
四、卫生院	900250887	876042810	15199907	60282877		0.03	0.02
街道卫生院	41394795	40411477	924872	2812675		0.01	0.00
乡镇卫生院	858856092	835631333	14275035	57470202		0.03	0.02
中心卫生院	348944969	339804809	6062000	22889598		0.03	0.02
乡卫生院	509911123	495826524	8213035	34580604		0.02	0.01
五、门诊部	5517601	5269572	94243	604526	99.72	0.01	0.00
六、诊所（医务室、护理站）	19430416	18471693					
七、村卫生室	156125113	138787931					
八、急救中心	2975117	2975117					
九、妇幼保健院(所、站)	146667106	141146288	3307071	17540977	99.75	0.01	0.00
内:妇幼保健院	129764598	125209462	3131735	12525023	99.77	0.01	0.00
十、专科疾病防治院(所、站)	17662314	17021389	71270	2308003	98.77	0.03	0.05
十一、临床检验中心	119000	119000		204464			

5-1-6 2009年各地区医疗机构门诊服务情况

地区	诊疗人次数	门急诊	观察室留观病例数	健康检查人数	急诊抢救成功率(%)	急诊病死率(%)	观察室病死率(%)
总　计	**5487671412**	**5187409255**	**67572371**	**229935773**	**97.78**	**0.08**	**0.05**
东　部	2709386794	2574549465	28225228	123552941	97.33	0.08	0.07
中　部	1432461067	1328051207	16652415	55616136	98.19	0.10	0.05
西　部	1345823551	1284808583	22694728	50766696	98.30	0.08	0.04
北　京	134794350	131966703	2876106	7456751	97.31	0.08	0.06
天　津	64396487	60883968	1537904	2275383	96.68	0.09	0.04
河　北	294395550	258856292	2148471	16647750	97.91	0.21	0.07
山　西	105127044	94721941	790222	5339839	95.55	0.19	0.09
内蒙古	79540764	73337677	332340	4061179	97.88	0.18	0.28
辽　宁	140687837	128431618	3454346	5370309	96.11	0.13	0.04
吉　林	82302376	76062226	611478	2486382	96.96	0.10	0.11
黑龙江	96091106	84242088	843288	3961851	98.24	0.15	0.12
上　海	184093440	181380224	636211	5442161	96.56	0.12	0.73
江　苏	363739960	349743682	2119774	17006867	98.29	0.05	0.03
浙　江	335725940	328167889	1328226	18079995	98.30	0.06	0.13
安　徽	193717749	179603703	1724549	8507947	97.37	0.09	0.02
福　建	156292643	150031618	1101908	6019449	90.40	0.04	0.03
江　西	153108117	144750448	2317442	5147362	98.65	0.04	0.02
山　东	449282486	417878853	4536826	17189264	97.35	0.23	0.10
河　南	389228902	359458068	1967140	10944047	98.16	0.19	0.07
湖　北	218301879	207706131	4145799	10311599	98.58	0.07	0.02
湖　南	194583894	181506602	4252497	8917109	99.22	0.05	0.05
广　东	554704901	536399313	8406402	27254314	97.99	0.03	0.02
广　西	185331727	179905301	2571116	5569683	97.08	0.04	0.02
海　南	31273200	30809305	79054	810698	96.73	0.04	0.04
重　庆	112552264	107760316	3757741	3698466	98.15	0.07	0.02
四　川	351882902	338736321	5188572	12414231	98.29	0.07	0.02
贵　州	96643285	90903195	1654163	3495160	98.92	0.09	0.02
云　南	166115747	161086237	4419928	5088498	99.29	0.04	0.03
西　藏	10094748	9335130	125490	110182	99.30	0.07	0.04
陕　西	136391749	129724180	941975	6583837	97.75	0.10	0.11
甘　肃	91165870	83634934	1849273	3819095	98.79	0.15	0.03
青　海	17840190	16785191	456492	829135	97.58	0.20	0.30
宁　夏	24524239	23245953	513260	1853954	95.91	0.14	0.02
新　疆	73740066	70354148	884378	3243276	97.34	0.23	0.06

5-1-7 2009年各地区政府办医疗机构门诊服务情况

地区	诊疗人次数	门急诊	观察室留观病例数	健康检查人数	急诊抢救成功率(%)	急诊病死率(%)	观察室病死率(%)
总计	**3070555771**	**2973017443**	**52962730**	**178515637**	**97.75**	**0.08**	**0.06**
东部	1696438344	1647113819	22238280	92454785	97.26	0.08	0.08
中部	684368286	655938105	12847811	43398698	98.24	0.11	0.05
西部	689749141	669965519	17876639	42662154	98.29	0.08	0.03
北京	96243572	94557560	2210057	4973482	97.25	0.08	0.07
天津	45667053	44035073	1443078	1808077	96.80	0.09	0.04
河北	112477159	107353055	1202865	6070698	97.94	0.21	0.10
山西	34595620	32572089	263100	2746469	95.45	0.19	0.17
内蒙古	40498557	38877736	247209	3254067	97.52	0.20	0.32
辽宁	71044275	69638120	2350429	3326164	95.64	0.15	0.06
吉林	42283327	41007001	453664	1659390	97.10	0.10	0.07
黑龙江	47996846	45040284	595559	2701693	98.37	0.18	0.16
上海	158807880	156450403	625394	4514481	96.56	0.13	0.74
江苏	236474897	229364384	1632963	13890586	98.14	0.05	0.04
浙江	254342017	248579379	1291771	16310971	98.33	0.06	0.14
安徽	108248113	102821698	1374544	6954755	97.21	0.10	0.03
福建	86738813	85234942	921064	5402504	89.97	0.04	0.03
江西	71325676	68934580	1920212	4522846	98.54	0.04	0.02
山东	254652295	241584932	3421633	13943646	97.25	0.24	0.11
河南	153510999	147538559	1385984	8629223	98.00	0.21	0.09
湖北	126896528	122335257	3277203	8402171	98.73	0.07	0.03
湖南	99511177	95688637	3577545	7782151	99.27	0.04	0.06
广东	361758474	352298910	7077764	21613208	98.06	0.03	0.03
广西	101489425	99373096	2239121	5134892	97.04	0.04	0.02
海南	18231909	18017061	61262	600968	95.84	0.03	0.05
重庆	63512855	62482997	3054722	3126789	98.21	0.07	0.02
四川	176614310	172649028	4030901	10935769	98.25	0.07	0.03
贵州	43060824	40403594	1214770	2904052	98.92	0.08	0.03
云南	88937193	87127887	3820060	4444244	99.30	0.04	0.03
西藏	7259754	6607567	125314	108929	99.26	0.08	0.04
陕西	57672329	56476557	515157	4475810	97.79	0.10	0.09
甘肃	39532266	37841064	1385198	3247111	98.94	0.15	0.02
青海	10622973	10272672	234521	628934	97.63	0.21	0.10
宁夏	14385049	13536616	420562	1624429	95.59	0.14	0.03
新疆	46163606	44316705	589104	2777128	97.24	0.25	0.09

5-1-8　2009年医疗机构分科门急诊人次及构成

科室分类	门急诊人次数（人次）		构成(%)	
		医院		医院
总　计	**3349167305**	**1875421146**	**100.00**	**100.00**
预防保健科	54653663	16922788	1.63	0.90
全科医疗科	431414464	48911707	12.88	2.61
内科	844192578	396460159	25.21	21.14
外科	282062919	164813480	8.42	8.79
儿科	310532705	165908993	9.27	8.85
妇产科	328738497	161141133	9.82	8.59
眼科	62831174	54985344	1.88	2.93
耳鼻咽喉科	61295593	53713992	1.83	2.86
口腔科	77448795	56455388	2.31	3.01
皮肤科	64442482	55845953	1.92	2.98
医疗美容科	2040309	1682842	0.06	0.09
精神科	22817025	22353081	0.68	1.19
传染科	24877785	22298407	0.74	1.19
结核病科	6005042	2833230	0.18	0.15
肿瘤科	12123826	12094437	0.36	0.64
急诊医学科	88216333	74181945	2.63	3.96
康复医学科	18735139	13736581	0.56	0.73
职业病科	2045771	1197542	0.06	0.06
中医科	416705729	353264672	12.44	18.84
民族医学科	5668868	5653460	0.17	0.30
中西医结合科	31370487	29835081	0.94	1.59
其他	200948121	161130931	6.00	8.59

注:本表不包括诊所（医务室）和村卫生室数字。

5-2-1　医院诊疗人次数

年份	诊疗人次（亿次）	卫生部门			诊疗人次中：门急诊（亿次）	卫生部门		
			综合医院	中医医院			综合医院	中医医院
1980	10.53	6.33	4.91	0.47	9.54	6.19	4.79	0.46
1985	12.55	7.21	5.08	0.87	11.37	7.00	4.93	0.83
1986	13.02	7.76	5.36	1.04	12.18	7.54	5.22	0.99
1987	14.80	8.50	5.61	1.38	14.00	8.30	5.49	1.33
1988	14.63	8.38	5.48	1.44	13.76	8.18	5.36	1.41
1989	14.43	8.16	5.25	1.46	13.52	7.96	5.13	1.43
1990	14.94	8.58	5.47	1.60	14.05	8.32	5.30	1.55
1991	15.33	8.88	5.54	1.78	14.40	8.64	5.42	1.70
1992	15.35	8.84	5.50	1.78	14.31	8.60	5.35	1.74
1993	13.07	7.98	4.95	1.61	12.19	7.70	4.77	1.55
1994	12.69	7.75	4.81	1.58	11.86	7.47	4.62	1.53
1995	12.52	7.76	4.78	1.58	11.65	7.49	4.59	1.53
1996	12.81	8.08	4.78	1.70	11.61	7.55	4.54	1.58
1997	12.27	7.95	4.76	1.65	11.38	7.61	4.57	1.56
1998	12.39	8.17	4.88	1.62	11.51	7.84	4.69	1.57
1999	12.31	8.19	4.93	1.56	11.51	7.90	4.73	1.51
2000	12.86	8.76	5.27	1.64	11.83	8.32	5.00	1.54
2001	12.50	8.74	5.18	1.64	11.74	8.39	4.96	1.57
2002	13.08	9.89	6.69	1.79	12.17	8.86	6.35	1.70
2003	12.82	9.99	6.69	1.85	12.13	9.57	6.44	1.78
2004	13.81	11.05	7.44	1.97	13.16	10.64	7.18	1.90
2005	14.74	11.95	8.12	2.06	14.19	11.57	7.86	1.99
2006	15.64	12.74	8.60	2.19	15.12	12.36	8.35	2.14
2007	17.46	14.07	9.55	2.29	16.85	13.65	9.30	2.21
2008	19.08	15.68	10.54	2.64	18.58	15.31	10.30	2.57
2009	20.60	16.88	11.27	2.87	20.08	16.49	11.02	2.81

注：①1993年以前诊疗人次系推算数字；②为统一口径，本表医院含妇幼保健院、专科疾病防治院数字；③2002年以前综合医院不含高等院校附属医院。

5-2-2　2009年各地区医院门诊服务情况

地区	诊疗人次数	门急诊	观察室留观病例数	健康检查人数	急诊抢救成功率(%)	急诊病死率(%)	观察室病死率(%)
总　计	**1921938815**	**1875421146**	**36811314**	**105642368**	**97.72**	**0.11**	**0.08**
东　部	1063975943	1040646271	13776792	56789322	97.31	0.10	0.13
中　部	439121727	426766119	10007256	24758288	98.16	0.13	0.07
西　部	418841145	408008756	13027266	24094758	98.15	0.11	0.05
北　京	83146102	82510676	1196009	3213944	97.31	0.10	0.13
天　津	36112928	35774473	1203357	1472663	96.68	0.09	0.05
河　北	70334805	67656842	982383	4265985	97.83	0.28	0.13
山　西	35083155	33630529	318446	2490870	95.58	0.25	0.20
内蒙古	26877682	26224364	201446	1347992	97.87	0.22	0.43
辽　宁	63973413	62796827	2640820	3001842	96.10	0.15	0.06
吉　林	35636604	35023680	395921	1677911	96.95	0.12	0.15
黑龙江	44171576	42996143	631953	2552914	98.23	0.16	0.15
上　海	96509711	95965927	442082	3458501	96.56	0.14	1.05
江　苏	142317485	138758911	565201	7606459	98.29	0.07	0.10
浙　江	141637639	140424185	577806	6805283	98.31	0.09	0.30
安　徽	53542815	51741442	1024104	3715947	97.34	0.12	0.02
福　建	58506124	57852690	640899	3290006	90.28	0.05	0.04
江　西	41747368	40862656	1369451	2024632	98.64	0.05	0.02
山　东	116771605	111470387	2659888	7309210	97.32	0.29	0.16
河　南	99927876	96449708	1485468	4741219	98.10	0.27	0.07
湖　北	72886134	71497851	2263634	4263862	98.54	0.09	0.04
湖　南	56126199	54564110	2518279	3290933	99.21	0.05	0.07
广　东	244253633	237215423	2832406	16023546	98.00	0.04	0.06
广　西	58028657	56852015	1041312	2761840	97.10	0.05	0.03
海　南	10412498	10219930	35941	341883	96.73	0.06	0.06
重　庆	32679351	31911538	2423178	1890872	98.12	0.09	0.02
四　川	95366795	93334400	3319677	5365022	98.25	0.09	0.03
贵　州	24139710	23106986	1111451	2067258	98.90	0.10	0.03
云　南	52346288	51570114	2634799	2511867	98.88	0.05	0.04
西　藏	3823706	3599313	106382	69919	99.30	0.06	0.04
陕　西	47829874	46764124	383311	3636586	97.73	0.13	0.11
甘　肃	24953354	24086030	795717	1377856	98.78	0.18	0.06
青　海	7560019	7354655	138387	241354	97.57	0.22	0.16
宁　夏	11003564	10369753	335323	508427	95.83	0.19	0.04
新　疆	34232145	32835464	536283	2315765	97.30	0.25	0.10

5-2-3 2009年各地区政府办医院门诊服务情况

地区	诊疗人次数	门急诊	观察室留观病例数	健康检查人数	急诊抢救成功率(%)	急诊病死率(%)	观察室病死率(%)
总计	**1589701975**	**1554148365**	**29372916**	**81883530**	**97.68**	**0.11**	**0.09**
东部	910416236	892053427	11013298	45168848	97.24	0.10	0.15
中部	340348858	331193646	7982436	17844164	98.20	0.14	0.07
西部	338936881	330901292	10377182	18870518	98.12	0.11	0.05
北京	69596200	69103128	947614	2475137	97.25	0.10	0.16
天津	29071011	28884949	1116337	1076838	96.80	0.10	0.05
河北	56369307	54342732	679308	3067088	97.86	0.28	0.17
山西	18775196	18010143	153219	1153396	95.39	0.25	0.26
内蒙古	21491970	21057553	176841	1020637	97.51	0.24	0.42
辽宁	50786419	50082986	1860372	1790961	95.63	0.16	0.07
吉林	28036434	27540726	306052	1095019	97.10	0.11	0.10
黑龙江	31246495	30290673	417381	1676048	98.37	0.19	0.20
上海	88020083	87614701	431546	2989739	96.56	0.14	1.07
江苏	113989330	111262422	359797	5643190	98.14	0.07	0.14
浙江	130455690	129372557	547621	6040144	98.33	0.09	0.31
安徽	41333138	39992065	832841	2917664	97.18	0.13	0.02
福建	52708048	52236366	530458	2951067	89.93	0.04	0.05
江西	36112241	35384854	1157712	1772922	98.52	0.05	0.03
山东	91037244	87391055	1936852	5621128	97.22	0.31	0.18
河南	77637675	74961896	1072759	3400391	97.93	0.32	0.09
湖北	58112457	57022572	1847734	3179152	98.70	0.08	0.05
湖南	49095222	47990717	2194738	2649572	99.26	0.05	0.08
广东	219760783	213260346	2572787	13237309	98.08	0.04	0.06
广西	53330750	52254755	787994	2522438	97.06	0.05	0.03
海南	8622121	8502185	30606	276247	95.84	0.05	0.06
重庆	26514390	26071084	1915653	1433170	98.17	0.09	0.03
四川	79014743	77557439	2617839	4375464	98.20	0.10	0.04
贵州	18823150	18201154	940822	1743895	98.90	0.10	0.03
云南	43762968	43175261	2274648	2075677	98.84	0.05	0.04
西藏	3237833	3013936	106206	68666	99.25	0.07	0.04
陕西	32059757	31328390	208588	1977050	97.77	0.14	0.19
甘肃	18856870	18075759	643192	1065790	98.93	0.19	0.03
青海	6996455	6801403	118194	217461	97.62	0.24	0.19
宁夏	8555048	7985243	269313	396468	95.49	0.22	0.04
新疆	26292947	25379315	317892	1973802	97.20	0.28	0.16

5-2-4 2009年各地区医院分科门急诊人次数(万人次)

地区	合计	预防保健科	全科医疗科	内科	外科	儿科	妇产科	眼科	耳鼻咽喉科	口腔科
总 计	187542.1	1692.3	4891.2	39646.0	16481.3	16590.9	16114.1	5498.5	5371.4	5645.5
东 部	104064.6	849.0	2324.7	21668.7	8857.8	9532.2	9375.2	2999.6	3010.3	3313.1
中 部	42676.6	463.4	1155.2	9409.7	4104.0	3665.8	3368.0	1337.6	1225.8	1188.5
西 部	40800.9	379.9	1411.2	8567.5	3519.6	3392.9	3370.9	1161.4	1135.3	1144.0
北 京	8251.1	28.6	115.8	1802.6	812.2	727.4	601.8	256.2	186.3	390.0
天 津	3577.4	10.8	46.4	804.4	266.3	268.3	230.0	148.9	74.7	173.2
河 北	6765.7	66.8	170.9	1368.0	742.2	521.7	664.3	277.0	188.9	192.0
山 西	3363.1	45.8	85.3	802.9	319.5	226.4	299.9	124.1	86.1	106.4
内蒙古	2622.4	13.1	25.8	604.1	256.4	156.6	191.8	85.3	65.7	70.5
辽 宁	6279.7	14.5	53.9	1412.9	659.7	531.0	597.8	253.9	173.8	220.7
吉 林	3502.4	33.9	61.5	855.4	419.8	308.7	276.3	110.1	93.6	97.1
黑龙江	4299.6	40.0	88.1	1031.5	444.9	368.1	321.3	159.6	133.3	131.1
上 海	9596.6	19.2	157.7	2863.6	939.9	843.3	703.2	224.4	380.3	315.0
江 苏	13875.9	81.0	242.4	2880.2	1236.4	1332.8	1239.3	373.8	373.9	437.6
浙 江	14042.4	68.6	339.7	2692.7	1052.5	1375.0	1147.4	387.6	441.3	449.4
安 徽	5174.1	72.3	121.2	1118.1	533.4	417.7	436.2	179.3	158.2	149.8
福 建	5785.3	8.4	31.9	1255.0	443.6	603.7	527.4	180.3	176.0	131.8
江 西	4086.3	38.1	197.9	919.5	352.4	358.6	305.4	105.9	92.0	67.4
山 东	11147.0	110.7	445.2	2166.0	1064.8	1034.8	986.7	356.0	295.0	334.7
河 南	9645.0	124.0	267.2	2266.9	882.0	856.8	661.6	305.2	257.7	262.1
湖 北	7149.8	78.2	160.8	1368.7	625.1	670.2	564.9	219.4	233.1	229.7
湖 南	5456.4	31.1	173.3	1046.7	526.9	459.2	502.4	134.1	171.8	145.0
广 东	23721.5	436.3	673.2	4185.4	1568.7	2186.9	2574.9	513.1	694.4	643.0
广 西	5685.2	68.7	164.9	1030.7	393.2	457.1	539.7	147.0	188.1	148.5
海 南	1022.0	4.0	47.4	238.0	71.5	107.3	102.3	28.6	25.7	25.7
重 庆	3191.2	40.6	54.7	696.0	281.4	317.6	251.0	68.2	85.8	96.9
四 川	9333.4	40.5	176.0	2031.4	748.7	827.9	656.9	254.1	314.6	280.7
贵 州	2310.7	19.2	112.8	499.3	270.5	186.4	196.4	51.8	69.7	57.3
云 南	5157.0	68.2	292.4	1058.4	388.9	429.8	424.4	164.1	111.8	133.6
西 藏	359.9	2.4	42.6	72.3	30.4	23.1	24.8	5.9	5.0	4.6
陕 西	4676.4	32.4	163.7	946.0	449.3	449.3	452.3	172.0	110.3	127.3
甘 肃	2408.6	30.5	77.3	514.5	261.3	182.9	202.9	74.0	51.4	57.9
青 海	735.5	2.5	31.4	104.7	61.7	54.0	56.8	22.1	14.5	24.4
宁 夏	1037.0	8.2	41.7	192.6	78.9	88.0	90.0	42.6	27.1	45.6
新 疆	3283.5	53.3	227.9	817.6	298.9	220.2	283.8	74.3	91.3	96.8

5-2-4 续表

皮肤科	医疗美容科	精神科	传染科	结核病科	肿瘤科	急诊医学科	康复医学科	职业病科	中医科	民族医学科	中西医结合科	其他
5584.6	168.3	2235.3	2229.8	283.3	1209.4	7418.2	1373.7	119.8	35326.5	565.3	2983.5	16113.1
3374.3	92.5	1318.0	1243.5	187.9	723.8	4047.5	723.6	73.2	19612.9	20.8	1616.6	9099.4
1224.1	52.2	435.4	541.8	44.5	284.7	1393.0	398.6	23.4	7949.5	28.5	588.5	3794.3
986.2	23.6	482.0	444.5	50.9	200.9	1977.7	251.4	23.1	7764.1	516.0	778.4	3219.4
243.3	7.8	86.5	117.2	11.0	92.5	240.0	40.4	2.4	1834.0	2.7	82.0	570.3
77.1	0.7	33.4	39.2	4.1	49.6	28.1	18.5	1.2	735.4	0.1	141.0	426.1
195.6	2.4	47.5	55.5	5.5	43.4	214.7	51.0	7.7	1197.2	1.9	133.6	618.0
94.9	3.0	30.6	32.1	2.4	33.8	102.1	30.4	4.1	514.1	0.0	37.8	381.3
73.9	1.0	31.8	39.7	2.1	20.8	112.2	24.3	1.3	363.7	152.2	71.4	258.9
262.8	2.8	66.4	82.4	18.7	58.6	243.7	64.2	19.4	857.9	10.8	16.9	657.0
110.6	3.9	37.8	44.2	5.4	22.0	159.2	22.1	1.7	538.4	6.9	57.8	236.0
136.7	4.5	28.9	43.3	7.1	27.3	167.0	21.4	4.1	781.3	9.0	25.9	325.2
429.1	7.0	105.5	124.8	57.5	92.4	164.5	31.4	1.5	1429.7	0.0	335.1	371.6
475.3	12.7	283.3	216.5	6.8	83.3	418.9	117.6	27.9	2670.3	0.0	216.2	1149.7
559.3	11.8	247.2	185.7	12.5	88.0	368.1	58.4	1.3	3071.6	2.0	306.3	1175.8
175.0	1.7	62.4	101.2	7.4	34.0	125.8	33.8	1.9	839.2	0.1	35.8	569.6
134.3	6.4	70.4	73.3	27.8	39.5	250.2	35.4	0.0	1217.6	3.1	133.2	435.8
95.3	5.9	29.5	60.8	9.8	25.6	142.3	21.9	0.7	981.8	0.0	52.4	223.2
313.2	9.4	133.4	136.4	13.3	68.2	410.1	49.7	11.1	1778.7	0.0	31.5	1398.4
259.4	12.4	82.0	87.0	1.7	80.2	255.1	91.4	7.1	2120.8	0.9	55.4	708.1
207.7	13.4	96.0	100.4	3.5	28.3	247.4	142.2	1.0	1089.1	8.4	260.1	802.2
144.6	7.4	68.1	72.8	7.3	33.5	194.1	35.5	2.8	1084.8	3.1	63.3	548.7
665.9	31.1	236.7	205.3	30.8	103.9	1671.2	245.0	0.7	4665.2	0.3	205.6	2183.9
125.2	5.9	63.7	82.9	12.0	33.9	439.1	28.5	2.7	1153.0	8.8	158.3	433.1
18.3	0.4	7.6	7.3	0.0	4.5	38.1	12.0	0.0	155.1	0.0	15.2	113.0
72.3	1.4	87.6	24.4	6.0	20.9	115.9	35.6	2.2	564.1	2.0	93.8	272.7
263.2	2.4	176.8	86.8	3.6	43.4	298.8	51.5	7.3	2161.4	42.6	247.1	617.5
49.5	2.8	9.1	24.2	7.9	5.7	125.7	11.8	0.9	379.7	8.9	21.9	199.4
87.5	2.0	40.9	47.1	0.0	15.3	330.2	11.2	1.3	1064.8	18.4	68.6	398.0
3.6	0.0	0.0	1.7	0.4	0.1	15.4	0.7	0.0	6.9	94.8	1.2	24.1
140.2	5.2	31.5	51.3	8.6	18.0	212.6	38.8	1.3	805.4	0.0	59.0	401.8
40.1	0.5	12.4	21.5	2.5	13.9	88.1	13.6	2.2	585.1	20.1	21.4	134.6
15.7	0.5	5.4	4.8	0.1	5.2	34.8	4.3	1.6	83.3	53.3	2.6	151.8
34.4	0.5	2.8	13.5	2.3	6.1	42.0	12.5	1.1	212.7	1.9	7.9	84.6
80.7	1.4	20.0	46.6	5.4	17.7	162.7	18.6	1.1	384.0	113.1	25.2	242.8

5-2-5 综合医院分科门诊人次及构成

年份	合计	内科	外科	妇产科	儿科	中医科
门诊人次						
1997	782435505	235796605	94999169	60458163	55526907	69533551
1998	784373360	240622356	94092850	62351792	55156315	67614259
1999	784783985	239478536	95960972	64414503	54070728	66991833
2000	795444979	245465160	97643483	66494487	54757525	66031516
2001	774877451	240592117	95385439	65891762	55614171	63235612
2002	825879596	263962695	108603504	75538537	62399190	60653298
2003	807949417	258666144	106652995	75292111	60125266	56358813
2004	870322048	267389093	116756273	88612843	65568398	57643032
2005	932489297	286084300	125826467	96554891	75529578	58507467
2006	983738120	300413939	136123648	106273664	81911129	59213476
2007	1192272952	335312344	146613045	122942000	97977346	48859602
2008	1306772597	360758148	153560985	134845052	115895407	52471300
2009	1400124976	389103145	159776728	143202913	130094784	57695356
构成(%)						
1997	100.00	30.68	12.00	7.95	7.03	8.62
1998	100.00	30.52	12.23	8.21	6.89	8.54
1999	100.00	30.86	12.28	8.36	6.88	8.30
2000	100.00	31.05	12.31	8.50	7.18	8.16
2001	100.00	31.96	13.15	9.15	7.56	7.34
2002	100.00	31.96	13.15	9.15	7.56	7.34
2003	100.00	32.02	13.20	9.32	7.44	6.98
2004	100.00	30.72	13.42	10.18	7.53	6.62
2005	100.00	30.68	13.49	10.35	8.10	6.27
2006	100.00	30.54	13.84	10.80	8.33	6.02
2007	100.00	28.12	12.30	10.31	8.22	4.10
2008	100.00	27.61	11.75	10.32	8.87	4.02
2009	100.00	27.79	11.41	10.23	9.29	4.12

注:本表2007年起系分科门急诊人次及构成。

5-3-1 医疗机构入院人数（万人）

医疗机构分类	2004	2005	2006	2007	2008	2009
总计	**6676**	**7184**	**7906**	**9827**	**11483**	**13256**
其中：医院	4673	5108	5562	6487	7392	8488
综合医院	3800	4153	4480	5190	5872	6713
中医医院	511	567	634	750	889	1034
中西医结合医院	34	38	43	55	63	77
民族医院	11	10	12	15	17	21
专科医院	316	339	392	476	550	641
护理院	1	1	1	1	1	2
疗养院	23	28	31	38	36	55
社区卫生服务中心(站)	15	27	44	107	141	225
内:社区卫生服务中心	15	27	44	74	103	164
卫生院	1621	1641	1858	2699	3355	3870
街道卫生院	21	19	22	37	42	62
乡镇卫生院	1599	1622	1836	2662	3313	3808
门诊部	17	7	9	12	12	16
妇幼保健院(所、站)	309	349	383	458	520	572
内:妇幼保健院	275	312	344	414	486	535
专科疾病防治院(所、站)	18	23	20	26	28	30
内：专科疾病防治院	7	14	9	11	15	15

①诊所（医务室）和村卫生室无住院数字；②2007年以前缺社区卫生服务站入院数字。

5-3-2 2009年医疗机构住院服务情况

医疗机构分类	入院人数	出院人数	住院病人手术人次	危重病人抢救人次	治愈率(%)	好转率(%)	病死率(%)	危重病人抢救成功率(%)	每百门急诊入院人数
总　计	**132562637**	**133124958**	**26460542**	**6004373**	**66.2**	**31.0**	**0.5**	**92.3**	**4.0**
一、医院	84880298	84542595	24499830	5842063	57.0	39.4	0.8	92.2	4.5
综合医院	67130020	66926317	19479509	4798043	57.3	39.0	0.8	91.9	4.8
中医医院	10343274	10260768	2727271	618395	53.6	43.4	0.6	92.8	3.5
中西医结合医院	765424	762307	225264	133881	60.8	36.2	0.9	96.7	3.2
民族医院	214717	212408	22375	10185	57.4	39.9	0.3	96.0	4.1
专科医院	6411320	6366287	2045321	279912	58.9	37.9	0.5	92.9	4.2
口腔医院	62835	62408	42814	788	89.2	9.3	0.1	94.2	0.4
眼科医院	385622	384283	345796	741	93.4	6.1	0.0	92.7	4.0
耳鼻喉科医院	49883	49247	41881	199	91.7	7.4	0.1	80.9	1.9
肿瘤医院	957629	950813	258784	13369	44.1	48.9	1.0	71.1	15.5
心血管病医院	158969	157864	43286	16719	45.1	52.4	0.7	94.8	7.0
胸科医院	139970	139345	27629	9522	19.3	74.4	1.3	90.8	8.6
血液病医院	12313	12216	435	221	38.8	50.5	0.7	64.7	8.0
妇产(科)医院	759165	758995	358971	25753	88.8	10.2	0.1	98.9	4.2
儿童医院	984683	983238	248753	107972	64.6	32.6	0.3	97.8	3.0
精神病医院	835538	815962	49572	21215	40.1	56.8	0.5	85.9	4.6
传染病医院	514704	512696	33498	37853	30.9	63.6	1.2	88.8	6.7
皮肤病医院	26591	26294	1770	5	64.1	34.7	0.2	100.0	0.6
结核病医院	128584	128117	11503	5788	19.9	73.8	1.1	84.7	9.5
麻风病医院	3996	3847		76	94.1	5.7	0.2	100.0	0.9
职业病医院	29476	28602	3510	1523	31.8	62.8	3.4	77.8	4.3
骨科医院	458303	458390	261049	6955	73.1	25.6	0.1	93.7	5.5
康复医院	208122	203679	37570	6988	51.8	46.2	0.7	89.3	4.0
整形外科医院	32066	31952	25495	78	81.8	17.9	0.0	94.9	11.7
美容医院	26979	27054	19573	1	91.9	8.1		100.0	6.9
其他专科医院	635892	631285	233432	24146	67.6	30.7	0.5	92.9	4.4
护理院	15543	14508	90	1647	26.0	54.3	10.3	49.3	3.0
二、疗养院	546313	540126	5013	2126	74.5	25.1	0.1	89.5	28.1
三、社区卫生服务中心(站)	2247823	2870243			74.2	23.9	0.4		0.6
社区卫生服务中心	1642427	1659078			65.8	31.6	0.7		0.7
社区卫生服务站	605396	1211165			85.7	13.4	0.0		0.6
四、卫生院	38701071	38999430			82.0	16.5	0.1		4.3
街道卫生院	623849	633387			82.7	15.9	0.2		1.5
乡镇卫生院	38077222	38366043			81.9	16.5	0.1		4.5
中心卫生院	16154076	16242097			80.8	17.5	0.1		4.7
乡卫生院	21923146	22123946			82.8	15.7	0.0		4.3
五、门诊部	163661	166344	26378	919	89.2	9.6	0.0	97.7	0.3
六、护理站	74	42		25	54.8		45.2	24.0	0.0
七、妇幼保健院(所、站)	5722004	5708073	1896820	152314	89.9	9.3	0.1	98.1	4.0
内:妇幼保健院	5354071	5334102	1799664	148133	89.5	9.7	0.1	98.1	4.2
八、专科疾病防治院(所/站)	301393	298105	32501	6926	57.0	40.3	0.5	91.7	1.7

5-3-3 2009年非营利性医疗机构住院服务情况

医疗机构分类	入院人数	出院人数	住院病人手术人次	危重病人抢救人次	治愈率(%)	好转率(%)	病死率(%)	危重病人抢救成功率(%)	每百门急诊入院人数
总　计	**128673701**	**129138158**	**25153058**	**5911951**	**65.8**	**31.3**	**0.5**	**92.3**	**4.0**
一、医院	81250156	80938654	23211139	5750023	56.1	40.3	0.8	92.2	4.5
综合医院	64705990	64511281	18732320	4722416	56.6	39.7	0.9	91.9	4.8
中医医院	10174874	10103405	2673145	615442	53.4	43.7	0.6	92.8	3.5
中西医结合医院	664937	658614	199884	132625	57.6	39.1	1.0	96.7	3.0
民族医院	206287	204115	18833	10035	56.2	41.0	0.3	95.9	4.3
专科医院	5484347	5448450	1586867	268152	55.1	41.4	0.6	92.9	4.2
口腔医院	60165	59754	42435	738	89.0	9.5	0.1	93.8	0.4
眼科医院	265382	264624	237525	734	92.7	6.8	0.0	92.6	3.9
耳鼻喉科医院	39638	39202	34450	172	93.2	5.8	0.1	78.5	1.8
肿瘤医院	932949	926055	255345	12562	44.5	48.7	0.9	71.8	15.8
心血管病医院	134080	133021	40840	14788	41.2	56.2	0.7	94.5	6.8
胸科医院	139349	138779	27363	9512	19.0	74.6	1.4	90.8	8.8
血液病医院	11103	11099	371	191	35.8	52.6	0.7	63.4	8.9
妇产(科)医院	582243	582144	279953	23777	87.0	11.8	0.1	98.8	4.0
儿童医院	974449	973204	247438	107930	64.3	32.8	0.3	97.8	3.0
精神病医院	812899	794927	48701	21186	39.8	57.0	0.6	85.9	4.6
传染病医院	512106	510135	33492	37703	30.9	63.6	1.2	88.7	6.7
皮肤病医院	19314	19099	1589	2	57.1	41.7	0.3	100.0	0.5
结核病医院	128584	128117	11503	5788	19.9	73.8	1.1	84.7	9.5
麻风病医院	3996	3847		76	94.1	5.7	0.2	100.0	0.9
职业病医院	29476	28602	3510	1523	31.8	62.8	3.4	77.8	4.3
骨科医院	293333	297237	178886	4795	69.1	29.3	0.2	92.3	5.1
康复医院	170421	164986	33720	6120	49.5	48.7	0.7	89.6	4.3
整形外科医院	13173	13175	9960	72	88.7	10.8	0.1	94.4	11.3
美容医院	1157	1153	1187		99.8	0.2			1.4
其他专科医院	360530	359290	98599	20483	59.8	38.0	0.8	92.3	4.4
护理院	13721	12789	90	1353	27.2	55.6	9.7	52.0	2.9
二、疗养院	546265	540080	5013	2126	74.5	25.1	0.1	89.5	28.8
三、社区卫生服务中心(站)	2116601	2617296			73.5	24.7	0.4		0.6
社区卫生服务中心	1619675	1626563			65.5	31.9	0.7		0.7
社区卫生服务站	496926	990733			86.5	12.9	0.0		0.5
四、卫生院	38676996	38974803			82.0	16.5	0.1		4.3
街道卫生院	620532	630144			82.7	15.9	0.2		1.5
乡镇卫生院	38056464	38344659			81.9	16.5	0.1		4.5
中心卫生院	16148431	16236027			80.8	17.5	0.1		4.7
乡卫生院	21908033	22108632			82.8	15.7	0.0		4.3
五、门诊部	66046	66910	8419	574	86.8	12.3	0.0	96.3	0.3
六、护理站	59	27		25	29.6		70.4	24.0	0.0
七、妇幼保健院(所、站)	5720804	5706873	1896520	152301	89.9	9.3	0.1	98.1	4.0
内:妇幼保健院	5352871	5332902	1799364	148120	89.5	9.6	0.1	98.1	4.2
八、专科疾病防治院(所、站)	296774	293515	31967	6902	57.2	40.1	0.5	91.7	1.7

5-3-4　2009年营利性医疗机构住院服务情况

医疗机构分类	入院人数	出院人数	住院病人手术人次	危重病人抢救人次	治愈率(%)	好转率(%)	病死率(%)	危重病人抢救成功率(%)	每百门急诊入院人数
总　计	**3827226**	**3926070**	**1301899**	**92236**	**78.3**	**19.9**	**0.2**	**93.9**	**3.0**
一、医院	3613201	3587124	1283456	91874	77.9	20.4	0.2	93.8	4.3
综合医院	2416484	2407552	744913	75533	77.1	21.0	0.3	94.0	4.4
中医医院	168340	157305	54096	2953	68.6	29.2	0.2	94.0	3.4
中西医结合医院	100487	103693	25380	1256	80.7	18.1	0.1	93.2	4.2
民族医院	8430	8293	3542	150	85.7	12.7	0.0	98.7	2.1
专科医院	917638	908562	455525	11688	81.2	17.4	0.1	94.1	4.5
口腔医院	2670	2654	379	50	94.2	4.7		100.0	0.2
眼科医院	118219	117647	106284	7	94.8	4.7		100.0	4.2
耳鼻喉科医院	10245	10045	7431	27	85.5	13.7	0.0	96.3	3.2
肿瘤医院	24680	24758	3439	807	28.8	54.9	1.8	61.5	9.9
心血管病医院	24889	24843	2446	1931	66.5	32.0	0.7	97.8	8.5
胸科医院	621	566	266	10	93.3	6.7		100.0	1.5
血液病医院	1210	1117	64	30	67.9	28.9	0.7	73.3	4.3
妇产(科)医院	176922	176851	79018	1976	94.7	4.8	0.0	99.5	5.5
儿童医院	10234	10034	1315	42	85.4	14.5		100.0	2.0
精神病医院	22639	21035	871	29	50.7	46.5	0.1	79.3	6.8
传染病医院	2444	2388	6	128	50.0	46.1	0.3	95.3	13.0
皮肤病医院	7277	7195	181	3	82.6	16.2		100.0	1.2
结核病医院									
麻风病医院									
职业病医院									
骨科医院	164970	161153	82163	2160	80.3	18.7	0.1	96.8	6.6
康复医院	34502	35522	3460	868	57.9	38.6	0.5	87.1	2.8
整形外科医院	18893	18777	15535	6	76.9	22.9		100.0	11.9
美容医院	25822	25901	18386	1	91.5	8.5		100.0	8.3
其他专科医院	271401	268076	134281	3613	77.6	21.3	0.1	96.4	4.4
护理院	1822	1719		294	16.9	44.2	14.7	37.1	6.0
二、疗养院	48	46			17.4	82.6			1.2
三、社区卫生服务中心(站)	99042	221904			80.3	17.1	0.0		1.3
社区卫生服务中心	20357	30118			84.3	15.0	0.0		3.0
社区卫生服务站	78685	191786			79.6	17.5	0.0		1.1
四、卫生院	14964	15206			81.9	16.6	0.0		2.3
街道卫生院	3317	3243			87.1	10.2			4.5
乡镇卫生院	11647	11963			80.5	18.3	0.1		2.0
中心卫生院	620	740			86.4	12.2	0.1		6.7
乡卫生院	11027	11223			80.1	18.7	0.0		1.9
五、门诊部	97615	99434	17959	345	90.7	7.8	0.0	100.0	0.3
六、护理站	15	15			100.0				0.0
七、妇幼保健院(所、站)	1200	1200	300	13	2.0	98.0		100.0	20.0
内:妇幼保健院	1200	1200	300	13	2.0	98.0		100.0	20.0
八、专科疾病防治院(所、站)	1141	1141	184	4	76.7	21.5		100.0	1.3

5-3-5　2009年政府办医疗机构住院服务情况

医疗机构分类	入院人数	出院人数	住院病人手术人次	危重病人抢救人次	治愈率(%)	好转率(%)	病死率(%)	危重病人抢救成功率(%)	每百门急诊入院人数
总　计	**117596382**	**117681654**	**22643985**	**5345363**	**65.8**	**31.3**	**0.5**	**92.5**	**4.2**
一、医院	71859459	71605119	20734623	5189933	55.2	41.1	0.8	92.3	4.6
综合医院	56430391	56253551	16652033	4209878	55.7	40.4	0.8	92.1	5.0
中医医院	9880699	9837823	2582377	601910	53.0	44.0	0.6	92.8	3.5
中西医结合医院	568090	564134	176223	124848	56.4	40.1	1.1	96.8	2.9
民族医院	204060	201826	18495	9970	56.2	41.0	0.3	96.0	4.3
专科医院	4766584	4738330	1305405	242397	53.6	42.6	0.6	93.0	4.1
口腔医院	52894	52475	38001	657	88.8	9.5	0.1	93.0	0.4
眼科医院	175301	174784	159679	640	91.6	7.9	0.0	99.1	3.7
耳鼻喉科医院	34873	34534	31383	133	94.4	4.7	0.1	87.2	1.7
肿瘤医院	871930	869703	245757	9234	45.7	47.4	0.9	66.0	15.4
心血管病医院	71172	71056	28981	10016	35.2	62.6	0.7	95.4	6.7
胸科医院	133410	132906	23962	8773	16.8	76.8	1.4	90.8	8.8
血液病医院	9035	9003	38	121	27.0	59.5	0.7	49.6	9.7
妇产(科)医院	532555	532563	256137	23710	86.1	12.7	0.1	98.8	3.9
儿童医院	964439	963247	246594	107017	64.1	33.0	0.3	97.8	3.0
精神病医院	772624	756229	47840	21025	39.5	57.3	0.6	85.9	4.5
传染病医院	494035	492255	32655	36176	31.0	63.5	1.2	89.0	6.6
皮肤病医院	17810	17599	868		54.3	44.3	0.3		0.5
结核病医院	128034	127567	11503	5788	19.5	74.1	1.1	84.7	9.5
麻风病医院	3898	3834		76	94.1	5.7	0.2	100.0	0.9
职业病医院	25358	24843	2078	1449	27.7	66.1	3.9	76.7	4.3
骨科医院	178291	179633	103574	2605	63.0	35.2	0.2	88.2	4.9
康复医院	81393	79689	14469	1528	55.8	42.2	0.7	84.0	3.5
整形外科医院	10184	10187	7581	72	86.7	12.8	0.1	94.4	9.5
美容医院									
其他专科医院	209348	206223	54305	13377	55.9	41.7	0.7	92.2	4.1
护理院	9635	9455	90	930	28.7	58.3	7.8	48.9	2.4
二、疗养院	295389	290159	1547	854	82.7	16.8	0.0	89.5	28.5
三、社区卫生服务中心(站)	1419842	1498010			67.6	30.0	0.6		0.7
社区卫生服务中心	1260760	1257898			63.7	33.5	0.7		0.7
社区卫生服务站	159082	240112			87.5	11.4	0.0		0.7
四、卫生院	38060468	38344155			82.0	16.4	0.1		4.3
街道卫生院	596507	596763			82.7	15.9	0.1		1.5
乡镇卫生院	37463961	37747392			82.0	16.4	0.1		4.5
中心卫生院	16023616	16112483			80.8	17.6	0.1		4.7
乡卫生院	21440345	21634909			82.9	15.6	0.0		4.3
五、门诊部	25655	25352	2762	229	87.8	11.1	0.1	95.6	0.5
六、护理站									
七、妇幼保健院(所、站)	5653672	5640383	1874766	147989	89.9	9.3	0.1	98.1	4.0
内:妇幼保健院	5294408	5274879	1780631	143830	89.5	9.6	0.1	98.1	4.2
八、专科疾病防治院(所、站)	281897	278476	30287	6358	57.8	39.6	0.5	93.1	1.7

5-3-6 2009年各地区医疗机构住院服务情况

地区	入院人数	出院人数	住院病人手术人次	危重病人抢救人次	危重病人抢救成功率(%)	每百门急诊入院人数
总 计	**132562637**	**133124958**	**26460542**	**6004373**	**92.33**	**3.96**
东 部	51142308	51229954	12720623	2045947	90.41	2.80
中 部	41881221	42063511	7476604	1871447	93.36	5.47
西 部	39539108	39831493	6263315	2086979	93.28	5.23
北 京	1713736	1709250	710394	43886	74.26	1.44
天 津	1033737	1031618	300605	31899	80.17	1.97
河 北	6878378	6884268	1278103	336068	94.18	5.58
山 西	2856359	2927662	550272	81730	91.57	5.08
内蒙古	1990017	2066363	407330	152564	93.94	4.28
辽 宁	4228667	4239551	855242	238875	86.87	4.77
吉 林	2308301	2314578	476297	101669	87.87	4.24
黑龙江	3437828	3531305	832576	128448	87.38	5.74
上 海	2147585	2144648	732856	71647	78.78	1.29
江 苏	6806052	6836077	1667358	274004	94.40	2.65
浙 江	4512949	4533800	1540213	168902	92.04	1.65
安 徽	5510513	5514401	960126	157240	89.05	5.09
福 建	3874904	3892793	745071	106706	90.18	4.02
江 西	5017162	5063732	718040	109176	92.24	6.46
山 东	10037590	10043351	1913946	390524	92.73	4.98
河 南	9561254	9508590	1582159	477967	94.48	5.51
湖 北	5887011	5889694	1148572	468615	94.92	4.43
湖 南	7302793	7313549	1208562	346602	96.26	7.14
广 东	9290300	9279228	2873125	363200	88.20	2.18
广 西	5573445	5569621	737427	209875	91.41	5.29
海 南	618410	635370	103710	20236	90.10	2.99
重 庆	3157332	3168510	508313	135439	90.41	4.70
四 川	10500981	10474496	1559794	431562	90.52	5.45
贵 州	4170874	4244578	516073	197617	94.66	9.21
云 南	4293560	4286710	754443	465231	96.61	4.59
西 藏	160361	152255	16966	6373	93.24	2.45
陕 西	3430974	3557845	700992	165695	93.07	4.56
甘 肃	2025802	2083671	338336	83430	94.20	4.49
青 海	523162	528000	87030	65426	96.43	4.56
宁 夏	606567	604190	134842	39367	94.14	3.73
新 疆	3106033	3095254	501769	134400	91.56	6.03

5-3-7 2009年各地区政府办医疗机构住院服务情况

地区	入院人数	出院人数	住院病人手术人次	危重病人抢救人次	危重病人抢救成功率(%)	每百门急诊入院人数
总　计	**117596382**	**117681654**	**22643985**	**5345363**	**92.51**	**4.18**
东　部	45222790	45270074	11069691	1819570	90.47	2.93
中　部	36990539	37024594	6280892	1659315	93.75	5.94
西　部	35383053	35386986	5293402	1866478	93.39	5.45
北　京	1444175	1442838	610267	34438	73.90	1.54
天　津	901285	902941	276293	29861	80.95	2.09
河　北	6142728	6122302	1112746	290987	94.29	6.02
山　西	1742344	1753729	322456	52478	91.69	5.61
内蒙古	1706960	1719437	345943	110406	93.28	4.57
辽　宁	3413057	3397852	691940	190465	86.53	4.99
吉　林	1956197	1964004	387991	89148	88.17	4.84
黑龙江	2816135	2844278	670075	99697	87.87	6.44
上　海	2030498	2027497	697311	69765	79.14	1.31
江　苏	5586914	5619915	1309726	231835	94.32	2.63
浙　江	4156268	4157911	1369985	156430	92.02	1.69
安　徽	4881309	4893815	768398	129631	88.85	5.39
福　建	3532889	3552409	666301	102218	90.04	4.20
江　西	4692478	4721454	652513	101742	92.28	6.91
山　东	8942368	8965924	1656557	352085	93.00	5.28
河　南	8758153	8713948	1382904	425880	94.73	6.02
湖　北	5294478	5294636	994957	435550	95.37	4.76
湖　南	6849445	6838730	1101598	325189	96.39	7.37
广　东	8509352	8498269	2583303	343548	88.43	2.44
广　西	5429630	5423678	709151	206473	91.54	5.51
海　南	563256	582216	95262	17938	90.58	3.15
重　庆	2864449	2865839	418832	112399	90.10	4.79
四　川	9550760	9531257	1317317	383914	90.56	5.59
贵　州	3617967	3651110	401760	173667	94.58	9.53
云　南	3800315	3796245	648720	442822	96.68	4.61
西　藏	156417	148694	15953	6198	93.11	2.63
陕　西	2735144	2718838	523180	134748	93.70	4.92
甘　肃	1743623	1767011	270869	71454	94.70	4.83
青　海	481020	478969	81736	64580	96.60	4.81
宁　夏	525325	523654	113022	36603	95.39	3.96
新　疆	2771443	2762254	446919	123214	91.47	6.79

5-3-8　2009年医疗机构分科出院人数及构成

科室分类	出院人数（人）		出院人数构成（%）	
		医院		医院
总　计	**133124958**	**84542595**	**100.00**	**100.00**
预防保健科	359227	97664	0.27	0.12
全科医疗科	11275234	796939	8.47	0.94
内科	36679159	21061172	27.55	24.91
外科	22767292	16703734	17.10	19.76
儿科	13771073.5	8579218	10.34	10.15
妇产科	20130172.5	11257257	15.12	13.32
眼科	2098851	1924631	1.58	2.28
耳鼻咽喉科	1642570	1558563	1.23	1.84
口腔科	391449	339285	0.29	0.40
皮肤科	222223	187076	0.17	0.22
医疗美容科	75356	68895	0.06	0.08
精神科	1031623	1012260	0.77	1.20
传染科	1857567	1712703	1.40	2.03
结核病科	341385	255649	0.26	0.30
肿瘤科	2705461	2701409	2.03	3.20
急诊医学科	632467	558967	0.48	0.66
康复医学科	680733	464698	0.51	0.55
职业病科	100426	66376	0.08	0.08
中医科	11274856	10744488	8.47	12.71
民族医学科	238922	238917	0.18	0.28
中西医结合科	998650	996805	0.75	1.18
其他	3850261	3215889	2.89	3.80

5-4-1 医院入院人数

年份	入院人数(万人)	卫生部门医院	综合医院	中医医院	每百门急诊入院人数(人)
1980	2247	1667	1383	41	2.4
1985	2560	1862	1485	79	2.3
1986	2685	1960	1547	96	2.2
1987	2926	2155	1670	133	2.1
1988	3128	2292	1752	157	2.3
1989	3157	2304	1750	174	2.3
1990	3182	2341	1769	195	2.3
1991	3276	2433	1825	223	2.3
1992	3262	2428	1799	232	2.3
1993	3066	2325	1723	231	2.5
1994	3079	2344	1728	241	2.6
1995	3073	2358	1710	251	2.6
1996	3100	2379	1704	267	2.7
1997	3121	2425	1725	274	2.7
1998	3238	2538	1794	287	2.8
1999	3379	2676	1884	298	2.9
2000	3584	2862	1996	321	3.0
2001	3759	3030	2100	349	3.2
2002	4224	3429	2577	394	3.5
2003	4394	3661	2727	438	3.6
2004	4955	4184	3108	498	3.8
2005	5434	4569	3394	544	3.8
2006	5915	4966	3656	610	3.9
2007	6913	5784	4257	693	4.1
2008	7392	6193	4874	847	4.3
2009	9039	7589	5525	986	4.5

注：①1993年以前入院人数系推算数；②本表医院含妇幼保健院、专科疾病防治院数；③2002年以前综合医院不含高校附属医院。

5-4-2 2009年各地区医院住院服务情况

地区	入院人数	出院人数	住院病人手术人次	危重病人抢救人次	危重病人抢救成功率(%)	每百门急诊入院人数
总　计	**84880298**	**84542595**	**24499830**	**5842063**	**92.18**	**4.53**
东　部	36959980	36861712	11809469	1985274	90.18	3.55
中　部	25402604	25272875	6842195	1815358	93.23	5.95
西　部	22517714	22408008	5848166	2041431	93.18	5.52
北　京	1573804	1569345	674646	43451	74.04	1.91
天　津	858228	854596	285070	31841	80.18	2.40
河　北	4613138	4577240	1174914	320100	93.94	6.82
山　西	1949602	1957218	531048	78973	91.30	5.80
内蒙古	1401501	1394640	377610	151077	93.94	5.34
辽　宁	3334915	3327945	830744	238402	86.85	5.31
吉　林	1810289	1800584	451434	101161	87.84	5.17
黑龙江	2485938	2477356	777084	126764	87.34	5.78
上　海	1931525	1929046	699707	71548	78.75	2.01
江　苏	4894639	4906807	1618632	271866	94.37	3.53
浙　江	3861184	3852826	1431884	163876	91.83	2.75
安　徽	3337645	3318200	918721	154145	89.01	6.45
福　建	2346342	2347126	696117	102176	89.76	4.06
江　西	2381436	2365828	643872	104409	92.06	5.83
山　东	6801219	6772545	1768339	379479	92.58	6.10
河　南	5592524	5544507	1399633	457774	94.34	5.80
湖　北	3784416	3771219	1045604	456813	94.80	5.29
湖　南	4060754	4037963	1074799	335319	96.20	7.44
广　东	6308227	6290452	2534061	343150	87.72	2.66
广　西	2548401	2539289	662297	195166	90.93	4.48
海　南	436759	433784	95355	19385	89.72	4.27
重　庆	1560659	1563066	467591	133750	90.32	4.89
四　川	4978362	4944218	1438585	424891	90.41	5.33
贵　州	1944315	1931423	484550	191518	94.60	8.41
云　南	2837859	2836650	715964	459544	96.59	5.50
西　藏	122305	115079	16478	6310	93.17	3.40
陕　西	2573544	2551717	658964	159372	92.84	5.50
甘　肃	1330347	1329028	323547	81912	94.12	5.52
青　海	381480	376880	86304	65390	96.43	5.19
宁　夏	500642	498740	127568	39068	94.13	4.83
新　疆	2338299	2327278	488708	133433	91.51	7.12

5-4-3　2009年各地区政府办医院住院服务情况

地区	入院人数	出院人数	住院病人手术人次	危重病人抢救人次	危重病人抢救成功率(%)	每百门急诊入院人数
总　计	**71859459**	**71605119**	**20734623**	**5189933**	**92.35**	**4.62**
东　部	31855691	31801757	10178001	1760053	90.21	3.57
中　部	21150490	21036515	5664477	1605176	93.63	6.39
西　部	18853278	18766847	4892145	1824704	93.28	5.70
北　京	1320441	1319177	574677	34018	73.61	1.91
天　津	727199	727387	260920	29848	80.94	2.52
河　北	3965641	3938623	1010065	275019	94.02	7.30
山　西	1152481	1151012	309766	50829	91.43	6.40
内蒙古	1167341	1159799	316991	108925	93.28	5.54
辽　宁	2667027	2647369	670143	190042	86.51	5.33
吉　林	1473484	1465226	363241	88655	88.13	5.35
黑龙江	1898110	1890158	615975	98020	87.84	6.27
上　海	1817446	1814895	665714	69675	79.12	2.07
江　苏	3925016	3943718	1261030	229722	94.27	3.53
浙　江	3545609	3538424	1266312	151504	91.80	2.74
安　徽	2746177	2734989	731569	126898	88.78	6.87
福　建	2104094	2106619	618052	97688	89.60	4.03
江　西	2107533	2094348	578631	96975	92.09	5.96
山　东	5787804	5789607	1516232	341520	92.84	6.62
河　南	4836952	4800892	1203141	406124	94.58	6.45
湖　北	3262932	3247092	892031	423749	95.26	5.72
湖　南	3672821	3652798	970123	313926	96.34	7.65
广　东	5611995	5594448	2247294	323930	87.93	2.63
广　西	2433121	2424321	634071	191822	91.06	4.66
海　南	383419	381490	87562	17087	90.18	4.51
重　庆	1277657	1278114	378643	110711	89.98	4.90
四　川	4123338	4095461	1202726	377484	90.42	5.32
贵　州	1538597	1529403	376017	170939	94.58	8.45
云　南	2404970	2407109	610252	437229	96.66	5.57
西　藏	118361	111592	15465	6135	93.04	3.93
陕　西	1911656	1895439	481284	128425	93.44	6.10
甘　肃	1079409	1080103	256080	69939	94.61	5.97
青　海	351815	348869	81010	64544	96.59	5.17
宁　夏	419570	418351	105748	36304	95.38	5.25
新　疆	2027443	2018286	433858	122247	91.41	7.99

5-4-4 2009年各地区医院分科出院人数

地区	合计	预防保健科	全科医疗科	内科	外科	儿科	妇产科	眼科	耳鼻咽喉科	口腔科	皮肤科
总　计	84542595	97664	796939	21061172	16703734	8579218	11257257	1924631	1558563	339285	187076
东　部	36861712	39720	262268	8861730	7330485	3626580	5442318	865073	649939	164681	67019
中　部	25272875	38916	235590	6431621	4866031	2635495	3008489	577964	493116	107343	58951
西　部	22408008	19028	299081	5767821	4507218	2317143	2806450	481594	415508	67261	61106
北　京	1569345	353	5607	407036	355882	100020	233894	48546	26681	7799	2864
天　津	854596		6906	236243	153793	57487	100490	27266	15013	4038	1154
河　北	4577240	14666	58556	1201038	842131	475930	763484	96011	57543	18437	3657
山　西	1957218	8161	16735	512967	353329	191813	345518	43421	29738	7106	7027
内蒙古	1394640	2253	5145	390745	278938	114172	163141	26988	21861	6203	2083
辽　宁	3327945	368	14586	1106897	645123	247368	341415	79561	48154	14543	16398
吉　林	1800584	1170	5655	559467	383452	132445	200945	43809	31567	5490	2023
黑龙江	2477356	7339	7024	821375	509052	180838	250894	52956	47339	11807	5951
上　海	1929046		24375	475057	461789	132202	262007	46828	49760	7840	7589
江　苏	4906807	891	16807	1105995	1013442	471894	618531	103492	98079	29645	5507
浙　江	3852826	1377	30300	766189	791427	325826	580452	78946	73190	15596	8703
安　徽	3318200	9722	34772	786113	661834	321033	348405	65829	65708	13806	3470
福　建	2347126	358	5171	466305	466362	318304	383921	60320	40064	6536	1578
江　西	2365828	1082	49376	504374	443747	292575	309260	75786	32298	7687	4920
山　东	6772545	19461	56798	1594868	1240691	752747	922720	178060	113583	40698	8167
河　南	5544507	7695	41559	1393785	993072	648929	717803	133993	95694	31508	9911
湖　北	3771219	527	28895	907924	793799	407758	400402	84655	99051	18200	19681
湖　南	4037963	3220	51574	945616	727746	460104	435262	77515	91721	11739	5968
广　东	6290452	2246	31747	1390712	1282270	704967	1157996	138270	121478	18436	10924
广　西	2539289	546	18623	567240	473400	274137	405565	59990	62747	6931	3345
海　南	433784		11415	111390	77575	39835	77408	7773	6394	1113	478
重　庆	1563066	5	19691	420045	326069	168617	152803	32449	37963	3961	2699
四　川	4944218	2741	52186	1291369	1053867	532033	459108	109576	105331	12305	23637
贵　州	1931423	27	48283	459608	432908	203362	242734	29179	35095	8811	4997
云　南	2836650	405	35604	737013	605774	287425	385629	77929	47087	8744	5135
西　藏	115079	5013	19360	25565	19827	6970	13954	461	315	186	6
陕　西	2551717	529	17869	686594	480419	276897	352317	63933	35346	5626	2554
甘　肃	1329028	6026	1636	306275	268134	129046	188730	25776	18226	4666	1312
青　海	376880	210	12299	84544	64143	42161	51516	5438	4598	1656	1336
宁　夏	498740	424	12913	122726	82795	61652	63177	12313	6618	2560	1561
新　疆	2327278	849	55472	676097	420944	220671	327776	37562	40321	5612	12441

5-4-4 续表

医疗美容科	精神科	传染科	结核病科	肿瘤科	急诊医学科	康复医学科	职业病科	中医科	民族医学科	中西医结合科	其他
68895	1012260	1712703	255649	2701409	558967	464698	66376	10744488	238917	996805	3215889
42779	442966	691021	123875	1392210	217082	198087	34287	4402895	6482	409100	1591115
14759	299821	587983	80002	854937	150695	168450	11411	3435306	10576	252249	953170
11357	269473	433699	51772	454262	191190	98161	20678	2906287	221859	335456	671604
4833	16066	26153	2551	81046	3824	6213	2189	162697	537	10210	64344
182	8853	11458	2369	59563	0	3182	50	94123		21206	51220
1236	23150	58544	10775	100716	39856	9536	2571	533987	2022	106386	157008
638	21241	33917	4370	57583	7039	16659	3253	183558	21	13337	99787
345	19030	26509	3359	40396	17411	10156	1415	119118	54467	31837	59068
2242	50845	68960	28709	172100	5120	24130	15521	289914	3244	6683	146064
2122	28365	48084	8169	75673	9619	5299	2008	171400	1128	22509	60185
1783	30204	54974	12690	96398	16940	11620	1182	272100	2451	8040	74399
2822	11542	27420	28438	94771	7450	4291	145	146758		47587	90375
11266	107123	123634	5602	227016	20249	34039	5701	682883		61433	163578
6259	51349	83654	7051	152740	11850	18324	966	513323		56259	279045
405	50278	111667	14348	138516	46761	27471	1780	426537		25766	163979
2834	18496	33971	11303	72998	15800	7225	219	303057	679	44679	86946
2072	19671	60249	9579	83596	12694	6159	1	385092		17442	48168
4236	89174	145300	15964	207920	98229	41327	6504	895806		9052	331240
1833	55033	91204	8298	190925	45992	26690	2224	795354		47716	205289
2963	44139	91777	10403	114437	2542	51961	348	461289	6542	79087	144839
2943	50890	96111	12145	97809	9108	22591	615	739976	434	38352	156524
6799	60988	102701	11079	209841	11188	42033	421	734013		43670	208673
1575	34692	54413	10057	62517	2502	11420	2121	370434	1578	44906	70550
70	5380	9226	34	13499	3516	7787		46334		1935	12622
1040	37314	21474	4301	28366	9068	6723	816	210995		27774	50893
607	89058	82728	2889	102135	13635	21278	4801	725106	4161	108596	147071
3043	10979	36373	9159	17106	24945	13349	615	262383	8044	21332	59091
956	29870	63627	37	44879	33641	10400	3554	361447	6517	31135	59842
		2293	367	648	10			89	18178	10	1827
2198	21334	41210	8354	54348	17994	10469	2139	364113		35560	71914
116	9208	26701	2477	32700	12699	2614	2762	225475	5872	8512	50065
	1015	4700	660	7036	22959	354	702	36224	17025	355	17949
747	1410	12614	558	6619	5594	1928	738	58908	4296	11317	27272
730	15563	61057	9554	57512	30732	9470	1015	171995	101721	14122	56062

5-5-1 2009年医疗机构床位利用情况

医疗机构分类	实际开放总床日数(日)	平均开放病床(张)	实际占用总床日数(日)	出院者占用总床日数(日)	病床周转次数(次)	病床工作日(日)	病床使用率(%)	出院者平均住院日
总　计	**1551807584**	**4251528**	**1206069055**	**1138787370**	**31.3**	**283.7**	**77.7**	**8.6**
一、医院	1099414734	3012095	931700489	889528393	28.1	309.3	84.7	10.5
综合医院	800756347	2193853	685140187	662157756	30.5	312.3	85.6	9.9
中医医院	136044315	372724	111229077	106783455	27.5	298.4	81.8	10.4
中西医结合医院	10599048	29038	8697782	8289933	26.3	299.5	82.1	10.9
民族医院	3562416	9760	2609629	2524131	21.8	267.4	73.3	11.9
专科医院	146360151	400987	122250145	108377476	15.9	304.9	83.5	17.0
口腔医院	1383091	3789	697177	670890	16.5	184.0	50.4	10.8
眼科医院	4316354	11826	2566520	2349157	32.5	217.0	59.5	6.1
耳鼻喉科医院	721420	1976	354971	320098	24.9	179.6	49.2	6.5
肿瘤医院	15473361	42393	15608118	16248550	22.4	368.2	100.9	17.1
心血管病医院	2309850	6328	1803583	1761861	24.9	285.0	78.1	11.2
胸科医院	2890797	7920	2663973	2698796	17.6	336.4	92.2	19.4
血液病医院	342763	939	269810	270668	13.0	287.3	78.7	22.2
妇产(科)医院	7744045	21217	4947757	4798640	35.8	233.2	63.9	6.3
儿童医院	7391164	20250	7923155	7828978	48.6	391.3	107.2	8.0
精神病医院	54001634	147950	51087663	40040252	5.5	345.3	94.6	49.1
传染病医院	12526364	34319	10161272	10053396	14.9	296.1	81.1	19.6
皮肤病医院	924577	2533	424492	369595	10.4	167.6	45.9	14.1
结核病医院	3249865	8904	2729883	2716387	14.4	306.6	84.0	21.2
麻风病医院	575445	1577	154294	36119	2.4	97.9	26.8	9.4
职业病医院	1086853	2978	971030	863889	9.6	326.1	89.3	30.2
骨科医院	8566821	23471	6239483	5796962	19.5	265.8	72.8	12.6
康复医院	8217642	22514	5325194	3891585	9.0	236.5	64.8	19.1
整形外科医院	464472	1273	302483	298942	25.1	237.7	65.1	9.4
美容医院	415784	1139	72011	73073	23.7	63.2	17.3	2.7
其他专科医院	13757849	37693	7947276	7289638	16.7	210.8	57.8	11.5
护理院	2092457	5733	1773669	1395642	2.5	309.4	84.8	96.2
二、疗养院	15535031	42562	6306632	4704558	12.7	148.2	40.6	8.7
三、社区卫生服务中心(站)	44995301	123275	26307257	19615430	23.3	213.4	58.5	6.8
社区卫生服务中心	33437268	91609	19991556	17507500	18.1	218.2	59.8	10.6
社区卫生服务站	11558033	31666	6315701	2107930	38.2	199.4	54.6	1.7
四、卫生院	335353356	918776	203245461	188221051	42.4	221.2	60.6	4.8
街道卫生院	8718791	23887	4966464	4411144	26.5	207.9	57.0	7.0
乡镇卫生院	326634565	894889	198278997	183809907	42.9	221.6	60.7	4.8
中心卫生院	138026453	378155	86146391	80312910	43.0	227.8	62.4	4.9
乡卫生院	188608112	516735	112132606	103496997	42.8	217.0	59.5	4.7
五、门诊部	2183941	5983	755737	681817	27.8	126.3	34.6	4.1
六、护理站	43800	120	27875	3645	0.4	232.3	63.6	86.8
七、妇幼保健院(所、站)	45071837	123484	31874942	31069328	46.2	258.1	70.7	5.4
内:妇幼保健院	41049268	112464	30065918	29307518	47.4	267.3	73.2	5.5
八、专科疾病防治院(所、站)	9208854	25230	5850662	4963148	11.8	231.9	63.5	16.6
九、临床检验中心	730	2						

5-5-2 2009年非营利性医疗机构床位利用情况

医疗机构分类	实际开放总床日数(日)	平均开放病床(张)	实际占用总床日数(日)	出院者占用总床日数(日)	病床周转次数(次)	病床工作日(日)	病床使用率(%)	出院者平均住院日
总计	**1484856729**	**4068101**	**1172158679**	**1108711824**	**31.7**	**288.1**	**78.9**	**8.6**
一、医院	1034700782	2834797	898784953	860268262	28.6	317.1	86.9	10.6
综合医院	761687970	2086816	665091694	644105758	30.9	318.7	87.3	10.0
中医医院	132286199	362428	109347419	105062097	27.9	301.7	82.7	10.4
中西医结合医院	9275821	25413	8033272	7637355	25.9	316.1	86.6	11.6
民族医院	3422570	9377	2550460	2469127	21.8	272.0	74.5	12.1
专科医院	126302190	346033	112241947	99776738	15.7	324.4	88.9	18.3
口腔医院	1186105	3250	663218	651233	18.4	204.1	55.9	10.9
眼科医院	2780999	7619	1838465	1689845	34.7	241.3	66.1	6.4
耳鼻喉科医院	503919	1381	275128	243472	28.4	199.3	54.6	6.2
肿瘤医院	14597603	39993	15091651	15757174	23.2	377.4	103.4	17.0
心血管病医院	1824994	5000	1510173	1493952	26.6	302.0	82.7	11.2
胸科医院	2862467	7842	2644116	2679332	17.7	337.2	92.4	19.3
血液病医院	277793	761	244292	246215	14.6	321.0	87.9	22.2
妇产(科)医院	5254027	14395	4052090	3970089	40.4	281.5	77.1	6.8
儿童医院	7229198	19806	7877941	7786886	49.1	397.8	109.0	8.0
精神病医院	52596125	144099	50067832	39261945	5.5	347.5	95.2	49.4
传染病医院	12438974	34079	10123333	10016283	15.0	297.1	81.4	19.6
皮肤病医院	549220	1505	343543	300967	12.7	228.3	62.6	15.8
结核病医院	3249865	8904	2729883	2716387	14.4	306.6	84.0	21.2
麻风病医院	575445	1577	154294	36119	2.4	97.9	26.8	9.4
职业病医院	1086853	2978	971030	863889	9.6	326.1	89.3	30.2
骨科医院	5112117	14006	4157998	4027927	21.2	296.9	81.3	13.6
康复医院	6828118	18707	4343425	3140805	8.8	232.2	63.6	19.0
整形外科医院	193381	530	149228	157294	24.9	281.7	77.2	11.9
美容医院	36500	100	4391	4071	11.5	43.9	12.0	3.5
其他专科医院	7118487	19503	4999916	4732853	18.4	256.4	70.2	13.2
护理院	1726032	4729	1520161	1217187	2.7	321.5	88.1	95.2
二、疗养院	15459398	42355	6306062	4704000	12.8	148.9	40.8	8.7
三、社区卫生服务中心(站)	44136185	120921	25841192	19271053	21.6	213.7	58.5	7.4
社区卫生服务中心	33097909	90679	19814799	17363996	17.9	218.5	59.9	10.7
社区卫生服务站	11038276	30242	6026393	1907057	32.8	199.3	54.6	1.9
四、卫生院	334972252	917732	203055269	188064062	42.5	221.3	60.6	4.8
街道卫生院	8666296	23743	4929219	4374596	26.5	207.6	56.9	6.9
乡镇卫生院	326305956	893989	198126050	183689466	42.9	221.6	60.7	4.8
中心卫生院	137955849	377961	86098703	80284669	43.0	227.8	62.4	4.9
乡卫生院	188350107	516028	112027347	103404797	42.8	217.1	59.5	4.7
五、门诊部	1329979	3644	449237	399781	18.4	123.3	33.8	6.0
六、护理站	38325	105	27740	3510	0.3	264.2	72.4	130.0
七、妇幼保健院(所、站)	45064537	123464	31870942	31065328	46.2	258.1	70.7	5.4
内:妇幼保健院	41041968	112444	30061918	29303518	47.4	267.4	73.2	5.5
八、专科疾病防治院(所、站)	9155271	25083	5823284	4935828	11.7	232.2	63.6	16.8

5-5-3　2009年营利性医疗机构床位利用情况

医疗机构分类	实际开放总床日数(日)	平均开放病床(张)	实际占用总床日数(日)	出院者占用总床日数(日)	病床周转次数(次)	病床工作日(日)	病床使用率(%)	出院者平均住院日
总　计	**66212621**	**181404**	**33555624**	**29770799**	**21.6**	**185.0**	**50.7**	**7.6**
一、医院	64429671	176520	32759283	29117015	20.3	185.6	50.8	8.1
综合医院	38922021	106636	19974180	17984059	22.6	187.3	51.3	7.5
中医医院	3747166	10266	1880758	1720608	15.3	183.2	50.2	10.9
中西医结合医院	1323227	3625	664510	652578	28.6	183.3	50.2	6.3
民族医院	139846	383	59169	55004	21.6	154.4	42.3	6.6
专科医院	19930986	54605	9927158	8526311	16.6	181.8	49.8	9.4
口腔医院	196986	540	33959	19657	4.9	62.9	17.2	7.4
眼科医院	1527405	4185	722540	653866	28.1	172.7	47.3	5.6
耳鼻喉科医院	217501	596	79843	76626	16.9	134.0	36.7	7.6
肿瘤医院	875758	2399	516467	491376	10.3	215.3	59.0	19.8
心血管病医院	484856	1328	293410	267909	18.7	220.9	60.5	10.8
胸科医院	28330	78	19857	19464	7.3	255.8	70.1	34.4
血液病医院	64970	178	25518	24453	6.3	143.4	39.3	21.9
妇产(科)医院	2490018	6822	895667	828551	25.9	131.3	36.0	4.7
儿童医院	161966	444	45214	42092	22.6	101.9	27.9	4.2
精神病医院	1405509	3851	1019831	778307	5.5	264.8	72.6	37.0
传染病医院	76650	210	36102	35295	11.4	171.9	47.1	14.8
皮肤病医院	375357	1028	80949	68628	7.0	78.7	21.6	9.5
结核病医院								
麻风病医院								
职业病医院								
骨科医院	3454704	9465	2081485	1769035	17.0	219.9	60.3	11.0
康复医院	1366024	3743	961454	734924	9.5	256.9	70.4	20.7
整形外科医院	271091	743	153255	141648	25.3	206.3	56.5	7.5
美容医院	379284	1039	67620	69002	24.9	65.1	17.8	2.7
其他专科医院	6554577	17958	2893987	2505478	14.9	161.2	44.2	9.3
护理院	366425	1004	253508	178455	1.7	252.5	69.2	103.8
二、疗养院	8433	23	570	558	2.0	24.7	6.8	12.1
三、社区卫生服务中心(站)	645640	1769	363259	258061	125.4	205.4	56.3	1.2
社区卫生服务中心	242698	665	145743	113141	45.3	219.2	60.1	3.8
社区卫生服务站	402942	1104	217516	144920	173.7	197.0	54.0	0.8
四、卫生院	241040	660	119347	106489	23.0	180.7	49.5	7.0
街道卫生院	52495	144	37245	36548	22.5	259.0	70.9	11.3
乡镇卫生院	188545	517	82102	69941	23.2	158.9	43.5	5.8
中心卫生院	7500	21	6300	5800	36.0	306.6	84.0	7.8
乡卫生院	181045	496	75802	64141	22.6	152.8	41.9	5.7
五、门诊部	853962	2340	306500	282036	42.5	131.0	35.9	2.8
六、护理站	5475	15	135	135	1.0	9.0	2.5	9.0
七、妇幼保健院(所、站)	7300	20	4000	4000	60.0	200.0	54.8	3.3
内:妇幼保健院	7300	20	4000	4000	60.0	200.0	54.8	3.3
八、专科疾病防治院(所、站)	20370	56	2530	2505	20.4	45.3	12.4	2.2
九、临床检验中心	730	2						

5-5-4　2009年政府办医疗机构床位利用情况

医疗机构分类	实际开放总床日数(日)	平均开放病床(张)	实际占用总床日数(日)	出院者占用总床日数(日)	病床周转次数(次)	病床工作日(日)	病床使用率(%)	出院者平均住院日
总　计	**1274409887**	**3491534**	**1035365315**	**987349430**	**33.7**	**296.5**	**81.2**	**8.4**
一、医院	857112462	2348253	779041112	750149016	30.5	331.8	90.9	10.5
综合医院	609764165	1670587	562292326	548702299	33.7	336.6	92.2	9.8
中医医院	127724481	349930	106111920	102113969	28.1	303.2	83.1	10.4
中西医结合医院	7622050	20882	6849730	6582981	27.0	328.0	89.9	11.7
民族医院	3343450	9160	2516800	2436799	22.0	274.8	75.3	12.1
专科医院	107716944	295115	100341087	89480289	16.1	340.0	93.2	18.9
口腔医院	1024964	2808	610518	600078	18.7	217.4	59.6	11.4
眼科医院	1686538	4621	1256926	1168841	37.8	272.0	74.5	6.7
耳鼻喉科医院	342645	939	217167	199083	36.8	231.3	63.4	5.8
肿瘤医院	13437618	36815	14218562	14932745	23.6	386.2	105.8	17.2
心血管病医院	827645	2268	773250	756271	31.3	341.0	93.4	10.6
胸科医院	2582159	7074	2495245	2436804	18.8	352.7	96.6	18.3
血液病医院	220095	603	200918	203483	14.9	333.2	91.3	22.6
妇产(科)医院	4425823	12126	3770623	3688338	43.9	311.0	85.2	6.9
儿童医院	7116479	19497	7816924	7727063	49.4	400.9	109.8	8.0
精神病医院	48465126	132781	46670105	36727366	5.7	351.5	96.3	48.6
传染病医院	11716989	32101	9613759	9569605	15.3	299.5	82.0	19.4
皮肤病医院	394115	1080	303362	262792	16.3	281.0	77.0	14.9
结核病医院	3243065	8885	2727183	2712537	14.4	306.9	84.1	21.3
麻风病医院	539675	1479	149549	31374	2.6	101.1	27.7	8.2
职业病医院	811819	2224	787514	710046	11.2	354.1	97.0	28.6
骨科医院	3048077	8351	2704124	2675575	21.5	323.8	88.7	14.9
康复医院	3731214	10223	2759308	1955898	7.8	269.9	74.0	24.5
整形外科医院	166646	457	137438	147624	22.3	301.0	82.5	14.5
美容医院								
其他专科医院	3936252	10784	3128612	2974766	19.1	290.1	79.5	14.4
护理院	941372	2579	929249	832679	3.7	360.3	98.7	88.1
二、疗养院	9572912	26227	3497716	2691026	11.1	133.4	36.5	9.3
三、社区卫生服务中心(站)	28139499	77095	17228049	15019897	19.4	223.5	61.2	10.0
社区卫生服务中心	25610707	70166	15866967	14226971	17.9	226.1	62.0	11.3
社区卫生服务站	2528792	6928	1361082	792926	34.7	196.5	53.8	3.3
四、卫生院	326575891	894728	198967368	184445222	42.9	222.4	60.9	4.8
街道卫生院	8158856	22353	4677069	4188442	26.7	209.2	57.3	7.0
乡镇卫生院	318417035	872375	194290299	180256780	43.3	222.7	61.0	4.8
中心卫生院	136280123	373370	85290034	79581787	43.2	228.4	62.6	4.9
乡卫生院	182136912	499005	109000265	100674993	43.4	218.4	59.8	4.7
五、门诊部	534073	1463	181661	158078	17.3	124.2	34.0	6.2
六、护理站								
七、妇幼保健院(所、站)	44419058	121696	31453772	30589720	46.3	258.5	70.8	5.4
内:妇幼保健院	40509740	110986	29710828	28964348	47.5	267.7	73.3	5.5
八、专科疾病防治院(所、站)	8055992	22071	4995637	4296471	12.6	226.3	62.0	15.4

5-6-1 医院病床使用情况

年份	病床使用率(%)	卫生部门	综合医院	中医医院	出院者平均住院日(日)	卫生部门	综合医院	中医医院
1980	82.5	85.7	84.2	86.9	14.0	13.7	11.7	23.7
1985	82.7	87.9	87.0	83.9	15.8	15.4	13.3	23.3
1986	82.7	87.8	87.3	82.3	15.9	15.6	13.4	23.3
1987	84.3	89.8	89.5	81.9	16.0	15.6	13.4	21.9
1988	84.4	89.9	89.7	79.6	15.8	15.6	13.5	20.2
1989	81.5	86.2	86.1	73.7	15.8	15.4	13.4	19.0
1990	80.7	85.6	85.7	73.6	15.9	15.5	13.5	18.0
1991	81.2	85.8	86.2	74.0	16.0	15.5	13.4	17.4
1992	78.4	83.1	83.7	69.2	16.2	15.8	13.7	17.5
1993	70.9	75.7	76.3	62.5	15.6	15.2	13.3	15.4
1994	68.8	72.1	72.6	58.9	15.0	14.5	12.9	14.4
1995	66.9	70.2	70.8	57.4	14.8	14.2	12.6	13.9
1996	64.4	67.9	69.1	54.5	14.3	13.7	12.3	13.4
1997	61.5	65.0	65.4	52.1	13.8	13.3	11.9	13.1
1998	60.0	63.1	63.3	49.8	13.1	12.6	11.3	12.4
1999	59.6	63.1	63.2	50.5	12.7	12.1	11.0	12.0
2000	60.6	64.5	65.0	50.7	12.2	11.6	10.5	11.4
2001	61.1	65.3	65.6	51.5	11.8	11.3	10.3	10.9
2002	64.6	68.6	70.5	57.7	10.9	10.6	9.6	10.8
2003	65.3	69.3	70.6	59.4	11.0	10.8	10.0	10.9
2004	68.4	73.2	74.4	63.0	10.8	10.5	9.8	10.4
2005	70.3	75.3	76.6	65.7	10.9	10.6	9.8	10.8
2006	72.4	77.9	79.2	67.7	10.9	10.5	9.8	10.4
2007	78.2	84.3	85.6	73.2	10.8	10.5	9.8	10.4
2008	81.5	88.1	89.6	78.6	10.7	10.6	9.9	10.5
2009	84.7	91.5	93.0	83.1	10.5	10.4	9.7	10.4

注：2002年以前医院含妇幼保健院、专科疾病防治院数字，综合医院不含高等院校附属医院。

5-6-2　2009年各地区医院床位利用情况

地区	医院合计				其中：政府办医院			
	病床周转次数	病床工作日	病床使用率(%)	出院者平均住院日	病床周转次数	病床工作日	病床使用率(%)	出院者平均住院日
总　计	**28.1**	**309.3**	**84.7**	**10.5**	**30.5**	**331.8**	**90.9**	**10.5**
东　部	28.2	314.0	86.0	10.7	30.4	335.8	92.0	10.7
中　部	27.5	300.8	82.4	10.4	30.4	322.8	88.4	10.2
西　部	28.4	311.4	85.3	10.4	30.7	335.0	91.8	10.4
北　京	19.9	308.7	84.6	14.5	22.0	325.5	89.2	14.1
天　津	22.6	296.5	81.2	12.6	25.1	323.4	88.6	12.6
河　北	29.3	292.3	80.1	9.4	33.7	320.3	87.8	9.1
山　西	21.1	252.7	69.2	11.4	24.3	276.7	75.8	11.3
内蒙古	23.4	275.5	75.5	10.9	24.5	282.2	77.3	10.7
辽　宁	23.0	294.0	80.6	12.0	24.1	307.6	84.3	12.2
吉　林	22.1	257.1	70.4	10.7	24.2	277.0	75.9	10.5
黑龙江	22.1	270.9	74.2	11.5	24.7	291.4	79.8	11.2
上　海	24.9	365.8	100.2	14.0	26.1	376.9	103.3	13.8
江　苏	29.0	338.1	92.6	11.5	31.2	371.4	101.8	11.9
浙　江	29.1	340.0	93.1	11.5	30.4	353.7	96.9	11.5
安　徽	30.4	311.5	85.4	9.8	33.4	333.5	91.4	9.6
福　建	32.5	328.2	89.9	9.8	33.0	346.5	94.9	10.3
江　西	33.6	312.6	85.6	9.0	35.4	333.2	91.3	9.1
山　东	29.9	293.3	80.4	9.6	32.9	316.0	86.6	9.4
河　南	27.8	305.3	83.6	10.4	30.3	323.3	88.6	10.3
湖　北	31.2	338.5	92.7	10.5	33.6	353.7	96.9	10.2
湖　南	30.6	330.5	90.5	10.1	32.7	348.2	95.4	10.1
广　东	32.2	312.9	85.7	9.3	33.9	330.1	90.4	9.4
广　西	31.8	315.2	86.4	9.6	33.3	326.4	89.4	9.6
海　南	27.1	296.5	81.2	10.5	32.3	350.9	96.1	10.6
重　庆	27.7	315.4	86.4	10.9	29.6	340.3	93.2	11.1
四　川	30.4	342.3	93.8	10.5	32.5	365.9	100.3	10.6
贵　州	30.5	306.7	84.0	9.4	33.1	337.9	92.6	9.7
云　南	29.7	320.3	87.8	10.3	32.6	350.7	96.1	10.4
西　藏	22.4	257.3	70.5	10.3	22.7	261.7	71.7	10.3
陕　西	26.3	293.3	80.4	10.7	29.7	332.2	91.0	10.8
甘　肃	24.6	278.7	76.4	10.3	26.9	288.2	79.0	9.9
青　海	25.7	280.9	77.0	10.3	26.6	292.8	80.2	10.4
宁　夏	27.2	317.4	87.0	10.8	29.0	345.4	94.6	11.0
新　疆	28.5	313.8	86.0	10.5	30.9	342.7	93.9	10.7

5-7-1　2009年医疗机构服务质量与效率

医疗机构分类	诊断符合率(%)			医院感染率(%)	无菌手术(Ⅰ级切口)		急危重症抢救成功率(%)	医师日均担负	
	入院与出院	住院手术前后	病理检查与临床诊断		感染率(%)	甲级愈合率(%)		诊疗人次	住院床日
总　计	**98.5**	**99.2**	**90.5**	**0.8**	**0.8**	**95.5**	**95.3**	**7.5**	**1.6**
一、医院	98.5	99.2	90.4	1.2	0.9	95.5	95.2	6.4	2.1
综合医院	98.5	99.2	91.3	1.3	0.8	95.7	95.0	6.4	2.1
中医医院	98.4	99.1	81.7	0.8	0.9	94.2	96.0	6.9	1.7
中西医结合医院	98.6	99.5	94.1	1.4	0.4	95.7	97.1	7.3	1.8
民族医院	98.3	99.8	94.1	0.3	2.1	90.1	97.9	4.8	1.6
专科医院	98.9	99.5	91.7	1.2	1.2	95.7	96.1	5.6	3.0
口腔医院	98.8	99.1	84.0	0.6	0.7	91.1	95.4	6.9	0.2
眼科医院	99.7	99.9	98.2	0.1	0.7	96.7	99.1	8.8	1.6
耳鼻喉科医院	99.9	99.9	97.6	0.1	0.7	93.9	91.3	10.0	0.9
肿瘤医院	99.1	98.7	97.3	1.6	0.5	97.6	81.1	2.2	3.7
心血管病医院	98.4	99.8	61.6	0.6	0.0	98.8	97.2	3.8	2.0
胸科医院	98.3	98.4	98.2	1.4	0.9	94.0	95.3	2.8	3.1
血液病医院	100.0	100.0		5.2	1.2	93.2	65.6	2.4	2.9
妇产(科)医院	99.6	99.6	77.0	0.7	0.2	97.9	98.9	6.9	1.3
儿童医院	98.7	99.6	95.4	2.3	0.0	99.2	98.8	14.2	2.4
精神病医院	97.6	99.4	90.7	1.5	0.2	98.6	91.7	4.0	7.5
传染病医院	99.0	98.7	85.8	1.4	0.4	96.9	91.7	3.6	3.1
皮肤病医院	99.3	99.4	87.6	0.4	0.0	99.1	100.0	13.7	0.9
结核病医院	99.2	99.3	80.7	1.1	0.4	85.2	86.2	2.8	3.8
麻风病医院	100.0		100.0	0.0			100.0	7.9	1.8
职业病医院	98.8	99.9	98.8	2.2	9.0	81.3	89.6	4.2	2.8
骨科医院	99.5	99.7	95.5	0.4	2.0	91.4	98.2	4.4	2.2
康复医院	99.0	99.8	95.4	0.3	2.4	90.1	91.8	5.2	3.5
整形外科医院	97.9	99.9	97.2	0.2	1.7	96.8	99.8	2.2	1.5
美容医院	100.0	100.0	100.0	0.0	0.4	97.9	100.0	2.3	0.3
其他专科医院	99.0	99.6	98.6	0.5	5.5	89.1	95.8	4.4	1.6
护理院								4.9	11.3
二、疗养院	99.2	99.3	95.7	0.0	2.3	89.0	93.4	2.6	5.3
三、社区卫生服务中心(站)								13.9	0.7
社区卫生服务中心								14.0	0.7
社区卫生服务站								13.7	0.5
四、卫生院								8.4	1.3
街道卫生院								10.8	0.9
乡镇卫生院								8.3	1.3
中心卫生院								7.8	1.3
乡卫生院								8.8	1.3
五、妇幼保健院(所、站)	98.9	99.6	93.6	0.5	0.1	95.9	99.0	7.1	1.0
内:妇幼保健院	98.9	99.5	93.8	0.6	0.1	96.3	99.1	7.7	1.2
六、专科疾病防治院(所、站)	97.0	98.4	97.1	0.3	1.4	92.7	94.9	4.7	1.0

5-7-2 2009年非营利性医疗机构服务质量与效率

医疗机构分类	诊断符合率(%)			医院感染率(%)	无菌手术(Ⅰ级切口)		急危重症抢救成功率(%)	医师日均担负	
	入院与出院	住院手术前后	病理检查与临床诊断		感染率(%)	甲级愈合率(%)		诊疗人次	住院床日
总计	**98.5**	**99.2**	**90.8**	**0.8**	**0.7**	**95.8**	**95.2**	**7.5**	**1.7**
一、医院	98.5	99.2	90.7	1.3	0.8	95.8	95.1	6.5	2.2
综合医院	98.5	99.2	91.5	1.3	0.8	96.0	94.9	6.5	2.1
中医医院	98.4	99.1	81.6	0.8	0.9	94.3	96.0	6.9	1.8
中西医结合医院	98.5	99.5	94.2	1.5	0.3	95.9	97.1	7.7	1.9
民族医院	98.3	99.7	94.4	0.3	2.1	90.1	97.8	4.6	1.6
专科医院	98.9	99.5	95.3	1.3	0.7	96.6	96.0	5.9	3.4
口腔医院	98.8	99.1	84.0	0.6	0.5	91.5	95.2	7.2	0.2
眼科医院	99.9	100.0	99.0	0.1	1.0	95.6	98.7	9.1	1.7
耳鼻喉科医院	99.9	100.0	98.7	0.1	0.9	92.9	90.2	11.5	1.0
肿瘤医院	99.1	98.7	97.4	1.6	0.5	97.8	81.6	2.2	3.7
心血管病医院	98.5	99.8	95.7	0.5	0.1	98.8	97.1	3.8	2.0
胸科医院	98.3	98.3	98.2	1.4	0.9	93.9	95.2	2.8	3.1
血液病医院	100.0	100.0		5.6	0.0	100.0	64.8	2.3	3.1
妇产(科)医院	99.6	99.6	98.3	0.9	0.0	98.9	98.7	8.6	1.6
儿童医院	98.8	99.6	95.4	2.4	0.0	99.2	98.8	14.3	2.4
精神病医院	97.7	99.4	90.4	1.6	0.2	98.6	91.7	4.1	7.5
传染病医院	99.0	98.7	85.8	1.4	0.4	96.9	91.7	3.6	3.1
皮肤病医院	99.2	99.4	89.2	0.6	0.0	99.2	100.0	17.9	1.2
结核病医院	99.2	99.3	80.7	1.1	0.4	85.2	86.2	2.8	3.8
麻风病医院	100.0		100.0	0.0			100.0	7.9	1.8
职业病医院	98.8	99.9	98.8	2.2	9.0	81.3	89.6	4.2	2.8
骨科医院	99.6	99.9	98.1	0.5	1.6	94.2	97.8	4.7	2.3
康复医院	99.3	99.8	95.1	0.3	2.6	89.1	91.7	5.0	3.6
整形外科医院	100.0	100.0	98.9	0.3	0.0	99.9	99.8	2.6	2.3
美容医院	100.0	99.7		0.0		100.0		6.0	0.2
其他专科医院	98.8	99.8	98.3	0.8	0.7	94.8	94.4	5.2	2.1
护理院								5.2	10.8
二、疗养院	99.2	99.3	95.7	0.0	2.3	89.0	93.4	2.5	5.3
三、社区卫生服务中心(站)								14.0	0.7
社区卫生服务中心								14.1	0.7
社区卫生服务站								13.8	0.5
四、卫生院								8.4	1.3
街道卫生院								10.8	0.9
乡镇卫生院								8.3	1.3
中心卫生院								7.8	1.3
乡卫生院								8.8	1.3
五、妇幼保健院(所、站)	98.9	99.6	93.6	0.5	0.1	95.9	99.0	7.1	1.0
内:妇幼保健院	98.9	99.5	93.8	0.6	0.1	96.3	99.1	7.7	1.2
六、专科疾病防治院(所、站)	96.9	98.4	97.4	0.4	1.4	92.7	95.0	4.7	1.0

5-7-3　2009年营利性医疗机构服务质量与效率

医疗机构分类	诊断符合率(%)			医院感染率(%)	无菌手术(Ⅰ级切口)		急危重症抢救成功率(%)	医师日均担负	
	入院与出院	住院手术前后	病理检查与临床诊断		感染率(%)	甲级愈合率(%)		诊疗人次	住院床日
总　计	**98.5**	**99.2**	**82.0**	**0.3**	**2.6**	**90.6**	**97.1**	**7.4**	**0.3**
一、医院	98.5	99.2	81.6	0.3	2.7	90.4	97.0	4.7	1.2
综合医院	98.3	99.0	85.6	0.3	2.5	89.3	96.9	4.9	1.2
中医医院	98.9	99.4	97.4	0.3	4.5	86.6	97.9	4.7	1.2
中西医结合医院	99.2	99.8	89.9	0.2	0.9	94.2	96.8	5.0	1.0
民族医院	100.0	100.0	71.2	0.0			99.2	9.9	1.0
专科医院	99.0	99.6	75.0	0.2	2.8	92.4	97.9	4.2	1.4
口腔医院	100.0	100.0	94.3	0.0	28.6	28.6	100.0	4.9	0.1
眼科医院	99.2	99.7	96.0	0.0	0.1	99.2	100.0	8.0	1.4
耳鼻喉科医院	99.8	99.8	87.0	0.1	0.0	99.7	98.3	5.5	0.8
肿瘤医院	99.3	99.8	92.0	1.5	1.5	84.8	73.3	1.7	2.4
心血管病医院	97.6	99.7	5.8	1.0	0.0	99.0	97.5	3.7	2.5
胸科医院	100.0	100.0	100.0	0.0	0.0	100.0	100.0	10.0	3.2
血液病医院	99.8	100.0	100.0	1.1	4.7	73.4	73.3	2.9	1.7
妇产(科)医院	99.5	99.8	33.4	0.0	0.6	94.9	99.9	3.7	0.7
儿童医院	93.0	100.0	100.0	0.2	0.2	99.1	100.0	10.1	0.6
精神病医院	96.6	100.0	100.0	0.1	0.0	98.1	97.3	2.6	5.5
传染病医院	100.0	100.0		0.0			95.5	1.0	1.4
皮肤病医院	99.6	100.0	82.6	0.0	0.0	87.5	100.0	5.8	0.5
结核病医院	0.0	0.0	0.0	0.0	0.0	0.0	0.0		
麻风病医院	0.0	0.0	0.0	0.0	0.0	0.0	0.0		
职业病医院	0.0	0.0	0.0	0.0	0.0	0.0	0.0		
骨科医院	99.1	99.2	92.0	0.2	3.0	85.2	98.9	3.8	2.1
康复医院	97.8	99.7	96.6	0.5	0.8	97.8	91.9	6.3	3.2
整形外科医院	96.5	99.9	95.7	0.1	3.5	93.6	100.0	1.9	1.2
美容医院	100.0	100.0	100.0	0.0	0.5	97.8	100.0	2.0	0.3
其他专科医院	99.4	99.4	98.8	0.2	8.9	85.0	98.8	3.7	1.2
护理院								2.7	15.4
二、疗养院								5.2	0.5
三、社区卫生服务中心(站)								12.1	0.3
社区卫生服务中心								7.2	1.0
社区卫生服务站								12.9	0.2
四、卫生院								8.9	1.1
街道卫生院								8.0	2.7
乡镇卫生院								9.0	0.8
中心卫生院								7.3	3.5
乡卫生院								9.1	0.8
五、妇幼保健院(所、站)	98.3	100.0	100.0	0.0	0.3	96.6	100.0	1.5	0.7
内:妇幼保健院	98.3	100.0	100.0	0.0	0.3	96.6	100.0	1.6	0.7
六、专科疾病防治院(所、站)	99.5	100.0	95.0	0.0	0.0	95.6	100.0	10.1	0.1

5-7-4　2009年政府办医疗机构服务质量与效率

医疗机构分类	诊断符合率(%)			医院感染率(%)	无菌手术(Ⅰ级切口)		急危重症抢救成功率(%)	医师日均担负	
	入院与出院	住院手术前后	病理检查与临床诊断		感染率(%)	甲级愈合率(%)		诊疗人次	住院床日
总　计	**98.5**	**99.2**	**90.7**	**0.8**	**0.7**	**96.1**	**95.3**	**7.5**	**1.8**
一、医院	98.5	99.2	90.5	1.3	0.7	96.1	95.2	6.7	2.3
综合医院	98.5	99.2	91.4	1.4	0.7	96.3	95.0	6.7	2.2
中医医院	98.4	99.1	81.4	0.8	0.9	94.2	96.0	7.0	1.8
中西医结合医院	98.6	99.5	94.1	1.7	0.2	96.2	97.1	8.3	1.9
民族医院	98.3	99.7	94.4	0.3	2.1	90.1	97.9	4.7	1.7
专科医院	98.9	99.5	95.2	1.5	0.4	98.0	96.0	6.1	3.6
口腔医院	98.6	99.1	84.0	0.7	0.0	93.7	94.2	7.3	0.2
眼科医院	100.0	100.0	99.3	0.1	0.2	99.1	99.7	9.6	1.7
耳鼻喉科医院	100.0	100.0	98.6	0.1	0.2	98.9	94.6	14.3	1.0
肿瘤医院	99.1	98.7	97.4	1.6	0.4	98.0	77.0	2.3	3.8
心血管病医院	99.4	99.9	98.9	0.8	0.1	99.6	97.8	3.4	1.7
胸科医院	98.3	98.1	98.2	1.5	1.3	91.2	95.4	2.9	3.2
血液病医院	100.0	100.0	0.0	3.0	0.0	100.0	56.5	2.3	3.4
妇产(科)医院	99.6	99.5	98.2	1.0	0.0	99.4	98.7	9.1	1.7
儿童医院	98.8	99.6	95.3	2.4	0.0	99.2	98.7	14.4	2.4
精神病医院	97.8	99.4	90.4	1.6	0.2	98.6	91.6	4.2	7.5
传染病医院	98.9	98.7	85.7	1.4	0.4	96.8	92.0	3.7	3.1
皮肤病医院	99.2	98.7	88.9	0.7	0.0	99.2		19.3	1.2
结核病医院	99.2	99.3	80.7	1.1	0.4	85.2	86.2	2.8	3.8
麻风病医院	100.0		100.0	0.0			100.0	7.6	1.8
职业病医院	98.8	99.8	98.2	2.2	0.0	98.9	89.2	4.5	2.8
骨科医院	99.6	99.9	95.5	0.7	1.6	94.5	95.9	4.5	2.2
康复医院	98.9	99.9	90.7	0.4	3.2	89.2	92.5	5.6	4.5
整形外科医院	100.0	100.0	98.9	0.4	0.0	99.9	94.4	2.8	2.5
美容医院	0.0	0.0	0.0	0.0	0.0	0.0	0.0		
其他专科医院	98.9	99.9	98.9	1.1	0.5	93.7	94.8	5.9	2.3
护理院								6.8	10.7
二、疗养院	99.8	99.0	96.4	0.1	4.5	83.0	92.3	2.5	5.5
三、社区卫生服务中心(站)								14.5	0.7
社区卫生服务中心								14.7	0.8
社区卫生服务站								12.8	0.5
四、卫生院								8.5	1.3
街道卫生院								11.0	0.9
乡镇卫生院								8.4	1.3
中心卫生院								7.8	1.3
乡卫生院								8.8	1.3
五、妇幼保健院(所、站)	98.9	99.6	93.5	0.5	0.1	95.9	99.1	7.1	1.1
内:妇幼保健院	98.9	99.5	93.8	0.6	0.1	96.3	99.1	7.8	1.2
六、专科疾病防治院(所、站)	96.7	98.3	97.1	0.2	1.4	92.7	95.8	4.8	0.9

5-8-1　2009年各地区医院服务质量与效率

地区	诊断符合率(%)			医　院感染率(%)	无菌手术(Ⅰ级切口)		急危重症抢救成功率(%)	医师日均担负	
	入院与出　院	住院手术前后	病理检查与临床诊断		感染率(%)	甲　级愈合率(%)		诊疗人次	住院床日
总　计	**98.5**	**99.2**	**90.4**	**1.2**	**0.9**	**95.5**	**95.2**	**6.4**	**2.1**
东　部	98.9	99.4	90.2	1.5	0.8	96.4	94.8	7.7	2.0
中　部	98.2	99.0	89.7	1.1	0.6	95.9	95.6	4.8	2.1
西　部	98.3	99.1	91.6	1.0	1.4	93.2	95.4	5.9	2.4
北　京	99.6	99.8	91.1	1.9	0.2	98.9	93.7	8.2	1.6
天　津	99.1	99.7	91.3	1.3	0.5	98.7	91.6	7.8	1.7
河　北	98.6	99.0	93.1	0.8	1.6	93.1	96.2	4.2	1.9
山　西	99.2	99.5	93.8	1.2	0.8	95.9	93.2	3.1	1.4
内蒙古	98.5	98.9	87.9	0.8	6.5	85.0	95.6	4.1	1.7
辽　宁	99.0	99.2	95.0	1.3	1.2	94.2	91.1	4.6	2.1
吉　林	99.1	98.8	88.9	1.0	0.5	96.6	92.5	4.2	1.7
黑龙江	99.1	99.6	82.9	0.7	0.2	97.2	93.9	3.9	1.8
上　海	99.5	99.6	92.6	2.5	0.2	99.4	93.3	12.2	2.5
江　苏	99.4	99.5	96.1	1.6	1.0	96.6	96.9	8.6	2.4
浙　江	98.0	99.6	79.9	2.2	0.5	96.9	96.8	9.8	2.1
安　徽	98.8	98.7	89.8	1.0	1.2	93.6	94.0	5.0	2.2
福　建	98.4	98.5	84.8	1.7	0.4	97.1	90.1	8.6	2.4
江　西	98.4	98.5	93.0	0.9	1.1	95.3	94.9	5.8	2.1
山　东	99.0	99.2	91.3	1.1	1.0	94.5	95.5	4.9	1.9
河　南	97.0	98.6	93.4	1.6	0.6	95.4	96.1	5.1	2.2
湖　北	98.1	99.3	85.2	0.9	0.3	97.7	96.2	6.2	2.4
湖　南	97.9	99.3	89.5	0.9	0.6	95.9	97.7	4.9	2.6
广　东	99.1	99.6	93.4	1.3	0.2	98.5	93.6	11.4	2.0
广　西	98.4	99.2	92.6	1.5	0.2	98.0	93.2	7.8	2.3
海　南	97.4	99.6	96.1	1.6	0.2	94.2	92.8	5.6	1.8
重　庆	98.6	99.4	89.6	0.7	0.8	94.3	93.5	6.8	2.5
四　川	98.4	99.0	94.0	1.1	0.4	95.3	93.9	6.5	2.6
贵　州	97.6	99.3	92.1	0.8	1.3	92.1	96.6	4.7	2.6
云　南	97.0	99.4	90.5	0.8	1.7	91.8	97.3	6.8	2.7
西　藏	96.7	98.2	90.3	1.8	2.1	94.0	97.2	6.1	1.4
陕　西	98.8	99.2	93.9	1.0	0.5	96.8	95.2	5.2	2.1
甘　肃	98.0	98.6	89.9	0.7	1.3	92.7	97.4	5.3	2.2
青　海	98.3	97.5	93.4	0.8	0.3	96.8	96.8	5.2	1.9
宁　夏	99.3	99.8	95.4	1.1	0.4	96.8	95.0	6.0	2.2
新　疆	98.8	98.8	88.0	1.6	1.9	87.5	94.5	5.0	2.6

5-8-2　2009年各地区政府办医院服务质量与效率

地区	诊断符合率(%)			医院感染率(%)	无菌手术(Ⅰ级切口)		急危重症抢救成功率(%)	医师日均担负	
	入院与出院	住院手术前后	病理检查与临床诊断		感染率(%)	甲级愈合率(%)		诊疗人次	住院床日
总计	**98.5**	**99.2**	**90.5**	**1.3**	**0.7**	**96.1**	**95.2**	**6.7**	**2.3**
东部	98.9	99.4	90.3	1.5	0.5	97.1	94.7	8.1	2.2
中部	98.1	99.0	90.3	1.1	0.5	96.3	95.8	4.9	2.2
西部	98.3	99.1	91.4	1.1	1.2	93.8	95.4	6.2	2.6
北京	99.6	99.8	90.5	2.0	0.1	99.4	94.0	8.9	1.7
天津	99.3	99.7	90.5	1.5	0.1	99.3	92.0	8.0	1.8
河北	98.7	99.0	92.8	0.8	1.7	93.1	96.2	4.3	2.0
山西	99.2	99.7	96.3	1.4	0.2	97.1	93.1	3.2	1.5
内蒙古	98.6	98.9	86.8	0.8	7.4	83.3	95.0	4.1	1.8
辽宁	99.3	99.4	95.5	1.5	0.8	95.2	90.8	4.6	2.1
吉林	99.1	98.8	87.8	1.1	0.2	97.3	92.8	4.2	1.7
黑龙江	99.0	99.5	95.4	0.7	0.1	98.1	94.6	3.9	1.9
上海	99.4	99.6	93.3	2.6	0.0	99.6	93.4	12.6	2.6
江苏	99.4	99.6	96.5	1.8	0.5	98.4	96.8	9.0	2.6
浙江	97.9	99.6	79.5	2.3	0.4	97.9	96.9	10.3	2.2
安徽	98.8	98.7	90.0	1.0	1.0	94.5	93.9	5.0	2.3
福建	98.4	98.5	89.5	1.8	0.2	97.5	89.8	9.1	2.6
江西	98.3	98.4	93.1	1.0	1.1	95.3	94.7	5.8	2.2
山东	99.0	99.2	91.8	0.9	0.8	95.1	95.5	4.9	2.0
河南	97.0	98.5	92.4	1.7	0.6	95.3	96.1	5.1	2.3
湖北	98.0	99.3	84.7	0.9	0.3	97.5	96.5	6.1	2.5
湖南	97.8	99.3	89.6	1.0	0.6	96.3	97.8	5.0	2.7
广东	99.1	99.6	93.2	1.4	0.1	98.9	93.7	12.1	2.1
广西	98.4	99.3	92.7	1.5	0.2	98.3	93.2	7.9	2.4
海南	97.9	99.5	96.2	1.8	0.1	94.2	92.3	6.8	2.2
重庆	98.7	99.4	88.8	0.8	0.2	96.6	93.4	7.3	2.8
四川	98.6	99.1	94.3	1.2	0.4	95.5	93.8	7.0	2.8
贵州	97.5	99.4	91.5	0.9	0.8	94.6	96.5	4.9	2.8
云南	97.0	99.4	90.4	0.9	0.4	94.0	97.3	7.3	3.0
西藏	96.6	98.1	92.8	1.9	1.7	94.9	97.0	5.2	1.4
陕西	98.7	99.1	93.1	1.0	0.3	97.1	95.4	5.2	2.4
甘肃	98.3	98.9	88.5	0.7	1.1	93.2	97.7	5.4	2.3
青海	98.2	97.4	94.2	0.8	0.3	96.9	97.0	5.3	2.0
宁夏	99.2	99.8	94.8	1.2	0.1	97.4	95.4	5.9	2.4
新疆	98.8	98.8	88.6	1.8	1.6	87.0	94.3	4.8	2.8

5-9-1 2009年各地区医院医师日均担负诊疗人次和住院床日

地区	医师日均担负诊疗人次						医师日均担负住院床日					
	合计	部(管)属	省属	地级市属	县级市(区)属	县属	合计	部(管)属	省属	地级市属	县级市(区)属	县属
总　计	**6.7**	**9.1**	**7.3**	**6.8**	**7.1**	**5.6**	**2.3**	**2.4**	**2.5**	**2.4**	**2.0**	**2.2**
东　部	8.1	10.0	8.4	8.3	8.7	5.9	2.1	1.8	2.2	2.2	1.9	2.1
中　部	4.9	7.6	5.5	5.1	4.4	4.6	2.2	3.0	2.7	2.5	1.9	2.0
西　部	6.2	8.4	7.0	5.9	5.5	6.4	2.6	3.5	2.8	2.6	2.2	2.6
北　京	8.6	8.7	7.8	9.3		6.7	1.5	1.5	1.4	1.5		1.3
天　津	7.4		7.0	9.2		4.4	1.7		1.8	1.5		1.5
河　北	4.3		4.6	4.0	4.5	4.5	2.1		2.7	2.1	1.7	2.0
山　西	3.2		4.3	3.8	2.5	2.6	1.5		1.7	1.8	1.3	1.3
内蒙古	4.2		5.2	4.3	3.4	4.6	1.8		2.4	2.2	1.5	1.6
辽　宁	4.7		6.5	5.0	4.0	3.3	2.0		2.4	2.3	1.7	1.6
吉　林	4.5	6.7	5.3	4.4	4.2	3.2	1.8	3.0	2.4	2.0	1.4	1.2
黑龙江	3.8		5.4	4.4	2.9	2.9	1.8		2.9	2.1	1.2	1.3
上　海	12.3	11.3	12.8	12.4		8.6	2.1	1.6	2.2	2.1		3.1
江　苏	9.0		11.9	9.1	8.7	7.3	2.6		2.9	2.6	2.5	2.8
浙　江	10.1		9.5	10.2	10.7	9.1	2.2		2.5	2.5	2.0	2.1
安　徽	5.1		7.1	4.8	5.0	4.8	2.3		2.5	2.3	2.2	2.3
福　建	9.1		9.2	9.4	9.1	8.3	2.6		2.6	2.6	2.4	2.6
江　西	5.7		5.4	5.2	5.2	6.5	2.2		2.3	2.3	2.2	2.2
山　东	5.0	9.3	5.6	5.6	4.6	4.4	2.1	2.4	2.1	2.2	1.9	2.1
河　南	4.9		4.8	5.4	4.7	4.8	2.4		3.3	2.8	2.1	2.1
湖　北	5.9	9.9	6.1	6.0	5.3	5.9	2.5	3.0	2.2	2.7	2.4	2.6
湖　南	5.3	7.2	5.4	5.5	5.1	4.8	2.8	3.1	3.1	3.0	2.3	2.5
广　东	11.8	11.6	9.6	10.9	13.7	8.1	2.0	2.1	2.5	2.3	1.8	1.9
广　西	8.1		8.2	8.0	8.1	8.3	2.4		2.8	2.2	2.2	2.6
海　南	6.8		6.9	5.5	6.5	8.2	1.9		1.9	2.0	1.9	2.0
重　庆	7.6		7.7	7.6		7.5	2.8		2.8	2.7		3.1
四　川	7.1	10.0	9.2	6.5	6.7	7.3	2.8	3.9	3.3	3.0	2.5	2.6
贵　州	4.9		5.1	4.5	4.5	5.3	2.9		3.1	3.1	2.3	3.0
云　南	7.2		9.5	5.8	6.8	7.3	3.0		2.6	2.8	3.1	3.3
西　藏	4.9		4.2	4.9	8.7	5.1	1.4		2.1	1.5	1.1	1.2
陕　西	5.3	7.1	5.6	5.2	4.9	5.1	2.4	3.1	2.5	2.5	2.1	2.3
甘　肃	5.4		4.1	4.5	5.5	6.0	2.4		1.8	2.6	2.0	2.5
青　海	5.6		8.3	3.5	2.4	5.4	2.2		2.9	1.7	0.6	2.2
宁　夏	5.6		4.9	5.5	6.1	6.6	2.5		2.4	2.4	2.6	2.6
新　疆	5.0		5.7	5.2	4.4	4.6	2.8		3.0	2.5	2.4	3.3

注：本表系卫生部门医院数字。

5-9-2 综合医院工作效率

医院级别	年份	医生日均担负		医师人均年业务收入（万元）	病床使用率（%）	平均住院日（日）
		诊疗人次	住院床日			
医院合计	1990	5.5	2.1	4.7	88.2	14.1
	1995	4.4	1.5	12.7	72.7	13.3
	2000	4.8	1.4	27.1	67.3	11.0
	2005	5.3	1.6	44.7	76.9	9.9
	2008	6.5	2.1	66.9	89.8	9.9
	2009	6.7	2.3	77.4	93.2	9.7
部（管）属	1990	6.4	2.0	9.8	100.3	22.1
	1995	5.2	1.6	29.0	94.6	20.4
	2000	8.5	1.8	72.8	95.5	14.6
	2005	7.8	2.3	129.7	100.2	13.1
	2008	9.0	2.4	167.9	104.3	11.9
	2009	9.1	2.4	187.3	104.0	11.4
省属	1990	5.4	2.0	6.5	97.2	21.5
	1995	4.5	1.6	20.5	87.3	21.5
	2000	6.2	1.8	54.0	84.9	15.8
	2005	6.6	2.1	90.1	91.3	12.8
	2008	7.1	2.4	116.1	101.2	12.6
	2009	7.3	2.5	133.4	103.3	12.3
地级市属	1990	5.5	2.2	5.2	94.7	17.4
	1995	4.7	1.7	14.6	80.2	16.5
	2000	5.0	1.5	30.4	74.0	13.1
	2005	5.7	1.9	49.7	84.1	11.9
	2008	6.7	2.3	72.1	95.2	12.0
	2009	6.8	2.4	82.2	97.8	11.6
县级市(区)属	1990	6.2	1.8	4.2	82.1	13.6
	1995	4.5	1.4	10.6	68.3	11.4
	2000	4.7	1.2	20.6	61.3	9.6
	2005	5.0	1.4	32.6	70.3	8.8
	2008	6.8	1.8	51.1	82.9	8.8
	2009	7.1	2.0	59.1	86.8	8.7
县属	1990	5.2	2.1	3.7	83.0	11.2
	1995	4.1	1.5	7.8	63.4	10.1
	2000	3.9	1.2	15.2	56.3	8.4
	2005	4.3	1.4	23.9	65.3	7.5
	2008	5.4	2.1	39.9	82.0	7.6
	2009	5.6	2.2	47.1	86.7	7.7

注：本表系卫生部门医院数字。

5-10-1 2009年医院出院病人疾病转归情况

疾病名称 (ICD-10)	出院人数 (人)	疾病构 成(%)	治愈率 (%)	好转率 (%)	未愈率 (%)	病死率 (%)	出院者 平均 住院日	出院者平 均医药费 (元)
总　计	**36799774**	**100.0**	**55.0**	**40.9**	**3.1**	**0.9**	**9.8**	**5678.2**
1.传染病和寄生虫病小计	1208048	3.3	44.0	51.3	4.1	0.6	10.5	4095.9
其中：肠道传染病	89896	0.2	63.1	35.2	1.5	0.2	5.6	1790.7
内：霍乱								
伤寒和副伤寒	4882	0.0	46.7	48.6	4.6	0.1	8.5	3332.5
志贺菌病	17926	0.0	60.4	37.4	2.1	0.2	5.1	1500.6
结核病	248602	0.7	17.1	75.5	6.8	0.7	14.2	5871.5
内：肺结核	145454	0.4	11.7	79.9	7.5	0.9	13.6	5228.6
白喉								
百日咳	338	0.0	30.8	64.5	4.7	0.0	11.1	2340.5
猩红热	2322	0.0	68.3	30.4	1.2	0.1	6.2	1727.1
性传播模式疾病	10646	0.0	55.8	38.7	5.3	0.2	9.4	3684.2
内：梅毒	4542	0.0	29.6	61.8	8.4	0.2	11.1	4215.6
淋球菌感染	460	0.0	73.0	25.2	1.7	0.0	8.3	2009.5
乙型脑炎	2312	0.0	47.8	37.1	11.9	3.3	12.0	6246.5
斑疹伤寒	7020	0.0	63.9	34.0	1.5	0.5	6.9	2806.9
病毒性肝炎	198598	0.5	17.3	77.0	5.1	0.6	18.0	6806.6
人类免疫缺陷病毒病(HIV)	12384	0.0	6.2	58.7	29.4	5.7	17.4	5338.2
血吸虫病	3356	0.0	28.1	68.7	2.9	0.3	13.5	4494.6
丝虫病	74	0.0	8.1	78.4	13.5	0.0	9.2	3289.4
钩虫病	1152	0.0	26.7	70.1	3.1	0.0	6.7	3375.4
2.肿瘤小计	2755028	7.5	50.0	37.6	9.5	2.9	14.0	10467.5
恶性肿瘤计	1802504	4.9	31.8	51.1	12.8	4.3	16.2	12090.2
其中：鼻咽恶性肿瘤	33350	0.1	19.8	67.0	10.6	2.6	26.6	13356.5
食管恶性肿瘤	105146	0.3	33.2	51.5	12.0	3.3	17.8	12861.9
胃恶性肿瘤	181224	0.5	37.3	46.0	12.7	4.0	15.5	13965.9
小肠恶性肿瘤	7080	0.0	39.9	43.8	12.0	4.2	18.4	18298.3
结肠恶性肿瘤	81432	0.2	44.8	41.9	9.0	4.2	17.8	17238.6
直肠乙状结肠连接处、直肠、肛门和肛管恶性肿瘤	87218	0.2	45.3	42.6	9.2	2.9	17.7	15772.7
肝和肝内胆管恶性肿瘤	145820	0.4	17.7	52.6	21.5	8.2	14.0	10763.3
喉恶性肿瘤	13950	0.0	50.8	35.2	11.8	2.3	20.5	13407.6
气管、支气管、肺恶性肿瘤	304196	0.8	18.6	56.9	17.6	6.8	15.9	10535.8
骨、关节软骨恶性肿瘤	10990	0.0	35.7	44.5	16.8	3.0	17.3	12245.7
乳房恶性肿瘤	128016	0.3	49.6	45.4	3.7	1.4	16.6	10938.5
女性生殖器官恶性肿瘤	108986	0.3	37.8	51.9	8.5	1.8	16.6	10665.5
男性生殖器官恶性肿瘤	33022	0.1	31.5	57.1	8.8	2.6	16.3	11385.6
泌尿道恶性肿瘤	68706	0.2	59.5	30.7	7.5	2.3	16.7	13595.0
脑恶性肿瘤	25536	0.1	38.6	45.4	12.1	3.9	17.1	20058.2
白血病	105698	0.3	20.4	63.8	11.9	3.9	15.1	10431.4
原位癌计	20916	0.1	60.5	29.0	9.6	0.9	11.9	7109.4
其中：子宫颈原位癌	10532	0.0	79.7	16.5	3.5	0.3	9.5	6863.0
良性肿瘤计	866392	2.4	88.6	8.6	2.6	0.1	9.7	7254.3
其中：皮肤良性肿瘤	22154	0.1	86.3	11.3	2.3	0.1	7.9	3944.4

注：本表系卫生部门综合医院数字。

5-10-1 续表1

疾病名称 (ICD-10)	出院人数 (人)	疾病构 成(%)	治愈率 (%)	好转率 (%)	未愈率 (%)	病死率 (%)	出院者 平 均 住院日	出院者平 均医药费 (元)
乳房良性肿瘤	86450	0.2	95.0	4.3	0.7	0.0	5.8	4055.4
子宫平滑肌瘤	261782	0.7	94.7	3.4	1.9	0.0	9.9	6422.1
卵巢良性肿瘤	75618	0.2	95.6	3.3	1.1	0.0	9.2	6861.3
前列腺良性肿瘤	192	0.0	45.8	38.5	15.6	0.0	12.9	6406.4
甲状腺良性肿瘤	75608	0.2	91.6	5.9	2.2	0.3	8.3	5328.7
交界恶性肿瘤计								
动态未知的肿瘤计	64856	0.2	37.4	50.3	10.8	1.6	12.8	9394.9
3.血液、造血器官及免疫疾病小计	293268	0.8	24.3	69.5	5.5	0.7	9.3	4912.9
其中：贫血	154152	0.4	15.2	77.8	6.1	0.8	8.3	4564.7
4.内分泌、营养和代谢疾病小计	1081540	2.9	29.8	67.7	1.9	0.6	11.7	6096.3
其中：甲状腺功能亢进	73274	0.2	25.3	71.8	2.5	0.4	10.4	4195.7
糖尿病	714768	1.9	15.9	82.3	1.1	0.7	13.2	6448.1
5.精神和行为障碍小计	221342	0.6	32.8	63.4	3.5	0.3	13.3	3878.2
其中：使用精神活性物质的精神和行为障碍	3864	0.0	67.1	31.5	0.9	0.5	7.1	2347.6
精神分裂症、分裂型障碍和妄想性障碍	28560	0.1	29.1	65.6	5.1	0.2	36.0	5062.5
心境（情感）障碍	19748	0.1	27.0	69.8	2.9	0.2	19.5	5518.7
6.神经系统疾病小计	858834	2.3	32.8	62.7	3.9	0.7	10.3	5764.2
其中：中枢神经系统炎性疾病	41540	0.1	33.2	51.7	12.6	2.5	11.0	7015.8
帕金森病	23432	0.1	11.5	85.4	2.5	0.6	14.9	7582.0
癫痫	98442	0.3	24.1	68.2	7.0	0.6	7.0	4113.4
7.眼和附器疾病小计	846866	2.3	85.9	12.3	1.8	0.0	7.0	4034.3
其中：晶状体疾患	427024	1.2	95.7	2.8	1.5	0.0	5.1	4236.1
内：老年性白内障	303052	0.8	95.9	2.6	1.5	0.0	5.0	4219.9
视网膜脱离和断裂	43002	0.1	92.9	4.8	2.3	0.0	10.0	7093.4
青光眼	89134	0.2	78.7	20.0	1.3	0.0	9.9	3762.0
8.耳和乳突疾病小计	190096	0.5	49.8	47.5	2.7	0.0	9.8	4156.6
其中：中耳和乳突疾病	61714	0.2	75.8	22.3	1.9	0.0	10.5	5245.7
9.循环系统疾病小计	5187812	14.1	24.6	70.2	3.3	1.9	11.8	7313.7
其中：急性风湿热	8862	0.0	21.9	74.6	3.0	0.5	10.3	3292.5
内：急性风湿性关节炎	7008	0.0	20.4	76.8	2.6	0.1	10.8	3249.3
慢性风湿性心脏病	94872	0.3	20.1	73.6	4.3	2.0	11.1	7945.4
高血压	707962	1.9	18.0	80.7	0.9	0.4	11.3	5405.0
内：高血压性心脏、肾脏病	48590	0.1	14.1	83.0	1.4	1.4	11.8	6186.0
缺血性心脏病	1404816	3.8	19.2	77.0	1.8	2.0	11.0	8176.3
内：心绞痛	136980	0.4	27.1	71.6	0.8	0.6	10.5	10624.8
急性心肌梗死	103184	0.3	21.4	64.1	5.2	9.3	10.0	14280.2
其他缺血性心脏病	1164652	3.2	18.1	78.8	1.6	1.6	11.1	7347.6
肺栓塞	8744	0.0	24.5	59.3	5.1	11.0	14.2	12200.6
心脏传导疾患和心律失常	190922	0.5	31.6	65.7	2.1	0.5	8.2	8812.8
心力衰竭	62320	0.2	26.1	64.6	3.4	5.9	10.6	5795.0
脑血管病	2052144	5.6	22.8	69.7	5.1	2.5	13.4	7546.7
内：颅内出血	462242	1.3	28.3	52.6	12.6	6.5	14.4	10095.1
脑梗死	1191610	3.2	20.6	75.1	3.0	1.3	13.2	6873.9

5-10-1 续表2

疾病名称(ICD-10)	出院人数(人)	疾病构成(%)	治愈率(%)	好转率(%)	未愈率(%)	病死率(%)	出院者平均住院日	出院者平均医药费(元)
大脑动脉闭塞和狭窄	**81668**	**0.2**	**21.0**	**72.2**	**4.3**	**2.5**	**12.7**	**6856.0**
静脉炎和血栓性静脉炎、静脉栓塞和血栓形成	43966	0.1	37.8	58.7	3.2	0.3	13.3	9763.1
下肢静脉曲张	66382	0.2	82.9	14.2	2.8	0.1	10.4	5833.8
10.呼吸系统疾病小计	5146550	14.0	53.4	43.7	2.1	0.9	8.1	3595.4
其中：急性上呼吸道感染	1044834	2.8	64.7	34.1	1.2	0.0	4.9	1350.9
流行性感冒	37634	0.1	62.8	35.8	1.2	0.2	4.9	1954.7
肺炎	1483184	4.0	55.3	42.0	2.0	0.8	8.0	2947.8
慢性扁桃体和腺样体疾病	103684	0.3	93.2	5.3	1.4	0.0	6.9	3563.5
支气管炎、肺气肿和其他慢性阻塞性肺病	905946	2.5	26.6	69.6	2.3	1.5	10.9	5724.4
哮喘	125542	0.3	32.8	65.5	1.3	0.4	8.2	3939.8
外部物质引起的肺病	23856	0.1	26.3	65.4	4.2	4.1	20.2	10166.5
11.消化系统疾病小计	4126162	11.2	62.0	34.9	2.6	0.5	8.7	5312.1
其中：口腔、涎腺和颌疾病	102466	0.3	76.4	21.4	2.2	0.1	7.9	3984.1
内：牙齿及牙周病	17350	0.0	80.0	18.0	1.9	0.1	8.3	5437.5
胃及十二指肠溃疡	238062	0.6	41.3	56.5	1.8	0.4	9.2	5799.1
阑尾疾病	553690	1.5	86.4	12.7	0.9	0.1	7.0	4012.5
疝	360308	1.0	92.6	5.1	2.3	0.1	7.8	4502.5
内：腹股沟疝	336070	0.9	93.2	4.6	2.2	0.1	7.6	4264.7
肠梗阻	195802	0.5	63.4	31.3	4.5	0.8	7.6	5069.8
肝疾病	315456	0.9	17.8	72.2	7.5	2.5	14.3	8082.6
胆石病和胆囊炎	675054	1.8	73.2	24.5	2.1	0.2	9.9	7594.1
急性胰腺炎	129050	0.4	55.2	40.7	3.2	0.9	10.9	10040.4
12.皮肤和皮下组织疾病小计	264254	0.7	60.9	36.5	2.3	0.3	11.1	4320.2
其中：皮炎及湿疹	45634	0.1	54.8	43.4	1.5	0.2	10.2	3508.1
牛皮癣	11130	0.0	28.5	69.7	1.6	0.2	17.8	5885.5
荨麻疹	23692	0.1	66.2	32.4	1.3	0.1	6.1	1823.9
13.肌肉骨骼系统和结缔组织疾病小计	885826	2.4	38.1	59.3	2.4	0.2	12.4	7561.9
其中：类风湿性关节炎和其他炎性多关节病	103960	0.3	23.9	74.2	1.7	0.2	12.9	6812.7
关节病	37304	0.1	45.7	52.7	1.5	0.0	13.5	12386.5
系统性结缔组织病	100368	0.3	17.5	78.5	3.1	0.9	12.8	6804.9
内：系统性红斑狼疮	59510	0.2	14.8	81.4	3.0	0.9	12.1	6397.7
脊椎关节强硬	89532	0.2	26.5	72.1	1.5	0.0	11.4	7411.3
椎间盘疾患	256590	0.7	37.5	60.3	2.1	0.1	12.5	6584.5
骨病和软骨病	87826	0.2	51.9	44.0	4.1	0.1	14.7	11301.9
内：骨密度和结构的疾患	44372	0.1	48.9	47.9	3.1	0.1	14.2	9193.7
骨髓炎	11986	0.0	51.1	44.8	3.9	0.3	18.6	7939.8
14.泌尿生殖系统疾病小计	2117484	5.8	62.4	34.0	3.2	0.4	10.3	5599.2
其中：肾小球疾病	188124	0.5	16.9	79.1	3.6	0.4	13.8	5901.0
肾小管-间质疾病	115044	0.3	59.2	37.1	3.5	0.2	11.8	6761.0
肾衰竭	182954	0.5	12.8	77.9	6.5	2.8	17.9	8482.3
尿石病	392414	1.1	64.4	32.3	3.3	0.0	8.6	5253.6
膀胱炎	22726	0.1	63.3	35.6	1.0	0.1	10.7	5352.4

5-10-1 续表3

疾病名称 (ICD-10)	出院人数 (人)	疾病构 成(%)	治愈率 (%)	好转率 (%)	未愈率 (%)	病死率 (%)	出院者 平均 住院日	出院者平 均医药费 (元)
尿道狭窄	12908	0.0	69.2	27.0	3.7	0.0	13.0	7181.2
男性生殖器官疾病	325454	0.9	71.8	25.8	2.3	0.1	10.7	5885.3
内：前列腺增生	172458	0.5	63.3	33.9	2.6	0.2	13.4	8383.3
乳房疾患	96508	0.3	84.7	12.3	3.0	0.0	7.1	4356.9
女性盆腔器官炎性疾病	176256	0.5	76.3	22.0	1.6	0.1	7.5	3465.9
子宫内膜异位	100114	0.3	91.4	6.6	2.0	0.0	9.5	6926.8
女性生殖器脱垂	34732	0.1	91.0	4.8	4.1	0.1	10.9	6868.1
15.妊娠、分娩和产褥期小计	4022098	10.9	95.6	3.8	0.6	0.0	5.3	2738.5
其中：异位妊娠	224056	0.6	87.6	10.6	1.8	0.0	7.8	4729.9
医疗性流产	176250	0.5	99.3	0.6	0.1	0.0	3.6	1110.9
妊娠、分娩和产褥期的水肿、蛋白尿和高血压疾患	77236	0.2	77.4	20.4	2.1	0.1	7.2	4524.6
梗阻性分娩	244768	0.7	99.4	0.5	0.1	0.0	7.1	4172.7
分娩时会阴、阴道裂伤	54910	0.1	99.1	0.8	0.1	0.0	3.5	1827.6
产后出血	25918	0.1	90.7	7.8	0.9	0.6	5.9	4485.7
顺产	1258206	3.4	99.5	0.4	0.0	0.0	3.5	1476.9
16.起源于围生期的某些情况小计	716674	1.9	50.7	44.1	4.3	0.9	6.5	3151.7
其中：产伤	4434	0.0	39.3	55.3	4.6	0.8	7.8	4425.4
出生窒息	140360	0.4	44.5	49.3	4.8	1.3	7.3	3424.5
新生儿吸入综合征	47856	0.1	58.5	37.7	3.2	0.7	6.4	3435.0
特发于围生期的感染	36620	0.1	52.3	42.3	4.5	0.9	6.3	2903.0
胎儿和新生儿的溶血性疾病	7642	0.0	59.4	36.7	3.8	0.1	6.0	3149.4
新生儿硬化病	2526	0.0	58.8	35.2	4.7	1.3	6.3	2799.3
17.先天性畸形、变形和染色体异常小计	276470	0.8	75.4	18.2	5.8	0.6	10.7	9447.3
其中：脊柱裂	1242	0.0	64.6	22.9	12.6	0.0	14.7	10684.3
神经系统其他先天性畸形	6508	0.0	33.9	56.6	9.2	0.3	12.0	8757.7
循环系统先天性畸形	80842	0.2	62.4	26.7	9.1	1.8	12.2	17947.6
消化系统其他先天性畸形	15664	0.0	67.3	22.6	9.5	0.6	10.9	7670.0
泌尿系统其他先天性畸形	22548	0.1	87.7	8.7	3.6	0.0	10.5	6185.3
肌肉骨骼系统其他先天性畸形	18156	0.0	77.8	17.3	4.7	0.3	9.3	6800.8
18.症状、体征和临床与实验异常所见小计	472212	1.3	44.0	43.9	9.5	2.6	7.0	3882.3
19.损伤、中毒小计	4118704	11.2	52.7	43.3	3.1	1.0	12.0	6709.1
其中：骨折	605486	1.6	55.2	40.4	3.4	1.0	12.9	8134.1
内：颅骨和面骨骨折	134750	0.4	51.4	44.3	4.0	0.3	11.3	6294.5
股骨骨折	215192	0.6	56.7	37.1	5.8	0.4	18.8	15140.0
多部位骨折	11840	0.0	48.6	45.2	4.5	1.7	22.9	14801.4
颅内损伤	611274	1.7	47.0	45.1	3.9	4.1	12.8	8189.0
烧伤和腐蚀伤	117366	0.3	52.8	43.6	2.9	0.6	11.8	5400.1
药物、药剂和生物制品中毒	60350	0.2	43.3	52.0	3.3	1.4	3.2	2391.6
非药用物质的毒性效应	159762	0.4	40.1	52.8	5.0	2.1	5.1	3435.7
手术和医疗的并发症计	68028	0.2	69.4	28.2	2.1	0.3	12.8	6010.2
内：操作并发症	37404	0.1	68.5	29.0	2.2	0.3	15.9	6106.2
假体装置、植入物和移植物并发症	16928	0.0	84.4	13.7	1.9	0.0	10.0	7294.8
20.影响健康状态和与保健机构接触因素小计	2010506	5.5	78.6	20.6	0.7	0.2	9.8	6817.5

5-10-2　2009年城市医院出院病人疾病转归情况

疾病名称 (ICD-10)	出院人数（人）	疾病构成 (%)	治愈率 (%)	好转率 (%)	未愈率 (%)	病死率 (%)	出院者平均住院日
总　计	**26717102**	**100.0**	**55.7**	**40.3**	**3.0**	**1.1**	**10.5**
1.传染病和寄生虫病小计	801134	3.0	44.7	50.7	4.0	0.7	11.4
其中：肠道传染病	47862	0.2	65.0	33.0	1.7	0.2	6.0
内：霍乱							
伤寒和副伤寒	2424	0.0	45.5	49.4	4.9	0.2	9.1
志贺菌病	9700	0.0	61.2	36.4	2.2	0.1	5.4
结核病	163390	0.6	20.7	71.7	7.0	0.7	15.2
内：肺结核	86590	0.3	14.5	76.6	8.0	0.9	14.7
白喉							
百日咳	240	0.0	31.7	62.5	5.8		10.8
猩红热	1746	0.0	69.8	29.2	1.0		6.3
性传播模式疾病	8506	0.0	56.4	38.0	5.5	0.1	9.7
内：梅毒	3796	0.0	29.3	61.7	8.8	0.2	11.3
淋球菌感染	236	0.0	69.5	27.1	3.4		8.2
乙型脑炎	1754	0.0	47.9	38.1	10.5	3.5	12.7
斑疹伤寒	3442	0.0	70.1	27.1	2.0	0.8	7.3
病毒性肝炎	150304	0.6	18.7	75.9	4.6	0.7	18.4
人类免疫缺陷病毒病（HIV）	6140	0.0	8.1	64.2	21.1	6.5	14.3
血吸虫病	3356	0.0	28.1	68.7	2.9	0.3	13.5
丝虫病	40	0.0	10.0	75.0	15.0		10.9
钩虫病	588	0.0	36.1	60.5	3.4		7.2
2.肿瘤小计	2337002	8.7	50.7	37.8	8.5	3.1	14.4
恶性肿瘤计	1558278	5.8	33.6	50.7	11.2	4.5	16.5
其中：鼻咽恶性肿瘤	30006	0.1	21.0	67.2	9.3	2.6	27.4
食管恶性肿瘤	85366	0.3	36.4	49.5	10.6	3.5	18.1
胃恶性肿瘤	147280	0.6	39.9	44.5	11.2	4.4	15.9
小肠恶性肿瘤	6332	0.0	40.7	43.6	11.2	4.5	18.6
结肠恶性肿瘤	71238	0.3	46.5	40.8	8.1	4.6	18.0
直肠乙状结肠连接处、直肠、肛门和肛管恶性肿瘤	74304	0.3	47.6	41.3	8.1	3.0	18.0
肝和肝内胆管恶性肿瘤	117852	0.4	19.8	53.4	18.2	8.6	14.4
喉恶性肿瘤	12990	0.0	53.6	33.6	10.6	2.2	20.9
气管、支气管、肺恶性肿瘤	256336	1.0	20.2	56.7	15.8	7.3	16.2
骨、关节软骨恶性肿瘤	9724	0.0	37.6	44.2	15.2	3.0	17.4
乳房恶性肿瘤	113532	0.4	51.3	44.0	3.2	1.5	16.7
女性生殖器官恶性肿瘤	96614	0.4	38.6	52.2	7.3	1.9	17.0
男性生殖器官恶性肿瘤	29864	0.1	32.0	57.1	8.2	2.7	16.3
泌尿道恶性肿瘤	62252	0.2	62.0	29.3	6.4	2.4	16.8
脑恶性肿瘤	23348	0.1	40.9	45.1	10.4	3.7	17.5
白血病	95886	0.4	21.7	64.1	10.3	3.9	15.6
原位癌计	16206	0.1	67.5	26.2	5.7	0.6	11.6
其中：子宫颈原位癌	9872	0.0	81.3	15.5	3.0	0.2	9.4
良性肿瘤计	706752	2.6	88.8	8.7	2.4	0.1	9.9
其中：皮肤良性肿瘤	18592	0.1	87.5	10.3	2.2	0.1	8.1

注：本表系卫生部门综合医院数字。

5-10-2 续表1

疾病名称 (ICD-10)	出院 人数 (人)	疾病 构成 (%)	治愈率 (%)	好转率 (%)	未愈率 (%)	病死率 (%)	出院者 平 均 住院日
乳房良性肿瘤	80590	0.3	95.3	4.0	0.6	0.1	5.8
子宫平滑肌瘤	197286	0.7	94.9	3.3	1.7	0.0	10.1
卵巢良性肿瘤	60922	0.2	95.9	3.1	1.0	0.0	9.4
前列腺良性肿瘤	122	0.0	44.3	39.3	16.4		13.9
甲状腺良性肿瘤	54566	0.2	91.8	5.9	1.9	0.4	8.3
交界恶性肿瘤计							
动态未知的肿瘤计	55406	0.2	38.1	50.5	9.8	1.6	13.4
3.血液、造血器官及免疫疾病小计	231620	0.9	25.4	68.8	5.1	0.8	10.0
其中：贫血	113820	0.4	16.3	77.1	5.7	0.9	9.3
4.内分泌、营养和代谢疾病小计	915578	3.4	30.8	66.9	1.7	0.6	12.1
其中：甲状腺功能亢进	63356	0.2	24.8	72.7	2.1	0.4	10.5
糖尿病	606136	2.3	17.0	81.4	0.9	0.7	13.6
5.精神和行为障碍小计	166302	0.6	31.8	64.6	3.4	0.3	15.5
其中:使用精神活性物质的精神和行为障碍	3490	0.0	69.4	29.2	1.0	0.3	7.4
精神分裂症、分裂型障碍和妄想性障碍	25576	0.1	30.9	64.4	4.5	0.2	37.5
心境(情感)障碍	17950	0.1	28.7	68.4	2.7	0.2	20.0
6.神经系统疾病小计	692734	2.6	34.1	61.4	3.8	0.7	10.9
其中：中枢神经系统炎性疾病	30084	0.1	31.1	54.3	11.8	2.7	12.4
帕金森病	20070	0.1	12.5	84.7	2.3	0.6	15.4
癫痫	77246	0.3	26.1	65.8	7.4	0.7	7.5
7.眼和附器疾病小计	656180	2.5	86.5	11.8	1.7	0.0	7.3
其中：晶状体疾患	313148	1.2	96.5	2.1	1.4	0.0	5.3
内：老年性白内障	221720	0.8	96.7	1.9	1.4	0.0	5.1
视网膜脱离和断裂	42656	0.2	93.1	4.7	2.2	0.0	10.0
青光眼	73488	0.3	80.4	18.4	1.2	0.0	10.2
8.耳和乳突疾病小计	143382	0.5	53.6	43.4	3.0	0.0	10.5
其中：中耳和乳突疾病	50936	0.2	80.1	18.1	1.8	0.0	10.9
9.循环系统疾病小计	3886812	14.5	26.7	68.4	2.8	2.1	12.4
其中：急性风湿热	4652	0.0	24.5	72.4	2.7	0.4	11.3
内：急性风湿性关节炎	3970	0.0	24.0	73.5	2.4	0.1	11.7
慢性风湿性心脏病	68396	0.3	24.2	69.5	4.1	2.2	12.1
高血压	545320	2.0	19.8	79.0	0.7	0.5	11.9
内：高血压性心脏、肾脏病	37678	0.1	16.0	81.2	1.2	1.6	12.5
缺血性心脏病	1076538	4.0	21.2	75.1	1.5	2.2	11.5
内：心绞痛	125168	0.5	27.7	71.1	0.7	0.5	10.6
急性心肌梗死	77438	0.3	24.8	60.2	4.8	10.1	10.4
其他缺血性心脏病	873932	3.3	20.0	77.0	1.3	1.7	11.7
肺栓塞	7600	0.0	22.6	61.8	4.6	11.1	14.9
心脏传导疾患和心律失常	159778	0.6	32.9	64.6	1.9	0.5	8.5
心力衰竭	44380	0.2	28.3	62.5	2.8	6.3	11.4
脑血管病	1478562	5.5	24.5	68.4	4.4	2.8	14.2
内：颅内出血	309938	1.2	30.4	50.9	11.1	7.5	15.1
脑梗死	871886	3.3	22.4	73.5	2.6	1.5	13.9

5-10-2 续表2

疾病名称 (ICD-10)	出院人数(人)	疾病构成(%)	治愈率(%)	好转率(%)	未愈率(%)	病死率(%)	出院者平均住院日
大脑动脉闭塞和狭窄	58620	0.2	22.6	70.7	3.8	2.8	13.3
静脉炎和血栓性静脉炎、静脉栓塞和血栓形成	38304	0.1	38.9	58.1	2.7	0.3	13.5
下肢静脉曲张	50080	0.2	83.9	13.5	2.5	0.1	10.6
10.呼吸系统疾病小计	3377664	12.6	54.8	42.0	2.0	1.1	8.9
其中:急性上呼吸道感染	598420	2.2	67.9	31.1	0.9	0.0	5.3
流行性感冒	20602	0.1	69.6	28.8	1.3	0.3	5.5
肺炎	957128	3.6	55.7	41.4	1.9	1.0	8.7
慢性扁桃体和腺样体疾病	84102	0.3	94.1	4.4	1.5	0.0	7.2
支气管炎、肺气肿和其他慢性阻塞性肺病	602308	2.3	28.5	67.4	2.2	1.9	11.9
哮喘	95932	0.4	34.6	63.9	1.1	0.4	8.7
外部物质引起的肺病	18454	0.1	25.8	65.3	3.9	5.0	23.0
11.消化系统疾病小计	2901698	10.9	63.1	33.8	2.5	0.6	9.2
其中：口腔、涎腺和颌疾病	74776	0.3	80.4	17.3	2.2	0.1	8.5
内：牙齿及牙周病	14058	0.1	84.1	13.9	1.9	0.1	8.6
胃及十二指肠溃疡	173038	0.6	43.8	54.2	1.5	0.5	9.5
阑尾疾病	361796	1.4	86.9	12.1	0.9	0.1	7.0
疝	237108	0.9	92.8	4.8	2.3	0.1	8.1
内：腹股沟疝	219860	0.8	93.7	4.1	2.1	0.1	7.8
肠梗阻	140232	0.5	64.8	30.2	4.1	0.9	8.1
肝疾病	243040	0.9	19.8	70.7	6.7	2.8	14.8
胆石病和胆囊炎	496098	1.9	74.8	23.0	1.9	0.2	10.2
急性胰腺炎	101714	0.4	57.0	39.3	2.8	0.9	11.3
12.皮肤和皮下组织疾病小计	211590	0.8	62.7	35.0	2.0	0.3	11.7
其中：皮炎及湿疹	38534	0.1	56.6	41.9	1.3	0.3	10.9
牛皮癣	10730	0.0	28.8	69.5	1.5	0.2	17.9
荨麻疹	18390	0.1	68.2	30.8	0.9	0.1	6.6
13.肌肉骨骼系统和结缔组织疾病小计	722318	2.7	40.1	57.4	2.3	0.2	12.9
其中：类风湿性关节炎和其他炎性多关节病	87684	0.3	25.1	73.2	1.4	0.2	13.4
关节病	33982	0.1	47.6	50.9	1.5	0.0	13.8
系统性结缔组织病	95392	0.4	17.9	78.6	2.7	0.9	13.0
内：系统性红斑狼疮	56480	0.2	15.2	81.4	2.5	0.8	12.2
脊椎关节强硬	70238	0.3	30.8	67.7	1.5	0.0	12.1
椎间盘疾患	193826	0.7	41.6	56.3	2.0	0.1	13.1
骨病和软骨病	70814	0.3	54.0	42.1	3.8	0.1	15.3
内：骨密度和结构的疾患	36462	0.1	49.0	48.1	2.9	0.1	14.9
骨髓炎	8930	0.0	56.1	40.2	3.4	0.3	19.7
14.泌尿生殖系统疾病小计	1645982	6.2	63.4	33.2	3.0	0.4	10.8
其中：肾小球疾病	159888	0.6	17.2	79.3	3.0	0.5	14.2
肾小管-间质疾病	97312	0.4	61.6	35.0	3.2	0.2	12.3
肾衰竭	151354	0.6	13.8	78.2	5.1	2.9	18.1
尿石病	272372	1.0	68.8	28.2	3.0	0.0	9.4
膀胱炎	18898	0.1	65.1	33.8	0.9	0.1	11.1
尿道狭窄	11286	0.0	71.3	25.3	3.3	0.1	13.3

5-10-2 续表3

疾病名称 (ICD-10)	出院人数（人）	疾病构成(%)	治愈率(%)	好转率(%)	未愈率(%)	病死率(%)	出院者平均住院日
男性生殖器官疾病	238436	0.9	73.2	24.4	2.2	0.1	11.2
内：前列腺增生	129984	0.5	65.2	32.2	2.4	0.2	14.0
乳房疾患	85852	0.3	86.0	11.1	2.8	0.0	7.1
女性盆腔器官炎性疾病	131770	0.5	78.1	20.1	1.6	0.1	7.7
子宫内膜异位	80294	0.3	91.5	6.7	1.8	0.0	9.6
女性生殖器脱垂	25852	0.1	91.3	4.8	3.8	0.1	11.3
15.妊娠、分娩和产褥期小计	2523814	9.4	94.7	4.6	0.6	0.0	5.7
其中：异位妊娠	168646	0.6	87.0	11.1	1.8	0.1	7.9
医疗性流产	131002	0.5	99.2	0.7	0.1	0.0	3.5
妊娠、分娩和产褥期的水肿、蛋白尿和高血压疾患	55240	0.2	76.3	21.7	1.8	0.1	7.6
前置胎盘、胎盘早剥和产前出血	22764	0.1	84.0	13.2	2.7	0.1	9.3
梗阻性分娩	143998	0.5	99.4	0.4	0.1	0.0	7.2
分娩时会阴、阴道裂伤	38098	0.1	99.0	0.8	0.1	0.0	3.5
产后出血	17650	0.1	91.5	7.1	0.9	0.5	6.2
顺产	619260	2.3	99.3	0.7	0.1	0.0	3.9
16.起源于围生期的某些情况小计	466640	1.7	53.2	41.9	4.1	0.8	7.1
其中：产伤	2926	0.0	33.6	60.9	4.8	0.7	8.4
出生窒息	79680	0.3	46.6	47.6	4.6	1.2	8.1
新生儿吸入综合征	29530	0.1	61.9	34.2	3.3	0.6	7.1
特发于围生期的感染	22194	0.1	59.4	35.4	4.2	1.0	7.3
胎儿和新生儿的溶血性疾病	6666	0.0	60.1	36.3	3.5	0.2	6.1
新生儿硬化病	1490	0.0	64.2	30.6	3.9	1.3	7.2
17.先天性畸形、变形和染色体异常小计	247242	0.9	76.6	17.2	5.5	0.6	11.0
其中：脊柱裂	1166	0.0	65.5	22.0	12.5		15.1
神经系统其他先天性畸形	5454	0.0	38.0	53.4	8.3	0.4	12.8
循环系统先天性畸形	75978	0.3	65.2	24.9	8.3	1.6	12.4
消化系统其他先天性畸形	14344	0.1	68.6	22.1	8.7	0.6	11.2
泌尿系统其他先天性畸形	20972	0.1	88.0	8.5	3.4	0.0	10.6
肌肉骨骼系统其他先天性畸形	15266	0.1	79.4	15.6	4.7	0.3	9.7
18.症状、体征和临床与实验异常所见小计	340188	1.3	44.5	43.1	9.6	2.8	7.5
19.损伤、中毒小计	2667646	10.0	56.6	39.4	2.9	1.1	12.8
其中：骨折	412854	1.5	59.4	36.3	3.2	1.1	13.7
内：颅骨和面骨骨折	90726	0.3	58.0	38.0	3.7	0.3	11.8
股骨骨折	148298	0.6	61.7	32.8	5.1	0.4	19.4
多部位骨折	9310	0.0	53.1	41.4	3.8	1.6	23.1
颅内损伤	386200	1.4	48.9	43.1	3.5	4.5	13.6
烧伤和腐蚀伤	87182	0.3	57.7	38.9	2.7	0.7	12.8
药物、药剂和生物制品中毒	38406	0.1	46.3	49.0	3.2	1.5	3.4
非药用物质的毒性效应	92092	0.3	41.0	51.6	5.1	2.3	5.8
手术和医疗的并发症	56146	0.2	71.3	26.4	2.0	0.3	13.2
内：操作并发症	30974	0.1	70.1	27.6	2.0	0.3	16.4
假体装置、植入物和移植物的并发症	15198	0.1	85.8	12.3	1.9	0.1	9.9
20.影响健康状态和与保健机构接触因素小计	1781576	6.7	77.8	21.4	0.7	0.2	9.9

5-10-3　2009年县医院出院病人疾病转归情况

疾病名称 (ICD-10)	出院人数（人）	疾病构成(%)	治愈率(%)	好转率(%)	未愈率(%)	病死率(%)	出院者平均住院日
总　计	**10082672**	**100.0**	**53.3**	**42.6**	**3.5**	**0.6**	**7.9**
1.传染病和寄生虫病小计	406914	4.0	42.6	52.5	4.5	0.4	8.7
其中：肠道传染病	42034	0.4	60.9	37.6	1.3	0.1	5.2
内：霍乱							
伤寒和副伤寒	2458	0.0	47.8	47.8	4.3	0.1	8.0
志贺菌病	8226	0.1	59.3	38.5	1.8	0.3	4.9
结核病	85212	0.8	10.2	82.7	6.4	0.7	12.3
内：肺结核	58864	0.6	7.6	84.8	6.8	0.8	11.9
白喉							
百日咳	98	0.0	28.6	69.4	2.0	0.0	11.7
猩红热	576	0.0	63.9	34.0	1.7	0.3	5.8
性传播模式疾病	2140	0.0	53.6	41.6	4.6	0.2	8.6
内：梅毒	746	0.0	30.8	62.5	6.2	0.5	10.4
淋球菌感染	224	0.0	76.8	23.2	0.0	0.0	8.4
乙型脑炎	558	0.0	47.3	34.1	16.1	2.5	9.5
斑疹伤寒	3578	0.0	58.0	40.7	1.1	0.2	6.5
病毒性肝炎	48294	0.5	12.8	80.2	6.7	0.4	16.7
人类免疫缺陷病毒病（HIV）	6244	0.1	4.3	53.2	37.5	4.9	20.4
血吸虫病							
丝虫病	34	0.0	5.9	82.4	11.8	0.0	7.2
钩虫病	564	0.0	17.0	80.1	2.8	0.0	6.2
2.肿瘤小计	418026	4.1	46.6	36.3	15.2	2.0	12.2
恶性肿瘤计	244226	2.4	20.2	53.9	22.7	3.3	14.5
其中：鼻咽恶性肿瘤	3344	0.0	9.2	65.6	22.2	3.0	19.2
食管恶性肿瘤	19780	0.2	19.2	60.3	17.9	2.6	16.2
胃恶性肿瘤	33944	0.3	26.1	52.4	19.5	2.0	14.1
小肠恶性肿瘤	748	0.0	33.7	45.7	18.4	2.1	16.8
结肠恶性肿瘤	10194	0.1	32.6	49.9	15.4	2.1	16.6
直肠乙状结肠连接处、直肠、肛门和肛管恶性肿瘤	12914	0.1	32.1	50.1	15.8	2.0	16.1
肝和肝内胆管恶性肿瘤	27968	0.3	8.9	49.5	35.2	6.4	12.4
喉恶性肿瘤	960	0.0	12.9	56.7	27.7	2.7	15.3
气管、支气管、肺恶性肿瘤	47860	0.5	10.1	58.1	27.4	4.5	14.4
骨、关节软骨恶性肿瘤	1266	0.0	20.5	46.8	29.2	3.5	16.3
乳房恶性肿瘤	14484	0.1	35.9	56.1	7.3	0.7	16.1
女性生殖器官恶性肿瘤	12372	0.1	31.2	49.7	17.9	1.2	13.6
男性生殖器官恶性肿瘤	3158	0.0	26.7	56.5	15.3	1.5	16.3
泌尿道恶性肿瘤	6454	0.1	35.7	44.2	18.6	1.5	15.8
脑恶性肿瘤	2188	0.0	14.4	48.7	30.3	6.6	13.7
白血病	9812	0.1	7.4	60.8	27.3	4.5	10.0
原位癌计	4710	0.0	36.2	38.8	23.1	2.0	12.8
其中：子宫颈原位癌	660	0.0	56.1	31.5	11.2	1.2	10.8
良性肿瘤计	159640	1.6	88.0	8.5	3.4	0.0	8.8
其中：皮肤良性肿瘤	3562	0.0	80.3	16.7	2.9	0.1	7.1

注：本表系卫生部门综合医院数字。

5-10-3　续表1

疾病名称 (ICD-10)	出院人数 (人)	疾病构成 (%)	治愈率 (%)	好转率 (%)	未愈率 (%)	病死率 (%)	出院者平均住院日
乳房良性肿瘤	5860	0.1	90.8	7.7	1.5	0.0	6.0
子宫平滑肌瘤	64496	0.6	94.0	3.7	2.3	0.0	9.4
卵巢良性肿瘤	14696	0.1	94.1	4.1	1.8	0.0	8.6
前列腺良性肿瘤	70	0.0	48.6	37.1	14.3	0.0	11.1
甲状腺良性肿瘤	21042	0.2	91.0	6.1	3.0	0.0	8.3
交界恶性肿瘤计							
动态未知的肿瘤计	9450	0.1	33.1	49.5	16.4	1.0	9.4
3.血液、造血器官及免疫疾病小计	61648	0.6	20.1	72.3	7.2	0.4	6.5
其中：贫血	40332	0.4	12.1	80.0	7.4	0.5	5.5
4.内分泌、营养和代谢疾病小计	165962	1.6	24.3	72.1	3.0	0.7	9.7
其中：甲状腺功能亢进	9918	0.1	28.7	66.0	4.7	0.6	9.7
糖尿病	108632	1.1	9.6	87.4	2.3	0.7	11.0
5.精神和行为障碍小计	55040	0.5	36.0	59.9	3.8	0.3	6.6
其中:使用精神活性物质的精神和行为障碍	374	0.0	45.5	52.9	0.0	1.6	4.4
精神分裂症、分裂型障碍和妄想性障碍	2984	0.0	13.9	75.6	10.4	0.1	22.7
心境（情感）障碍	1798	0.0	10.3	84.2	5.3	0.1	14.1
6.神经系统疾病小计	166100	1.6	27.1	68.0	4.2	0.6	7.6
其中：中枢神经系统炎性疾病	11456	0.1	38.5	44.9	14.6	2.0	7.1
帕金森病	3362	0.0	5.7	89.8	4.0	0.5	11.6
癫痫	21196	0.2	17.1	76.9	5.5	0.5	5.0
7.眼和附器疾病小计	190686	1.9	83.9	14.0	2.1	0.0	5.9
其中：晶状体疾患	113876	1.1	93.5	4.6	1.8	0.0	4.7
内：老年性白内障	81332	0.8	93.7	4.4	1.9	0.0	4.5
视网膜脱离和断裂	346	0.0	60.7	20.8	18.5	0.0	10.0
青光眼	15646	0.2	70.8	27.4	1.9	0.0	8.3
8.耳和乳突疾病小计	46714	0.5	38.0	60.1	1.9	0.0	7.5
其中：中耳和乳突疾病	10778	0.1	55.6	42.1	2.2	0.0	8.5
9.循环系统疾病小计	1301000	12.9	18.5	75.4	4.6	1.5	10.1
其中：急性风湿热	4210	0.0	19.1	77.0	3.4	0.5	9.2
内：急性风湿性关节炎	3038	0.0	15.7	81.1	2.9	0.3	9.6
慢性风湿性心脏病	26476	0.3	9.4	84.2	4.8	1.6	8.6
高血压	162642	1.6	11.7	86.5	1.4	0.3	9.1
内：高血压性心脏、肾脏病	10912	0.1	7.6	89.3	2.2	0.9	9.4
缺血性心脏病	328278	3.3	12.6	83.2	2.6	1.6	9.3
内：心绞痛	11812	0.1	20.7	76.9	1.8	0.7	9.5
急性心肌梗死	25746	0.3	11.0	75.9	6.4	6.7	8.9
其他缺血性心脏病	290720	2.9	12.4	84.1	2.3	1.2	9.3
肺栓塞	1144	0.0	37.6	43.0	8.7	10.7	9.6
心脏传导疾患和心律失常	31144	0.3	24.9	71.6	2.9	0.6	6.5
心力衰竭	17940	0.2	20.6	69.6	4.8	4.9	8.7
脑血管病	573582	5.7	18.4	73.0	6.9	1.6	11.5
内：颅内出血	152304	1.5	24.0	56.1	15.6	4.3	12.9
脑梗死	319724	3.2	15.8	79.5	4.0	0.6	11.3

5-10-3 续表2

疾病名称 (ICD-10)	出院人数 (人)	疾病构成 (%)	治愈率 (%)	好转率 (%)	未愈率 (%)	病死率 (%)	出院者平均住院日
大脑动脉闭塞和狭窄	23048	0.2	17.1	76.0	5.4	1.5	11.2
静脉炎和血栓性静脉炎.静脉栓塞和血栓形成	5662	0.1	30.1	63.2	6.5	0.2	12.1
下肢静脉曲张	16302	0.2	79.8	16.5	3.6	0.1	9.9
10.呼吸系统疾病小计	1768886	17.5	50.5	47.0	2.2	0.4	6.5
其中：急性上呼吸道感染	446414	4.4	60.4	38.0	1.6	0.0	4.3
流行性感冒	17032	0.2	54.7	44.2	1.1	0.0	4.2
肺炎	526056	5.2	54.5	43.2	2.1	0.2	6.5
慢性扁桃体和腺样体疾病	19582	0.2	89.3	9.3	1.4	0.0	5.8
支气管炎、肺气肿和其他慢性阻塞性肺病	303638	3.0	22.9	73.9	2.6	0.7	8.9
哮喘	29610	0.3	27.1	70.8	1.8	0.3	6.5
外部物质引起的肺病	5402	0.1	28.0	65.7	5.1	1.3	10.6
11.消化系统疾病小计	1224464	12.1	59.3	37.5	2.9	0.3	7.4
其中：口腔、涎腺和颌疾病	27690	0.3	65.4	32.4	2.1	0.0	6.1
内：牙齿及牙周病	3292	0.0	62.8	35.5	1.7	0.1	7.0
胃及十二指肠溃疡	65024	0.6	34.7	62.6	2.4	0.3	8.5
阑尾疾病	191894	1.9	85.3	13.9	0.8	0.0	7.0
疝	123200	1.2	92.1	5.6	2.3	0.0	7.3
内：腹股沟疝	116210	1.2	92.4	5.4	2.2	0.0	7.2
肠梗阻	55570	0.6	60.0	33.9	5.7	0.4	6.4
肝疾病	72416	0.7	11.2	77.1	10.0	1.7	12.4
胆石病和胆囊炎	178956	1.8	68.6	28.8	2.5	0.1	9.0
急性胰腺炎	27336	0.3	48.5	45.9	5.0	0.6	9.4
12.皮肤和皮下组织疾病小计	52664	0.5	53.8	42.8	3.3	0.1	8.4
其中：皮炎及湿疹	7100	0.1	45.4	51.9	2.6	0.1	6.6
牛皮癣	400	0.0	20.5	75.0	4.5	0.0	16.4
荨麻疹	5302	0.1	59.2	38.2	2.6	0.0	4.6
13.肌肉骨骼系统和结缔组织疾病小计	163508	1.6	29.4	67.4	3.1	0.1	10.0
其中：类风湿性关节炎和其他炎性多关节病	16276	0.2	17.1	79.6	3.2	0.1	10.3
关节病	3322	0.0	26.0	71.8	2.1	0.1	10.7
系统性结缔组织病	4976	0.0	11.5	75.8	11.3	1.4	9.3
内：系统性红斑狼疮	3030	0.0	6.0	81.3	11.0	1.7	9.8
脊椎关节强硬	19294	0.2	10.6	88.0	1.4	0.0	8.6
椎间盘疾患	62764	0.6	24.8	72.8	2.4	0.0	10.4
骨病和软骨病	17012	0.2	42.9	51.8	5.1	0.1	12.1
内：骨密度和结构的疾患	7910	0.1	48.7	47.1	4.1	0.1	10.8
骨髓炎	3056	0.0	36.6	58.2	5.1	0.1	15.1
14.泌尿生殖系统疾病小计	471502	4.7	59.0	36.8	4.1	0.2	8.7
其中：肾小球疾病	28236	0.3	15.0	77.5	7.1	0.3	11.3
肾小管-间质疾病	17732	0.2	46.0	48.7	5.3	0.1	8.9
肾衰竭	31600	0.3	8.1	76.3	13.4	2.2	17.2
尿石病	120042	1.2	54.4	41.6	3.9	0.0	6.8
膀胱炎	3828	0.0	54.2	44.5	1.3	0.1	8.6
尿道狭窄	1622	0.0	54.9	39.0	6.2	0.0	10.9

5-10-3 续表3

疾病名称 (ICD-10)	出院人数 (人)	疾病构成 (%)	治愈率 (%)	好转率 (%)	未愈率 (%)	病死率 (%)	出院者平均住院日
男性生殖器官疾病	87018	0.9	68.0	29.4	2.5	0.1	9.5
内：前列腺增生	42474	0.4	57.5	39.2	3.2	0.1	11.8
乳房疾患	10656	0.1	74.0	21.9	4.1	0.0	7.0
女性盆腔器官炎性疾病	44486	0.4	70.7	27.6	1.7	0.0	6.7
子宫内膜异位	19820	0.2	91.1	6.1	2.8	0.0	9.3
女性生殖器脱垂	8880	0.1	90.4	4.8	4.7	0.0	9.9
15.妊娠、分娩和产褥期小计	1498284	14.9	97.2	2.4	0.5	0.0	4.7
其中：异位妊娠	55410	0.5	89.2	8.9	1.9	0.0	7.2
医疗性流产	45248	0.4	99.5	0.4	0.1	0.0	3.8
妊娠、分娩和产褥期的水肿、蛋白尿和高血压疾患	21996	0.2	80.0	16.9	2.9	0.1	6.3
前置胎盘、胎盘早剥和产前出血	9030	0.1	82.3	13.6	4.0	0.0	7.7
梗阻性分娩	100770	1.0	99.4	0.5	0.1	0.0	6.9
分娩时会阴、阴道裂伤	16812	0.2	99.1	0.8	0.1	0.0	3.3
产后出血	8268	0.1	89.0	9.4	0.9	0.7	5.1
顺产	638946	6.3	99.8	0.2	0.0	0.0	3.2
16.起源于围生期的某些情况小计	250034	2.5	45.9	48.3	4.8	1.0	5.3
其中：产伤	1508	0.0	50.3	44.6	4.2	0.9	6.6
出生窒息	60680	0.6	41.7	51.6	5.1	1.5	6.3
新生儿吸入综合征	18326	0.2	53.0	43.3	3.0	0.7	5.4
特发于围生期的感染	14426	0.1	41.4	53.1	4.8	0.7	4.6
胎儿和新生儿的溶血性疾病	976	0.0	54.3	39.8	5.9	0.0	5.1
新生儿硬化病	1036	0.0	51.2	41.9	5.8	1.2	4.9
17.先天性畸形、变形和染色体异常小计	29228	0.3	64.8	26.1	8.3	0.8	8.1
其中：脊柱裂	76	0.0	50.0	36.8	13.2	0.0	9.7
神经系统其他先天性畸形	1054	0.0	12.7	73.2	14.0	0.0	8.0
循环系统先天性畸形	4864	0.0	18.3	55.6	22.2	3.8	8.2
消化系统其他先天性畸形	1320	0.0	53.5	28.5	17.3	0.8	7.5
泌尿系统其他先天性畸形	1576	0.0	82.7	11.5	5.7	0.0	10.2
肌肉骨骼系统其他先天性畸形	2890	0.0	69.0	26.2	4.5	0.3	7.1
18.症状、体征和临床与实验异常所见小计	132024	1.3	42.8	45.9	9.3	2.0	5.7
19.损伤、中毒小计	1451058	14.4	45.4	50.4	3.4	0.8	10.4
其中：骨折	192632	1.9	46.1	49.2	3.9	0.8	11.3
内：颅骨和面骨骨折	44024	0.4	37.8	57.2	4.6	0.4	10.2
股骨骨折	66894	0.7	45.5	46.8	7.4	0.3	17.3
多部位骨折	2530	0.0	31.9	59.2	6.9	2.0	21.9
颅内损伤	225074	2.2	43.8	48.5	4.4	3.3	11.5
烧伤和腐蚀伤	30184	0.3	38.8	57.3	3.5	0.4	9.0
药物、药剂和生物制品中毒	21944	0.2	38.2	57.3	3.4	1.2	2.9
非药用物质的毒性效应	67670	0.7	39.0	54.5	4.8	1.7	4.3
手术和医疗的并发症	11882	0.1	60.4	36.7	2.7	0.2	10.4
内：操作并发症	6430	0.1	60.8	35.7	3.2	0.3	13.6
假体装置、植入物和移植物的并发症	1730	0.0	71.8	25.8	2.4	0.0	10.9
20.影响健康状态和与保健机构接触因素小计	228930	2.3	84.6	14.4	0.9	0.2	8.9

5-11-1　2009年医院出院病人年龄别疾病构成（%）（合计）

疾病名称 (ICD-10)	5岁以下	5～14岁	15～44岁	45～59岁	60岁及以上
总　　计	**11.1**	**4.6**	**33.6**	**20.3**	**30.4**
1.传染病和寄生虫病小计	32.4	12.2	27.4	13.5	14.5
其中：肠道传染病	57.3	8.1	14.9	8.6	11.0
内：霍乱					
伤寒和副伤寒	7.8	13.3	44.9	21.6	12.3
志贺菌病	42.0	12.5	18.6	10.8	16.1
结核病	1.0	1.7	43.0	22.0	32.3
内：肺结核	0.5	0.9	35.0	23.4	40.3
白喉					
百日咳	82.2	16.6	0.0	1.2	0.0
猩红热	24.9	63.6	10.4	0.5	0.6
性传播模式的疾病	17.2	1.1	49.7	18.8	13.2
内：梅毒	37.6	0.5	34.5	16.5	10.8
淋球菌感染	14.3	3.9	47.8	21.7	12.2
乙型脑炎	47.6	43.0	5.1	2.4	1.9
斑疹伤寒	7.4	9.2	25.0	28.9	29.4
病毒性肝炎	1.0	2.2	58.2	26.5	12.0
人类免疫缺陷病毒病(HIV)	1.3	1.9	57.7	25.9	13.2
血吸虫病	0.1	1.0	24.8	38.2	35.9
丝虫病			18.9	21.6	59.5
钩虫病	0.3	0.2	12.3	25.0	62.2
2.肿瘤小计	1.0	1.4	27.3	34.1	36.2
恶性肿瘤计	0.5	1.0	16.9	33.3	48.2
其中：鼻咽恶性肿瘤	0.0	0.3	32.7	43.4	23.5
食管恶性肿瘤	0.1	0.0	2.9	31.9	65.1
胃恶性肿瘤	0.2	0.0	9.1	30.7	59.9
小肠恶性肿瘤	0.2	0.2	12.6	36.7	50.3
结肠恶性肿瘤	0.1	0.1	12.6	28.9	58.4
直肠乙状结肠连接处、直肠、肛门和肛管恶性肿瘤	0.1	0.0	12.3	32.6	55.0
肝和肝内胆管恶性肿瘤	0.3	0.1	17.8	38.9	42.9
喉恶性肿瘤	0.1	0.1	4.7	35.3	59.7
气管、支气管、肺恶性肿瘤	0.1	0.0	7.0	30.5	62.4
骨、关节软骨恶性肿瘤	0.5	7.1	35.8	24.3	32.3
乳房恶性肿瘤	0.0	0.0	29.4	49.5	21.0
女性生殖器官恶性肿瘤	0.1	0.2	29.8	46.8	23.1
男性生殖器官恶性肿瘤	0.4	0.2	7.4	10.6	81.5
泌尿道恶性肿瘤	0.9	0.4	9.4	27.2	62.0
脑恶性肿瘤	2.0	7.4	36.5	29.9	24.3
白血病	4.1	10.5	40.7	22.9	21.8
原位癌计	1.2	0.7	40.2	34.0	23.9
其中：子宫颈原位癌	0.1	0.0	63.7	31.4	4.8
良性肿瘤计	2.0	2.1	48.2	36.4	11.3
其中：皮肤良性肿瘤	8.5	9.8	37.1	23.7	20.9

注：本表系卫生部门综合医院数字。

5-11-1 续表1

疾病名称 (ICD-10)	5岁以下	5～14岁	15～44岁	45～59岁	60岁及以上
乳房良性肿瘤	0.1	0.9	75.1	20.7	3.2
子宫平滑肌瘤			49.6	48.6	1.6
卵巢良性肿瘤	0.2	1.1	70.6	19.4	8.7
前列腺良性肿瘤			6.3	15.6	78.1
甲状腺良性肿瘤	0.2	0.6	41.5	41.6	16.1
交界恶性肿瘤计					
动态未知的肿瘤计	1.4	3.7	31.3	26.0	37.6
3. 血液、造血器官及免疫疾病小计	11.7	18.5	29.7	16.5	23.6
其中：贫血	11.5	8.6	30.1	18.0	31.8
4. 内分泌、营养和代谢疾病小计	1.9	0.9	20.9	34.6	41.7
其中：甲状腺功能亢进	0.2	1.0	50.1	32.0	16.6
糖尿病	0.2	0.4	13.8	34.7	50.8
5. 精神和行为障碍小计	3.0	3.0	52.4	24.6	17.0
其中：使用精神活性物质的精神和行为障碍	1.2	0.6	86.3	8.5	3.4
精神分裂症、分裂型障碍和妄想性障碍	0.1	1.6	77.1	15.7	5.5
心境（情感）障碍	0.2	1.1	53.5	25.6	19.5
6. 神经系统疾病小计	5.7	4.6	21.7	25.9	42.2
其中：中枢神经系统炎性疾病	21.4	23.5	29.3	14.6	11.2
帕金森病	0.2	0.1	2.5	15.5	81.8
癫痫	14.6	13.3	33.3	16.4	22.4
7. 眼和附器疾病小计	1.5	2.9	15.2	20.5	59.9
其中：晶状体疾患	0.6	0.7	3.9	12.9	82.0
内：老年性白内障			1.1	9.9	89.0
视网膜脱离和断裂	0.4	2.1	36.8	34.1	26.7
青光眼	0.3	0.7	9.6	24.8	64.6
8. 耳和乳突疾病小计	2.8	5.8	39.1	28.8	23.4
其中：中耳和乳突疾病	5.4	11.4	52.0	21.3	9.8
9. 循环系统疾病小计	0.7	0.7	9.6	24.0	65.1
其中：急性风湿热	1.0	7.7	30.9	25.8	34.6
内：急性风湿性关节炎	1.3	9.2	34.2	23.5	31.7
慢性风湿性心脏病	0.4	0.2	19.0	38.0	42.4
高血压	0.2	0.1	8.1	25.9	65.7
内：高血压性心脏、肾脏病	0.0	0.0	5.2	18.7	76.0
缺血性心脏病	0.2	0.0	3.8	20.2	75.8
内：心绞痛		0.0	4.0	25.3	70.8
急性心肌梗死	0.2	0.1	7.4	25.0	67.3
其他缺血性心脏病	0.2	0.0	3.4	19.2	77.2
肺栓塞	0.1	0.1	14.9	27.3	57.6
心脏传导疾患和心律失常	0.7	2.0	21.2	28.2	47.9
心力衰竭	1.1	0.3	5.6	14.6	78.4
脑血管病	0.8	0.2	6.2	24.5	68.3
内：颅内出血	1.6	0.6	11.3	32.3	54.1
脑梗死	0.2	0.1	3.8	21.6	74.3

5-11-1 续表2

疾病名称 (ICD-10)	5岁以下	5～14岁	15～44岁	45～59岁	60岁及以上
大脑动脉闭塞和狭窄	0.1	0.1	4.9	24.1	70.9
静脉炎和血栓性静脉炎、静脉栓塞和血栓形成	0.1	0.3	24.4	30.7	44.5
下肢静脉曲张	0.2	0.1	20.9	45.6	33.1
10. 呼吸系统疾病小计	38.4	12.7	14.0	9.4	25.5
其中：急性上呼吸道感染	52.4	24.2	12.6	4.9	5.8
流行性感冒	7.3	43.0	44.9	2.9	1.9
肺炎	63.3	12.5	6.0	4.9	13.4
慢性扁桃体和腺样体疾病	9.2	42.3	40.0	6.9	1.6
支气管炎.肺气肿和其他慢性阻塞性肺病	12.8	3.6	3.4	9.6	70.5
哮喘	25.3	9.7	18.8	22.2	24.0
外部物质引起的肺病	19.2	1.1	6.9	18.0	54.9
11. 消化系统疾病小计	10.4	4.8	28.6	24.9	31.2
其中：口腔、涎腺和颌疾病	23.7	12.1	31.2	16.8	16.3
内：牙齿及牙周病	2.6	13.9	40.5	19.5	23.6
胃及十二指肠溃疡	0.4	0.8	30.3	30.5	38.0
阑尾疾病	1.3	12.0	54.4	18.8	13.6
疝	24.8	12.4	14.0	15.3	33.6
内：腹股沟疝	26.0	13.1	14.0	14.7	32.3
肠梗阻	10.7	4.0	23.0	22.1	40.3
肝疾病	1.6	0.6	25.1	38.4	34.3
胆石病和胆囊炎	0.3	0.4	27.1	33.7	38.6
急性胰腺炎	0.4	1.5	36.2	29.6	32.3
12. 皮肤和皮下组织疾病小计	12.8	9.3	35.3	19.5	23.0
其中：皮炎及湿疹	12.1	5.5	30.3	21.7	30.4
牛皮癣	1.1	4.0	45.0	30.5	19.5
荨麻疹	19.8	25.8	35.0	12.2	7.2
13. 肌肉骨骼系统和结缔组织疾病小计	1.5	2.7	31.4	31.2	33.2
其中：类风湿性关节炎和其他炎性多关节病	0.6	2.4	20.0	31.9	45.2
关节病	0.4	1.0	11.7	30.2	56.8
系统性结缔组织病	5.6	4.1	55.7	23.4	11.2
内：系统性红斑狼疮	0.1	4.3	71.8	19.0	4.8
脊椎关节强硬		0.2	19.5	37.0	43.3
椎间盘疾患	0.2	0.1	32.3	36.6	30.9
骨病和软骨病	1.1	4.7	26.2	23.3	44.7
内：骨密度和结构的疾患	0.8	4.0	19.1	16.6	59.5
骨髓炎	2.6	9.8	40.7	24.8	22.0
14. 泌尿生殖系统疾病小计	2.3	3.5	43.1	25.3	25.8
其中：肾小球疾病	4.2	9.9	46.2	21.7	18.1
肾小管-间质疾病	1.8	2.8	40.0	30.1	25.4
肾衰竭	0.3	0.4	27.4	28.1	43.8
尿石病	0.8	0.9	41.7	34.4	22.2
膀胱炎	0.9	1.1	27.4	30.4	40.2

5-11-1 续表3

疾病名称 (ICD-10)	5岁以下	5～14岁	15～44岁	45～59岁	60岁及以上
尿道狭窄	1.5	3.2	29.9	23.5	42.0
男性生殖器官疾病	8.2	11.3	14.9	10.4	55.2
内：前列腺增生			0.9	7.3	91.8
乳房疾患	0.3	0.5	64.0	29.7	5.5
女性盆腔器官炎性疾病	0.3	0.3	75.9	19.6	3.9
子宫内膜异位			67.9	31.4	0.6
女性生殖器脱垂			12.3	31.2	56.5
15. 妊娠、分娩和产褥期小计			99.7	0.3	
其中：异位妊娠			99.2	0.8	
医疗性流产			99.4	0.6	
妊娠、分娩和产褥期的水肿、蛋白尿和高血压疾患			99.6	0.4	
前置胎盘、胎盘早剥和产前出血			99.6	0.4	
梗阻性分娩			99.8	0.2	
分娩时会阴、阴道裂伤			99.9	0.1	
产后出血			99.7	0.3	
顺产			99.8	0.2	
16. 起源于围生期的某些情况小计	100.0				
其中：产伤	100.0				
出生窒息	100.0				
新生儿吸入综合征	100.0				
特发于围生期的感染	100.0				
胎儿和新生儿的溶血性疾病	100.0				
新生儿硬化病	100.0				
17. 先天性畸形. 变形和染色体异常小计	32.1	21.1	31.6	9.7	5.4
其中：脊柱裂	61.4	14.0	17.7	5.0	1.9
神经系统其他先天性畸形	59.2	7.9	21.1	10.0	1.8
循环系统先天性畸形	24.8	18.4	36.1	12.1	8.6
消化系统其他先天性畸形	67.6	10.1	10.9	5.8	5.6
泌尿系统其他先天性畸形	21.2	35.2	38.9	3.6	1.2
肌肉骨骼系统其他先天性畸形	43.6	25.5	23.2	5.2	2.5
18. 症状、体征和临床与实验异常所见计	10.0	5.5	28.0	23.5	33.1
19. 损伤、中毒小计	4.4	6.1	50.5	23.0	16.0
其中：骨折	3.7	8.0	49.2	21.6	17.6
内：颅骨和面骨骨折	6.5	8.3	59.6	18.7	6.8
股骨骨折	2.7	4.4	24.2	15.6	53.1
多部位骨折	0.7	2.4	51.0	27.3	18.6
颅内损伤	3.9	6.1	48.0	24.2	17.7
烧伤和腐蚀伤	33.5	8.8	36.8	13.9	7.1
药物、药剂和生物制品中毒	13.3	4.2	53.0	14.8	14.7
非药用物质的毒性效应	6.4	6.1	48.6	21.4	17.4
手术和医疗的并发症计	2.4	3.8	41.6	27.8	24.5
内：操作并发症	2.0	3.9	41.4	27.4	25.3
假体装置、植入物和移植物并发症	1.1	2.8	39.1	31.4	25.7
20. 影响健康状态和与保健机构接触因素小计	1.8	2.3	32.8	34.7	28.5

5-11-2　2009年医院出院病人年龄别疾病构成（%）（男）

疾病名称 (ICD-10)	5岁以下	5～14岁	15～44岁	45～59岁	60岁及以上
总　　　计	**14.4**	**6.0**	**24.7**	**20.8**	**34.1**
1.某些传染病和寄生虫病小计	31.6	12.0	28.2	13.5	14.7
其中：肠道传染病	63.5	8.3	12.8	6.8	8.7
内：霍乱					
伤寒和副伤寒	9.4	15.2	45.2	19.1	11.1
志贺菌病	48.0	13.9	17.3	8.0	12.7
结核病	0.9	1.5	39.7	22.5	35.4
内：肺结核	0.4	0.6	32.1	23.9	43.0
白喉					
百日咳	80.7	18.1	0.0	1.2	0.0
猩红热	23.5	63.9	11.0	0.9	0.7
性传播模式的疾病	18.9	1.5	41.1	20.4	18.1
内：梅毒	39.9	0.6	24.1	20.1	15.2
淋球菌感染	17.2	4.3	51.6	18.3	8.6
乙型脑炎	51.4	40.7	5.1	1.7	1.1
斑疹伤寒	9.1	12.5	30.0	25.2	23.3
病毒性肝炎	0.8	2.1	61.1	25.1	11.0
人类免疫缺陷病毒病(HIV)	1.1	1.8	58.7	24.0	14.4
血吸虫病	0.1	0.9	27.1	37.2	34.7
丝虫病			9.1	18.2	72.7
钩虫病	0.4	0.4	10.0	19.1	70.1
2.肿瘤小计	1.1	1.8	16.4	30.6	50.0
恶性肿瘤计	0.5	1.1	13.1	30.8	54.5
其中：鼻咽恶性肿瘤	0.0	0.4	30.5	44.1	24.9
食管恶性肿瘤	0.1	0.0	3.1	34.3	62.5
胃恶性肿瘤	0.2	0.0	6.7	30.4	62.7
小肠恶性肿瘤	0.3	0.2	12.1	36.5	51.0
结肠恶性肿瘤	0.1	0.1	12.9	28.3	58.5
直肠乙状结肠连接处、直肠、肛门和肛管恶性肿瘤	0.1	0.0	10.5	31.6	57.7
肝和肝内胆管恶性肿瘤	0.2	0.1	18.9	40.1	40.7
喉恶性肿瘤	0.1	0.1	4.6	35.6	59.6
气管、支气管、肺恶性肿瘤	0.1	0.0	5.8	29.6	64.5
骨、关节软骨恶性肿瘤	0.4	6.9	36.7	23.3	32.6
乳房恶性肿瘤	0.1	0.0	19.8	37.8	42.3
女性生殖器官恶性肿瘤					
男性生殖器官恶性肿瘤	0.4	0.2	7.3	10.5	81.7
泌尿道恶性肿瘤	0.7	0.3	8.6	27.2	63.1
脑恶性肿瘤	2.1	7.7	35.7	29.0	25.5
白血病	4.5	11.4	40.3	21.2	22.6
原位癌计	3.4	1.6	10.7	28.8	55.5
其中：子宫颈原位癌					
良性肿瘤计	4.8	5.6	35.0	31.0	23.6
其中：皮肤良性肿瘤	8.7	9.8	34.9	23.2	23.4

注：本表系卫生部门综合医院数字。

5-11-2　续表1

疾病名称 (ICD-10)	5岁以下	5～14岁	15～44岁	45～59岁	60岁及以上
乳房良性肿瘤	0.9	1.5	55.3	23.6	18.7
子宫平滑肌瘤					
卵巢良性肿瘤					
前列腺良性肿瘤			4.4	15.4	80.2
甲状腺良性肿瘤	0.2	0.9	31.7	45.4	21.9
交界恶性肿瘤计					
动态未知的肿瘤计	1.5	4.3	24.8	24.9	44.5
3. 血液、造血器官及免疫疾病小计	15.8	22.4	25.0	13.1	23.7
其中：贫血	16.5	11.2	23.2	15.0	34.0
4. 内分泌、营养和代谢疾病小计	2.5	1.0	21.5	34.4	40.6
其中：甲状腺功能亢进	0.2	0.9	52.4	30.1	16.4
糖尿病	0.2	0.4	17.6	36.2	45.6
5. 精神和行为障碍小计	3.7	3.5	55.2	21.7	16.0
其中：使用精神活性物质的精神和行为障碍	0.3	0.1	90.6	7.4	1.6
精神分裂症、分裂型障碍和妄想性障碍	0.1	1.7	81.2	12.7	4.3
心境（情感）障碍	0.2	1.1	57.4	22.8	18.5
6. 神经系统疾病小计	6.7	5.5	22.9	23.3	41.6
其中：中枢神经系统炎性疾病	21.9	25.4	27.8	13.9	11.0
帕金森病			2.6	13.7	83.6
癫痫	13.9	13.3	32.5	17.1	23.2
7. 眼和附器疾病小计	1.8	3.8	18.7	20.2	55.5
其中：白内障和晶状体的其他疾患	0.7	1.1	5.6	14.3	78.3
内：老年性白内障			1.2	10.8	88.0
视网膜脱离和断裂	0.5	2.9	42.5	30.6	23.5
青光眼	0.4	1.3	15.1	24.1	59.0
8. 耳和乳突疾病小计	3.3	7.7	40.6	25.8	22.6
其中：中耳和乳突疾病	5.8	14.0	52.2	18.3	9.6
9. 循环系统疾病小计	0.7	0.7	10.6	24.1	63.8
其中：急性风湿热	1.4	11.7	32.4	20.1	34.3
内：急性风湿性关节炎	1.5	13.3	33.7	18.1	33.4
慢性风湿性心脏病	0.4	0.4	19.5	36.2	43.6
高血压	0.1	0.1	10.3	24.7	64.8
内：高血压性心脏、肾脏病	0.0	0.1	6.7	19.1	74.2
缺血性心脏病	0.2	0.0	5.0	22.2	72.6
内：心绞痛		0.0	5.5	28.0	66.5
急性心肌梗死	0.2	0.1	9.4	30.4	59.9
其他缺血性心脏病	0.2	0.0	4.4	20.5	74.8
肺栓塞	0.1	0.2	17.0	26.6	56.1
心脏传导疾患和心律失常	0.9	2.3	21.9	26.7	48.4
心力衰竭	1.2	0.2	5.0	16.1	77.4
脑血管病	0.8	0.2	6.6	24.8	67.6
内：颅内出血	1.4	0.5	11.9	31.9	54.3

5-11-2　续表2

疾病名称 (ICD-10)	5岁以下	5～14岁	15～44岁	45～59岁	60岁及以上
脑梗死	0.1	0.1	4.4	22.9	72.5
大脑动脉闭塞和狭窄	0.1	0.1	5.6	25.8	68.5
静脉炎和血栓性静脉炎、静脉栓塞和血栓形成	0.1	0.3	22.5	31.0	46.1
下肢静脉曲张	0.2	0.2	20.7	42.3	36.6
10. 呼吸系统疾病小计	40.2	12.7	13.0	8.2	26.0
其中：急性上呼吸道感染	55.0	25.6	10.4	3.9	5.1
流行性感冒	7.6	44.5	43.7	2.5	1.7
肺炎	66.3	11.7	5.3	4.2	12.6
慢性扁桃体和腺样体疾病	10.5	49.0	35.2	4.3	1.1
支气管炎、肺气肿和其他慢性阻塞性肺病	12.9	3.4	2.8	8.3	72.5
哮喘	34.7	12.5	13.7	17.3	21.7
外部物质引起的肺病	15.3	0.8	6.7	19.3	57.9
11. 消化系统疾病小计	12.7	5.6	28.6	23.6	29.5
其中：口腔、涎腺和颌疾病	25.5	13.6	29.3	15.7	16.0
内：牙齿及牙周病	2.9	19.0	37.2	16.9	24.1
胃及十二指肠溃疡	0.3	0.9	33.1	30.3	35.3
阑尾疾病	1.5	13.8	54.4	17.9	12.5
疝	26.0	11.5	13.8	15.0	33.7
内：腹股沟疝	26.4	11.8	13.6	14.8	33.4
肠梗阻	11.7	4.3	22.0	21.7	40.2
肝疾病	1.4	0.6	28.4	39.7	29.9
胆石病和胆囊炎	0.3	0.5	26.9	32.5	39.8
急性胰腺炎	0.4	1.6	42.4	29.3	26.2
12. 皮肤和皮下组织疾病小计	13.8	9.8	32.6	19.0	24.9
其中：皮炎及湿疹	14.1	5.8	23.3	19.2	37.6
牛皮癣	1.0	3.4	43.6	30.8	21.2
荨麻疹	25.0	32.5	27.6	9.2	5.7
13. 肌肉骨骼系统和结缔组织疾病小计	1.9	3.7	32.6	28.7	33.1
其中：类风湿性关节炎和其他炎性多关节病	0.6	3.2	19.6	27.9	48.7
关节病	0.7	2.1	17.3	23.1	56.8
系统性结缔组织病	19.6	7.2	37.0	19.4	16.7
内：系统性红斑狼疮	0.2	8.0	64.8	18.1	9.0
脊椎关节强硬	0.0	0.3	18.9	34.2	46.6
椎间盘疾患	0.1	0.1	35.6	33.9	30.3
骨病和软骨病	1.3	6.5	34.4	25.5	32.4
内：骨密度和结构的疾患	1.2	6.9	32.5	18.4	41.1
骨髓炎	2.4	9.5	42.5	25.0	20.7
14. 泌尿生殖系统疾病小计	4.3	6.3	30.0	21.5	38.0
其中：肾小球疾病	5.3	12.3	45.7	18.9	17.8
肾小管-间质疾病	3.1	4.6	40.2	28.4	23.7
肾衰竭	0.3	0.4	29.1	27.0	43.3

5-11-2 续表3

疾病名称 (ICD-10)	5岁以下	5～14岁	15～44岁	45～59岁	60岁及以上
尿石病	0.9	0.9	43.3	32.8	22.1
膀胱炎	1.7	1.9	26.1	24.8	45.4
尿道狭窄	1.4	3.3	30.0	22.9	42.4
男性生殖器官疾病	8.2	11.2	14.9	10.4	55.4
内：前列腺增生			0.9	7.3	91.8
乳房疾患	1.1	2.0	53.4	21.0	22.5
15. 妊娠、分娩和产褥期小计					
16. 起源于围生期的某些情况小计	100.0				
其中：产伤	100.0				
出生窒息	100.0				
新生儿吸入综合征	100.0				
特发于围生期的感染	100.0				
胎儿和新生儿的溶血性疾病	100.0				
新生儿硬化病	100.0				
17. 先天性畸形、变形和染色体异常小计	38.8	25.6	24.7	6.6	4.3
其中：脊柱裂	64.5	12.3	17.0	4.6	1.5
神经系统其他先天性畸形	68.8	8.2	16.6	5.3	1.1
循环系统先天性畸形	28.7	19.2	33.3	10.9	7.8
消化系统其他先天性畸形	75.0	10.0	7.4	3.7	3.9
泌尿系统其他先天性畸形	32.3	53.0	14.1	0.3	0.3
肌肉骨骼系统其他先天性畸形	45.7	26.6	22.5	3.4	1.8
18. 症状、体征和临床与实验异常所见小计	11.6	6.3	25.7	21.9	34.4
19. 损伤、中毒小计	4.1	6.3	54.3	22.8	12.5
其中：骨折	3.4	8.3	54.8	21.3	12.1
内：颅骨和面骨骨折	5.4	7.4	61.9	19.1	6.2
股骨骨折	3.1	5.7	35.7	18.1	37.5
多部位骨折	0.7	2.4	55.2	28.6	13.0
颅内损伤	3.5	5.9	50.4	24.1	16.2
烧伤和腐蚀伤	30.8	8.4	40.4	14.5	5.9
药物、药剂和生物制品中毒	20.5	5.8	43.5	14.4	15.8
非药用物质的毒性效应	8.5	7.6	43.7	22.1	18.1
手术和医疗的并发症	2.8	4.6	39.0	26.7	26.8
内：操作并发症	2.1	4.7	37.1	26.9	29.2
假体装置、植入物和移植物的并发症	1.6	4.1	39.6	28.3	26.4
20. 影响健康状态和与保健机构接触的因素小计	2.4	3.2	24.7	33.1	36.6

5-11-3　2009年医院出院病人年龄别疾病构成（%）（女）

疾病名称 (ICD-10)	5岁以下	5～14岁	15～44岁	45～59岁	60岁及以上
总　　计	**7.7**	**3.1**	**42.3**	**19.8**	**27.0**
1. 某些传染病和寄生虫病小计	32.6	11.6	26.9	14.2	14.7
其中：肠道传染病	49.8	6.8	17.9	11.4	14.1
内：霍乱					
伤寒和副伤寒	6.1	11.6	43.3	25.3	13.7
志贺菌病	34.6	10.6	20.1	14.1	20.5
结核病	0.9	2.2	49.0	21.4	26.6
内：肺结核	0.5	1.4	41.7	22.3	34.1
白喉					
百日咳	87.0	13.0	0.0	0.0	0.0
猩红热	25.4	63.9	10.5	0.0	0.2
性传播模式的疾病	16.0	0.7	58.3	17.3	7.7
内：梅毒	35.7	0.5	46.2	12.6	5.1
淋球菌感染	13.1	4.1	46.7	23.0	13.1
乙型脑炎	44.0	43.5	5.6	3.9	3.1
斑疹伤寒	6.0	6.6	21.0	31.9	34.5
病毒性肝炎	1.3	2.7	50.4	30.7	14.9
人类免疫缺陷病毒病(HIV)	1.7	2.1	55.5	30.1	10.5
血吸虫病	0.2	1.1	18.0	41.4	39.3
丝虫病	0.0	0.0	35.7	21.4	42.9
钩虫病	0.3	0.0	14.0	29.2	56.5
2. 肿瘤小计	0.9	1.1	36.4	36.8	24.7
恶性肿瘤计	0.5	1.0	22.2	36.6	39.8
其中：鼻咽恶性肿瘤	0.0	0.3	38.6	41.6	19.5
食管恶性肿瘤	0.1	0.0	2.4	24.6	72.9
胃恶性肿瘤	0.1	0.0	15.3	31.4	53.1
小肠恶性肿瘤	0.1	0.2	13.3	37.1	49.3
结肠恶性肿瘤	0.1	0.0	12.0	29.0	59.0
直肠乙状结肠连接处、直肠、肛门和肛管恶性肿瘤	0.1	0.0	14.7	33.3	51.9
肝和肝内胆管恶性肿瘤	0.4	0.1	13.7	33.9	51.9
喉恶性肿瘤	0.4	0.4	7.0	30.6	61.5
气管、支气管、肺恶性肿瘤	0.1	0.0	9.7	32.5	57.7
骨、关节软骨恶性肿瘤	0.5	7.5	35.2	25.4	31.4
乳房恶性肿瘤			29.6	49.6	20.8
女性生殖器官恶性肿瘤	0.1	0.2	30.0	46.9	22.9
泌尿道恶性肿瘤	1.3	0.7	11.6	26.8	59.6
脑恶性肿瘤	1.8	7.3	37.8	30.8	22.4
白血病	3.6	9.4	41.1	24.9	20.9
原位癌计	0.6	0.5	51.6	34.9	12.3
其中：子宫颈原位癌			64.1	31.3	4.6
良性肿瘤计	1.3	1.3	51.5	37.7	8.3
其中：皮肤良性肿瘤	8.1	9.6	39.8	24.2	18.3
乳房良性肿瘤	0.0	0.9	75.3	20.7	3.1

注：本表系卫生部门综合医院数字。

5-11-3 续表1

疾病名称 (ICD-10)	5岁以下	5～14岁	15～44岁	45～59岁	60岁及以上
子宫平滑肌瘤	0.0	0.0	49.7	48.6	1.7
卵巢良性肿瘤	0.1	1.1	70.8	19.3	8.7
甲状腺良性肿瘤	0.1	0.5	43.9	40.8	14.7
交界恶性肿瘤计					
动态未知的肿瘤计	1.0	2.7	37.4	27.4	31.5
3. 血液、造血器官及免疫疾病小计	8.0	14.4	34.3	19.8	23.6
其中：贫血	7.3	6.3	36.0	20.6	29.8
4. 内分泌、营养和代谢疾病小计	1.2	0.9	20.4	34.8	42.7
其中：甲状腺功能亢进	0.2	1.1	48.9	32.9	17.0
糖尿病	0.1	0.5	9.9	33.2	56.4
5. 精神和行为障碍小计	2.3	2.5	50.1	27.3	17.9
其中：使用精神活性物质的精神和行为障碍	1.0	0.2	82.1	10.4	6.2
精神分裂症、分裂型障碍和妄想性障碍	0.1	1.6	73.1	18.6	6.6
心境（情感）障碍	0.2	1.1	51.5	27.3	19.9
6. 神经系统疾病小计	4.4	3.6	20.3	28.7	43.0
其中：中枢神经系统炎性疾病	20.7	20.5	30.8	15.9	12.1
帕金森病	0.1	0.0	2.7	18.2	78.9
癫痫	15.8	13.3	34.9	15.1	20.9
7. 眼和附器疾病小计	1.2	2.1	11.7	20.7	64.3
其中：白内障和晶状体的其他疾患	0.4	0.4	2.5	11.7	84.9
内：老年性白内障			0.7	9.1	90.3
视网膜脱离和断裂	0.3	0.9	29.0	38.8	30.9
青光眼	0.2	0.4	5.8	25.1	68.5
8. 耳和乳突疾病小计	2.3	4.2	37.7	31.5	24.3
其中：中耳和乳突疾病	4.9	8.6	51.6	24.5	10.3
9. 循环系统疾病小计	0.6	0.6	8.4	23.6	66.9
其中：急性风湿热	0.8	5.2	31.0	29.7	33.3
内：急性风湿性关节炎	1.1	6.1	34.7	27.3	30.7
慢性风湿性心脏病	0.3	0.1	18.9	38.8	41.8
高血压	0.1	0.1	6.1	26.9	66.8
内：高血压性心脏、肾脏病	0.0	0.0	3.6	17.9	78.5
缺血性心脏病	0.2	0.0	2.3	17.7	79.8
内：心绞痛	0.2	0.0	1.9	21.9	76.0
急性心肌梗死	0.2	0.1	3.3	13.9	82.5
其他缺血性心脏病	0.2	0.0	2.3	17.4	80.0
肺栓塞	0.2	0.0	12.3	28.5	59.1
心脏传导疾患和心律失常	0.5	1.7	20.8	29.7	47.3
心力衰竭	0.8	0.2	6.0	13.1	79.8
脑血管病	0.6	0.2	5.4	24.1	69.8
内：颅内出血	1.2	0.5	9.6	33.4	55.3
脑梗死	0.2	0.1	3.0	19.8	77.0
大脑动脉闭塞和狭窄	0.1	0.0	3.9	21.7	74.3

5-11-3 续表2

疾病名称 (ICD-10)	5岁以下	5～14岁	15～44岁	45～59岁	60岁及以上
静脉炎和血栓性静脉炎、静脉栓塞和血栓形成	0.1	0.2	26.3	30.5	42.9
下肢静脉曲张	0.2	0.1	21.0	50.0	28.7
10. 呼吸系统疾病小计	35.3	12.2	15.6	11.6	25.3
其中：急性上呼吸道感染	48.5	21.8	16.1	6.6	7.0
流行性感冒	6.1	41.8	46.3	3.6	2.2
肺炎	58.3	13.3	7.2	6.1	15.2
慢性扁桃体和腺样体疾病	7.5	32.5	47.0	10.6	2.4
支气管炎、肺气肿和其他慢性阻塞性肺病	12.4	3.8	4.5	11.9	67.4
哮喘	15.0	6.5	24.3	27.5	26.7
外部物质引起的肺病	38.3	1.6	7.1	10.4	42.6
11. 消化系统疾病小计	7.2	3.6	28.7	26.9	33.6
其中：口腔、涎腺和颌疾病	21.4	10.1	33.6	18.2	16.8
内：牙齿及牙周病	2.2	8.6	44.1	21.9	23.2
胃及十二指肠溃疡	0.4	0.6	22.3	31.3	45.4
阑尾疾病	1.0	9.8	54.6	19.8	14.9
疝	13.9	18.0	15.7	17.5	34.9
内：腹股沟疝	19.4	26.4	17.7	13.3	23.2
肠梗阻	8.9	3.2	24.4	22.5	41.0
肝疾病	1.7	0.7	18.4	35.8	43.5
胆石病和胆囊炎	0.3	0.3	27.1	34.4	38.0
急性胰腺炎	0.3	1.3	27.9	30.3	40.2
12. 皮肤和皮下组织疾病小计	11.4	8.5	39.1	20.4	20.7
其中：皮炎及湿疹	9.2	4.8	39.4	25.2	21.4
牛皮癣	1.2	5.3	47.3	30.2	16.1
荨麻疹	14.2	19.2	42.7	15.2	8.7
13. 肌肉骨骼系统和结缔组织疾病小计	1.0	1.9	30.4	33.2	33.4
其中：类风湿性关节炎和其他炎性多关节病	0.5	1.6	20.3	35.4	42.1
关节病	0.2	0.5	8.0	33.3	58.0
系统性结缔组织病	2.5	3.4	59.8	24.2	10.0
内：系统性红斑狼疮	0.1	3.9	72.6	19.0	4.4
脊椎关节强硬	0.0	0.1	19.8	39.3	40.8
椎间盘疾患	0.1	0.1	28.8	39.5	31.5
骨病和软骨病	0.7	3.0	18.0	20.9	57.4
内：骨密度和结构的疾患	0.4	2.1	10.5	15.1	71.8
骨髓炎	2.8	10.8	36.8	24.5	25.1
14. 泌尿生殖系统疾病小计	0.6	1.2	53.5	28.4	16.3
其中：肾小球疾病	2.7	6.6	46.9	25.2	18.6
肾小管-间质疾病	0.8	1.2	39.5	31.7	26.8
肾衰竭	0.2	0.3	25.1	29.6	44.8
尿石病	0.6	0.7	38.4	37.5	22.8
膀胱炎	0.4	0.8	27.9	33.0	37.9
尿道狭窄	2.0	1.6	25.3	35.7	35.3

5-11-3 续表3

疾病名称 (ICD-10)	5岁以下	5～14岁	15～44岁	45～59岁	60岁及以上
乳房疾患	0.2	0.4	64.6	30.4	4.5
女性盆腔器官炎性疾病	0.2	0.3	75.9	19.7	3.9
子宫内膜异位			67.9	31.4	0.7
女性生殖器脱垂			12.3	31.2	56.5
15. 妊娠、分娩和产褥期小计			99.7	0.3	
其中：异位妊娠			99.2	0.8	
医疗性流产			99.4	0.6	
妊娠、分娩和产褥期的水肿、蛋白尿和高血压疾患			99.6	0.4	
前置胎盘、胎盘早剥和产前出血			99.6	0.4	
梗阻性分娩			99.8	0.2	
分娩时会阴、阴道裂伤			99.9	0.1	
产后出血			99.7	0.3	
顺产			99.8	0.2	
16. 起源于围生期的某些情况小计	100.0				
其中：产伤	100.0				
出生窒息	100.0				
新生儿吸入综合征	100.0				
特发于围生期的感染	100.0				
胎儿和新生儿的溶血性疾病	100.0				
新生儿硬化病	100.0				
17. 先天性畸形、变形和染色体异常小计	24.2	15.5	40.0	13.6	6.8
其中：脊柱裂	60.0	15.8	16.8	5.6	1.8
神经系统其他先天性畸形	45.3	7.1	27.8	17.2	2.7
循环系统先天性畸形	21.2	17.4	38.6	13.3	9.5
消化系统其他先天性畸形	56.7	9.9	16.2	9.0	8.2
泌尿系统其他先天性畸形	4.0	7.8	77.2	8.5	2.5
肌肉骨骼系统其他先天性畸形	41.0	23.2	24.4	7.9	3.5
18. 症状、体征和临床与实验异常所见小计	8.0	4.5	30.7	25.4	31.4
19. 损伤、中毒小计	4.9	5.6	42.3	23.5	23.8
其中：骨折	4.1	7.0	36.6	22.3	30.0
内：颅骨和面骨骨折	10.8	11.8	50.7	17.5	9.2
股骨骨折	2.0	2.8	10.0	12.6	72.6
多部位骨折	0.6	2.5	38.9	23.6	34.3
颅内损伤	4.7	6.6	42.4	24.4	21.8
烧伤和腐蚀伤	39.6	9.4	28.2	12.6	10.3
药物、药剂和生物制品中毒	8.8	3.1	59.3	14.9	13.9
非药用物质的毒性效应	4.7	4.7	53.3	20.7	16.6
手术和医疗的并发症	1.9	2.6	44.6	29.1	21.7
内：操作并发症	1.7	2.7	47.4	28.0	20.1
假体装置、植入物和移植物的并发症	0.6	1.6	38.5	34.3	25.0
20. 影响健康状态和与保健机构接触的因素小计	1.4	1.5	40.0	36.2	21.0

5-12-1 1993年调查地区居民两周就诊率(‰)

	合计	城市				农村				
		小计	大	中	小	小计	一类	二类	三类	四类
两周就诊率	169.5	198.8	209.0	186.1	201.9	159.7	152.7	177.0	149.4	156.5
男性	154.4	179.4	190.2	157.0	191.4	146.3	139.6	165.3	135.9	138.9
女性	184.9	217.7	227.0	214.0	212.4	173.6	166.2	189.1	163.5	174.4
年龄别两周就诊率										
0～4岁	309.6	343.6	342.5	306.5	378.9	302.9	312.7	383.6	258.5	222.9
5～14岁	155.9	206.0	204.6	191.1	220.1	144.8	162.6	166.0	134.2	98.6
15～24岁	83.4	103.3	104.3	98.5	107.1	78.8	85.9	84.6	70.2	74.8
25～34岁	97.3	101.7	85.4	118.8	96.1	96.0	90.9	102.1	86.4	112.7
35～44岁	149.1	134.6	118.7	139.1	147.9	155.5	131.6	166.2	163.9	158.0
45～54岁	194.7	215.8	202.7	213.0	231.6	186.6	163.4	195.1	189.1	208.5
55～64岁	249.9	288.6	324.5	255.6	288.6	230.2	215.6	244.0	214.6	263.1
65岁及以上	279.5	330.1	354.7	288.9	337.1	250.6	231.5	264.1	235.5	299.3
疾病别两周就诊率										
传染病计	8.0	6.8	4.7	8.1	7.5	8.4	5.4	8.2	8.4	14.0
寄生虫病计	0.4	0.4	0.5	0.3	0.5	0.4	0.3	0.5	0.2	0.6
恶性肿瘤计	0.8	1.8	2.0	2.1	1.3	0.4	0.5	0.6	0.3	0.1
良性肿瘤计	0.6	1.6	2.6	1.4	0.8	0.3	0.4	0.2	0.4	0.3
内分泌营养代谢病	1.4	3.1	4.3	3.1	2.0	0.8	0.8	0.9	0.7	0.7
其中：糖尿病	0.7	2.3	3.2	2.2	1.4	0.2	0.2	0.0	0.3	0.2
血液造血器官疾病	2.3	1.5	1.2	1.0	2.4	2.6	2.0	3.5	2.1	2.6
精神病小计	0.7	0.8	0.9	0.2	1.3	0.7	1.1	0.7	0.6	0.5
神经系病计	3.7	3.6	3.0	4.7	3.0	3.7	4.0	3.7	4.3	2.1
眼及附器疾病	1.9	2.8	4.2	2.3	2.0	1.6	1.8	1.4	1.4	2.1
耳和乳突疾病	1.0	1.6	1.6	1.7	1.5	0.8	0.6	1.2	0.7	0.7
循环系统疾病	11.7	24.1	30.6	22.4	19.6	7.5	6.6	7.4	7.2	10.0
其中：心脏病	5.4	12.2	15.0	11.9	9.7	3.1	2.9	2.7	2.7	5.6
高血压	3.7	7.9	10.6	7.0	6.3	2.3	2.0	2.6	2.0	3.2
脑血管病	1.4	2.7	3.4	2.4	2.3	1.0	0.8	1.1	1.3	0.4
呼吸系统疾病	79.0	81.6	83.4	65.7	96.0	78.1	82.2	91.2	68.2	64.5
其中:急上呼感染	66.0	68.0	67.9	55.9	80.1	65.4	71.9	77.2	55.8	50.3
肺炎	3.6	2.6	1.3	2.7	3.9	3.9	3.0	4.0	3.2	6.7
老慢支	5.5	5.5	7.6	3.0	6.1	5.5	3.9	6.6	6.0	4.3
消化系统疾病	27.3	28.6	29.4	30.5	26.1	26.8	22.6	28.9	27.5	27.7
其中：急性胃炎	13.1	10.5	9.7	10.6	11.1	14.0	10.4	15.8	16.1	11.0
肝病硬化	0.8	0.7	0.8	0.6	0.7	0.8	0.9	0.6	1.1	0.7
胆囊疾病	2.6	4.1	4.0	6.1	2.1	2.0	2.3	1.6	2.0	2.9
泌尿生殖系病	6.2	7.3	6.5	9.2	6.3	5.8	5.0	6.5	5.3	6.5
妊娠、分娩病及产褥期并发症	0.3	0.4	0.2	0.4	0.5	0.3	0.3	0.1	0.4	0.5
皮肤皮下组织	5.0	7.1	6.5	9.1	5.6	4.2	3.9	4.1	4.2	5.3
肌肉骨骼结缔组织	9.9	14.5	15.1	14.1	14.2	8.4	6.7	8.3	8.9	10.3
其中：类关节炎	4.4	4.7	2.8	6.5	4.8	4.2	2.1	3.9	4.8	7.4
先天异常	0.1	0.1	0.1	0.1		0.1		0.1	0.1	0.2
围产期疾病	0.1					0.1	0.1	0.0	0.1	0.0
损伤和中毒	6.8	8.2	9.9	8.2	6.7	6.4	6.6	6.4	6.3	6.0
其他	0.2	0.2	0.3	0.1	0.3	0.2	0.1	0.2	0.2	0.4
不详	2.7	3.4	3.0	1.9	5.2	2.4	2.0	3.4	2.1	1.8

5-12-2 1998年调查地区居民两周就诊及未就诊率

	合计	城市				农村				
		小计	大	中	小	小计	一类	二类	三类	四类
调查人数	216101	54549	20775	15581	18193	161552	35983	47938	53815	23816
就诊人次数	35417	8831	3684	1942	3205	26586	5418	8209	9882	3077
两周就诊率(‰)	163.9	161.9	177.3	124.6	176.2	164.6	150.6	171.2	183.6	129.2
分性别两周就诊率(‰)										
男性	149.5	148.5	161.7	115.7	161.6	149.8	150.4	151.4	165.5	110.2
女性	179.1	175.1	192.6	133.6	190.4	180.5	163.2	184.1	202.8	149.1
年龄别两周就诊率(‰)										
0～4岁	307.4	311.7	284.0	295.8	344.3	306.5	337.5	351.3	332.3	181.2
5～14岁	122.7	113.3	108.4	86.1	136.6	124.6	136.9	136.7	125.8	85.5
15～24岁	66.1	55.2	36.2	66.1	63.1	68.9	70.1	68.4	72.8	61.4
25～34岁	115.5	85.4	65.6	62.8	124.7	124.7	109.6	128.6	140.5	103.5
35～44岁	162.0	118.4	115.0	79.2	157.9	180.9	157.7	172.7	202.3	190.3
45～54岁	201.1	179.2	172.5	155.5	209.3	209.7	164.9	200.0	254.9	203.4
55～64岁	266.3	271.2	321.2	214.6	261.9	263.6	233.1	272.7	294.1	225.0
65岁及以上	299.3	320.5	383.2	202.7	327.5	286.4	265.5	272.7	342.3	210.3
文化程度别两周就诊率(‰)										
文盲半文盲	237.1	250.1	323.9	151.9	261.6	234.9	213.0	242.0	290.9	181.1
小学	174.8	224.8	299.1	169.0	193.3	166.1	164.8	170.7	186.3	111.9
初中	126.3	143.1	152.3	117.3	156.0	120.3	107.7	122.4	135.7	77.3
高中	119.4	115.5	133.1	81.7	127.2	124.7	116.2	115.8	139.2	123.5
中专	146.6	152.7	162.9	133.6	159.9	132.8	110.8	124.4	160.0	73.7
大专	144.9	136.0	134.0	143.8	129.5	201.5	135.1	190.5	233.2	181.8
大学及以上	176.1	182.8	196.5	127.7	228.9	79.3	60.0	54.1	106.7	
医疗保障形式别两周就诊率(‰)										
公费	216.6	209.4	239.5	160.4	203.0	250.5	236.6	264.9	253.5	196.7
劳保	189.4	189.2	204.0	148.3	239.8	192.4	184.3	210.7	175.0	250.0
半劳保	163.8	163.3	181.0	100.9	229.4	169.3	106.5	250.0	394.7	272.7
医疗保险	117.3	104.8	158.2	93.3	120.6	127.2	123.4	117.1	143.8	107.1
统筹	145.7	151.6	160.6	117.6	173.9	83.3	80.0	62.5	200.0	
合作医疗	164.6	237.3	550.0	71.4	234.6	154.4	125.2	241.9	223.2	156.0
自费	160.0	130.5	114.4	104.8	155.2	165.1	165.8	163.9	181.8	122.8
就业状况别两周就诊率(‰)										
在岗	149.1	115.2	112.3	86.4	141.6	156.5	138.7	155.3	179.2	134.2
下岗	127.0	98.9	100.8	84.6	111.5	233.5	182.2	285.7	218.6	234.4
离退休	307.0	304.2	352.9	229.0	305.2	325.4	334.5	326.1	306.0	367.3
学生	72.6	58.8	35.9	70.4	75.2	79.0	100.1	65.6	78.3	76.6
无业	241.0	172.0	170.7	90.3	218.3	291.6	231.2	308.3	361.8	218.1
两周未就诊率(%)	38.5	49.9	52.0	52.6	44.7	33.2	32.5	32.2	34.6	32.4
男性	38.2	49.6	51.7	52.1	44.3	33.3	32.0	32.2	34.9	33.0
女性	38.6	50.2	52.2	53.0	44.9	33.0	32.8	32.1	34.2	31.9

5-12-3 2003年调查地区居民两周就诊及未就诊率

	合计	城市				农村				
		小计	大	中	小	小计	一类	二类	三类	四类
调查人数	193689	49698	18746	14301	16651	143991	32064	42559	48311	21057
就诊人次数	25906	5869	2243	1324	2302	20037	3710	6202	7633	2492
两周就诊率 (‰)	133.8	118.1	119.7	92.6	138.2	139.2	115.7	145.7	158.0	118.3
分性别两周就诊率(‰)										
男性	121.5	102.6	104.3	81.6	118.7	127.8	109.5	136.6	143.2	102.4
女性	146.2	132.9	134.3	103.1	157.3	151.0	122.0	155.3	173.5	135.3
年龄别两周就诊率 (‰)										
0～4岁	202.4	156.2	184.9	122.4	163.1	212.8	200.7	244.5	230.6	144.9
5～14岁	77.4	55.1	49.5	49.2	63.3	82.0	66.1	99.6	90.6	51.6
15～24岁	47.0	31.8	33.2	24.2	35.8	51.1	51.2	52.6	47.6	54.7
25～34岁	78.3	47.8	30.8	34.0	75.4	88.9	67.7	87.7	98.4	100.0
35～44岁	112.6	75.0	47.2	51.4	124.9	126.6	99.8	123.8	141.0	145.5
45～54岁	176.2	125.2	95.2	101.7	184.7	196.0	140.8	204.1	223.7	213.3
55～64岁	227.5	191.1	191.6	158.6	222.4	243.6	172.2	244.0	303.8	226.2
65岁及以上	280.6	287.7	304.7	234.4	311.2	276.2	233.6	303.8	314.1	194.2
文化程度别两周就诊率 (‰)										
文盲半文盲	237.6	276.2	279.5	203.7	307.4	232.1	200.3	248.6	270.3	190.1
小学	166.4	198.2	207.7	152.8	212.5	160.9	136.2	176.4	189.0	112.4
初中	100.0	106.5	107.8	100.3	110.1	98.0	78.0	99.7	113.6	85.6
高中	86.9	83.5	86.2	71.8	92.2	91.0	76.7	89.0	102.6	104.7
中专	93.6	99.4	122.3	84.5	83.5	81.7	59.6	106.9	80.4	68.2
大专	86.5	92.7	101.8	69.9	112.7	56.7	53.3	64.7	53.0	50.0
大学及以上	78.7	77.2	98.6	52.5	49.9	93.6	154.9	76.3	85.9	
医疗保障形式别两周就诊率 (‰)										
城镇基本医疗保险	135.4	133.8	149.3	115.3	133.6	146.3	115.6	211.0	133.2	112.4
大病医疗保险	74.0	56.1	46.6	76.9	95.2	157.9	157.0	240.0	138.9	
公费医疗	180.3	167.5	195.0	108.3	155.6	255.2	120.7	349.4	352.5	
劳保医疗	220.3	226.8	262.5	119.7	294.9	134.5	94.6	149.3	206.9	
合作医疗	147.7	213.6	166.7		214.0	131.6	117.6	150.8	259.7	127.6
其他社会医疗保险	102.3	100.1	91.0	125.0	111.1	103.8	99.9	76.7	146.9	28.2
商业医疗保险	99.4	83.4	112.8	55.3	87.2	103.1	101.1	101.7	104.7	111.5
无医疗保险		85.8	70.9	71.8	106.5	144.5	118.2	150.8	162.6	116.1
就业状况别两周就诊率 (‰)										
在岗	137.5	78.1	52.6	55.3	122.8	148.7	117.9	153.9	168.8	140.4
离退休	255.7	246.5	272.8	190.1	269.6	335.0	274.1	375.8	399.4	285.7
学生	43.2	29.9	33.1	19.8	33.3	49.1	50.9	54.3	45.4	40.7
无业、失业、半失业	141.4	110.4	72.1	90.0	156.3	215.2	158.6	200.9	300.9	86.2
两周未就诊率(%)	48.9	57.0	57.7	63.8	48.9	45.8	49.8	43.0	46.7	43.0
男性	48.8	57.1	56.7	64.1	50.3	45.8	49.8	43.3	46.4	43.7
女性	49.0	56.8	58.4	63.4	47.9	45.8	49.7	42.7	47.0	42.3

5-12-4　2008年调查地区居民两周就诊及未就诊率

	合计	城市				农村				
		小计	大	中	小	小计	一类	二类	三类	四类
调查人数	177501	46510	17536	13259	15715	130991	29695	39683	42610	19003
就诊人次数	25813	5914	2642	1178	2094	19899	3476	6786	7532	2105
两周就诊率 (‰)	145.4	127.2	150.7	88.8	133.2	151.9	117.1	171.0	176.8	110.8
分性别两周就诊率(‰)										
男性	131.3	113.0	136.4	73.7	120.5	137.6	107.5	156.5	161.7	90.0
女性	159.5	140.4	163.9	103.1	145.3	166.6	126.6	186.0	192.0	132.5
年龄别两周就诊率 (‰)										
0～4岁	248.1	191.4	122.9	156.9	263.4	259.8	246.3	313.4	278.6	127.1
5～14岁	90.6	68.1	60.2	57.8	79.3	95.6	89.8	120.5	105.6	46.0
15～24岁	46.6	32.4	21.5	36.4	40.8	50.5	38.1	57.2	59.4	38.8
25～34岁	61.1	45.0	28.9	44.4	62.1	67.4	46.4	78.6	69.1	70.6
35～44岁	113.6	69.6	61.3	54.0	90.0	128.4	82.5	134.7	155.6	132.7
45～54岁	159.9	109.1	100.7	81.8	142.6	181.2	118.3	195.8	211.4	199.2
55～64岁	216.0	183.9	215.4	118.0	205.3	228.6	172.7	246.3	262.4	200.1
65岁及以上	302.9	302.7	385.8	181.2	278.0	303.0	222.4	359.3	340.4	231.8
文化程度别两周就诊率 (‰)										
文盲半文盲	256.0	252.8	362.8	155.4	243.2	256.5	183.7	306.2	306.8	193.1
小学	184.4	221.8	268.7	177.1	213.1	178.0	140.0	199.7	211.6	129.1
初中	106.9	120.1	163.1	77.6	112.2	102.9	83.4	115.2	118.0	56.2
高中	92.1	91.3	114.6	70.6	80.5	92.8	60.4	109.2	109.1	77.6
中专	106.7	126.1	172.1	96.2	92.2	69.9	22.7	98.0	87.0	86.2
大专	80.1	87.6	112.4	62.6	61.5	50.2	41.6	58.1	64.8	0.0
大学及以上	82.1	84.1	104.9	50.0	62.3	68.1	51.4	86.4	58.5	114.3
医疗保障形式别两周就诊率 (‰)										
城镇职工医疗保险	145.7	145.2	186.1	87.3	138.0	150.8	124.0	185.9	177.3	136.4
公费医疗	187.3	190.3	246.4	163.4	73.9	176.6	38.8	126.0	347.8	0.0
城镇居民医疗保险	104.7	103.7	115.3	100.2	99.5	111.5	106.5	144.9	109.1	147.1
新型农村合作医疗	155.0	202.0	50.0	107.8	211.0	153.2	119.5	172.0	178.0	111.4
其他社会医疗保险	81.1	73.1	65.7	71.0	92.8	102.9	79.1	132.1	140.0	58.8
无社会医疗保险	107.8	82.5	70.1	76.9	93.9	141.7	98.5	160.7	162.5	92.0
就业状况别两周就诊率 (‰)										
在岗	133.1	68.5	53.1	45.7	105.6	146.4	96.5	158.8	177.6	129.0
离退休	242.6	239.2	307.5	146.5	203.9	265.7	231.9	251.9	315.3	227.6
学生	49.5	29.9	18.7	34.8	38.5	56.3	29.4	63.9	70.0	49.5
无业、失业、半失业	192.7	129.4	105.8	106.9	154.6	237.0	202.0	283.1	250.2	134.1
两周患病未就诊比例（%）	37.6	37.3	33.0	36.7	46.4	37.8	42.2	35.4	35.6	40.8
男性	37.7	37.1	32.1	37.8	46.0	37.9	42.6	35.4	35.3	42.2
女性	37.6	37.5	33.7	35.9	46.7	37.7	41.9	35.3	35.8	39.7

5-13-1 1998年调查地区居民疾病别两周就诊率(‰)

	合计	城市				农村				
		小计	大	中	小	小计	一类	二类	三类	四类
传染病计	4.5	2.8	2.2	1.3	4.9	5.1	4.6	4.1	5.1	8.0
寄生虫病计	0.2	0.1	0.2	0.1	0.1	0.2	0.2	0.2	0.2	0.3
恶性肿瘤计	0.8	1.4	2.3	1.5	0.2	0.6	0.5	0.5	0.9	0.1
良性肿瘤计	0.4	0.7	1.3	0.4	0.2	0.3	0.5	0.2	0.4	0.2
内分泌、营养和代谢疾病计	2.1	4.4	7.1	2.7	2.7	1.3	1.0	1.7	1.4	0.8
其中：糖尿病	1.1	3.0	5.2	1.7	1.7	0.4	0.4	0.5	0.4	0.4
血液、造血器官疾病	1.9	1.0	0.8	0.6	1.7	2.2	2.3	2.6	2.2	1.0
精神病小计	0.7	0.8	0.5	0.6	1.2	0.7	0.4	0.6	1.0	0.4
神经系病计	3.0	2.2	2.8	1.4	2.1	3.3	3.4	3.2	4.0	1.7
眼及附器疾病	2.6	3.0	3.9	2.7	2.3	2.4	1.8	2.1	3.4	1.9
耳和乳突疾病	0.8	0.7	0.6	0.1	1.2	0.9	1.0	1.0	0.8	0.5
循环系统疾病	16.6	30.2	40.6	22.4	24.8	12.0	11.0	12.3	13.1	10.1
其中：心脏病	6.6	11.4	14.8	8.2	10.3	5.0	4.2	5.4	4.5	6.4
高血压	5.2	10.1	14.7	9.0	5.9	3.6	4.2	3.6	3.9	2.1
脑血管病	3.1	6.7	8.4	4.5	6.5	2.0	1.8	1.3	3.2	0.8
呼吸系统疾病	75.4	61.3	56.7	48.4	77.5	80.1	78.6	81.3	89.6	58.7
其中:急上呼感染	65.9	51.6	44.4	42.4	67.7	70.8	70.8	71.6	79.3	49.7
肺炎	2.4	1.7	2.0	0.7	2.1	2.6	2.0	3.0	2.0	4.2
老慢支	4.0	3.9	4.8	3.1	3.7	4.0	3.5	3.9	5.1	2.4
消化系统疾病	25.3	23.6	23.4	17.8	28.7	25.9	23.3	27.2	28.5	21.6
其中:急性胃炎	12.8	10.3	8.7	8.2	14.1	13.7	12.7	13.5	15.7	11.2
肝硬化	0.6	0.8	0.5	0.4	1.4	0.6	0.6	0.4	0.7	0.7
胆囊疾病	2.5	3.4	3.8	2.2	3.9	2.2	1.6	2.0	2.3	3.6
泌尿生殖系病	5.7	5.3	5.4	4.3	5.9	5.9	4.0	5.8	6.6	7.2
妊娠、分娩病及产褥期并发症	0.3	0.3	0.4	0.1	0.2	0.3	0.4	0.4	0.2	0.3
皮肤皮下组织	3.8	4.4	5.7	2.8	4.5	3.6	4.3	4.0	3.8	1.6
肌肉骨骼结缔组织	11.3	11.6	14.3	9.8	10.1	11.2	10.5	10.8	12.7	9.4
其中：类关节炎	5.4	3.6	3.1	2.4	5.2	6.0	4.4	5.3	6.8	8.0
先天异常	0.1	0.1	0.0		0.1	0.1	0.1	0.1	0.0	0.3
围产期疾病	0.0	0.1	0.1		0.1	0.0			0.0	
损伤和中毒	6.3	6.1	6.0	5.8	6.3	6.4	6.3	5.9	8.0	4.0
其他	0.6	0.4	0.6	0.1	0.5	0.6	0.4	1.0	0.3	0.8
不详	1.8	1.8	2.8	1.7	0.7	1.8	1.9	2.4	1.7	0.4

5-13-2 2003年调查地区居民疾病别两周就诊率(‰)

	合计	城市				农村				
		小计	大	中	小	小计	一类	二类	三类	四类
传染病计	2.9	1.8	0.8	0.4	4.1	3.3	1.5	2.4	3.9	6.5
寄生虫病计	0.2					0.2		0.1	0.6	
恶性肿瘤计	1.3	1.6	2.7	0.8	1.1	1.2	0.9	1.9	0.9	0.7
良性肿瘤计	0.4	0.4	0.6	0.4	0.3	0.4	0.4	0.6	0.4	0.3
内分泌、营养和代谢疾病计	2.2	4.6	7.1	4.5	1.9	1.3	1.3	1.5	1.5	0.5
其中：糖尿病	1.4	3.3	5.2	3.6	1.0	0.7	0.5	0.8	1.0	0.1
血液、造血器官疾病	1.4	1.1	0.5	0.8	2.0	1.5	1.3	1.8	1.1	2.2
精神病小计	0.5	0.5	0.3	0.7	0.5	0.5	0.7	0.4	0.7	0.1
神经系病计	2.9	1.8	1.7	0.6	3.1	3.2	3.0	3.2	4.0	1.9
眼及附器疾病	1.4	1.6	1.8	0.6	2.1	1.3	1.9	0.7	1.7	0.8
耳和乳突疾病	0.6	0.7	1.2	0.1	0.7	0.6	0.6	0.5	0.7	0.4
循环系统疾病	18.3	28.0	35.0	26.4	21.4	14.9	12.8	15.0	17.4	12.3
其中：心脏病	5.8	10.2	12.2	9.2	8.9	4.3	3.4	4.6	4.3	5.2
高血压	8.0	12.9	16.5	12.4	9.1	6.4	5.8	6.7	6.7	5.9
脑血管病	2.9	3.6	4.6	3.8	2.3	2.7	2.2	2.1	4.4	0.6
呼吸系统疾病	51.4	34.0	28.1	25.7	47.6	57.4	49.7	61.9	67.0	37.8
其中:急上呼感染	41.9	26.5	20.2	19.7	39.3	47.2	41.0	52.8	55.3	27.2
肺炎	1.8	1.0	0.7	0.6	1.7	2.1	1.8	1.3	2.1	4.6
老慢支	3.6	3.2	4.2	1.6	3.4	3.8	4.1	3.0	4.5	3.3
消化系统疾病	21.7	16.2	13.7	10.7	23.6	23.6	15.4	25.2	25.3	28.7
其中:急性胃炎	10.7	7.5	5.5	4.3	12.6	11.8	8.0	12.3	13.7	12.4
肝硬化	0.3	0.3	0.1	0.1	0.5	0.3	0.3	0.1	0.2	0.8
胆囊疾病	2.9	2.6	2.0	1.3	4.3	3.0	1.8	1.9	3.3	6.5
泌尿生殖系病	6.2	4.4	3.6	3.8	5.8	6.9	6.0	5.3	8.1	8.7
妊娠、分娩病及产褥期并发症	0.1	0.2	0.2	0.1	0.3	0.1	0.2	0.1		0.2
皮肤皮下组织	2.6	2.5	2.1	3.1	2.6	2.6	3.2	3.2	2.3	1.4
肌肉骨骼结缔组织	11.1	12.2	13.8	7.8	14.2	10.7	8.5	10.9	12.3	9.7
其中：类关节炎	3.8	2.9	1.7	1.0	5.7	4.1	2.2	3.6	4.9	6.4
先天异常	0.1	0.1	0.1		0.2	0.1			0.1	0.2
围产期疾病	0.0					0.0			0.0	
损伤和中毒	6.9	4.6	5.0	4.5	4.3	7.7	7.2	9.0	8.1	5.0
其他	0.6	0.4	0.5	0.6	0.2	0.6	0.5	0.7	0.6	0.7
不详	1.1	1.4	1.0	0.8	2.3	1.1	0.8	1.5	1.3	0.2

5-13-3 2008年调查地区居民疾病别两周就诊率(‰)

	合计	城市				农村				
		小计	大	中	小	小计	一类	二类	三类	四类
传染病计	1.9	1.2	0.6	1.3	1.9	2.1	1.1	2.2	2.8	1.9
寄生虫病计	0.0	0.0		0.1		0.0	0.1	0.1	0.0	0.1
恶性肿瘤计	1.7	1.9	2.6	1.0	2.0	1.6	1.4	1.6	2.2	0.5
良性肿瘤计	0.7	0.9	1.7	0.6	0.3	0.7	0.3	0.8	0.8	0.8
内分泌、营养和代谢疾病计	3.9	8.7	17.6	4.1	2.7	2.1	3.1	2.6	1.6	0.9
其中：糖尿病	2.9	7.6	15.5	3.7	2.2	1.3	1.6	1.6	1.0	0.5
血液、造血器官疾病	1.3	0.8	0.7	0.5	1.2	1.5	0.9	2.0	1.2	1.9
精神病小计	0.8	0.9	1.4		1.0	0.8	0.5	0.6	0.9	1.1
神经系病计	2.2	1.8	1.6	0.8	2.9	2.4	1.7	2.0	3.1	2.4
眼及附器疾病	1.3	1.2	1.5	0.9	1.1	1.3	1.2	1.4	1.5	0.9
耳和乳突疾病	0.5	0.5	0.1	0.7	0.7	0.5	0.6	0.5	0.5	0.6
循环系统疾病	26.4	36.4	54.4	25.6	25.4	22.8	19.8	27.1	24.3	15.4
其中：心脏病	7.9	11.9	16.0	8.4	10.2	6.5	5.3	6.6	7.6	5.9
高血压	12.3	19.3	30.5	14.0	11.3	9.9	10.0	12.3	9.6	5.0
脑血管病	4.3	3.6	6.3	2.0	2.0	4.6	2.8	6.4	5.0	2.5
呼吸系统疾病	46.9	29.1	23.8	26.2	37.4	53.2	40.8	65.3	61.4	29.2
其中:急上呼感染	37.2	21.7	15.1	20.5	30.0	42.7	33.6	52.9	48.9	22.0
肺炎	2.0	1.0	0.7	0.5	1.7	2.4	1.1	2.9	2.5	2.7
老慢支	3.3	2.4	2.9	1.7	2.5	3.6	2.3	4.2	5.0	1.5
消化系统疾病	22.1	14.3	11.6	9.4	21.5	24.9	13.6	25.8	31.9	25.2
其中：急性胃炎	11.9	6.3	3.6	4.2	10.9	13.9	6.2	14.6	19.6	11.8
肝病硬化	0.4	0.4	0.2	0.5	0.4	0.5	0.3	0.6	0.6	0.3
胆囊疾病	1.8	1.5	1.0	0.5	2.8	1.9	0.7	1.5	2.1	4.5
泌尿生殖系病	6.4	5.9	6.8	4.6	6.0	6.6	5.0	6.2	8.1	6.8
妊娠、分娩病及产褥期并发症	0.1	0.1	0.2	0.1	0.1	0.1	0.2	0.1	0.2	0.1
皮肤皮下组织	3.4	2.8	4.4	0.9	2.5	3.7	2.5	4.6	4.4	2.0
肌肉骨骼结缔组织	17.1	13.7	15.3	6.3	18.2	18.2	14.4	18.8	21.7	15.2
其中：类关节炎	5.3	2.2	1.5	1.8	3.4	6.4	3.7	6.4	6.9	9.3
先天异常	0.0					0.1		0.1	0.1	0.1
围产期疾病	0.0	0.0		0.1		0.0		0.0	0.0	0.1
损伤和中毒	6.2	4.9	4.8	3.5	6.3	6.6	7.5	6.0	7.4	4.9
其他	0.5	0.5	0.5	0.4	0.4	0.6	0.9	0.7	0.5	0.1
不详	1.8	1.5	1.2	1.8	1.5	2.0	1.4	2.7	2.2	0.7

5-14-1　1993年调查地区居民住院率(‰)

	合计	城市				农村				
		小计	大	中	小	小计	一类	二类	三类	四类
总住院率	35.6	50.4	49.0	50.9	51.2	30.6	32.8	29.6	28.8	33.1
男性	33.0	46.2	44.6	47.3	46.5	28.7	29.6	29.1	26.9	30.7
女性	38.2	54.5	53.3	54.2	55.9	32.5	36.1	30.2	30.8	35.4
年龄别住院率										
0～4岁	45.4	56.4	56.2	64.2	49.2	43.2	50.4	42.5	41.5	40.1
5～14岁	18.3	24.7	31.0	25.2	19.1	16.9	15.8	15.7	17.7	19.2
15～24岁	14.5	14.9	15.4	19.1	10.7	14.4	14.1	15.6	13.0	15.8
25～34岁	38.2	53.3	52.7	53.9	53.1	33.9	42.4	29.4	30.3	38.6
35～44岁	33.6	40.8	33.2	40.8	49.3	30.5	29.0	32.1	28.7	34.8
45～54岁	36.8	45.3	39.9	42.8	53.0	33.6	32.6	31.7	33.7	40.8
55～64岁	53.2	73.1	66.0	79.0	73.7	43.1	44.3	41.9	43.0	43.4
65岁及以上	61.0	86.9	82.9	83.5	95.9	46.2	47.7	47.8	41.7	51.3
疾病别住院率										
传染病计	2.8	2.2	1.2	2.9	2.5	2.9	2.0	2.9	3.1	4.4
寄生虫病计	0.1	0.1	0.2	0.1	0.2	0.1	0.0	0.2	0.1	
恶性肿瘤计	0.5	0.9	0.9	1.0	0.8	0.3	0.4	0.4	0.2	0.1
良性肿瘤计	0.7	1.2	1.6	1.5	0.4	0.5	0.4	0.5	0.8	0.2
内分泌营养代谢病	0.4	1.1	1.0	1.3	1.1	0.2	0.3	0.2	0.2	0.2
其中：糖尿病	0.2	0.7	0.5	0.9	0.7	0.0	0.1	0.0		0.0
血液、造血器官疾病	0.5	0.4	0.2	0.4	0.5	0.5	0.4	0.6	0.5	0.5
精神病小计	0.3	0.3	0.5	0.1	0.3	0.3	0.3	0.3	0.3	0.1
神经系病计	0.6	0.7	0.5	0.6	1.0	0.6	0.5	0.5	0.6	0.8
眼及附器疾病	0.6	1.1	1.4	1.0	1.0	0.4	0.3	0.3	0.4	0.5
耳和乳突疾病	0.1	0.3	0.1	0.4	0.4	0.1	0.0	0.1	0.1	0.1
循环系统疾病	3.4	7.6	8.3	7.8	6.7	2.0	2.2	1.9	1.8	1.9
其中：心脏病	1.7	3.6	4.3	3.7	3.0	1.0	1.1	0.9	0.9	1.1
高血压	0.4	1.0	0.9	1.1	0.9	0.3	0.2	0.4	0.2	0.2
脑血管病	1.0	2.5	2.5	2.6	2.3	0.5	0.7	0.4	0.5	0.3
呼吸系统疾病	6.0	7.9	8.2	7.5	7.9	5.3	6.0	4.7	4.7	6.9
其中:急上呼感染	2.3	2.8	2.7	2.4	3.2	2.1	2.6	1.7	2.0	2.6
肺炎	1.9	2.2	1.6	2.6	2.3	1.8	1.9	1.8	1.6	2.4
老慢支	0.7	1.3	1.4	1.4	1.3	0.6	0.5	0.5	0.5	0.8
消化系统疾病	7.6	9.8	9.8	8.5	11.0	6.8	7.9	6.8	6.3	6.6
其中：急性胃炎	2.3	2.1	1.6	1.7	3.0	2.4	1.8	2.5	2.8	2.1
肝硬化	0.3	0.4	0.3	0.3	0.6	0.3	0.4	0.3	0.4	0.1
胆囊疾病	1.2	2.2	1.6	2.5	2.4	0.8	1.0	0.8	0.8	0.8
泌尿生殖系病	1.9	2.4	2.8	2.1	2.3	1.7	1.4	1.5	1.6	2.5
妊娠、分娩病及产褥期并发症	4.2	6.5	5.7	7.1	6.6	3.4	5.6	2.8	2.8	2.7
皮肤皮下组织	0.5	0.6	0.5	1.0	0.4	0.5	0.2	0.4	0.6	0.7
肌肉骨骼结缔组织	1.2	2.2	1.5	2.2	2.9	0.8	0.6	0.8	0.8	1.1
其中：类关节炎	0.4	0.6	0.1	1.0	0.5	0.3	0.3	0.2	0.3	0.6
先天异常	0.1	0.2	0.2	0.1	0.2	0.1		0.1	0.0	0.1
围产期疾病	0.1	0.2	0.1	0.2	0.2	0.0	0.0		0.0	
损伤和中毒	3.7	3.5	2.7	3.9	3.9	3.7	3.7	3.9	3.7	3.3
其他	0.1	0.1	0.2	0.1	0.1	0.1	0.1	0.1	0.0	0.1
不详	0.7	1.3	1.8	0.9	1.1	0.5	0.4	0.9	0.3	0.4

5-14-2 1998年调查地区居民住院率（‰）

	合计	城市				农村				
		小计	大	中	小	小计	一类	二类	三类	四类
住院人次数	7647	2634	1054	836	744	5013	1258	1382	1564	809
住院率	35.4	48.3	50.7	53.7	40.9	31.0	34.8	28.9	29.1	34.0
分性别住院										
男性	32.6	47.1	48.7	52.7	40.7	27.9	29.2	27.3	26.9	29.3
女性	38.3	49.4	52.5	54.7	41.1	34.4	40.7	30.7	31.3	39.0
年龄别住院率										
0～4岁	40.1	33.2	18.5	41.5	38.1	41.5	44.3	44.2	44.0	31.7
5～14岁	12.4	12.2	10.8	15.8	10.9	12.5	15.5	9.2	12.9	14.4
15～24岁	23.1	19.4	15.9	21.9	20.5	24.0	32.0	22.5	20.1	24.6
25～34岁	35.3	40.3	34.3	45.9	41.1	33.8	39.3	32.2	30.3	37.0
35～44岁	32.1	32.4	31.3	32.1	34.3	32.0	32.1	29.7	30.4	42.5
45～54岁	42.6	48.8	45.0	61.3	41.6	40.2	37.4	39.5	35.1	61.9
55～64岁	57.2	74.1	74.9	87.5	59.7	48.1	48.4	46.6	50.4	44.6
65岁及以上	79.6	125.7	133.3	126.4	110.1	51.5	53.8	47.0	48.1	69.5
文化程度别住院率										
文盲半文盲	46.2	69.8	85.0	74.0	58.0	42.2	48.4	42.7	38.1	41.5
小学	40.5	68.5	85.5	80.1	46.4	35.6	36.5	35.6	31.4	44.2
初中	35.2	48.1	46.2	54.3	44.7	30.6	35.2	28.4	28.9	32.1
高中	35.8	39.7	42.3	40.5	35.4	30.4	32.4	28.1	29.1	43.2
中专	53.6	57.0	54.3	66.4	49.9	46.0	55.4	35.9	51.2	21.1
大专	60.1	63.3	57.3	77.4	57.6	39.6	27.0	31.8	45.9	90.9
大学及以上	64.9	65.2	68.3	63.1	57.9	61.0	40.0	54.1	80.0	
医疗保障形式别住院率										
公费	91.8	90.0	92.0	84.1	93.4	100.1	78.0	97.3	107.0	131.2
劳保	60.7	60.3	55.4	63.8	69.9	67.0	31.8	92.0	125.0	750.0
半劳保	44.4	42.5	30.7	62.4	45.9	63.9	46.3	62.5	184.2	
医疗保险	36.2	48.2	50.6	47.9	48.3	26.7	33.8	23.8	19.2	
统筹	58.1	55.7	55.3	64.7		83.3	120.0			
合作医疗	39.5	27.4			28.0	41.3	37.6	51.9	18.4	105.5
自费	29.4	29.5	24.7	33.3	30.5	29.4	33.2	27.0	27.4	34.9
就业状况别住院率										
在岗	34.9	38.9	37.8	43.0	36.8	34.1	35.6	33.8	30.1	41.6
下岗	36.5	30.9	22.3	33.0	38.6	57.6	55.8	52.5	68.1	46.9
离退休	106.9	108.1	109.4	112.2	98.9	99.2	84.1	86.4	122.0	132.7
学生	11.0	11.7	12.3	12.7	10.2	10.7	12.1	7.2	15.7	3.0
无业	52.6	48.1	46.7	55.1	45.3	55.8	67.4	46.5	55.0	45.2

5-14-3 2003年调查地区居民住院率（‰）

	合计	城市				农村				
		小计	大	中	小	小计	一类	二类	三类	四类
住院人次数	6981	2107	756	658	693	4874	1097	1283	1725	769
住院率	36.0	42.4	40.3	46.0	41.6	33.8	34.2	30.1	35.7	36.5
分性别住院										
男性	31.7	41.1	37.5	46.3	40.8	28.6	28.7	25.6	30.2	31.1
女性	40.4	43.6	43.1	45.7	42.4	39.3	39.8	34.9	41.5	42.3
年龄别住院率										
0～4岁	33.3	25.7	25.8	20.4	29.8	35.0	34.5	31.8	41.3	28.7
5～14岁	11.7	9.4	6.4	14.0	8.4	12.2	11.5	12.3	12.4	12.2
15～24岁	28.1	15.7	7.6	14.8	24.5	31.5	36.4	32.7	30.3	26.3
25～34岁	39.5	35.1	21.5	40.0	43.0	41.0	39.8	37.1	41.3	48.7
35～44岁	25.9	20.9	14.2	18.4	30.1	27.8	24.7	22.5	31.1	37.3
45～54岁	36.6	31.6	22.9	42.0	33.3	38.6	33.0	34.3	42.6	51.0
55～64岁	53.3	59.5	53.0	63.7	63.9	50.6	46.1	45.9	56.6	54.3
65岁及以上	84.1	126.8	124.5	138.9	118.1	57.7	63.7	43.9	57.4	78.9
文化程度别住院率										
文盲半文盲	49.6	80.4	113.0	71.2	66.5	45.3	46.3	38.4	49.6	45.9
小学	45.7	67.9	80.7	86.2	49.8	41.9	39.7	36.8	45.7	45.9
初中	35.2	42.0	38.0	43.9	44.7	33.0	33.2	30.0	33.7	42.0
高中	32.5	33.8	23.1	46.5	34.9	31.0	32.8	32.2	28.7	27.9
中专	49.9	48.9	43.1	56.4	47.9	52.1	55.0	56.6	49.0	37.9
大专	33.6	33.9	31.9	30.4	45.3	32.4	44.4	32.4	28.0	
大学及以上	44.6	45.5	37.7	51.5	61.0	35.1	28.2	15.3	62.5	
医疗保障形式别住院率										
城镇基本医疗保险	59.0	58.0	53.1	57.6	74.6	66.4	87.1	65.6	55.2	52.2
大病医疗保险	43.5	44.9	36.4	76.9	71.4	36.8	49.6	40.0		
公费医疗	99.0	98.7	88.7	117.4	111.1	100.9	34.5	168.7	90.2	312.5
劳保医疗	63.9	62.5	59.8	56.3	73.7	81.9	81.1	74.6	69.0	1000.0
合作医疗	33.9	37.0			37.2	33.2	44.2	26.2	77.9	20.9
其他社会医疗保险	26.8	23.0	15.9	22.1	42.1	29.2	32.2	27.9	23.2	28.2
商业医疗保险	22.0	20.2	17.1	20.4	23.3	22.4	27.1	18.9	19.9	41.2
无医疗保险	33.6	29.5	23.2	31.8	33.0	34.4	31.0	31.1	36.4	41.6
就业状况别住院率										
在岗	37.1	29.3	19.1	32.8	36.7	38.6	37.0	34.2	40.8	45.0
离退休	100.6	99.9	95.4	103.7	105.3	106.8	83.0	154.4	74.7	254.0
学生	10.5	4.9	3.1	2.6	9.1	13.0	11.0	15.3	11.1	14.8
无业、失业、半失业	45.0	37.4	28.2	38.0	45.0	63.1	64.0	43.8	77.1	51.7

5-14-4　2008年调查地区居民住院率（‰）

	合计	城市				农村				
		小计	大	中	小	小计	一类	二类	三类	四类
住院人次数	12139	3293	1373	934	986	8846	1753	2731	3053	1309
住院率	68.4	70.8	78.3	70.4	62.7	67.5	59.0	68.8	71.6	68.9
分性别住院										
男性	60.4	65.8	72.9	62.5	60.6	58.5	55.1	60.0	60.0	57.5
女性	76.4	75.6	83.3	78.1	64.8	76.7	62.9	78.0	83.4	80.8
年龄别住院率										
0～4岁	80.8	33.2	28.4	26.7	41.7	90.7	75.8	109.3	86.0	82.1
5～14岁	21.1	12.1	8.7	11.7	14.4	23.0	18.1	20.8	28.0	21.8
15～24岁	46.2	19.8	16.0	14.9	27.0	53.5	57.9	50.0	56.8	49.3
25～34岁	69.1	56.1	52.3	69.6	47.3	74.2	70.1	77.2	78.8	66.6
35～44岁	46.8	32.8	24.2	35.2	38.6	51.6	35.0	52.2	52.5	77.1
45～54岁	61.6	52.0	49.1	47.5	59.5	65.7	52.4	72.6	65.9	77.2
55～64岁	93.0	96.7	101.7	90.6	96.0	91.6	77.2	83.0	99.3	127.6
65岁及以上	153.2	193.6	203.6	195.7	172.4	129.4	108.2	135.1	140.5	131.9
文化程度别住院率										
文盲半文盲	100.0	144.7	177.0	145.8	128.9	93.9	73.4	95.1	108.7	90.5
小学	87.5	123.4	159.3	134.4	95.4	81.3	69.6	80.8	87.1	87.1
初中	65.3	70.9	89.1	70.2	53.3	63.6	59.7	64.8	65.7	62.5
高中	49.1	51.8	60.0	53.1	39.7	46.4	41.6	54.3	44.7	35.3
中专	75.9	78.4	80.6	86.1	64.0	71.1	71.8	72.0	68.1	77.6
大专	68.0	69.0	60.5	64.9	98.7	63.8	58.2	90.3	44.4	56.3
大学及以上	54.9	58.0	54.4	71.2	47.2	33.1	34.3	30.9	29.2	57.1
医疗保障形式别住院率										
城镇职工基本医保	91.8	92.2	97.8	86.1	86.6	88.3	88.1	70.4	104.6	56.8
公费医疗	139.1	140.2	131.8	194.4	95.1	135.1	97.1	78.7	210.1	176.5
城镇居民基本医保	51.0	49.2	48.6	47.3	51.3	62.8	56.6	173.9	54.5	0.0
新型农村合作医疗	69.0	78.3	85.7	125.7	76.1	68.6	59.3	70.7	72.5	69.5
其他社会医疗保险	51.3	43.9	37.3	35.5	68.7	71.4	63.2	56.6	120.0	0.0
无社会医疗保险	43.0	39.5	34.2	38.3	43.8	47.6	43.4	43.3	52.6	54.2
就业状况别住院率										
在岗	64.8	39.1	33.5	39.1	45.3	70.1	52.6	69.9	76.6	83.3
离退休	148.1	147.6	157.3	144.9	125.8	151.7	148.1	157.1	156.1	130.1
学生	14.3	6.4	6.9	1.4	9.6	17.0	19.0	18.5	12.5	20.8
无业、失业、半失业	99.4	78.4	62.6	80.6	86.7	114.0	113.9	120.3	117.2	72.5

5-15-1　1998年调查地区居民疾病别住院率(‰)

	合计	城市				农村				
		小计	大	中	小	小计	一类	二类	三类	四类
传染病计	1.6	1.3	0.9	1.0	2.0	1.7	1.2	1.3	1.4	4.0
寄生虫病计	0.1	0.1		0.1	0.1	0.1	0.1	0.1	0.0	0.0
恶性肿瘤计	0.8	1.5	2.0	2.0	0.5	0.5	0.8	0.7	0.2	0.2
良性肿瘤计	0.8	1.5	2.0	1.2	1.3	0.6	0.7	0.5	0.7	0.1
内分泌、营养和代谢疾病计	0.7	1.8	2.2	2.2	0.9	0.3	0.6	0.3	0.2	0.1
其中：糖尿病	0.4	1.2	1.5	1.5	0.6	0.1	0.2	0.1	0.1	
血液、造血器官疾病	0.5	0.3	0.2	0.2	0.5	0.6	0.6	0.6	0.5	0.7
精神病小计	0.3	0.4	0.4	0.5	0.4	0.2	0.3	0.1	0.2	0.1
神经系病计	0.7	0.9	0.8	1.3	0.8	0.6	0.6	0.4	0.7	0.7
眼及附器疾病	0.7	1.2	1.3	1.6	0.7	0.6	0.6	0.6	0.5	0.8
耳和乳突疾病	0.1	0.2	0.1	0.2	0.3	0.1	0.2	0.0	0.1	
循环系统疾病	5.2	11.8	12.5	14.1	9.0	3.0	3.5	2.4	2.9	3.3
其中：心脏病	2.3	5.0	6.3	5.6	3.0	1.4	1.5	1.0	1.3	2.5
高血压	0.7	1.8	1.4	2.6	1.6	0.4	0.5	0.3	0.4	0.3
脑血管病	1.7	4.2	3.6	5.0	4.2	0.9	1.2	0.8	0.9	0.4
呼吸系统疾病	5.3	6.3	6.4	6.9	5.7	5.0	5.6	4.3	4.8	6.0
其中:急上呼感染	1.8	1.7	0.9	2.5	1.8	1.9	2.2	1.6	1.9	1.8
肺炎	1.5	1.5	1.6	1.5	1.3	1.4	1.4	1.0	1.1	3.1
老慢支	1.0	1.4	1.4	1.2	1.6	0.8	1.0	0.7	1.0	0.3
消化系统疾病	6.2	7.2	7.5	7.7	6.3	5.9	6.1	5.7	5.4	6.7
其中:急性胃炎	1.6	1.0	1.1	1.0	1.1	1.7	1.6	1.5	1.9	1.9
肝硬化	0.3	0.4	0.5	0.3	0.3	0.3	0.3	0.3	0.2	0.4
胆囊疾病	1.4	2.3	3.0	2.4	1.4	1.1	1.2	1.1	0.8	1.6
泌尿生殖系病	1.9	2.3	3.0	2.2	1.6	1.8	1.7	1.5	1.6	2.7
妊娠、分娩病及产褥期并发症	4.5	5.2	4.4	5.9	5.6	4.3	6.3	4.3	3.7	2.5
皮肤皮下组织	0.4	0.6	0.6	0.8	0.2	0.3	0.3	0.4	0.2	0.3
肌肉骨骼结缔组织	1.2	1.4	1.2	1.7	1.4	1.1	0.7	1.0	1.2	1.9
其中：类关节炎	0.4	0.1	0.1	0.1	0.2	0.5	0.1	0.3	0.5	1.4
先天异常	0.0	0.1	0.0		0.1	0.0		0.1		0.0
围产期疾病	0.1	0.0	0.0			0.1	0.1	0.1	0.1	
损伤和中毒	3.3	2.9	3.2	2.4	2.9	3.5	3.6	3.7	3.7	2.5
其他	0.2	0.2	0.3	0.2		0.3	0.3	0.2	0.3	0.3
不详	0.8	1.2	1.6	1.3	0.4	0.7	1.0	0.5	0.6	0.9

5-15-2　2003年调查地区居民疾病别住院率(‰)

	合计	城市				农村				
		小计	大	中	小	小计	一类	二类	三类	四类
传染病计	1.1	0.7	0.3	0.6	1.2	1.2	0.9	0.8	1.0	2.9
寄生虫病计	0.1	0.1		0.2	0.1	0.0		0.0	0.1	0.0
恶性肿瘤计	1.1	2.3	3.4	1.1	2.1	0.7	1.6	0.5	0.4	0.4
良性肿瘤计	1.0	1.2	1.3	1.0	1.3	0.9	1.1	0.9	1.0	0.6
内分泌、营养和代谢疾病计	0.9	2.1	2.5	2.6	1.3	0.5	0.7	0.4	0.6	0.2
其中：糖尿病	0.6	1.6	2.2	1.9	0.8	0.2	0.4	0.1	0.2	0.1
血液、造血器官疾病	0.3	0.2	0.2	0.1	0.3	0.3	0.2	0.4	0.4	0.5
精神病小计	0.3	0.3	0.1	0.6	0.2	0.3	0.4	0.2	0.2	0.6
神经系病计	0.6	0.5	0.3	0.6	0.5	0.6	0.6	0.5	0.9	0.3
眼及附器疾病	0.6	0.7	0.4	0.5	1.1	0.6	0.5	0.7	0.6	0.3
耳和乳突疾病	0.1	0.1	0.1	0.3	0.1	0.0	0.1	0.1	0.0	
循环系统疾病	6.2	11.9	11.5	14.1	10.6	4.3	4.2	3.6	5.1	3.7
其中：心脏病	2.8	5.8	6.2	6.7	4.4	1.8	2.1	1.3	1.9	2.1
高血压	1.2	2.0	2.0	2.2	1.9	1.0	0.8	0.8	1.0	1.3
脑血管病	1.8	3.3	2.7	4.1	3.2	1.3	1.0	1.3	1.9	0.3
呼吸系统疾病	4.2	4.5	5.0	4.8	3.7	4.1	4.2	3.5	4.1	5.0
其中:急上呼感染	1.5	1.2	1.4	1.2	1.0	1.6	1.8	1.6	1.5	1.3
肺炎	1.0	0.9	1.1	0.6	1.0	1.0	0.8	0.8	1.1	1.6
老慢支	0.6	0.9	1.3	0.8	0.4	0.5	0.6	0.5	0.5	0.5
消化系统疾病	5.7	5.6	5.3	5.5	6.1	5.8	5.8	4.4	5.8	8.5
其中: 急性胃炎	0.9	0.6	0.5	0.6	0.8	1.1	0.5	0.8	1.2	2.1
肝硬化	0.2	0.3	0.2	0.4	0.4	0.2	0.3	0.2	0.1	0.4
胆囊疾病	1.2	1.8	2.1	1.5	1.6	1.1	0.9	0.9	1.0	1.8
泌尿生殖系病	2.3	2.4	2.4	2.5	2.2	2.3	1.8	1.8	2.5	3.7
妊娠、分娩病及产褥期并发症	5.6	4.7	2.7	6.2	5.8	5.9	6.8	6.6	5.9	3.6
皮肤皮下组织	0.4	0.4	0.4	0.6	0.4	0.3	0.5	0.3	0.3	0.2
肌肉骨骼结缔组织	1.1	1.4	1.8	1.0	1.3	1.0	0.6	0.7	1.4	1.6
其中：类关节炎	0.2	0.2	0.2	0.1	0.2	0.3	0.1	0.2	0.3	0.5
先天异常	0.0	0.0	0.1		0.1	0.0			0.1	0.1
围产期疾病	0.0	0.0			0.1	0.0	0.0	0.0	0.0	0.0
损伤和中毒	3.8	2.5	2.1	3.1	2.5	4.2	3.9	4.3	4.8	3.2
其他	0.3	0.4	0.3	0.3	0.5	0.3	0.2	0.2	0.4	0.5
不详	0.3	0.3	0.4	0.3	0.3	0.3	0.2	0.2	0.3	0.3

5-15-3 2008年调查地区居民疾病别住院率(‰)

	合计	城市				农村				
		小计	大	中	小	小计	一类	二类	三类	四类
传染病计	1.1	0.6	0.7	0.3	0.8	1.3	0.9	1.5	1.1	1.8
寄生虫病计	0.1	0.0		0.1	0.1	0.1	0.0	0.1	0.1	0.1
恶性肿瘤计	2.9	4.4	5.9	4.7	2.6	2.3	2.8	2.6	2.3	1.0
良性肿瘤计	1.7	1.8	2.1	1.5	1.6	1.7	1.3	1.5	2.0	2.0
内分泌、营养和代谢疾病计	2.0	4.5	5.3	5.4	2.8	1.1	1.4	1.4	0.8	0.8
其中：糖尿病	1.6	3.9	4.6	4.7	2.5	0.7	0.9	1.0	0.5	0.5
血液、造血器官疾病	0.5	0.3	0.4	0.2	0.1	0.6	0.4	0.6	0.6	0.8
精神病小计	0.5	0.5	0.6	0.5	0.3	0.5	0.3	0.6	0.5	0.4
神经系病计	1.1	1.2	1.4	1.1	1.0	1.0	0.7	1.0	1.3	0.8
眼及附器疾病	1.2	1.5	2.1	1.2	1.3	1.0	0.9	1.2	1.0	0.7
耳和乳突疾病	0.1	0.1	0.1	0.3		0.1	0.2	0.2	0.1	0.1
循环系统疾病	13.7	21.7	24.5	22.4	17.9	10.8	10.3	11.4	11.9	7.9
其中：心脏病	5.5	9.6	11.3	10.0	7.4	4.0	4.0	3.2	4.8	3.6
高血压	3.2	4.6	4.8	5.9	3.4	2.7	1.8	3.6	2.8	1.9
脑血管病	4.1	5.9	6.4	5.5	5.7	3.4	3.4	3.8	3.8	1.7
呼吸系统疾病	10.2	6.1	7.8	4.1	5.9	11.7	7.4	12.2	12.8	14.8
其中：急上呼感染	3.8	1.4	1.0	1.0	2.0	4.7	2.6	4.6	5.8	5.7
肺炎	2.6	1.4	2.0	1.5	0.6	3.0	1.5	3.7	2.9	4.1
老慢支	1.6	1.5	2.3	0.6	1.5	1.6	1.1	1.4	2.1	1.5
消化系统疾病	9.1	8.1	8.4	7.6	8.2	9.5	8.9	8.8	9.9	11.2
其中：急性胃炎	1.9	1.1	0.5	0.8	1.9	2.2	1.2	2.4	2.7	2.4
肝病硬化	0.4	0.2	0.1	0.7		0.5	0.7	0.3	0.4	0.8
胆囊疾病	1.9	2.4	3.0	1.9	2.2	1.8	1.3	2.0	1.8	2.0
泌尿生殖系病	3.9	3.5	3.6	3.4	3.4	4.0	2.6	3.7	4.2	6.4
妊娠、分娩病及产褥期并发症	9.0	6.3	4.8	9.0	5.7	9.9	9.9	10.0	10.6	7.9
皮肤皮下组织	0.6	0.6	0.9	0.4	0.6	0.6	0.4	0.6	0.7	0.6
肌肉骨骼结缔组织	2.7	3.0	3.8	2.2	2.9	2.6	1.1	2.7	2.9	3.6
其中：类关节炎	0.6	0.5	0.5	0.3	0.6	0.6	0.0	0.5	0.8	1.3
先天异常	0.1	0.0	0.1			0.1	0.0	0.1	0.0	0.2
围产期疾病	0.2	0.1	0.1		0.1	0.2	0.2	0.3	0.2	0.1
损伤和中毒	6.2	4.4	3.7	3.6	5.8	6.8	7.4	6.4	6.9	6.4
其他	0.6	0.5	0.4	0.6	0.6	0.6	0.8	0.5	0.6	0.3
不详	1.2	1.5	1.7	1.9	1.0	1.1	0.9	1.4	1.1	0.9

5-16 调查地区居民经常就诊单位及原因构成(%)

	合计	城市				农村				
		小计	大	中	小	小计	一类	二类	三类	四类
1998年										
患者经常就诊单位										
私人开业	9.5	10.0	3.6	6.4	20.3	9.4	3.0	13.6	10.3	8.7
卫生室	49.7	18.1	12.1	15.4	27.2	60.4	71.7	64.9	60.5	34.4
门诊部所	2.4	5.0	3.0	5.6	6.9	1.5	1.7	1.9	1.5	0.3
乡镇卫生院	19.1	7.1	10.6	2.0	7.4	23.2	16.0	16.6	22.2	49.6
县(市、区)医院	5.4	9.3	12.3	6.7	8.1	4.0	5.5	1.9	3.9	6.3
地市级医院	8.5	32.3	29.3	54.3	16.9	0.5	0.6	0.2	0.6	0.2
省级医院	3.5	13.6	23.1	5.6	9.5	0.0	0.1	0.0	0.1	0.0
其他医院	1.9	4.7	6.0	4.2	3.7	1.0	1.5	0.9	0.9	0.6
选择就诊单位原因										
距离近	66.9	46.1	44.5	41.8	51.5	74.0	75.8	78.1	71.7	67.9
价格低	4.7	5.5	2.5	6.1	8.4	4.4	4.9	4.7	4.2	3.4
质量好	14.4	13.5	9.7	12.1	18.9	14.7	11.2	12.2	18.1	17.4
定点医院	9.7	30.8	39.8	34.8	17.1	2.6	5.0	0.7	1.1	6.2
有熟人	2.8	2.2	1.4	2.9	2.4	3.0	2.0	3.4	3.4	2.8
其他原因	1.6	2.0	2.1	2.3	1.7	1.4	1.1	1.0	1.6	2.3
2003年										
患者两周就诊单位										
门诊部、卫生室	47.1	25.7	13.1	19.7	44.5	53.5	51.8	59.6	55.1	38.2
卫生院、社区中心	22.4	10.9	13.0	6.9	11.5	25.8	25.2	22.8	23.8	38.9
县市区医院	11.3	13.3	11.1	12.0	16.5	10.7	13.8	8.8	10.0	12.8
地市医院	8.1	28.4	29.8	46.4	13.9	2.0	2.5	1.9	1.8	2.2
省医院	3.8	13.4	24.7	10.8	2.5	0.9	1.0	0.6	0.8	1.6
其他医院	7.3	8.2	8.4	4.1	11.1	7.0	5.6	6.4	8.5	6.3
选择就诊单位原因										
距离近	47.2	40.0	38.4	44.4	38.7	49.4	53.1	50.0	47.9	47.3
价格低	7.3	7.6	6.7	4.6	10.8	7.2	6.9	7.0	6.5	10.4
质量好	17.1	15.8	13.4	16.6	17.8	17.5	19.7	16.6	17.4	16.6
定点单位	5.4	17.6	24.4	17.1	10.2	1.7	1.6	1.6	0.7	4.9
有熟人	4.3	3.7	2.7	3.5	4.9	4.5	3.3	4.5	5.4	3.8
信赖医生	13.1	10.4	8.0	9.6	13.6	14.0	10.7	14.8	16.8	8.7
态度好	2.1	1.8	1.9	1.8	1.7	2.2	1.9	2.2	2.0	3.2
其他	3.4	3.1	4.3	2.3	2.3	3.5	2.8	3.3	3.3	5.2
2008年										
患者两周首诊单位										
私人诊所	16.5	12.5	2.8	11.8	27.4	17.8	11.5	20.2	20.3	12.2
卫生室（站）	33.0	12.3	8.2	9.3	20.6	39.5	36.7	43.7	41.2	26.2
卫生院、社区中心	24.2	23.5	25.5	26.7	18.2	24.4	26.1	19.5	24.1	36.8
县市区医院	17.3	23.7	28.2	22.3	18.0	15.3	21.4	13.8	11.8	21.6
地市医院	4.7	15.4	15.9	20.7	10.9	1.3	2.3	1.2	1.2	0.8
省医院	3.2	11.2	18.3	7.8	3.0	0.7	0.6	0.8	0.6	1.4
其他医院	1.0	1.4	1.2	1.2	1.8	0.9	1.3	0.7	0.9	1.1
选择首诊单位原因										
距离近	56.0	50.4	48.1	54.5	50.9	57.8	57.8	59.0	56.4	59.0
收费合理	4.9	6.1	3.3	6.9	9.7	4.5	2.8	4.7	5.2	4.4
技术高	16.0	17.9	17.1	20.0	17.7	15.4	17.0	15.5	15.1	13.2
设备好	3.6	3.8	3.2	5.2	3.7	3.5	4.4	3.8	3.0	3.1
药品丰富	0.7	1.5	2.5	0.7	0.6	0.5	0.3	0.5	0.5	0.8
态度好	1.2	1.0	0.7	1.3	1.2	1.3	0.9	1.2	1.4	1.4
定点单位	3.7	7.5	12.3	2.4	3.9	2.5	3.1	2.2	1.6	5.6
有熟人	3.0	3.0	2.8	2.3	3.8	3.0	3.7	3.1	2.9	1.8
有信赖医生	9.0	7.0	7.9	5.3	6.8	9.6	8.1	8.5	11.7	8.7
其他	1.8	1.8	2.2	1.3	1.7	1.8	1.9	1.4	2.0	2.1

5-17 调查地区住户距最近医疗单位距离和时间构成(%)

	合计	城市				农村				
		小计	大	中	小	小计	一类	二类	三类	四类
1998年										
到最近医疗点距离										
不足1公里	70.7	77.5	80.2	74.4	77.0	67.9	72.6	79.5	62.9	43.2
1－公里	14.2	14.1	12.2	17.3	13.7	14.2	14.1	10.7	16.9	15.4
2－公里	7.4	5.2	5.0	5.9	4.7	8.4	8.6	4.5	9.5	14.5
3－公里	3.2	1.7	1.1	1.0	3.3	3.8	3.1	2.6	3.9	7.5
4－公里	1.3	0.7	0.6	0.6	0.9	1.6	0.8	1.2	1.6	4.1
5公里及以上	3.2	0.8	1.1	0.9	0.4	4.2	0.7	1.4	5.2	15.2
到最近医疗点所需时间										
10分钟以内	68.8	72.4	72.4	70.7	73.8	67.4	73.6	76.8	63.3	42.9
10－分钟	18.8	22.1	22.6	24.9	18.9	17.5	17.2	14.8	18.9	20.7
20－分钟	6.4	3.8	3.1	2.7	5.5	7.5	7.0	4.7	8.8	11.8
30分钟以上	6.0	1.8	1.9	1.6	1.8	7.7	2.3	3.7	9.0	24.6
2003年										
到最近医疗点距离										
不足1公里	67.2	81.8	86.3	84.8	73.7	61.1	67.6	69.0	57.7	37.9
1－公里	15.9	10.4	9.1	9.7	12.6	18.2	19.3	17.2	18.7	17.0
2－公里	7.7	4.2	2.5	3.1	7.3	9.2	7.6	7.0	11.2	12.0
3－公里	3.7	2.4	0.9	1.3	5.3	4.2	3.2	2.5	5.1	7.7
4－公里	2.0	0.7	0.6	0.6	0.8	2.5	0.6	1.3	3.2	7.4
5公里及以上	3.5	0.4	0.6	0.4	0.3	4.8	1.6	3.0	4.0	18.0
到最近医疗点所需时间										
10分钟以内	71.2	81.6	78.5	85.0	82.3	66.9	76.8	74.0	63.1	40.6
10－分钟	17.4	14.8	17.6	13.7	12.4	18.5	17.6	16.6	20.4	19.6
20－分钟	6.3	2.6	3.2	1.2	3.3	7.8	3.7	6.5	9.2	15.2
30分钟以上	5.1	1.0	0.7	0.2	2.0	6.8	1.9	2.9	7.3	24.5
2008年										
到最近医疗点距离										
不足1公里	65.6	83.5	87.5	87.2	75.3	58.0	58.8	64.9	58.8	37.4
1－公里	15.5	10.0	7.4	8.0	14.8	17.9	19.8	18.8	16.9	14.6
2－公里	8.4	4.3	3.5	3.2	6.2	10.1	12.6	8.6	10.0	9.5
3－公里	3.9	1.3	1.0	0.8	2.2	5.0	4.7	3.2	5.2	9.7
4－公里	2.0	0.5	0.3	0.5	0.7	2.6	1.8	1.3	3.3	5.8
5公里及以上	4.5	0.5	0.3	0.3	0.8	6.3	2.3	3.2	5.9	22.9
到最近医疗点所需时间										
10分钟以内	69.9	80.2	84.5	80.7	74.4	65.6	73.3	71.0	64.0	40.9
10－分钟	19.0	16.9	12.7	17.7	21.4	19.8	19.3	19.1	20.0	22.2
20－分钟	6.9	2.3	2.6	1.6	2.6	8.8	5.6	6.7	9.6	18.4
30分钟以上	4.2	0.7	0.3	0.1	1.6	5.7	1.8	3.1	6.4	18.5

5-18 调查地区居民医疗保障制度构成(%)

	合计	城市				农村				
		小计	大	中	小	小计	一类	二类	三类	四类
1998年										
公费医疗	4.9	16.0	21.7	16.4	9.2	1.2	1.1	0.8	2.0	0.3
劳保医疗	6.2	22.9	30.6	28.4	9.4	0.5	1.3	0.5	0.2	0.0
半劳保医疗	1.6	5.8	8.5	6.2	2.4	0.2	0.6	0.1	0.1	0.1
医疗保险	1.9	3.3	0.8	8.1	2.1	1.4	2.3	1.6	1.2	0.1
统筹医疗	0.4	1.4	2.8	1.1	0.1	0.0	0.1	0.0	0.0	0.0
合作医疗	5.6	2.7	0.1	0.1	8.0	6.6	20.8	3.8	1.6	1.8
自费医疗	76.4	44.1	34.3	38.8	60.0	87.3	73.4	92.3	94.8	81.5
其他形式	3.0	3.7	1.3	1.1	8.8	2.8	0.4	0.9	0.2	16.2
2003年										
城镇基本医疗保险	8.9	30.4	37.6	41.1	13.2	1.5	1.9	1.3	1.5	1.2
大病医疗保险	0.6	1.8	3.6	0.6	0.8	0.1	0.4	0.1	0.1	0.0
公费医疗	1.2	4.0	6.7	3.9	1.1	0.2	0.4	0.2	0.2	0.1
劳保医疗	1.3	4.6	5.0	5.0	3.8	0.1	0.2	0.2	0.1	0.0
合作医疗	8.8	6.6	0.1	0.0	19.6	9.5	17.6	6.1	0.7	24.3
其他社会医疗保险	1.4	2.2	3.7	1.0	1.6	1.2	2.9	0.6	0.8	0.3
商业医疗保险	7.6	5.6	4.8	7.3	5.0	8.3	8.9	10.9	7.9	3.2
无医疗保险	70.3	44.8	38.5	41.2	55.0	79.0	67.8	80.7	88.6	70.8
2008年										
城镇职工基本医保	12.7	44.2	60.0	53.3	18.8	1.5	3.3	0.9	1.3	0.5
公费医疗	1.0	3.0	4.3	2.7	1.8	0.3	0.3	0.3	0.3	0.1
城镇居民基本医保	3.8	12.5	8.2	16.4	13.9	0.7	2.0	0.2	0.5	0.2
新型农村合作医疗	68.7	9.5	0.8	1.3	26.2	89.7	85.4	90.8	88.8	96.0
其他社会医疗保险	1.0	2.8	3.8	2.5	1.9	0.4	0.9	0.3	0.2	0.1
无社会医疗保险	12.9	28.1	22.9	23.8	37.5	7.5	8.1	7.6	8.8	3.2

六、农村与社区卫生

简要说明

一、本章主要介绍全国及31个省、自治区、直辖市乡镇卫生院和社区卫生服务中心（站）门诊、住院和床位利用情况，包括诊疗人次、住院人数、病床使用率、平均住院日、医生人均工作量等。

二、本章数据来源于卫生资源与医疗服务统计年报。

三、本章及其他有关社区卫生服务中心（站）数据系登记注册机构数，均不包括医疗机构下设的、未注册的社区卫生服务站数。

主要指标解释

家庭卫生服务人次数　是指医生赴病人家中提供医疗、预防和保健服务的人次数。

6-1 各地区县及县级市医院工作情况

年份 地区	县医院					县级市医院				
	个数	床位数 (张)	人员数 (人)	诊疗 人次	入院 人数	个数	床位数 (张)	人员数 (人)	诊疗 人次	入院 人数
2004	5562	565436	762072	272429305	13184739	2904	357030	470631	178251843	7911470
2005	5536	572746	760617	283542951	14273181	2961	371682	479095	187370646	8556131
2006	5673	599181	783018	299284112	15785258	3074	388647	497377	197437654	9155682
2007	5879	631291	817009	331615126	18904300	3082	384455	499043	211451264	10108720
2008	5868	691781	856861	364596967	22225270	3006	413477	521488	225406522	11304660
2009	6111	765510	912765	398581659	26228716	3127	447101	555053	247059157	12962905
东 部	1639	223044	274829	130764714	7853647	1344	222511	283669	150438001	6853820
中 部	1960	260405	337179	120344065	8791978	950	122463	157991	53988219	3446444
西 部	2512	282061	300757	147472880	9583091	833	102127	113393	42632937	2662641
北 京	11	1705	2809	1695872	38265					
天 津	14	2055	4166	2021231	95693					
河 北	457	55553	64250	25889144	2093615	201	23300	30786	13106609	770726
山 西	400	30005	37456	9355401	662651	160	10539	13432	3465545	210720
内蒙古	197	17571	23452	9265695	489021	74	7670	11127	2945679	142922
辽 宁	101	14586	19134	5001966	407218	126	21964	26519	7722797	540442
吉 林	81	11785	15565	4584915	276152	150	21328	27115	9333310	442122
黑龙江	203	21133	28895	7886541	511424	169	15589	22932	5800371	357435
上 海	8	1780	2297	1195354	56382					
江 苏	295	27678	33184	18834332	903605	251	43027	55307	36985781	1338728
浙 江	153	25370	34696	24852011	789887	175	34700	47916	36714760	1035403
安 徽	240	37260	46907	17902979	1333235	33	4769	5805	2334430	165355
福 建	116	17201	20002	12229813	683539	92	13365	15327	9566207	481759
江 西	238	27921	37860	18113667	1142298	62	7818	9744	4253980	285122
山 东	259	53150	60573	22461505	2005807	311	58911	71414	25834770	1764653
河 南	380	65095	85945	33055389	2379145	159	25914	32678	11653980	793466
湖 北	127	20975	27623	11226177	796477	115	19329	25528	10213439	663205
湖 南	291	46231	56928	18218996	1690596	102	17177	20757	6933164	529019
广 东	148	19800	27361	14083970	677350	132	22702	29568	18122245	790559
广 西	200	28584	39457	20465652	1172174	25	4753	6253	3140335	144743
海 南	77	4166	6357	2499516	102286	56	4542	6832	2384832	131550
重 庆	93	15583	16177	8036129	541998					
四 川	442	52645	58006	32172470	1882773	164	18568	22639	11548933	586086
贵 州	226	25329	22171	9886865	1016076	119	13902	13886	4535593	362870
云 南	359	46069	39938	24578242	1545415	121	18723	16839	6726953	408810
西 藏	91	3506	4155	2464381	86298	3	402	521	237769	8842
陕 西	307	35427	44563	16477985	1096851	36	2999	3705	941503	57822
甘 肃	169	21384	19071	10500204	599889	14	2881	2556	1166969	60028
青 海	89	6544	6224	2789943	175007	6	658	1063	187731	10846
宁 夏	32	4016	3809	2396991	149422	14	1343	1705	704974	34485
新 疆	307	25403	23734	8438323	828167	257	30228	33099	10496498	845187

6-2 各地区县及县级市妇幼保健院（所、站）工作情况

年份 地区	县妇幼保健院(所、站)					县级市妇幼保健院(所、站)				
	个数	床位数(张)	人员数(人)	诊疗人次	入院人数	个数	床位数(张)	人员数(人)	诊疗人次	入院人数
2004	1574	33549	67319	24657350	1068629	425	15134	30848	14388540	590159
2005	1584	35377	68400	26322965	1206147	430	16116	32131	15798353	636598
2006	1584	38211	70690	30193871	1400179	424	17175	33177	17251252	714836
2007	1612	40694	73862	33639372	1631358	410	17041	33341	18257982	808159
2008	1590	46018	77686	37796142	1916908	395	18832	35732	20254484	874493
2009	1590	50652	82351	41737284	2138266	397	20016	37815	22526864	968650
东　部	358	11975	21800	12354331	530798	167	9909	18386	13365057	502868
中　部	483	19248	30559	12677964	826403	132	6875	12900	5447296	336811
西　部	749	19429	29992	16704989	781065	98	3232	6529	3714511	128971
北　京	2	100	408	137109	4553					
天　津	3	40	146	104821	1977					
河　北	114	4014	6730	2479475	165131	24	1169	2639	1093977	55970
山　西	85	2213	3524	681255	40812	12	365	773	158842	7452
内蒙古	72	1656	2955	970620	43118	12	141	456	243877	2204
辽　宁	28	543	1419	357196	16412	18	340	1154	291032	12971
吉　林	20	454	1389	199041	15375	21	819	2134	807705	32589
黑龙江	54	1275	2369	680109	41269	27	727	1501	431773	27016
上　海	1		44	6980						
江　苏	25	211	797	795294	10070	28	360	1505	1493340	14847
浙　江	35	876	2236	2155176	35789	22	2074	3918	4009257	104207
安　徽	56	855	1865	977155	26885	5	189	260	165823	6402
福　建	44	876	1479	1445499	34711	14	875	1202	1406899	46595
江　西	70	2573	3761	2200468	124671	9	461	555	321555	18213
山　东	53	2997	4158	2244803	144835	32	2701	3707	1780282	114835
河　南	87	6369	9078	3686263	317219	19	1960	3113	1426197	109303
湖　北	40	2025	3197	1924385	108326	21	1155	2464	1320759	63416
湖　南	71	3484	5376	2329288	151846	18	1199	2100	814642	72420
广　东	43	2221	4139	2423481	114999	22	2163	3865	3001907	142549
广　西	68	3665	6302	3966213	216783	7	501	939	804357	26859
海　南	10	97	244	204497	2321	7	227	396	288363	10894
重　庆	21	1035	1334	1006305	46072					
四　川	126	3671	5173	3128442	152673	15	707	1438	939244	35215
贵　州	62	1484	1696	892191	59128	14	416	704	198911	17662
云　南	111	2992	3703	3078363	102084	14	615	862	846406	24256
西　藏	55	266	367	100498	5618	1	24	35	3753	339
陕　西	79	2504	4400	1318804	88812	3	219	419	86359	5186
甘　肃	65	865	1834	761025	27166	6	82	244	44866	1122
青　海	14	125	275	77971	3317	1	20	22	6300	
宁　夏	11	284	385	277748	9211	2	57	99	20706	2318
新　疆	65	882	1568	1126809	27083	23	450	1311	519732	13810

6-3 各地区县及县级市专科疾病防治院（所、站）工作情况

年份 地区	县专科疾病防治院(所、站)					县级市专科疾病防治院(所、站)				
	个数	床位数 (张)	人员数 (人)	诊疗 人次	入院 人数	个数	床位数 (张)	人员数 (人)	诊疗 人次	入院 人数
2004	638	8056	16311	4233618	57129	355	4810	10232	3745141	30928
2005	621	9204	16062	4212440	53582	318	4400	9401	3531938	32901
2006	581	7364	14548	4271429	52198	301	4017	8963	3419889	27645
2007	551	6524	13518	4073074	61677	291	3890	8690	3369420	38119
2008	535	6387	13081	3972296	72633	268	3784	8385	3476020	46821
2009	520	6685	12963	4145277	81033	270	4239	8490	3612747	57495
东　部	171	2016	4246	1767668	12341	131	2470	4532	2645512	20149
中　部	238	3769	6574	1538045	61346	112	1449	3132	800804	36102
西　部	111	900	2143	839564	7346	27	320	826	166431	1244
北　京	3	144	76	26643	175					
天　津	2	31	58	5026	158					
河　北	2	338	94	33648		1		28		
山　西	8	89	104	20544	913	1		19	3157	
内蒙古	26	57	446	59296	73	7	15	136	47230	
辽　宁	31	174	708	30359	1772	21	221	704	45132	2440
吉　林	17	85	429	51752	2138	22	241	649	95046	3139
黑龙江	39	82	721	77241	504	27	26	514	72082	985
上　海										
江　苏	9	2	114	103033		18	235	519	472534	1748
浙　江	7	100	71	69176	20	9	572	479	466909	3345
安　徽	24	713	1087	168382	4586	3	120	110	12000	
福　建	11	175	190	130883	1210	4	144	83	49457	512
江　西	84	1280	2018	674898	21364	13	207	395	123149	2743
山　东	52	402	1308	486362	3842	41	744	1406	786772	6827
河　南	5	111	165	29948	1702	3	178	247	110398	2603
湖　北	15	195	388	118197	2275	26	228	667	256650	3716
湖　南	46	1214	1662	397083	27864	17	449	531	128322	22916
广　东	47	650	1554	820410	5164	28	554	1119	769425	5277
广　西	30	177	557	351021	649	3	3	89	57838	
海　南	7		73	62128		9		194	55283	
重　庆	6	108	110	87201	673					
四　川	15	291	367	165429	3637	7	19	206	31996	9
贵　州	4	57	50	18666	1306	3	126	108	14586	810
云　南	25	202	508	149391	1007	5	152	206	3491	425
西　藏										
陕　西	1		36							
甘　肃	3	8	34	8560	1					
青　海	1		35							
宁　夏										
新　疆						2	5	81	11290	

6-4 乡镇卫生院机构、床位、人员数

指标	2004	2005	2006	2007	2008	2009
乡镇卫生院合计(个)	**41626**	**40907**	**39975**	**39876**	**39080**	**38475**
中心卫生院	10003	10025	10178	10396	10400	10397
乡镇卫生院	31623	30882	29797	29480	28680	28078
按经济类型分						
国有	25575	25633	25343	26241	26384	26353
集体	15488	14666	13958	12991	12079	11514
联营	61	34	33	29	28	26
私营	221	254	264	261	255	258
其他	281	320	377	354	334	324
按主办单位分						
政府办	40789	40003	38699	38532	37887	37333
社会办	837	904	1276	1062	905	865
个体办				282	288	277
按床位分						
无床	2539	2295	1900	3519	1899	1691
1～9张	14845	14272	13095	10524	9366	7863
10～49张	22075	22073	22570	22943	23990	24043
50～99张	1833	1897	2029	2435	3215	4111
100张及以上	334	370	381	455	610	767
床位数合计(张)	**668863**	**678240**	**696231**	**747156**	**846856**	**933424**
中心卫生院	274431	281456	296189	317022	356601	392214
乡镇卫生院	394432	396784	400042	430134	490255	541210
人员数合计(人)	**1026099**	**1012006**	**1000112**	**1032921**	**1074900**	**1131052**
卫生技术人员	881142	870500	859945	863662	903725	949955
执业（助理）医师	402687	398848	393251	396181	405023	418943
注册护士	162999	164412	165729	175713	187544	202663
其他技术人员	39418	38862	40513	48098	49994	56450
管理人员	50441	47178	46557	50958	48363	45889
工勤技能人员	55098	55466	53097	70203	72818	78758

6-5 2009年乡镇卫生院分科床位、门急诊人次、出院人数及构成

科室分类	床位		门急诊		出院人数	
	数(张)	构成(%)	人次数	构成(%)	人数	构成(%)
总计	**933424**	**100.0**	**852869486**	**100.0**	**38366043**	**100.0**
预防保健科	7447	0.8	17050187	2.0	186513	0.5
全科医疗科	203780	21.8	199550713	23.4	9306729	24.3
内科	292759	31.4	323635957	38.0	14289891	37.3
外科	171065	18.3	94793091	11.1	5644062	14.7
儿科	70664	7.6	69257084	8.1	3242732	8.5
妇产科	130051	13.9	67372416	7.9	4581330	11.9
中医科	14946	1.6	32853177	3.9	396147	1.0
其他	42712	4.6	48356861	5.7	718639	1.9

6-6-1　乡镇卫生院医疗服务情况

年份	诊疗人次数（亿次）	入院人数（万人）	病床周转次数（次）	病床使用率（%）	平均住院日（日）
1981	14.38	2123	29.5	53.5	6.3
1982	14.19	2228	31.0	54.2	6.0
1983	13.65	2373	33.4	56.6	5.9
1984	12.65	1893	27.9	49.1	6.0
1985	11.00	1771	26.4	46.0	5.9
1986	11.18	1782	26.9	46.0	5.9
1987	11.30	1959	28.5	47.4	5.6
1988	11.36	2031	29.2	47.3	5.6
1989	10.60	1935	28.3	44.6	5.4
1990	10.65	1958	28.6	43.4	5.2
1991	10.82	2016	29.1	43.5	5.1
1992	10.34	1960	28.7	42.9	5.1
1993	8.98	1855	27.9	38.4	4.6
1994	9.73	1913	29.4	40.5	4.6
1995	9.38	1960	29.9	40.2	4.6
1996	9.44	1916	28.6	37.0	4.4
1997	9.16	1918	26.0	34.5	4.5
1998	8.74	1751	24.4	33.3	4.6
1999	8.38	1688	24.2	32.8	4.6
2000	8.24	1708	24.8	33.2	4.6
2001	8.24	1700	23.7	31.3	4.5
2002	7.10	1625	28.0	34.7	4.0
2003	6.91	1608	28.1	36.2	4.2
2004	6.81	1599	27.0	37.1	4.4
2005	6.79	1622	25.8	37.7	4.6
2006	7.01	1836	28.8	39.4	4.6
2007	7.59	2662	36.7	48.4	4.8
2008	8.27	3313	42.0	55.8	4.4
2009	8.77	3808	42.9	60.7	4.8
中心卫生院	3.52	1615	43.0	62.4	4.9
乡卫生院	5.24	2192	42.8	59.5	4.7

注：1993年以前的诊疗人次及入院人数系推算数字。

6-6-2 2009年各地区乡镇卫生院医疗服务情况

地区	诊疗人次数		入院人数	出院人数	病床使用率(%)	平均住院日(日)	医师日均担负	
		门急诊人次					诊疗人次	住院床日
总　计	**876608232**	**852869486**	**38077222**	**38366043**	**60.7**	**4.8**	**8.3**	**1.3**
东　部	373100260	365355188	10099082	10211559	54.0	5.3	9.8	1.0
中　部	238620127	229297382	13362784	13470870	62.5	4.8	6.4	1.3
西　部	264887845	258216916	14615356	14683614	65.4	4.4	9.0	1.6
北　京	8315481	8121841	33789	33790	32.8	7.4	12.5	0.3
天　津	6407311	6188147	140444	142160	64.4	4.2	10.3	0.7
河　北	38982609	37442926	1760488	1769829	56.6	5.6	7.4	1.4
山　西	12680268	11920077	574467	582166	50.0	5.6	4.4	1.0
内蒙古	12136909	11868102	433361	439281	44.9	4.2	5.3	0.7
辽　宁	12916555	12630818	691895	697094	45.2	4.8	5.4	1.1
吉　林	10622693	10172766	391912	409075	35.4	4.0	4.6	0.6
黑龙江	10237901	9771097	738209	755727	58.1	4.1	5.1	1.2
上　海								
江　苏	73590331	72585719	1588165	1606058	56.7	6.5	10.6	1.1
浙　江	70254711	68250044	299567	309561	37.1	6.7	14.4	0.3
安　徽	43541058	42297943	1939459	1963975	60.4	5.0	8.1	1.4
福　建	19854568	19430900	1178347	1200224	65.5	4.1	8.8	1.6
江　西	24818815	23746358	2204953	2221762	73.8	3.2	7.1	1.5
山　东	60785896	59391514	2369911	2387725	51.3	5.2	7.0	1.1
河　南	62148798	59600199	3255712	3251233	63.4	5.2	7.2	1.4
湖　北	38001438	36931800	1558734	1576964	68.8	6.0	6.6	1.2
湖　南	36569156	34857142	2699338	2709968	66.5	5.0	5.1	1.4
广　东	74180842	73538982	1896485	1904075	60.5	4.7	12.5	1.1
广　西	34890075	34202984	2577707	2581742	73.2	3.8	9.6	2.0
海　南	7811956	7774297	139991	161043	36.8	4.2	13.9	0.9
重　庆	27867013	27603277	1401003	1402658	77.3	5.3	9.2	1.7
四　川	80429719	78755952	4950670	4959904	70.0	4.3	9.3	1.8
贵　州	18767704	17254591	1922601	1968120	72.7	3.1	8.4	2.1
云　南	33426252	32988585	1217555	1212694	58.7	5.1	12.5	1.7
西　藏	3068375	2726756	31042	30759	27.4	5.0	21.8	1.1
陕　西	19608205	19312100	620213	621137	46.6	6.5	7.3	1.1
甘　肃	16240790	15686794	597365	606274	58.7	6.0	9.1	1.6
青　海	2616923	2515262	117798	118754	55.9	4.0	7.4	1.1
宁　夏	4289359	4142305	71916	71646	50.9	5.2	10.2	0.7
新　疆	11546521	11160208	674125	670645	66.3	5.3	7.7	1.9

6-7 社区卫生服务机构、床位、人员数

	2004	2005	2006	2007	2008	2009
社区卫生服务中心(站)合计(个)	**14153**	**17128**	**22656**	**27069**	**24260**	**27308**
社区卫生服务中心	1128	1382	2077	3160	4036	5216
社区卫生服务站	13025	15746	20579	23909	20224	22092
按经济类型分						
国有	3761	4619	5784	7696	8969	10724
集体	6245	7572	10980	12557	9188	9686
联营	1183	1214	1300	2009	1434	1371
私营	1531	2131	2639	3077	3159	3606
其他	1433	1592	1953	1730	1510	1921
按主办单位分						
政府办				9650	8598	10029
社会办				14450	12464	13402
个体办				2969	3198	3877
按床位分						
无床				23361	19233	20936
1～9张				1983	2637	3158
10～49张				1301	1840	2484
50～99张				298	399	535
100张及以上				126	151	195
床位数合计(张)	**18137**	**25018**	**41194**	**76588**	**98036**	**131259**
社区卫生服务中心	18137	25018	41194	56298	76317	101448
社区卫生服务站				20290	21719	29811
人员数合计(人)	**84214**	**103564**	**142932**	**176672**	**218929**	**295125**
卫生技术人员	78122	95868	131535	149747	185080	250435
执业（助理）医师	32346	39964	53970	66836	82424	109734
注册护士	18130	23545	32593	42805	56293	79711
其他技术人员	1328	1842	2540	6738	8482	11359
管理人员	2037	2511	4097	9048	11244	14644
工勤技能人员	2727	3343	4760	11139	14123	18687

6-8 2009年社区卫生服务中心分科床位、门急诊人次、出院人数及构成

科室分类	床位		门急诊		出院人数	
	数(张)	构成(%)	人次数	构成(%)	人数	构成(%)
总计	**101448**	**100.0**	**245286627**	**100.0**	**1659078**	**100.0**
预防保健科	1124	1.1	13680128	5.6	10712	0.7
全科医疗科	23412	23.1	88875416	36.2	399908	24.1
内科	36084	35.6	71556943	29.2	625714	37.7
外科	14316	14.1	14137315	5.8	230740	13.9
儿科	2951	2.9	6947825	2.8	63078	3.8
妇产科	8332	8.2	9665756	3.9	213893	12.9
中医科	1561	1.5	16187023	6.6	20697	1.3
其他	13668	13.5	24236221	9.9	94336	5.7

6-9 各地区社区卫生服务中心（站）医疗服务情况

年份 地区	社区卫生服务中心						社区卫生服务站	
	诊疗人次	入院人数	病床使用率(%)	平均住院日(日)	医师日均担负诊疗人次	医师日均担负住院床日	诊疗人次	医师日均担负诊疗人次
2004	46155902	151965	61.2	21.0	13.0	0.7	50955234	11.1
2005	59385194	266215	60.7	17.2	13.7	0.8	62814512	11.0
2006	82854794	436288	57.9	15.5	13.0	0.8	93789368	13.1
2007	127124460	743186	59.6	13.1	13.1	0.8	98749683	14.6
2008	172473026	1032788	58.7	13.4	12.9	0.8	84250889	12.5
2009	260802371	1642427	59.8	10.6	14.0	0.7	116172536	13.7
东　部	209388885	792944	63.0	14.0	17.9	0.7	62181099	16.6
中　部	28876818	435264	53.4	8.3	6.8	0.7	34530042	11.8
西　部	22536668	414219	58.5	6.7	8.4	0.9	19461395	10.8
北　京	16481124	10944	37.9	15.1	12.9	0.1	3533429	18.4
天　津	7774959	7202	22.2	21.7	18.8	0.4	1137042	…
河　北	3565366	66939	47.8	7.4	6.6	0.8	7757887	10.0
山　西	2848952	37265	57.5	11.9	4.0	0.7	4007774	7.5
内蒙古	2162508	30124	48.9	7.5	5.2	0.6	3638455	8.4
辽　宁	4022761	42637	58.6	16.3	6.8	0.9	4662402	11.0
吉　林	933371	9129	35.5	8.7	5.8	0.4	4738720	21.0
黑龙江	1671441	15265	53.4	18.5	4.7	0.7	2714274	8.4
上　海	65659903	140565	87.0	38.6	24.1	1.5	23087	
江　苏	29164972	186160	53.3	8.7	17.6	0.7	7401419	21.8
浙　江	28652154	31617	55.7	19.2	26.0	0.4	9383390	18.1
安　徽	4003039	74930	48.1	5.9	7.6	0.7	5474122	11.0
福　建	6447866	99019	55.7	4.1	12.4	0.6	2589437	13.8
江　西	2899226	43942	41.5	5.5	8.1	0.6	3799665	11.9
山　东	6255170	117951	44.5	6.0	7.0	0.6	8055596	12.8
河　南	3217157	58737	42.3	7.1	5.5	0.6	4969591	13.2
湖　北	9670645	132019	70.1	9.4	10.1	1.1	6399417	14.6
湖　南	3632987	63977	47.5	6.9	6.3	0.6	2426479	11.5
广　东	41239370	89715	62.5	8.6	21.4	0.3	16886922	28.3
广　西	1227119	9602	49.2	4.3	9.7	0.2	751710	8.4
海　南	125240	195	7.1	2.8	6.7	0.0	750488	9.9
重　庆	2275208	56407	56.5	7.2	8.2	1.1	1427396	17.8
四　川	8274107	148615	70.7	7.8	9.8	1.0	3116004	11.0
贵　州	984900	66457	58.6	2.4	6.3	1.2	1728958	9.6
云　南	1939605	46880	55.1	6.8	8.9	1.1	1057506	11.1
西　藏							27970	18.6
陕　西	1948381	15129	46.4	14.1	8.0	0.6	1769530	13.3
甘　肃	856541	11109	57.7	6.1	6.5	0.6	2241090	10.4
青　海	454479	6116	60.7	7.3	11.7	1.0	1114190	11.0
宁　夏	84286	175	30.7	24.5	14.0	0.6	516302	13.5
新　疆	2329534	23605	49.9	9.9	10.9	0.8	2072284	13.3

6-10　2009年各地区家庭卫生服务人次数

地区	合计	医院	社区卫生服务中心(站)	街道卫生院	其他医疗机构
总　计	**19732267**	**5727951**	**10169229**	**309552**	**3525535**
东　部	10756432	2879959	5876454	223427	1776592
中　部	5637222	1750054	2860837	82394	943937
西　部	3338613	1097938	1431938	3731	805006
北　京	978832	500600	408148		70084
天　津	690479	70558	610121		9800
河　北	1445954	375049	802826		268079
山　西	850896	299585	462152	30194	58965
内蒙古	426575	174842	207650		44083
辽　宁	657671	243150	373009	1159	40353
吉　林	344172	140863	181000	529	21780
黑龙江	556625	322935	200099	879	32712
上　海	1091374	69457	1021892		25
江　苏	1333226	346089	684318	14874	287945
浙　江	1638914	149248	591608	65592	832466
安　徽	652268	91700	362628	8612	189328
福　建	397568	104146	256320		37102
江　西	278516	69368	97503	7503	104142
山　东	1711485	868714	611209	74715	156847
河　南	1187931	429082	537662		221187
湖　北	1030304	209975	583555	29949	206825
湖　南	736510	186546	436238	4728	108998
广　东	789966	148857	509682	67087	64340
广　西	233000	99938	80314	1358	51390
海　南	20963	4091	7321		9551
重　庆	181178	58967	103022	1511	17678
四　川	900920	134955	544739	540	220686
贵　州	153819	43235	39048	201	71335
云　南	257560	90564	107975		59021
西　藏	73821	7183	83		66555
陕　西	252489	128357	86298	105	37729
甘　肃	337905	112112	131159	16	94618
青　海	168586	52572	74248		41766
宁　夏	114607	36784	10067		67756
新　疆	238153	158429	47335		32389

6-11　2009年各地区村卫生室机构、人员、诊疗人次数

地区	机构数	执业（助理）医师	注册护士	乡村医生和卫生员	诊疗人次数	门急诊人次
总　计	**632770**	**178555**	**24159**	**1050991**	**1551701441**	**1371065669**
东　部	222970	59362	10441	372974	640638078	562657293
中　部	221759	59497	9394	387933	520154391	451127986
西　部	188041	59696	4324	290084	390908972	357280390
北　京	3114	606	173	3670	4882844	4366810
天　津	1616	471	28	3949	7407306	5947815
河　北	66389	13254	742	82418	140173183	111990096
山　西	28113	6017	972	42270	32567828	26360778
内蒙古	14719	18050	690	20428	21695418	17208707
辽　宁	20463	4068	780	26354	31267366	22789430
吉　林	8978	2523	247	14513	17448930	13003027
黑龙江	13147	4176	224	24360	26261249	17102270
上　海	1447	3658	44	1510	9166378	8995513
江　苏	17124	4045	1187	56819	77090903	70428496
浙　江	13922	8414	823	11336	33644945	32454416
安　徽	17788	10963	1553	54845	71744633	61948810
福　建	19632	4236	473	28197	43430804	39332425
江　西	26937	4786	1277	43047	62726876	57751680
山　东	48791	12375	3007	122194	207247376	185474540
河　南	63565	16659	3401	124322	185292761	164278481
湖　北	22405	6414	1118	38617	59805506	54164939
湖　南	40826	7959	602	45959	64306608	56518001
广　东	28076	7637	2904	33929	80700238	75377964
广　西	21689	4138	447	35318	52497032	49480537
海　南	2396	598	280	2598	5626735	5499788
重　庆	9985	3858	186	23663	30705005	27455615
四　川	51670	15274	363	72809	104578404	96829425
贵　州	18971	2080	339	28993	38784258	36171081
云　南	13114	1776	495	34652	52346502	49595940
西　藏	3635	90	1	3878	1442460	1289363
陕　西	25292	9499	517	35877	44008926	39366477
甘　肃	15087	1820	364	17781	27469160	23983693
青　海	4376	949	73	6055	4435904	3971836
宁　夏	2547	207	20	3538	4096091	3805686
新　疆	6956	1955	829	7092	8849812	8122030

注：本表包括乡镇卫生院在村卫生室工作的执业(助理)医师和注册护士数。

七、妇幼保健

简要说明

一、本章主要介绍全国及31个省、自治区、直辖市孕产妇保健、儿童保健、妇科病查治、婚前医学检查、计划生育手术及其质量等情况。主要包括5岁以下儿童死亡率、孕产妇死亡率、产前检查及产后访视率、新法接生率、住院分娩率、儿童保健系统管理率，查出各种妇科病及治疗情况，男女婚前医学检查及查出疾病情况，人工流产及结扎等。

二、除新生儿死亡率、婴儿死亡率、5岁以下儿童死亡率、孕产妇死亡率系妇幼卫生监测地区数字外，其他数据来源于妇幼卫生统计年报。

三、妇幼卫生监测网：1990～1995年，卫生部在30个省、自治区、直辖市建立两个妇幼卫生监测网（孕产妇死亡监测网，247个监测点；5岁以下儿童死亡监测网，81个监测点），动态监测全国孕产妇死亡和5岁以下儿童死亡情况。1996年起实行孕产妇死亡监测、5岁以下儿童死亡监测和出生缺陷监测三网合一，抽取116个监测点建立全国妇幼卫生监测网，2007年起全国妇幼卫生监测点扩大到336个。

四、统计口径：计划生育手术例数系医疗机构数字。因缺个别地区数字，部分历史年份计划生育手术数字变动较大。

主要指标解释

活产数 指年内妊娠满28周及以上（如孕周不清楚，可参考出生体重达1000克及以上），娩出后有心跳、呼吸、脐带搏动、随意肌收缩4项生命体征之一的新生儿数。

新生儿死亡率 指年内新生儿死亡数与活产数之比，一般以千分率表示。新生儿死亡指出生至28天以内（即0～27天）死亡人数。

5岁以下儿童死亡率 指年内未满5岁儿童死亡人数与活产数之比，一般以‰表示。

孕产妇死亡率 指年内每10万名孕产妇的死亡人数。孕产妇死亡指从妊娠期至产后42天内，由于任何妊娠或妊娠处理有关的原因导致的死亡，但不包括意外原因死亡者。按国际通用计算方法，“孕产妇总数”以“活产数”代替计算。

高危产妇比重 指高危产妇人数与活产数之比，一般用%表示。高危产妇是指在妊娠期有某种病理因素可能危害孕妇、胎儿、新生儿或导致难产的产妇人数。

孕产妇建卡率 指年内孕产妇中由保健人员建立的保健卡（册）人数与活产数之比，一般用%表示。

孕产妇系统管理率 指年内孕产妇系统管理人数与活产数之比，一般用%表示。孕产妇系统管理人数指按系统管理程序要求，妊娠至产后28天内接受过早孕检查、至少5次产前检查、新法接生和产后访视的产妇人数。

产前检查率 指年内产前接受过一次及以上产前检查的产妇人数与活产数之比，一般用%表示。

产后访视率 指年内产后接受过一次及以上产后访视的产妇人数与活产数之比，一般用%表示。

住院分娩率 指年内在取得助产技术资质乡的机构分娩的活产数与所有活产数之比，一般用%表示。

新法接生率 指年内住院分娩和非住院分娩新法接生人数之和与活产数之比，一般用%表示。新法接生指产包、接生者的手、产妇的外阴部、脐带四消毒并由医生、助产士和受过培训并取得“家庭接生人员合格证”的初级卫生人员和接生员接生。

出生体重<2500克婴儿比重 指年内出生体重低于2500克的婴儿数与活产数之比。

围产儿死亡率 指孕满28周或出生体重≥1000克的胎儿（含死胎、死产）至产后7天内新生儿死亡数与活产数（孕产妇）之比。一般以‰表示。

新生儿破伤风发病率 指年内新生儿破伤风发病数与活产数之比。一般1/万表示。新生儿破伤风指：①活产，生后2天内正常吸吮，哭叫；②出生后第3~28天内发病；③发病后不能吸吮，进食困难，强直，抽搐。必须符合上述3项标准者才可诊断为新生儿破伤风。

新生儿破伤风死亡率 指年内新生儿破伤风死亡数与活产数之比。一般1/万表示。

新生儿访视率 指接受1次及以上访视的新生儿人数与活产数之比。一般以%表示。

3岁以下儿童系统管理率 指年内3岁以下儿童系统管理人数与当地3岁儿童数之比，一般以%表示。3岁以下儿童系统管理是指3岁以下儿童按年龄接受生长监测或4:2:1（城市）或3:2:1（农村）体检检查（身高和体重）的人数。新生儿访视时的体检次数不包括在内。

7岁以下儿童保健管理率 指7岁以下儿童保健覆盖人数与7岁以下儿童数之比，一般以%表示。7岁以下儿童保健覆盖人数指7岁以下儿童中当年实际接受1次及以上体格检查（身高和体重）的人数。

5岁以下儿童中重度营养不良比重 包括低体重患病率和发育迟缓患病率两个指标。本资料指低体重患病率，即对照世界卫生组织各年龄段体重标准，5岁以下儿童体重低于同龄标准人群中位数减2个标准差的人数占5岁以下体检儿童总数的百分比。

节育手术总例数 指年内放（取）宫内节育器、输卵（精）管绝育术、人工流产和放（取）皮下埋植的例数之和。

人工流产例数 包括药物流产、负压吸引术、钳刮术和中期引产例数。

节育手术并发症例数 指节育手术中因各种原因造成的术中和术后生殖器官的损伤、感染等病症的例数。两种及以上并发症，只统计一种主要的疾病，如子宫穿孔后感染，只统计为子宫穿孔。

子宫穿孔例数 计划生育手术中将子宫壁损伤、穿破，含单纯子宫壁损伤及合并内脏如肠管、网膜等损伤的例数。

节育手术感染例数 指术前无生殖器炎症，术后2周内出现与手术有关的生殖器（绝育术后腹壁）感染。

妇女病应查人数 指年内常住人口中20~64岁妇女数。

妇女病检查率 指年内实际进行妇女病普查人数与20~64岁妇女数之比，一般用%表示。

查出妇女病率 指年内查出进行妇科病普查时查出的妇科病患病人数与实查人数之比，一般用%表示。

某种妇女病患病率 指查出某种妇女病病人数与实查人数之比。一般用%表示。

某种妇女病治疗率 指接受某种妇女病治疗人数与查出同种妇科病病人数之比，一般用%表示。

婚前检查率 指年内进行婚前医学检查人数与应查人数之比，一般用%表示。

指定传染病 是指《中华人民共和国传染病防治法》中规定的医学上认为影响结婚和生育的传染病。

严重遗传疾病 是指由于遗传因素先天形成，患者全部或部分散失自主生活能力，后代再现风险高，医学上认为不宜生育的遗传性疾病。

影响婚育疾病医学指导意见“合计” 是指检出疾病的人群中，医学上认为应暂缓结婚、不宜结婚等人数之和。

7-1 监测地区5岁以下儿童和孕产妇死亡率

年份	新生儿死亡率(‰)			婴儿死亡率(‰)			5岁以下儿童死亡率(‰)			孕产妇死亡率(1/10万)		
	合计	城市	农村	合计	城市	农村	合计	城市	农村	合计	城市	农村
1991	33.1	12.5	37.9	50.2	17.3	58.0	61.0	20.9	71.1	80.0	46.3	100.0
1992	32.5	13.9	36.8	46.7	18.4	53.2	57.4	20.7	65.6	76.5	42.7	97.9
1993	31.2	12.9	35.4	43.6	15.9	50.0	53.1	18.3	61.6	67.3	38.5	85.1
1994	28.5	12.2	32.3	39.9	15.5	45.6	49.6	18.0	56.9	64.8	44.1	77.5
1995	27.3	10.6	31.1	36.4	14.2	41.6	44.5	16.4	51.1	61.9	39.2	76.0
1996	24.0	12.2	26.7	36.0	14.8	40.9	45.0	16.9	51.4	63.9	29.2	86.4
1997	24.2	10.3	27.5	33.1	13.1	37.7	42.3	15.5	48.5	63.6	38.3	80.4
1998	22.3	10.0	25.1	33.2	13.5	37.7	42.0	16.2	47.9	56.2	28.6	74.1
1999	22.2	9.5	25.1	33.3	11.9	38.2	41.4	14.3	47.7	58.7	26.2	79.7
2000	22.8	9.5	25.8	32.2	11.8	37.0	39.7	13.8	45.7	53.0	29.3	69.6
2001	21.4	10.6	23.9	30.0	13.6	33.8	35.9	16.3	40.4	50.2	33.1	61.9
2002	20.7	9.7	23.2	29.2	12.2	33.1	34.9	14.6	39.6	43.2	22.3	58.2
2003	18.0	8.9	20.1	25.5	11.3	28.7	29.9	14.8	33.4	51.3	27.6	65.4
2004	15.4	8.4	17.3	21.5	10.1	24.5	25.0	12.0	28.5	48.3	26.1	63.0
2005	13.2	7.5	14.7	19.0	9.1	21.6	22.5	10.7	25.7	47.7	25.0	53.8
2006	12.0	6.8	13.4	17.2	8.0	19.7	20.6	9.6	23.6	41.1	24.8	45.5
2007	10.7	5.5	12.8	15.3	7.7	18.6	18.1	9.0	21.8	36.6	25.2	41.3
2008	10.2	5.0	12.3	14.9	6.5	18.4	18.5	7.9	22.7	34.2	29.2	36.1
2009	9.0	4.5	10.8	13.8	6.2	17.0	17.2	7.6	21.1	31.9	26.6	34.0

7-2 监测地区孕产妇主要疾病死亡率及死因构成

	主要疾病死亡率（1/10万）						占死亡总数%					
	产科出血	妊高症	心脏病	羊水栓塞	产褥感染	肝病	产科出血	妊高症	心脏病	羊水栓塞	产褥感染	肝病
合计												
2000	20.8	7.6	4.3	5.6	2.6	2.6	40.5	14.9	8.5	10.8	5.1	5.1
2005	22.0	4.2	4.6	4.3	1.5	0.2	44.7	9.3	10.2	8.9	3.3	0.8
2009	9.0	3.3	2.6	4.7	0.5	1.4	28.1	10.3	8.1	14.7	1.5	4.4
城市												
2000	5.6	3.0	3.0	4.7	1.3	2.2	19.4	10.5	10.5	16.4	4.4	7.5
2005	6.6	2.8	3.3	1.9	0.9	0.9	27.5	11.8	13.7	7.8	3.9	3.9
2009	7.4	3.4	0.6	3.1	0.6	0.9	27.9	12.8	2.3	11.6	2.3	2.5
农村												
2000	31.4	10.9	5.3	6.2	3.5	2.9	46.7	16.2	7.9	9.2	5.2	4.4
2005	26.2	4.6	4.9	4.9	1.6	0.0	49.2	8.7	9.2	9.2	3.1	0.0
2009	9.6	3.3	3.2	5.3	1.4	1.6	28.2	9.8	9.5	15.4	1.4	4.6

7-3 儿童保健情况

年份 地区	出生体重<2500克婴儿比重(%)	围产儿死亡率(‰)	新生儿破伤风		5岁以下儿童中重度营养不良比重(%)	新生儿访视率(%)	3岁以下儿童系统管理率(%)	7岁以下儿童保健管理率(%)
			发病率(1/万)	死亡率(1/万)				
1990	3.74	16.11	2.70	…	…	…	46.3	…
1995	2.01	13.64	…	2.90	…	82.3	53.3	…
1997	2.31	15.14	4.16	2.97	3.51	82.4	65.7	65.8
1998	2.58	14.94	2.74	1.86	3.41	83.7	69.1	68.9
1999	2.39	14.22	2.24	1.48	3.29	85.4	72.3	71.8
2000	2.40	13.99	1.88	1.16	3.09	85.8	73.8	73.4
2001	2.35	13.28	1.41	0.84	3.01	86.7	74.7	74.5
2002	2.39	12.47	1.33	0.73	2.83	86.1	73.9	74.0
2003	2.26	12.24	1.40	0.83	2.70	84.7	72.8	72.7
2004	2.20	11.08	0.98	0.51	2.56	85.0	73.7	74.4
2005	2.21	10.27	0.77	0.39	2.34	85.0	73.9	74.8
2006	2.22	9.68	0.64	0.32	2.10	84.7	73.9	75.0
2007	2.26	8.71	0.47	0.20	2.02	85.6	74.4	75.9
2008	2.35	8.74	0.34	0.15	1.92	85.4	75.0	77.4
2009	2.40	7.70	0.27	0.11	1.71	87.1	77.2	80.0
北　京	3.07	4.96	0.00	0.00	0.23	94.8	88.8	98.4
天　津	3.20	9.38	0.00	0.00	0.22	77.9	57.0	86.4
河　北	3.27	6.96	0.01	0.00	3.17	87.3	87.1	88.2
山　西	1.89	8.88	0.00	0.00	1.44	76.6	72.7	73.9
内蒙古	1.70	9.53	0.00	0.00	0.66	91.5	89.3	88.0
辽　宁	2.22	9.54	0.03	0.03	0.92	96.1	94.5	95.4
吉　林	1.45	9.63	0.00	0.00	0.52	81.6	74.7	77.7
黑龙江	2.56	9.40	0.04	0.04	1.48	86.9	79.3	83.4
上　海	3.50	2.58	0.14	0.00	0.08	84.4	69.7	84.4
江　苏	2.18	4.80	0.00	0.00	0.51	92.9	90.1	97.5
浙　江	2.59	6.08	0.08	0.03	0.78	97.3	92.9	95.2
安　徽	1.42	6.72	0.05	0.03	0.93	60.2	52.7	56.7
福　建	2.65	7.38	0.24	0.17	1.53	93.2	89.0	91.5
江　西	2.59	5.56	0.07	0.07	2.63	88.9	62.1	75.6
山　东	1.41	6.83	0.01	0.01	0.74	95.9	94.0	93.5
河　南	2.20	6.23	0.05	0.00	2.29	77.2	71.6	72.3
湖　北	1.66	5.97	0.07	0.04	1.32	91.6	79.2	86.7
湖　南	2.26	7.71	0.10	0.04	2.01	87.6	63.1	63.0
广　东	3.34	6.81	0.94	0.05	1.14	94.0	87.9	90.7
广　西	4.99	9.40	1.09	0.28	4.01	93.1	71.4	72.9
海　南	2.69	7.72	0.44	0.09	3.27	72.8	48.1	67.5
重　庆	1.38	5.57	0.10	0.10	1.10	80.3	71.5	73.6
四　川	1.39	7.09	0.30	0.26	1.12	85.6	77.0	76.1
贵　州	1.06	11.82	1.17	0.89	2.18	86.2	58.7	60.2
云　南	3.25	10.71	0.66	0.54	3.84	91.9	74.9	79.5
西　藏	1.95	23.51	0.00	0.00	3.58	54.5	43.5	41.2
陕　西	1.36	7.88	0.03	0.03	1.18	94.0	90.5	90.7
甘　肃	2.86	11.80	0.22	0.18	1.87	89.4	75.6	74.4
青　海	1.96	9.36	0.00	0.00	3.01	66.1	81.7	73.3
宁　夏	2.24	12.71	0.13	0.13	0.63	97.7	84.6	85.1
新　疆	2.81	16.77	0.68	0.29	2.94	82.9	71.8	76.3

7-4-1 孕产妇保健情况

年份	活产数	高危产妇比重(%)	建卡率(%)	系统管理率(%)	产前检查率(%)	产后访视率(%)	住院分娩率(%)			新法接生率(%)		
							合计	市	县	合计	市	县
1980	…	…	…	…	…	…	…	…	…	91.4	98.7	90.3
1985	…	…	…	…	…	…	43.7	73.6	36.4	94.5	98.7	93.5
1990	14517207	…	…	…	…	…	50.6	74.2	45.1	94.0	98.6	93.9
1991	15293237	…	…	…	…	…	50.6	72.8	45.5	93.7	98.1	93.2
1992	11746275	…	76.6	…	69.7	69.7	52.7	71.7	41.2	84.1	91.2	82.0
1993	10170690	…	75.7	…	72.2	71.0	56.5	68.3	51.0	83.6	81.1	84.7
1994	11044607	…	79.1	…	76.3	74.5	65.6	76.4	50.4	…	…	87.4
1995	11539613	…	81.4	…	78.7	78.8	58.0	70.7	50.2	…	…	87.6
1996	11412028	7.3	82.4	65.5	83.7	80.1	60.7	76.5	51.7	…	…	95.5
1997	11286021	8.1	84.5	68.3	85.9	82.3	61.7	76.4	53.0	…	…	91.8
1998	10961516	8.6	86.2	72.3	87.1	83.9	66.2	79.0	58.1	…	…	92.6
1999	10698467	9.2	87.9	75.4	89.3	85.9	70.0	83.3	61.5	96.8	98.9	95.4
2000	10987691	10.0	88.6	77.2	89.4	86.2	72.9	84.9	65.2	96.6	98.8	95.2
2001	10690630	11.1	89.4	78.6	90.3	87.2	76.0	87.0	69.0	97.3	99.0	96.1
2002	10591949	11.9	89.2	78.2	90.1	86.7	78.7	89.4	71.6	96.7	98.6	95.4
2003	10188005	11.8	87.6	75.5	88.9	85.4	79.4	89.9	72.6	95.9	98.5	94.1
2004	10892614	12.4	88.3	76.4	89.7	85.9	82.8	91.4	77.1	97.3	98.9	96.2
2005	11415809	12.8	88.5	76.7	89.8	86.0	85.9	93.2	81.0	97.5	98.7	96.7
2006	11770056	13.0	88.2	76.5	89.7	85.7	88.4	94.1	84.6	97.8	98.7	97.2
2007	12506498	13.7	89.3	77.3	90.9	86.7	91.7	95.8	88.8	98.4	99.1	97.9
2008	13307045	15.7	89.3	78.1	91.0	87.0	94.5	97.5	92.3	99.1	99.6	98.7
2009	13825431	16.4	90.9	80.9	92.2	88.7	96.3	98.5	94.7	99.3	99.8	99.0

7-4-2　2009年各地区孕产妇保健情况

地区	活产数	高危产妇比重(%)	建卡率(%)	系统管理率(%)	产前检查率(%)	产后访视率(%)	住院分娩率(%)		
							合计	市	县
总　计	**13825431**	**16.4**	**90.9**	**80.9**	**92.2**	**88.7**	**96.3**	**98.5**	**94.7**
北　京	86597	34.7	98.1	96.3	99.0	97.2	100.0	100.0	100.0
天　津	83289	33.0	98.7	80.2	98.4	91.5	100.0	100.0	100.0
河　北	949689	11.2	92.0	85.0	93.4	89.2	99.0	99.6	98.6
山　西	334981	11.1	84.0	72.7	87.1	79.6	97.2	98.0	96.8
内蒙古	195103	20.4	95.0	89.7	94.6	92.2	99.5	99.8	99.3
辽　宁	300034	18.6	98.0	93.6	98.0	96.3	99.9	100.0	99.8
吉　林	201775	13.5	86.3	75.1	84.0	82.2	99.9	100.0	99.8
黑龙江	243124	9.5	92.4	80.1	93.7	88.6	99.4	99.7	99.1
上　海	72290	17.2	86.0	78.7	84.7	84.4	100.0	100.0	99.9
江　苏	749587	28.0	98.2	88.9	98.9	95.9	100.0	100.0	100.0
浙　江	387795	41.9	98.6	94.2	98.2	97.3	100.0	100.0	99.9
安　徽	645572	12.1	69.8	40.3	69.5	61.0	97.6	97.8	97.5
福　建	410577	26.7	86.3	79.1	96.9	93.3	99.7	99.8	99.5
江　西	583031	13.8	90.6	71.8	92.0	90.1	98.4	98.6	98.3
山　东	915764	12.5	97.8	95.5	97.9	96.9	99.8	99.8	99.8
河　南	1306218	11.2	80.4	73.1	89.4	79.8	97.3	99.0	96.6
湖　北	552681	19.7	95.5	86.8	96.3	93.7	99.4	99.5	99.3
湖　南	781026	17.1	93.7	84.0	93.1	90.5	98.5	99.3	98.2
广　东	1104865	16.7	94.9	85.5	94.1	94.2	96.0	96.9	93.8
广　西	745618	15.8	96.9	87.9	96.9	94.6	97.7	99.0	96.9
海　南	114523	9.4	79.2	45.9	91.8	74.3	98.9	99.4	98.2
重　庆	298656	11.8	88.8	74.9	88.8	83.7	91.4	97.3	87.2
四　川	766881	13.7	88.2	82.3	89.8	87.5	89.8	97.1	85.9
贵　州	427014	10.6	90.8	76.7	91.0	89.2	77.2	80.7	76.1
云　南	500842	18.7	95.3	84.8	95.3	93.1	86.3	95.4	83.8
西　藏	35740	6.5	53.7	33.3	66.1	54.7	51.7	69.7	50.6
陕　西	296269	17.4	96.1	93.8	96.9	95.6	98.8	99.1	98.7
甘　肃	270401	10.0	92.3	82.5	92.6	89.7	89.1	95.4	86.4
青　海	78915	7.7	68.3	79.4	81.3	83.9	87.0	99.7	85.3
宁　夏	77297	24.1	99.2	92.3	98.9	98.0	96.3	99.1	94.4
新　疆	309277	20.5	91.9	72.2	92.3	84.5	96.4	97.5	96.0

7-4-2　续表

新法接生率(%)			孕产妇死亡率(1/10万)			孕产妇死因构成(%)					
合计	市	县	合计	市	县	产科出血	妊高症	产褥感染	内　科合并症	羊水栓塞	其他
99.3	**99.8**	**99.0**									
100.0	100.0	100.0	15.0	13.6	18.0	7.7	7.7	0.0	30.8	15.4	38.5
100.0	100.0	100.0	9.6	11.1	7.9	0.0	12.5	0.0	37.5	37.5	12.5
100.0	100.0	100.0	11.9	8.3	13.6	24.8	12.4	0.9	26.6	17.7	17.7
100.0	100.0	100.0	17.3	14.6	18.9	19.0	10.3	1.7	29.3	32.8	6.9
99.9	99.9	99.9	30.2	18.8	37.3	23.7	8.5	0.0	33.9	13.6	20.3
100.0	100.0	99.9	10.0	9.1	11.9	16.7	10.0	0.0	30.0	23.3	20.0
100.0	100.0	100.0	25.8	31.0	16.5	13.5	11.5	1.9	34.6	11.5	26.9
100.0	100.0	100.0	18.5	15.9	22.0	15.6	15.6	0.0	26.7	20.0	22.2
100.0	100.0	100.0	5.5	5.8	0.0	0.0	25.0	0.0	25.0	0.0	50.0
100.0	100.0	100.0	5.2	6.1	3.8	20.5	10.3	0.0	30.8	18.0	20.5
100.0	100.0	100.0	9.5	10.1	8.4	8.1	8.1	2.7	48.7	18.9	13.5
99.8	99.7	99.8	19.2	20.8	18.5	26.6	12.1	0.0	23.4	9.7	28.2
100.0	100.0	100.0	14.6	13.9	15.3	21.7	3.3	1.7	40.0	16.7	16.7
100.0	99.9	100.0	13.7	14.6	13.3	32.5	7.5	1.3	28.8	16.3	13.8
99.9	99.9	99.9	12.8	11.0	14.7	26.5	7.7	0.0	28.2	16.2	21.4
99.6	99.9	99.4	16.9	19.0	16.1	27.6	8.1	0.5	26.7	25.3	11.8
99.9	99.9	99.9	17.7	17.3	18.3	30.6	8.2	0.0	25.5	17.4	18.4
99.8	99.9	99.8	27.1	21.5	29.9	22.6	6.1	0.5	29.7	19.3	21.2
99.6	99.8	99.2	13.7	13.5	14.1	30.5	8.0	0.7	27.2	21.9	11.9
99.3	99.9	99.0	23.5	19.2	26.1	21.7	7.4	0.0	35.4	24.0	11.4
99.5	99.8	99.1	24.5	21.6	28.1	21.4	14.3	0.0	14.3	28.6	21.4
99.1	99.7	98.7	30.1	19.1	38.1	53.3	11.1	1.1	21.1	2.2	11.1
97.3	99.3	96.2	29.1	21.3	33.3	42.6	9.9	0.0	17.9	13.9	15.7
98.4	99.1	98.2	50.4	44.5	52.2	48.4	7.9	1.4	18.1	10.2	14.0
97.5	99.3	97.1	41.5	53.5	38.2	48.1	8.2	1.4	18.8	11.1	12.5
77.2	82.8	76.9	232.2	103.7	239.6	51.8	21.7	2.4	19.3	0.0	3.6
99.8	99.6	99.9	21.9	20.5	22.6	27.7	4.6	0.0	18.5	36.9	12.3
98.8	99.7	98.5	36.2	29.3	39.3	39.8	6.1	4.1	22.5	16.3	11.2
90.7	100.0	89.4	48.2	21.5	51.7	71.1	18.4	2.6	2.6	0.0	5.3
99.2	99.8	98.8	20.7	19.4	21.6	31.3	6.3	0.0	31.3	6.3	25.0
97.4	98.4	97.0	41.4	32.9	44.9	32.8	19.5	2.3	26.6	7.8	10.9

7-5 妇女病查治情况

年份 地区	应查 人数	实查 人数	检查率 (%)	查出妇 女病率 (%)	滴虫性阴道炎 患病率 (%)	宫颈糜烂 患病率 (%)	尖锐湿疣 患病率 (1/10万)	宫颈癌 患病率 (1/10万)	乳腺癌 患病率 (1/10万)	卵巢癌 患病率 (1/10万)
1998	123783003	47791715	38.6	27.1	8.1	11.5	68.5	9.7	7.7	
1999	133309490	50797159	38.1	24.6	7.4	10.3	65.5	8.2	7.8	
2000	136454033	52655977	38.6	26.5	8.1	11.2	86.5	9.6	7.9	
2001	141232360	55400424	39.2	26.3	8.2	11.3	63.6	8.9	7.8	
2002	144400354	56314620	38.9	27.1	8.1	11.5	57.3	9.2	8.3	
2003	183435904	57682814	38.9	26.1	7.8	11.0	60.5	9.9	8.4	
2004	157462944	58884227	37.3	27.2	7.7	11.4	51.1	10.9	9.3	
2005	177856788	60628112	34.2	27.5	7.7	11.7	49.1	10.4	9.1	
2006	169073443	62955941	37.6	28.0	7.7	12.0	48.6	11.5	9.3	3.2
2007	180101171	68565204	38.5	28.4	7.4	12.2	38.3	13.0	9.2	3.5
2008	99282938	73557216	74.1	29.4	12.4	12.6	41.5	14.9	11.1	3.7
2009	94331132	80557572	85.4	28.6	13.0	12.1	41.8	14.1	10.2	3.5
北京	1455973	944352	64.9	35.2	7.7	11.6	19.8	5.8	22.4	0.6
天津	1034058	577074	55.8	68.4	8.0	21.9	13.0	10.9	10.2	1.2
河北	6584829	6028929	91.6	25.2	11.0	9.6	39.6	11.2	14.0	4.2
山西	4188233	1819059	43.4	30.5	15.6	12.3	271.5	35.1	15.1	5.8
内蒙古	1663807	1522463	91.5	30.5	17.1	13.4	57.1	12.9	11.3	3.6
辽宁	3469482	2879512	83.0	25.4	13.5	9.8	40.7	20.4	16.9	7.9
吉林	2367008	331693	14.0	23.1	10.6	9.3	16.3	7.8	4.8	3.0
黑龙江	2778543	2418582	87.0	31.6	15.5	12.9	33.7	18.9	29.8	8.8
上海	1011922	855579	84.5	30.7	2.6	4.5	8.2	8.3	19.1	2.1
江苏	2747231	7061110	100.0	14.3	8.9	5.3	11.9	10.1	5.6	0.9
浙江	6924332	4033089	58.2	32.6	11.7	12.7	9.9	14.4	4.7	0.8
安徽	4363143	2672998	61.3	38.1	20.4	17.3	58.5	24.0	8.4	14.6
福建	3340389	749365	22.4	39.6	15.6	20.3	40.8	17.1	11.6	1.9
江西	2835175	1704628	60.1	38.9	17.2	21.7	45.1	15.8	9.8	2.5
山东	6136210	11015630	100.0	22.0	9.4	9.0	11.1	5.3	8.1	1.9
河南	4755281	5143863	100.0	25.4	12.5	10.4	40.0	14.1	12.9	4.2
湖北	4182343	4277648	100.0	36.6	16.4	16.5	46.4	16.9	9.5	2.6
湖南	4352164	3761470	86.4	41.9	20.0	21.7	64.4	22.6	10.7	3.1
广东	4739445	5208150	100.0	25.5	8.9	12.1	44.9	9.5	5.3	1.4
广西	3292541	1049678	31.9	34.3	14.5	15.3	71.1	11.1	5.8	1.9
海南	527953	149064	28.2	27.6	10.8	16.0	8.1	16.1	3.4	2.7
重庆	2790606	1593850	57.1	26.4	13.7	11.7	39.5	9.6	5.9	1.4
四川	7553887	5783303	76.6	23.1	11.8	9.9	41.1	10.8	5.9	3.1
贵州	1912200	2216289	100.0	35.7	17.5	14.5	50.5	8.9	3.4	1.8
云南	3431833	846606	24.7	39.4	18.7	18.2	37.7	24.2	16.8	4.3
西藏	127647	96954	76.0	16.7	7.3	5.7	220.7	11.3	11.3	2.1
陕西	2224456	3054749	100.0	30.0	16.6	11.6	27.3	18.5	8.5	4.4
甘肃	1612963	1367291	84.8	44.7	22.8	16.7	103.3	34.4	15.7	9.1
青海	339639	320165	94.3	39.2	14.9	15.8	169.5	47.7	11.4	17.3
宁夏	421781	319633	75.8	49.2	26.1	20.5	78.2	21.3	77.9	5.3
新疆	1166061	754796	64.7	39.2	17.5	18.7	105.3	38.0	13.1	2.3

注：①2002年以前的妇女病查治包括艾滋病和HIV感染者、Ⅱ度以上子宫脱垂；②2008年起，滴虫性阴道炎调整为阴道炎，宫颈糜烂调整为宫颈炎。

7-6-1 计划生育手术情况

年份	节育手术总例数	其中									
		放置节育器		取出节育器		输精管结扎		输卵管结扎		人工流产	
		例数	%	例数	%	人数	%	人数	%	人数	%
1971	13051123	6172889	47.3	…	…	1223480	9.4	1744644	13.4	3910110	30.0
1972	18690446	9220297	49.3	853625	4.6	1715822	9.2	2087160	11.2	4813542	25.8
1973	25075557	13949569	55.6	1126756	4.5	1933210	7.7	2955617	11.8	5110405	20.4
1974	22638229	12579886	55.6	1352787	6.0	1445251	6.4	2275741	10.1	4984564	22.0
1975	29462861	16743693	56.8	1702213	5.8	2652653	9.0	3280042	11.1	5084260	17.3
1976	22385435	11626510	51.9	1812590	8.1	1495540	6.7	2707849	12.1	4742946	21.2
1977	25539086	12974313	50.8	1941880	7.6	2616876	10.2	2776448	10.9	5229569	20.5
1978	21720096	10962517	50.5	2087420	9.6	767542	3.5	2511413	11.6	5391204	24.8
1979	30581114	13472392	44.1	2288670	7.5	1673947	5.5	5289518	17.3	7856587	25.7
1980	28628437	11491871	40.1	2403408	8.4	1363508	4.8	3842006	13.4	9527644	33.3
1981	22760305	10344537	45.4	1513376	6.6	649476	2.9	1555971	6.8	8696945	38.2
1982	33702389	14069161	41.7	2056671	6.1	1230967	3.7	3925927	11.6	12419663	36.9
1983	58205572	17755736	30.5	5323354	9.1	4259261	7.3	16398378	28.2	14371843	24.7
1984	31734864	11751146	37.0	4383129	13.8	1293286	4.1	5417163	17.1	8890140	28.0
1985	25646972	9576980	37.3	2278892	8.9	575564	2.2	2283971	8.9	10931565	42.6
1986	28475506	10637909	37.4	2313157	8.1	1030827	3.6	2914900	10.2	11578713	40.7
1987	34597082	13448332	38.9	2411389	7.0	1752598	5.1	4407755	12.7	10489412	30.3
1988	31820664	12227219	38.4	2264969	7.1	1062161	3.3	3590469	11.3	12675839	39.8
1989	29031912	10854752	37.4	2066723	7.1	1509294	5.2	4221717	14.5	10379426	35.8
1990	34982328	12352110	35.3	2355128	6.7	1466442	4.2	5314722	15.2	13493926	38.6
1991	38135578	12289953	32.2	2623304	6.9	2382670	6.2	6753338	17.7	14086313	36.9
1992	28017605	10091391	36.0	2151223	7.7	858675	3.1	4500029	16.1	10416287	37.2
1993	25114685	9366096	37.3	2030421	8.1	641705	2.6	3580344	14.3	9496119	37.8
1994	27967575	10353790	37.0	2322221	8.3	671890	2.4	3726861	13.3	9467064	33.9
1995	22236012	8368242	37.6	1841903	8.3	464387	2.1	2315472	10.4	7476482	33.6
1996	22953599	8807090	38.4	2029474	8.8	546425	2.4	2736415	11.9	8834195	38.5
1997	20418688	7947709	38.9	1868727	9.2	436656	2.1	2340303	11.5	6589869	32.3
1998	19458072	7663447	39.4	2088129	10.7	329080	1.7	1993126	10.2	7384290	37.9
1999	18209721	7159823	39.3	2138951	11.7	318858	1.8	1827732	10.0	6764357	37.1
2000	17720620	6833181	38.6	2235434	12.6	312538	1.8	1680917	9.5	6658550	37.6
2001	17070650	6627130	38.8	2354747	13.8	254229	1.5	1549700	9.1	6284844	36.8
2002	17671279	6539550	37.0	2395709	13.6	209006	1.2	1372535	7.8	6812317	38.6
2003	18644537	6808186	36.5	2607231	14.0	272608	1.5	1478979	7.9	7215440	38.8
2004	18524918	6661851	36.0	2807888	15.2	192751	1.0	1466742	7.9	7140588	38.5
2005	19388510	6803959	35.1	2788035	14.4	199372	1.0	1418789	7.3	7105995	36.7
2006	19010352	6955904	36.6	2786171	14.7	259433	1.4	1422983	7.5	7308615	38.4
2007	19682051	7242095	36.8	2784691	14.2	206103	1.1	1576399	8.0	7632539	38.8
2008	22965823	7680893	33.4	2928735	12.8	214514	0.9	1606313	7.0	9173101	40.0
2009	22768853	7818040	34.3	3084561	13.6	219284	1.0	1775706	7.8	6111375	26.8

注： 本表系医疗机构计划生育手术例数。

7-6-2 2009年各地区计划生育手术情况

地区	节育手术总例数	放置节育器例数			取出节育器例数			输精管结扎人数			输卵管结扎人数
			子宫穿孔	感染		子宫穿孔	感染		阴囊脓肿	感染	
总　计	**22768853**	**7818040**	**627**	**2519**	**3084561**	**213**	**518**	**219284**	**29**	**41**	**1775706**
北　京	189689	21335	1		43960	1		4			349
天　津	189610	23798			36461			1			661
河　北	1087125	618415	101	81	123406	2	22	10011		4	92818
山　西	451912	191768	55	42	63172		33	135			40201
内蒙古	344936	171001	1		65927	2		71			12457
辽　宁	682171	202972		14	162907	5	4	49			1803
吉　林	356822	112027			72138			32			1224
黑龙江	463179	168685	30	62	93037		19	85			3172
上　海	464756	63624			130923	1					3998
江　苏	1582043	390000	1	5	316749	1	2	569			12703
浙　江	1497683	311159	71	17	224423	1	3	151			39384
安　徽	828940	381964	71	74	73498		17	6634			136456
福　建	739335	326322	33	15	69628		1	11534	5		90525
江　西	773008	301526	10	234	49536	1	49	770	1		185614
山　东	1975002	928698	60	89	223183	3	18	56145	5	6	156327
河　南	1033621	440393	27	77	103176	8	19	20496	2		139187
湖　北	679467	232386		11	97061	3	5	4496	1	2	31035
湖　南	1179140	428745	45	194	183751	8	35	5530	2		175513
广　东	2637623	545444	3	68	210696		21	38513	6	4	232902
广　西	786089	220890	3	19	73123			12984			56355
海　南	148201	43070			14435			58			14494
重　庆	471453	109843		11	60539	3	4	196	5		562
四　川	1303064	392767	16	160	162659	95	88	12123		3	14375
贵　州	510042	242262	2	864	46158	5	4	26534	2	16	119441
云　南	962086	340325	7	39	157898	3	27	8145		4	80593
西　藏	58508	8488		39	2470		1	2			2086
陕　西	384255	166581	68	26	51434	32	27	874		2	31489
甘　肃	302964	118476	3	115	36232		43	1981			70926
青　海	85141	34699	19	161	13336		2	7			10800
宁　夏	165710	57147		36	28175	39	16	991			12684
新　疆	435278	223230		66	94470		58	163			5572

7-6-2 续表

							节育手术构成(%)				
肠管损伤	膀胱损伤	感染	人工流产例数	子宫穿孔	人流不全	感染	放置节育器	取出节育器	输精管结扎	输卵管结扎	人工流产
67	**42**	**724**	**6111375**	**190**	**8299**	**748**	**34.3**	**13.6**	**1.0**	**7.8**	**26.8**
			88111	1	2		11.3	23.2	0.0	0.2	46.5
			107597	1	5		12.6	19.2	0.0	0.3	56.7
		16	143665	18	109	7	56.9	11.4	0.9	8.5	13.2
2	2	11	91655	3	271	4	42.4	14.0	0.0	8.9	20.3
			50153	1	31		49.6	19.1	0.0	3.6	14.5
			205254	1	122	30	29.8	23.9	0.0	0.3	30.1
			97322		11		31.4	20.2	0.0	0.3	27.3
			115158		54	7	36.4	20.1	0.0	0.7	24.9
			206535	2	51		13.7	28.2	0.0	0.9	44.4
			507445	9	163	13	24.7	20.0	0.0	0.8	32.1
	3	2	604658	10	503	33	20.8	15.0	0.0	2.6	40.4
	1	307	151439	9	195	21	46.1	8.9	0.8	16.5	18.3
1			154364	4	551	7	44.1	9.4	1.6	12.2	20.9
1	8	47	130458	13	453	68	39.0	6.4	0.1	24.0	16.9
8	1	14	354579	20	215	44	47.0	11.3	2.8	7.9	18.0
16	9	27	202343	13	323	28	42.6	10.0	2.0	13.5	19.6
5	1	1	227222	8	291	12	34.2	14.3	0.7	4.6	33.4
12	1	102	204574	2	250	36	36.4	15.6	0.5	14.9	17.3
1	9	12	996532	18	1767	120	20.7	8.0	1.5	8.8	37.8
		7	241561	3	186	18	28.1	9.3	1.7	7.2	30.7
	1	5	54286	2	103	6	29.1	9.7	0.0	9.8	36.6
			217897	9	215	8	23.3	12.8	0.0	0.1	46.2
	1	7	507664	30	1683	205	30.1	12.5	0.9	1.1	39.0
1	2	109	37293	3	49	21	47.5	9.0	5.2	23.4	7.3
		6	190397	8	318	37	35.4	16.4	0.8	8.4	19.8
			733		14	6	14.5	4.2	0.0	3.6	1.3
4		23	87393		116	5	43.4	13.4	0.2	8.2	22.7
16		25	41344	2	130	5	39.1	12.0	0.7	23.4	13.6
			9810		33	5	40.8	15.7	0.0	12.7	11.5
	3	3	27939		35	1	34.5	17.0	0.6	7.7	16.9
			55994		50	1	51.3	21.7	0.0	1.3	12.9

7-7-1 婚前检查保健情况（合计）

年份地区	应查人数	实查人数	检查率(%)	检出疾病人数	指定传染病		严重遗传病	精神病	生殖系统疾病	内科系统疾病	影响婚育疾病医学指导意见		
					小计	其中:性病					合计	暂缓结婚	不宜结婚
2000	13461618	8688964	64.6	706160	133841	19154	6232	1403	307966	170363	95449	91330	2922
2003	13366342	7195825	53.4	682390	139631	19970	12726	1269	284605	284605	84644	80165	2923
2004	14047620	359595	2.7	25594	3930	615	870	85	11493	6497	2891	2692	168
2005	14060637	382461	2.9	38958	6518	937	1122	159	17656	8832	3896	3561	273
2006	15394865	619580	4.4	70021	10822	1696	1978	134	32877	16317	5486	5066	361
2007	16795129	1129963	7.7	129009	18321	3207	2752	191	59045	35752	10054	9217	735
2008	18455396	2099081	11.8	250308	30966	5789	3750	480	120674	69804	102714	15785	352
2009	19663206	3330345	17.1	372447	57079	9488	5632	637	163603	110422	135398	21783	810
北京	322710	30563	9.5	5549	127	21	1428	27	2643	1012	189	49	
天津	185876	2823	1.5	297	14		2	1	250	24			
河北	1215886	80621	6.6	3094	555	25	3	6	1505	527	277	105	2
山西	481399	33009	6.9	1935	411	22	13	7	823	272	353	132	8
内蒙古	242134	42703	17.9	3135	788	196	2	3	1776	462	646	172	1
辽宁	642882	90404	14.1	6256	512	133	11	22	3965	672	708	244	12
吉林	408912	10011	2.4	1287	10	1			99	13	34	1	
黑龙江	507156	10814	2.1	282	105	4	2		110	28	56	11	1
上海	270092	100230	37.1	8164	353	200	127	9	2819	1690	379	268	
江苏	1156400	343054	29.7	41935	3847	709	1853	54	22508	11175	13457	2305	10
浙江	750600	300460	40.0	54533	4938	1200	93	54	21177	24534	11581	2654	9
安徽	1041018	307656	29.6	31583	9392	585	105	78	8113	9364	11944	1668	161
福建	592940	542397	91.5	85355	6606	2108	229	84	37453	32428	59167	6003	31
江西	727691	37428	5.1	3473	964	58	30	12	1023	1238	912	75	10
山东	1610734	507205	31.5	35829	7105	216	232	137	19027	9328	6212	1495	312
河南	1342708	70172	5.2	4603	1066	31	26	16	2197	1078	1211	513	32
湖北	845786	116691	15.0	6648	3027	225	38	25	2223	1289	2338	1024	42
湖南	1015932	73671	7.3	8168	3361	284	162	25	2836	1508	3297	624	80
广东	1436249	190622	13.3	36387	2839	360	1050	16	21787	4887	13807	1530	10
广西	928166	115066	12.4	10283	2233	619	157	24	3144	4089	2295	886	15
海南	136734	8345	6.1	417	3	3	2	2	386	23	7	4	
重庆	482076	3747	0.8	302	100	8	8	1	148	50	14	4	
四川	1091402	106428	9.8	9652	1876	476	18	24	3628	3228	1065	276	17
贵州	240616	5379	2.5	575	95	3	2	1	164	219	544	7	1
云南	608776	33707	5.8	801	406	131	5	1	187	43	310	132	4
西藏	20207	519	3.9										
陕西	440719	6615	1.5	13	5				8		4	4	
甘肃	295742	47646	16.3	5484	1859	43	31	2	2418	719	1641	438	39
青海	16793	260	2.0	1	1	3							
宁夏	90010	9061	10.1	1109	249	9		4	527	311	706	87	2
新疆	514860	103038	21.0	5297	4232	1815	3	2	659	211	2244	1072	11

注：①应查人数系结婚登记人数；②实查人数系婚前医学检查人数。

7-7-2 婚前检查保健情况（男）

年份 地区	应查 人数	实查 人数	检查率 (%)	检出 疾病 人数	指定传染病		严重 遗传病	精神病	生殖 系统 疾病	内科 系统 疾病	影响婚育疾病医学指导意见		
					小计	其中: 性病					合计	暂缓 结婚	不宜 结婚
2000	6731483	4342752	64.5	382679		8758	3246	302	167072	91369	50235	48425	911
2003	6680427	3601285	53.5	348462	80805	9528	6342	317	134020	88729	46602	44628	956
2004	7032959	178975	2.7	12492	2258	290	398	29	5103	3563	1603	1520	57
2005	7049799	190289	2.9	18323	3753	458	545	46	7488	4788	2198	2037	109
2006	7693210	307726	4.4	32901	6375	789	963	34	13229	9300	3243	3028	161
2007	8405845	560580	7.6	60365	10906	1550	1339	44	24198	18397	5754	5338	343
2008	9060153	1041650	12.0	119486	18742	2940	1777	89	50041	37229	54772	9535	172
2009	9827797	1652061	17.0	180861	33805	4719	2801	121	69909	58231	75962	13037	376
北　京	161355	15440	9.6	2192	86	10	666	9	626	640	109	36	
天　津	92938	1413	1.5	199	9				173	11			
河　北	607943	39980	6.6	1454	283	10	2	2	518	237	145	55	1
山　西	238645	16467	7.0	956	233	8	2	3	462	139	209	79	7
内蒙古	121332	21375	17.9	1480	433	90		2	700	234	433	111	
辽　宁	320972	45349	14.1	2398	285	52	8	4	1442	173	344	119	7
吉　林	204451	5145	2.5	724	2	1			76	2	20	1	
黑龙江	253576	5401	2.1	189	61	3			93	14	32	6	1
上　海	135046	50400	37.3	3169	202	89	47	3	1434	1409	205	144	
江　苏	578190	169727	29.4	21104	2301	317	1039	6	10907	5549	7696	1144	4
浙　江	375300	146302	39.0	26859	3036	511	29	5	7576	14082	7149	1628	5
安　徽	520509	153557	29.5	15391	5332	278	41	20	3872	4064	6385	905	75
福　建	296556	271332	91.5	43823	4397	1072	93	13	17829	16630	33465	4038	17
江　西	374112	18671	5.0	1707	580	26	20	5	403	605	423	46	5
山　东	832835	252549	30.3	17762	4040	96	136	28	8857	4701	3249	852	102
河　南	638619	34076	5.3	2697	620	12	14	4	1485	472	699	376	16
湖　北	421769	58308	15.0	3149	1773	92	5	4	595	732	1220	568	20
湖　南	507425	36635	7.2	4190	1803	117	93	4	1348	759	1756	347	61
广　东	717869	94863	13.2	14876	1948	195	488	1	7564	2844	7746	1053	3
广　西	463898	57098	12.3	4913	1300	339	81	3	1298	2108	1155	443	7
海　南	68467	4202	6.1	12					3	8			
重　庆	241115	1858	0.8	111	57	5	6		28	19	5	3	
四　川	546107	48837	9.0	4932	1079	250	5	4	1259	2077	504	126	10
贵　州	114980	2687	2.6	325	51	1			107	76	308	4	
云　南	304430	16836	5.8	493	263	73	3		74	34	201	81	3
西　藏	10105	261	4.0										
陕　西	220570	3251	1.5	7	4				3		2	2	
甘　肃	147871	23814	16.3	2203	1024	20	21		637	309	848	228	25
青　海	8396	130	2.0										
宁　夏	44986	4612	10.3	487	132	4			173	166	380	45	1
新　疆	257430	51485	21.0	3059	2471	1048	2	1	367	137	1274	597	6

注：①应查人数系结婚登记人数；②实查人数系婚前医学检查人数。

7-7-3　婚前检查保健情况（女）

年份地区	应查人数	实查人数	检查率(%)	检出疾病人数	指定传染病		严重遗传病	精神病	生殖系统疾病	内科系统疾病	影响婚育疾病医学指导意见		
					小计	其中:性病					合计	暂缓结婚	不宜结婚
2000	6730135	4346212	64.6	323481	58397	10396	2986	1101	140894	78994	45214	42905	2011
2003	6685915	3594540	53.4	333928	58826	10442	6284	952	150585	80089	38042	35537	1967
2004	7014661	180620	2.7	13102	1672	325	472	56	6390	2934	1288	1172	111
2005	7010838	192172	2.9	20635	2765	479	577	113	10168	4044	1698	1524	164
2006	7701655	311854	4.4	37120	4447	907	1015	100	19648	7017	2243	2038	200
2007	8389284	569383	7.7	68644	7415	1657	1413	147	34847	17355	4300	3879	392
2008	9395243	1057431	11.7	130822	12224	2849	1973	391	70633	32575	47942	6250	180
2009	9835409	1678284	17.3	191586	23274	4769	2831	516	93694	52191	59436	8746	434
北　京	161355	15123	9.4	3357	41	11	762	18	2017	372	80	13	
天　津	92938	1410	1.5	98	5		2	1	77	13			
河　北	607943	40641	6.7	1640	272	15	1	4	987	290	132	50	1
山　西	242754	16542	6.9	979	178	14	11	4	361	133	144	53	1
内蒙古	120802	21328	18.0	1655	355	106	2	1	1076	228	213	61	1
辽　宁	321910	45055	14.0	3858	227	81	3	18	2523	499	364	125	5
吉　林	204461	4866	2.4	563	8				23	11	14		
黑龙江	253580	5413	2.1	93	44	1	2		17	14	24	5	
上　海	135046	49830	36.9	4995	151	111	80	6	1385	281	174	124	
江　苏	578210	173327	30.0	20831	1546	392	814	48	11601	5626	5761	1161	6
浙　江	375300	154158	41.1	27674	1902	689	64	49	13601	10452	4432	1026	4
安　徽	520509	154099	29.6	16192	4060	307	64	58	4241	5300	5559	763	86
福　建	296384	271065	91.5	41532	2209	1036	136	71	19624	15798	25702	1965	14
江　西	353579	18757	5.3	1766	384	32	10	7	620	633	489	29	5
山　东	777899	254656	32.7	18067	3065	120	96	109	10170	4627	2963	643	210
河　南	704089	36096	5.1	1906	446	19	12	12	712	606	512	137	16
湖　北	424017	58383	14.9	3499	1254	133	33	21	1628	557	1118	456	22
湖　南	508507	37036	7.3	3978	1558	167	69	21	1488	749	1541	277	19
广　东	718380	95759	13.4	21511	891	165	562	15	14223	2043	6061	477	7
广　西	464268	57968	12.5	5370	933	280	76	21	1846	1981	1140	443	8
海　南	68267	4143	6.1	405	3	3	2	2	383	15	7	4	
重　庆	240961	1889	0.8	191	43	3	2	1	120	31	9	1	
四　川	545295	57591	10.6	4720	797	226	13	20	2369	1151	561	150	7
贵　州	125636	2692	2.4	250	44	2	2	1	57	143	236	3	1
云　南	304346	16871	5.8	308	143	58	2	1	113	9	109	51	1
西　藏	10102	258	3.9										
陕　西	220149	3364	1.6	6	1				5		2	2	
甘　肃	147871	23832	16.3	3281	835	23	10	2	1781	410	793	210	14
青　海	8397	130	2.0	1	1	3							
宁　夏	45024	4449	9.9	622	117	5		4	354	145	326	42	1
新　疆	257430	51553	21.0	2238	1761	767	1	1	292	74	970	475	5

注：①应查人数系结婚登记人数；②实查人数系婚前医学检查人数。

7-8　2009年健康教育专业机构服务情况

地区	健康教育服务形式				传播材料制作				主办网站(个)	健康教育培训人次数
	健康咨询(次)	健康讲座(次)	播放音像资料(小时)	更换宣传栏(次)	平面材料(万份)	音像制品(万份)	手机短信(万条)	实物(万个)		
总　计	**37786**	**47277**	**287399**	**54081**	**42883.6**	**97.3**	**15007.7**	**1634.7**	**520**	**838850**
北　京	196	3113	6774	551	2161.2	4.3	44.2	57.7	6	18661
天　津	302	130	985	287	294.0	0.3	0.0	10.1	4	7457
河　北	2009	2097	7679	2836	2421.4	1.1	46.5	148.0	22	40646
山　西	1438	1277	2465	1619	1267.7	11.2	129.2	159.4	23	53786
内蒙古	1751	2445	7379	2930	723.2	0.2	30.5	30.6	15	46152
辽　宁	790	1720	2238	1005	1269.7	20.5	85.2	40.7	20	41439
吉　林	688	930	2613	649	619.0	1.1	48.0	27.9	11	18974
黑龙江	1788	2005	2983	1409	1056.0	0.7	142.9	51.8	15	26015
上　海	303	405	7894	1138	518.1	1.5	36.4	108.0	18	25701
江　苏	2038	2528	9965	3217	4859.7	2.5	295.9	60.7	29	24381
浙　江	1330	4163	92521	2136	2382.7	1.0	2194.0	137.9	43	21682
安　徽	1010	946	3118	1177	1599.5	0.3	106.4	48.3	40	20270
福　建	1031	721	4803	1199	777.6	0.2	1672.7	64.0	17	15700
江　西	1438	1115	6344	1690	579.4	1.4	114.0	19.9	13	36907
山　东	3760	4751	17417	3798	3405.9	6.2	3079.8	58.4	64	71206
河　南	2381	2738	10672	3540	2763.4	21.0	1933.0	29.3	17	31991
湖　北	922	665	13950	1169	1174.0	0.8	243.9	16.0	24	21619
湖　南	1867	1415	5665	2126	2151.8	2.0	712.6	36.3	22	30044
广　东	2165	2487	35158	4838	2701.5	1.3	2187.4	40.1	29	51718
广　西	617	718	8802	1447	859.5	0.2	307.3	35.9	5	30863
海　南	226	84	616	116	139.3	0.1	0.0	4.0	2	7051
重　庆	765	1344	3808	2052	935.9	2.3	95.4	86.8	14	8957
四　川	2740	2451	9888	4347	3915.0	8.0	396.0	102.9	30	77491
贵　州	260	126	732	240	1003.3	0.6	67.0	5.4	2	3545
云　南	1444	2084	7641	2535	1259.8	0.4	164.1	18.7	9	18923
西　藏	46	28	173	14	178.3	0.0	20.0	0.1		54
陕　西	1114	848	2521	1357	871.8	1.7	819.6	48.7	16	30029
甘　肃	1236	1077	1859	2465	380.8	2.5	21.9	39.7	3	36838
青　海	840	433	744	720	239.2	0.3	9.8	21.2	2	5926
宁　夏	722	1692	2444	1304	246.8	3.6	2.9	120.1	1	12128
新　疆	569	741	7548	170	128.0	0.1	1.0	6.0	4	2696

注：平面材料包括传单/折页、小册子/书籍、宣传画。

八、人民健康水平及营养状况

简要说明

一、本章主要介绍全国人民健康水平和营养状况。包括人口出生率、死亡率、期望寿命、患病率、居民长期失能和残障情况、城乡青少年和儿童身体发育情况、居民营养状况等。

二、出生率、死亡率和期望寿命数据摘自《中国统计年鉴》；居民患病率、长期失能和残障情况数据来源于1993、1998、2003、2008年国家卫生服务调查（调查情况介绍见第五部分医疗服务）；城乡性别年龄别平均身高和体重数据来源于2002年居民营养与健康状况调查；居民营养状况数据来源于1982、1992、2002年全国营养调查。

主要指标解释

出生率　又称粗出生率。指年内一定地区出生人数与同期平均人数之比，一般用‰表示。出生人数指活产数，年平均人数指年初和年底人口数的平均数，也可用年中人口数代替。

死亡率　又称粗死亡率。指年内一定地区的死亡人数与同期平均人数之比，一般用‰表示。

人口自然增长率　指年内一定地区的人口自然增加数（出生人数减死亡人数）与同期平均人数之比（或者人口自然增长率＝出生率－死亡率），一般用‰表示。

婴儿死亡率　指年内一定地区未满1岁婴儿死亡人数与同年出生的活产数之比，一般用‰表示。

期望寿命　又称平均期望寿命。指0岁时的预期寿命。一般用“岁”表示。即在某一死亡水平下，已经活到X岁年龄的人们平均还有可能继续存活的年岁数。

两周患病率　即调查前两周内患病人数（或例数）/调查人数×1000。

慢性病患病率　两种定义：按人数计算的慢性病患病率，是指调查前半年内慢性病患病人数与调查人数之比；按例数计算的慢性病患病率，是指调查前半年内慢性病患病例数（含一人多次得病）与调查人数之比。“慢性病患病”是指：①调查前半年内经过医生诊断明确有慢性病（包括慢性感染性疾病如结核等和慢性非感染性疾病如冠心病和高血压等）；②半年以前经医生诊断有慢性病，在调查前半年内时有发作，并采取了治疗措施如服药、理疗等。二者有其一者，即认为患慢性病。

每千人患病天数　即调查前两周内病人患病天数之和/调查人数×1000。

每千人休工天数　即调查前两周内病人因病休工天数之和/调查人数×1000。

每千人休学天数　即调查前两周内学生因病休学天数之和/调查人数×1000。

每千人卧床天数　即调查前两周内病人因病卧床天数之和/调查人数×1000。

8-1-1 人口出生率、死亡率与自然增长率

年份	出生率(‰)	死亡率(‰)	自然增长率(‰)
1952	37.00	17.00	20.00
1955	32.60	12.28	20.32
1960	20.86	25.43	-4.57
1965	37.88	9.50	28.38
1970	33.43	7.60	25.83
1975	23.01	7.32	15.69
1976	19.91	7.25	12.66
1977	18.93	6.87	12.06
1978	18.25	6.25	12.00
1979	17.82	6.21	11.61
1980	18.21	6.34	11.87
1981	20.91	6.36	14.55
1982	22.28	6.60	15.68
1983	20.19	6.90	13.29
1984	19.90	6.82	13.08
1985	21.04	6.78	14.26
1986	22.43	6.86	15.57
1987	23.33	6.72	16.61
1988	22.37	6.64	15.73
1989	21.58	6.54	15.04
1990	21.06	6.67	14.39
1991	19.68	6.70	12.98
1992	18.24	6.64	11.60
1993	18.09	6.64	11.45
1994	17.70	6.49	11.21
1995	17.12	6.57	10.55
1996	16.98	6.56	10.42
1997	16.57	6.51	10.06
1998	15.64	6.50	9.14
1999	14.64	6.46	7.58
2000	14.03	6.45	7.58
2001	13.38	6.43	6.95
2002	12.86	6.41	6.45
2003	12.41	6.40	6.01
2004	12.29	6.42	5.87
2005	12.40	6.51	5.89
2006	12.09	6.81	5.28
2007	12.10	6.93	5.17
2008	12.14	7.06	5.08
2009	12.13	7.08	5.05

资料来源：有关年份《中国统计年鉴》。

8-1-2　各地区人口出生率和死亡率

地区	出生率(‰)						死亡率(‰)					
	1981	1990	2000	2005	2008	2009	1981	1990	2000	2005	2008	2009
总　计	20.91	21.06	14.03	12.40	12.14	12.13	6.36	6.67	6.45	6.51	7.06	7.08
北　京	17.65	13.01	8.39	6.29	8.17	8.06	6.02	5.81	6.99	5.20	4.75	4.56
天　津	17.84	15.61	7.50	7.44	8.13	8.30	5.98	5.78	6.67	6.01	5.94	5.70
河　北	19.74	20.46	13.86	12.84	13.04	12.93	6.32	6.82	6.65	6.75	6.49	6.43
山　西	16.96	22.54	21.36	12.02	11.32	10.87	6.54	6.56	7.32	6.00	6.01	5.98
内蒙古	17.27	21.19	12.65	10.08	9.81	9.57	4.90	7.21	6.84	5.46	5.54	5.61
辽　宁	16.59	16.30	10.67	7.01	6.32	6.06	5.26	6.59	6.74	6.04	5.22	5.09
吉　林	15.67	19.49	10.31	7.89	6.65	6.69	5.87	6.56	5.85	5.32	5.04	4.74
黑龙江	13.07	18.11	10.54	7.87	7.91	7.48	4.83	6.35	5.48	5.20	5.68	5.42
上　海	16.79	10.31	6.02	7.04	8.89	8.64	6.45	6.64	7.17	6.08	6.17	5.94
江　苏	15.38	20.54	11.83	9.24	9.34	9.55	5.85	6.53	6.68	7.03	7.04	6.99
浙　江	16.60	15.33	13.90	11.10	10.20	10.22	6.06	6.31	6.61	6.08	5.62	5.59
安　徽	14.18	24.47	13.06	12.43	13.05	13.07	4.81	6.25	5.53	6.23	6.60	6.60
福　建	21.09	24.44	16.96	11.60	12.20	12.20	5.91	6.71	6.08	5.62	5.90	6.00
江　西	15.88	24.59	16.85	13.79	13.92	13.87	6.33	7.54	5.29	5.96	6.01	5.98
山　东	16.48	18.21	11.38	12.14	11.25	11.70	6.41	6.96	6.70	6.31	6.16	6.08
河　南	18.52	24.92	11.60	11.55	11.42	11.45	6.57	6.52	5.58	6.30	6.45	6.46
湖　北	16.33	21.60	8.55	8.74	9.21	9.48	7.07	7.30	5.75	5.69	6.50	6.00
湖　南	18.01	23.93	10.40	11.90	12.68	13.05	6.62	7.23	5.94	6.75	7.28	6.94
广　东	21.77	22.26	18.20	11.70	11.80	11.78	5.46	5.76	5.43	4.68	4.55	4.52
广　西	22.52	20.20	16.47	14.26	14.40	14.17	5.55	6.60	5.06	6.09	5.70	5.64
海　南		24.86	26.12	14.65	14.71	14.66		6.26	4.74	5.72	5.72	5.70
重　庆	}15.93	}19.11	11.43	9.40	10.10	9.90	}6.77	}7.66	7.98	6.40	6.30	6.20
四　川			10.16	9.70	9.54	9.15			6.73	6.80	7.15	6.43
贵　州	22.39	23.09	20.30	14.59	13.49	13.65	7.43	7.90	6.29	7.21	6.77	6.69
云　南	20.23	23.60	17.06	14.72	12.63	12.53	7.30	7.92	6.60	6.75	6.31	6.45
西　藏	24.37	23.98	17.70	17.94	15.50	15.31	8.76	7.55	6.60	7.15	5.20	5.07
陕　西	17.40	23.48	11.00	10.02	10.29	10.24	6.78	6.52	5.92	6.01	6.21	6.24
甘　肃	16.56	20.68	13.23	12.59	13.22	13.32	5.34	6.20	5.92	6.57	6.68	6.71
青　海	20.86	24.34	19.85	15.70	14.49	14.51	5.70	7.47	7.35	6.21	6.14	6.19
宁　夏	24.67	24.34	15.42	15.93	14.31	14.38	4.85	5.52	4.92	4.95	4.62	4.70
新　疆	21.09	26.44	14.50	16.42	16.05	15.99	7.46	7.82	5.17	5.04	4.88	5.43

注：1981年广东省出生率和死亡率包括海南省数字。

资料来源：有关年份《中国统计年鉴》。

8-2-1 婴儿死亡率与期望寿命

年份	婴儿死亡率(‰)	期望寿命(岁)		
		合计	男	女
解放前	200左右	35.0	…	…
1973～1975	47.0	…	63.6	66.3
1981	34.7	67.9	66.4	69.3
1990	…	68.6	66.9	70.5
2000	32.2	71.4	69.6	73.3
2005	19.0	73.0	70.0	74.0

资料来源：①1973～1975年系全国三年肿瘤死亡回顾调查数字；②1981、1990、2000年期望寿命系人口普查数，2005年系1%人口抽样调查数；③2000、2005年婴儿死亡率系妇幼卫生监测地区数字。

8-2-2 年龄别男女期望寿命

年龄	1973～1975		1981		1990	
	男	女	男	女	男	女
0岁	63.62	66.31	66.43	69.35	66.85	70.49
1岁	65.88	68.26	67.87	70.75	68.06	71.86
5岁	64.22	66.75	64.94	68.01	64.85	68.73
10岁	59.94	62.43	60.36	63.36	60.15	63.97
15岁	55.23	57.69	55.58	58.57	55.36	59.14
20岁	50.52	52.95	50.87	53.83	50.63	54.39
30岁	41.22	43.71	41.54	44.52	41.29	44.98
40岁	32.1	34.66	32.3	35.28	32.05	35.6
50岁	23.51	25.99	23.52	26.36	23.27	26.56
60岁	15.93	18.07	15.72	18.19	15.49	18.31
70岁	9.88	11.52	9.56	11.34	9.27	11.42

资料来源：1973～1975年系全国三年肿瘤死亡回顾调查数字，1981、1990年人口普查数。

8-2-3 各地区婴儿死亡率与期望寿命

地区	婴儿死亡率(‰)		1990年期望寿命(岁)	男	女	2000年期望寿命(岁)	男	女
	1981	1990						
总 计	37.7	27.3	68.55	66.84	70.47	71.40	69.63	73.33
北 京	16.1	8.8	72.86	71.07	74.93	76.10	74.33	78.01
天 津	20.1	10.7	72.32	71.03	73.73	74.91	73.31	76.63
河 北	21.5	9.2	70.35	68.47	72.53	72.54	70.68	74.57
山 西	31.1	19.2	68.97	67.33	70.93	71.65	69.96	73.57
内蒙古	41.1	29.0	65.68	64.47	67.22	69.87	68.29	71.79
辽 宁	22.2	18.7	70.22	68.72	71.94	73.34	71.51	75.36
吉 林	19.9	24.4	67.95	66.65	69.49	73.10	71.38	75.04
黑龙江	34.6	18.4	66.97	65.50	68.73	72.37	70.39	74.66
上 海	19.7	12.4	74.90	72.77	77.02	78.14	76.22	80.04
江 苏	32.9	15.0	71.37	69.26	73.57	73.91	71.69	76.23
浙 江	35.5	17.1	71.38	69.66	74.24	74.70	72.5	77.21
安 徽	30.4	26.1	69.48	67.75	71.36	71.85	70.18	73.59
福 建	22.6	23.0	68.57	66.49	70.93	72.55	70.3	75.07
江 西	46.1	43.0	66.11	64.87	67.49	68.95	68.37	69.32
山 东	21.2	12.9	70.57	68.64	72.67	73.92	71.7	76.26
河 南	20.6	18.5	70.15	67.96	72.55	71.54	69.67	73.41
湖 北	39.4	25.1	67.25	65.51	69.23	71.08	69.31	73.02
湖 南	50.5	38.1	66.93	65.41	68.70	70.66	69.05	72.47
广 东	19.4	15.9	72.52	69.71	75.43	73.27	70.79	75.93
广 西	32.0	44.0	68.72	67.17	70.34	71.29	69.07	73.75
海 南		29.2	70.01	66.93	73.28	72.92	70.66	75.26
重 庆	}57.2	}38.4	}66.33	}65.06	}67.70	71.73	69.84	73.89
四 川						71.20	69.25	73.39
贵 州	69.3	52.4	64.29	63.04	65.63	65.96	64.54	67.57
云 南	80.0	65.8	63.49	62.08	64.98	65.49	64.24	66.89
西 藏	…	96.2	59.64	57.64	61.57	64.37	62.52	66.15
陕 西	47.3	22.0	67.40	66.23	68.79	70.07	68.92	71.3
甘 肃	38.7	31.5	67.24	66.35	68.25	67.47	66.77	68.26
青 海	88.4	66.3	60.57	59.29	61.96	66.03	64.55	67.7
宁 夏	58.9	37.3	66.94	65.95	68.05	70.17	68.71	71.84
新 疆	115.0	58.5	63.59	61.95	63.26	67.41	65.98	69.14

注：①资料来源：1981、1990和2000年人口普查数字；②1981年广东省婴儿死亡率包括海南省数字。

8-3-1 1993年调查地区居民两周患病率(‰)

指标名称	合计	城市				农村				
		小计	大	中	小	小计	一类	二类	三类	四类
两周患病率	140.1	175.2	200.9	187.3	138.8	128.2	124.4	138.1	122.0	127.1
男性	128.4	158.0	181.0	165.2	129.9	118.7	112.5	131.0	113.3	114.1
女性	151.9	191.8	220.0	208.5	147.7	138.1	136.7	145.3	131.0	140.4
年龄别两周患病率										
0～4岁	200.3	216.9	220.9	233.7	198.4	197.0	193.0	232.7	180.9	163.7
5～14岁	118.7	157.9	167.4	167.6	141.6	109.9	115.9	122.4	101.2	93.9
15～24岁	74.2	104.0	113.8	124.8	77.9	67.2	72.5	71.8	59.6	66.5
25～34岁	82.2	86.2	87.2	110.5	62.0	81.0	77.7	85.1	75.3	90.7
35～44岁	128.5	126.0	122.3	145.0	110.2	129.6	113.8	137.8	134.6	130.1
45～54岁	164.5	188.5	193.9	206.9	163.9	155.3	137.2	164.3	155.8	169.5
55～64岁	218.3	263.6	302.7	283.2	202.7	195.3	190.4	204.1	188.9	200.1
65岁及以上	250.0	309.5	361.5	298.3	247.4	216.0	209.0	224.7	202.4	245.7
疾病别两周患病率										
传染病计	5.4	4.6	3.2	5.6	4.9	5.7	3.9	6.3	5.0	8.8
寄生虫病计	0.3	0.2	0.2	0.2	0.3	0.4	0.3	0.6	0.3	0.3
恶性肿瘤计	0.5	1.1	1.6	0.9	0.7	0.4	0.5	0.5	0.3	0.1
良性肿瘤计	0.4	0.8	1.2	0.7	0.5	0.3	0.3	0.2	0.3	0.3
内分泌、营养和代谢疾病计	1.3	3.4	4.8	3.8	1.7	0.6	0.8	0.8	0.5	0.5
其中：糖尿病	0.8	2.5	3.7	2.8	1.3	0.2	0.3	0.1	0.1	0.1
血液、造血器官疾病	1.6	1.3	1.4	1.3	1.1	1.7	1.5	2.4	1.4	1.3
精神病小计	0.7	0.8	0.7	0.5	1.3	0.7	1.0	0.5	0.6	0.6
神经系病计	3.4	3.8	3.5	5.4	2.4	3.3	4.2	3.5	3.2	1.5
眼及附器疾病	1.8	2.3	3.3	2.2	1.3	1.6	2.0	1.5	1.2	2.1
耳和乳突疾病	0.7	1.0	1.2	0.8	1.0	0.6	0.5	0.8	0.4	0.4
循环系统疾病	11.1	25.9	36.7	26.5	15.1	6.1	7.3	5.4	5.7	6.3
其中：心脏病	4.7	11.5	16.1	12.8	5.9	2.4	3.0	1.9	2.0	3.2
高血压	3.9	9.5	14.0	9.0	5.9	2.0	2.3	1.9	1.7	2.0
脑血管病	1.5	3.3	4.4	3.2	2.3	0.9	1.1	0.9	0.9	0.4
呼吸系统疾病	64.9	72.0	79.1	71.9	65.5	62.4	61.2	68.4	58.3	60.5
其中:急上呼感染	56.1	62.3	66.2	64.4	56.5	54.0	54.0	59.0	49.9	52.0
肺炎	1.5	1.0	0.6	1.1	1.3	1.7	1.2	1.7	1.5	2.7
老慢支	4.3	4.6	6.6	2.9	4.3	4.3	3.3	5.1	4.5	3.6
消化系统疾病	23.3	27.7	30.4	32.6	20.4	21.9	19.8	23.6	21.8	21.5
其中:急性胃炎	11.7	11.2	11.2	13.3	9.2	11.9	9.1	13.6	12.9	10.6
肝硬化	0.7	0.9	0.6	1.0	1.0	0.6	0.7	0.4	0.8	0.5
胆囊疾病	1.9	3.5	3.7	5.3	1.5	1.3	1.7	1.1	1.1	1.5
泌尿生殖系病	4.4	5.3	5.7	6.6	3.7	4.1	3.7	4.3	4.0	4.5
妊娠、分娩病及产褥期并发症	0.2	0.2	0.2	0.2	0.1	0.2	0.2	0.1	0.2	0.4
皮肤皮下组织	3.6	5.0	4.9	6.8	3.3	3.1	3.0	3.2	3.1	3.4
肌肉、骨骼结缔组织	9.5	12.5	14.4	14.1	9.1	8.5	6.9	8.8	9.5	8.2
其中：类关节炎	4.2	4.1	3.5	5.4	3.3	4.2	2.3	4.2	5.1	5.4
先天异常	0.1	0.2	0.2	0.3		0.1		0.1	0.0	0.3
围产期疾病	0.0					0.0	0.1	0.0	0.0	0.0
损伤和中毒	4.3	4.7	5.9	5.4	2.9	4.2	4.5	4.0	4.1	4.3
其他	0.2	0.2	0.1	0.2	0.2	0.2	0.1	0.2	0.2	0.3
不详	2.7	2.9	3.2	2.0	3.7	2.6	3.1	3.2	2.1	1.9

资料来源：1993年国家卫生服务调查。

8-3-2 1998年调查地区居民两周患病率

指标名称	合计	城市				农村				
		小计	大	中	小	小计	一类	二类	三类	四类
调查人数	216101	54549	20775	15581	18193	161552	36136	47785	53815	23816
患病人数	31244	9551	4236	2358	2957	21693	4658	6223	8086	2726
患病人次数	32364	10213	4648	2477	3088	22151	4788	6357	8274	2732
两周患病率(‰)	149.8	187.2	223.7	159.0	169.7	137.1	132.5	133.0	153.8	114.7
分性别两周患病率(‰)										
男性	136.19	170.74	204.34	145.97	154.66	125.05	123.66	122.84	138.48	101.24
女性	164.07	203.54	242.74	171.79	184.82	150.12	142.11	144.07	170.03	129.56
年龄别两周患病率(‰)										
0～4岁	201.6	221.4	215.1	242.2	210.9	197.5	207.4	199.1	218.4	154.0
5～14岁	100.6	116.2	126.2	114.2	108.6	97.4	103.0	96.4	103.6	80.7
15～24岁	64.7	79.6	83.8	97.3	64.2	60.8	59.3	58.5	64.7	59.3
25～34岁	106.8	93.3	91.4	81.6	105.5	110.9	101.1	114.2	120.6	96.6
35～44岁	154.3	156.2	159.9	134.3	170.7	153.5	137.8	142.8	178.4	142.0
45～54岁	196.0	217.3	237.7	207.4	202.8	187.6	159.1	179.3	217.7	185.2
55～64岁	259.1	312.1	373.9	254.8	288.2	230.5	214.3	221.4	264.4	196.4
65岁及以上	294.1	379.4	470.9	238.9	354.9	242.0	227.1	229.0	281.2	199.5
文化程度别两周患病率(‰)										
文盲半文盲	214.9	286.0	409.6	222.1	246.7	203.1	189.8	204.2	252.4	155.6
小学	161.5	248.3	357.2	218.9	170.3	146.3	142.9	150.4	163.8	102.9
初中	125.0	180.9	210.2	161.3	165.1	104.9	101.8	103.9	114.2	73.9
高中	132.0	148.8	173.2	116.3	150.0	109.1	107.2	96.2	121.9	101.9
中专	167.7	188.8	219.3	152.1	184.8	120.1	108.0	114.8	139.2	63.2
大专	165.2	168.1	180.1	155.8	156.8	146.9	135.1	79.4	180.2	181.8
大学及以上	212.5	219.2	246.8	143.1	252.6	115.9	100.0	108.1	133.3	
医疗保障形式别两周患病率(‰)										
公费	234.4	240.2	276.9	174.9	240.7	207.7	190.9	197.3	220.7	147.5
劳保	228.4	231.5	258.2	199.0	216.0	181.5	182.2	183.9	150.0	375.0
半劳保	170.8	170.6	197.5	125.9	160.6	172.5	106.5	312.5	342.1	272.7
医疗保险	115.1	122.1	189.9	116.4	112.6	109.4	101.5	105.3	126.2	107.1
统筹	212.1	218.9	247.0	117.7	260.9	138.9	100.0	187.5	400.0	
合作医疗	156.0	140.4	350.0	71.4	138.2	158.2	129.6	287.7	150.8	128.4
自费	138.9	159.5	165.7	140.8	165.7	135.4	133.4	126.2	152.5	113.7
就业状况别两周患病率(‰)										
在岗	136.9	138.6	152.0	126.8	133.8	136.5	124.6	133.1	155.3	118.7
下岗	166.6	155.2	167.1	126.9	171.2	209.4	141.3	221.6	254.5	234.4
离退休	344.4	353.1	418.0	260.5	342.8	286.5	281.3	267.8	308.0	295.9
学生	71.8	84.8	88.4	92.3	74.2	65.8	82.6	50.7	69.1	64.8
无业	234.7	205.8	248.1	148.7	207.9	255.9	221.8	276.8	293.6	193.2

资料来源：1998年国家卫生服务调查。

8-3-3 2003年调查地区居民两周患病率

指标名称	合计	城市				农村				
		小计	大	中	小	小计	一类	二类	三类	四类
调查人数	193689	49698	18746	14301	16651	143991	32064	42559	48311	21057
患病人数	26600	7050	2804	2085	2161	19550	3964	5522	7500	2564
患病人次数	27696	7614	3085	2301	2228	20082	4103	5642	7734	2603
两周患病率(‰)	143.0	153.2	164.6	160.9	133.8	139.5	128.0	132.6	160.1	123.6
分性别两周患病率(‰)										
男性	130.4	135.5	145.4	144.6	116.6	128.7	118.6	126.2	145.0	111.7
女性	155.8	170.2	182.9	176.2	150.5	150.6	137.5	139.2	175.8	136.3
年龄别两周患病率(‰)										
0～4岁	133.0	104.2	94.6	103.9	110.6	139.5	112.2	136.3	176.0	103.6
5～14岁	72.2	60.9	59.1	67.2	57.7	74.5	66.1	79.1	84.1	57.1
15～24岁	49.8	40.4	38.9	37.0	44.3	52.4	53.2	50.1	52.1	56.1
25～34岁	82.5	59.5	44.3	55.9	76.5	90.4	70.9	83.4	99.0	111.4
35～44岁	126.2	100.0	81.5	90.6	127.9	135.9	105.4	131.2	156.9	148.9
45～54岁	191.5	163.1	139.5	192.7	166.6	202.6	172.6	193.8	231.2	206.5
55～64岁	251.8	258.1	269.1	292.1	210.7	249.0	207.8	243.7	289.4	236.6
65岁及以上	338.3	396.9	420.0	424.9	320.0	302.1	289.8	267.2	349.6	271.4
文化程度别两周患病率(‰)										
文盲半文盲	248.8	327.1	366.3	368.1	286.8	237.7	235.1	222.3	278.7	199.8
小学	179.4	251.1	312.5	289.2	187.5	166.9	156.1	172.8	192.0	121.7
初中	116.8	151.0	164.9	169.0	120.5	106.1	90.2	101.1	124.1	97.2
高中	106.3	111.3	114.1	116.3	102.2	100.4	95.1	90.9	112.7	104.7
中专	141.0	162.1	181.8	188.2	95.8	97.7	91.7	102.7	102.0	83.3
大专	114.6	122.5	127.0	129.4	98.4	76.4	66.7	79.1	84.1	50.0
大学及以上	116.6	120.7	134.7	122.9	68.4	76.0	84.5	76.3	78.1	
医疗保障形式别两周患病率(‰)										
城镇基本医疗保险	178.4	181.7	209.9	165.7	134.5	155.1	147.4	163.1	153.4	160.6
大病医疗保险	147.1	140.3	125.2	166.7	206.3	178.9	190.1	320.0	83.3	
公费医疗	236.5	235.3	222.2	284.4	177.8	243.3	163.8	265.1	327.9	62.5
劳保医疗	277.2	284.5	256.1	380.3	217.9	181.3	148.6	179.1	275.9	
合作医疗	138.0	150.9	83.3		151.3	134.8	132.2	179.0	220.8	108.5
其他社会医疗保险	101.6	95.5	91.0	73.5	118.8	105.5	94.5	111.5	131.4	84.5
商业医疗保险	98.3	93.6	99.1	83.4	100.7	99.4	104.2	90.6	104.4	111.5
无医疗保险	141.6	125.1	120.1	134.3	123.1	144.8	130.9	134.3	165.2	130.3
就业状况别两周患病率(‰)										
在岗	144.7	97.6	77.3	102.8	113.5	153.6	133.8	147.1	174.1	150.2
离退休	334.3	335.8	358.5	347.8	257.7	321.9	299.2	305.4	373.6	301.6
学生	45.8	41.0	40.0	31.7	49.5	47.9	54.4	46.4	47.1	43.2
无业、失业、半失业	195.0	154.7	140.6	154.0	167.3	291.2	241.5	257.5	387.4	112.1

资料来源：2003年国家卫生服务调查。

8-3-4　2008年调查地区居民两周患病率

指标名称	合计	城市				农村				
		小计	大	中	小	小计	一类	二类	三类	四类
调查人数	177501	46510	17536	13259	15715	130991	29695	39683	42610	19003
患病人次数	33473	10326	5202	2474	2650	23147	5600	6616	8089	2842
两周患病率(‰)	188.6	222.0	296.6	186.6	168.6	176.7	188.6	166.7	189.8	149.6
分性别两周患病率(‰)										
男性	170.4	202.6	267.9	174.7	154.1	159.4	172.1	152.9	171.3	127.2
女性	206.8	240.4	323.4	198.1	182.4	194.3	204.9	181.0	208.7	173.0
年龄别两周患病率(‰)										
0～4岁	174.2	146.7	104.0	131.9	186.0	179.8	160.4	198.4	198.6	123.9
5～14岁	76.9	63.9	74.8	64.1	57.4	79.8	83.0	93.4	79.7	56.7
15～24岁	49.7	50.6	58.9	43.8	46.9	49.5	40.6	57.2	48.2	48.4
25～34岁	74.9	63.2	63.2	58.9	67.1	79.6	71.4	76.1	83.2	88.7
35～44岁	136.0	101.6	121.8	81.5	100.1	147.6	123.8	143.1	159.1	172.9
45～54岁	227.2	213.8	234.4	191.7	204.4	232.8	217.6	215.7	252.1	263.1
55～64岁	322.7	355.1	420.8	324.9	301.3	310.0	331.4	269.0	329.7	317.1
65岁及以上	465.9	580.9	741.5	465.0	404.1	398.2	452.6	348.9	404.3	366.9
文化程度别两周患病率(‰)										
文盲半文盲	337.7	426.5	700.6	427.9	295.7	325.4	356.6	296.3	361.2	273.8
小学	245.6	369.0	543.9	366.8	259.2	224.3	254.4	210.1	244.1	169.8
初中	154.7	239.8	341.2	201.6	169.7	128.9	135.1	130.8	134.8	87.3
高中	142.9	175.7	239.1	144.1	121.9	109.5	106.1	107.2	115.3	107.6
中专	178.6	221.0	309.3	179.5	133.2	98.6	81.3	94.0	109.6	146.6
大专	160.8	180.7	228.2	141.6	116.7	81.2	91.4	71.0	92.2	28.2
大学及以上	143.4	155.4	195.2	106.8	81.1	58.9	85.7	37.0	46.8	85.7
医疗保障形式别两周患病率(‰)										
城镇职工基本医保	284.2	286.0	355.1	225.7	184.0	265.8	321.7	180.3	232.3	204.5
公费医疗	411.7	452.1	557.3	428.2	200.7	264.9	213.6	181.1	391.3	176.5
城镇居民基本医保	145.6	142.3	212.5	142.0	96.2	166.7	143.1	159.4	222.7	235.3
新型农村合作医疗	178.4	212.0	150.0	143.7	216.9	177.2	189.6	168.1	191.3	148.6
其他社会医疗保险	138.6	140.9	156.7	150.9	92.8	132.4	122.5	113.2	170.0	176.5
无社会医疗保险	147.6	143.7	152.6	108.9	156.2	152.8	141.5	150.1	160.4	164.2
就业状况别两周患病率(‰)										
在岗	167.9	114.7	124.5	89.7	125.9	178.8	165.6	170.3	198.5	173.6
离退休	462.6	471.8	583.0	385.7	310.6	399.3	533.0	289.3	332.8	422.8
学生	47.5	46.6	57.2	39.1	40.6	47.8	36.7	56.0	45.5	50.5
无业、失业、半失业	289.1	222.0	245.9	198.1	219.8	336.0	390.7	275.5	358.6	262.6

资料来源：2008年国家卫生服务调查。

8-4-1 1998年调查地区居民疾病别两周患病率(‰)

指标名称	合计	城市				农村				
		小计	大	中	小	小计	一类	二类	三类	四类
传染病计	3.5	3.2	2.7	2.3	4.4	3.7	2.9	3.0	3.4	6.8
寄生虫病计	0.2	0.1	0.1	0.1	0.1	0.2	0.2	0.3	0.1	0.3
恶性肿瘤计	0.6	1.0	1.8	0.7	0.4	0.4	0.6	0.4	0.5	0.1
良性肿瘤计	0.4	0.6	0.9	0.6	0.3	0.3	0.4	0.2	0.4	0.1
内分泌、营养和代谢疾病计	2.1	5.4	8.7	3.1	3.5	1.0	1.1	1.4	1.0	0.3
其中：糖尿病	1.3	3.9	6.5	2.0	2.5	0.4	0.6	0.5	0.3	0.1
血液、造血器官疾病	1.4	1.0	1.0	0.5	1.4	1.5	1.7	1.6	1.7	0.8
精神病小计	0.8	1.0	1.0	1.2	0.9	0.7	0.5	0.7	1.0	0.4
神经系病计	3.2	3.1	3.1	2.7	3.4	3.2	3.6	3.1	3.5	1.9
眼及附器疾病	2.5	3.1	4.3	2.7	2.1	2.3	1.7	1.8	3.4	1.8
耳和乳突疾病	0.6	0.6	0.7	0.4	0.5	0.6	0.7	0.7	0.6	0.4
循环系统疾病	17.1	38.1	55.7	27.0	27.4	10.1	11.5	10.0	10.6	7.1
其中：心脏病	6.3	14.1	20.5	10.2	10.1	3.7	3.8	3.4	3.6	4.0
高血压	6.6	15.6	24.1	11.9	8.9	3.6	4.7	3.7	3.6	1.9
脑血管病	2.7	5.9	7.2	3.1	6.6	1.7	2.2	1.4	2.0	0.5
呼吸系统疾病	69.4	74.7	80.8	66.7	74.7	67.6	63.8	65.2	76.8	57.6
其中:急上呼感染	61.8	65.4	68.1	61.1	65.9	60.7	57.8	58.5	68.6	51.4
肺炎	1.0	0.8	0.9	0.4	1.0	1.1	0.9	1.0	0.8	2.3
老慢支	3.7	3.8	5.1	1.9	4.0	3.6	3.0	3.5	4.8	2.2
消化系统疾病	22.6	25.8	29.6	23.2	23.6	21.5	21.5	21.1	22.9	19.0
其中：急性胃炎	11.5	11.2	11.0	10.7	11.9	11.7	12.2	10.8	12.8	9.9
肝硬化	0.6	0.7	0.6	0.4	1.2	0.5	0.5	0.4	0.6	0.5
胆囊疾病	2.1	3.4	4.7	2.6	2.6	1.7	1.4	1.2	1.7	2.8
泌尿生殖系病	4.2	4.7	5.2	3.6	5.2	4.0	2.7	4.1	4.6	4.5
妊娠、分娩病及产褥期并发症	0.2	0.2	0.2	0.3	0.2	0.2	0.3	0.2	0.2	0.3
皮肤皮下组织	2.9	3.3	4.2	2.7	2.8	2.8	2.8	2.9	3.2	1.4
肌肉、骨骼结缔组织	10.9	13.2	14.3	12.1	12.9	10.1	10.2	9.6	11.9	7.2
其中：类关节炎	5.0	4.2	4.2	2.9	5.4	5.2	4.1	5.1	5.9	5.8
先天异常	0.1	0.1	0.2	0.0	0.1	0.1	0.1	0.3	0.1	0.3
围产期疾病	0.0	0.0	0.0	0.0	0.1	0.0	0.0	0.0	0.1	0.0
损伤和中毒	4.5	4.5	4.7	4.6	4.1	4.6	4.4	4.1	5.7	3.0
其他	0.5	0.5	0.9	0.3	0.3	0.5	0.4	0.5	0.4	0.9
不详	2.2	3.4	4.3	4.5	1.4	1.7	1.8	2.0	1.8	0.9

资料来源：1998年国家卫生服务调查。

8-4-2　2003年调查地区居民疾病别两周患病率(‰)

指标名称	合计	城市				农村				
		小计	大	中	小	小计	一类	二类	三类	四类
传染病计	2.5	1.8	1.3	0.8	3.3	2.7	1.3	1.7	3.4	5.3
寄生虫病计	0.1	0.0	0.1	0.1		0.1	0.0	0.1	0.3	0.0
恶性肿瘤计	0.9	1.3	2.0	1.0	0.7	0.8	1.0	1.1	0.7	0.4
良性肿瘤计	0.4	0.4	0.5	0.3	0.4	0.4	0.3	0.4	0.4	0.3
内分泌、营养和代谢疾病计	3.1	7.7	11.7	9.2	1.9	1.6	2.2	1.6	1.6	0.6
其中：糖尿病	2.2	6.3	9.5	7.9	1.4	0.8	1.3	0.7	0.9	0.2
血液、造血器官疾病	1.3	0.9	0.8	0.6	1.3	1.4	1.3	1.8	0.9	1.7
精神病小计	0.8	0.9	1.1	1.0	0.6	0.8	0.7	0.7	1.1	0.5
神经系病计	3.5	3.4	2.8	2.7	4.7	3.5	3.4	3.0	4.5	2.3
眼及附器疾病	1.6	2.0	2.5	1.4	1.8	1.5	1.5	1.2	1.9	1.4
耳和乳突疾病	0.5	0.4	0.4	0.2	0.5	0.5	0.4	0.5	0.6	0.4
循环系统疾病	24.4	45.2	55.7	54.5	25.3	17.2	20.9	15.5	18.5	12.1
其中：心脏病	7.2	14.6	17.2	16.9	9.8	4.6	5.1	3.6	4.8	5.1
高血压	11.9	21.9	28.8	27.1	9.6	8.4	11.3	8.4	7.8	5.7
脑血管病	3.7	6.4	7.0	7.6	4.5	2.7	2.9	2.2	3.8	0.8
呼吸系统疾病	52.6	42.4	40.4	42.2	44.8	56.1	51.6	55.5	65.7	42.6
其中:急上呼感染	44.1	34.1	31.0	34.1	37.7	47.5	43.3	48.3	55.3	34.2
肺炎	0.9	0.4	0.4	0.1	0.8	1.1	0.8	0.5	1.0	2.9
老慢支	3.8	3.6	4.9	2.5	3.0	3.8	4.1	3.2	4.7	2.7
消化系统疾病	21.1	17.7	15.6	15.4	22.1	22.3	16.9	21.5	24.7	26.5
其中：急性胃炎	10.5	8.3	7.4	7.0	10.5	11.3	8.8	11.0	12.6	12.5
肝硬化	0.4	0.4	0.3	0.4	0.5	0.4	0.2	0.4	0.4	0.6
胆囊疾病	2.5	2.8	2.1	1.8	4.5	2.4	1.5	1.3	2.5	5.2
泌尿生殖系病	5.2	4.4	4.5	4.2	4.5	5.5	3.8	3.9	7.2	7.4
妊娠、分娩病及产褥期并发症	0.1	0.2	0.2	0.1	0.1	0.1	0.1	0.1	0.1	0.5
皮肤皮下组织	1.9	1.7	1.5	2.0	1.6	2.0	2.1	2.0	2.3	0.9
肌肉、骨骼结缔组织	14.7	16.3	16.7	18.7	13.6	14.2	12.1	13.7	16.6	12.9
其中：类关节炎	5.1	4.2	3.0	3.9	5.7	5.4	3.1	4.8	6.5	7.9
先天异常	0.2	0.1	0.1	0.1	0.2	0.2	0.1	0.1	0.1	0.4
围产期疾病	0.0					0.0		0.0	0.0	0.0
损伤和中毒	5.7	4.0	3.6	4.8	3.7	6.3	6.5	5.8	6.7	5.6
其他	0.7	0.5	0.6	0.6	0.3	0.8	0.7	0.8	0.7	0.7
不详	1.7	2.0	2.4	0.9	2.4	1.6	0.9	1.7	2.2	1.0

资料来源：2003年国家卫生服务调查。

8-4-3 2008年调查地区居民疾病别两周患病率(‰)

指标名称	合计	城市				农村				
		小计	大	中	小	小计	一类	二类	三类	四类
传染病计	2.1	1.7	1.5	1.9	1.6	2.2	1.8	2.2	2.3	2.6
寄生虫病计	0.1	0.0		0.1		0.1	0.0	0.1	0.0	0.2
恶性肿瘤计	1.4	2.2	3.8	1.2	1.1	1.1	1.2	1.3	1.2	0.4
良性肿瘤计	0.8	1.0	1.5	1.1	0.4	0.7	0.8	0.5	0.8	0.6
内分泌、营养和代谢疾病计	7.4	17.8	31.1	13.8	6.4	3.7	7.1	3.4	2.7	1.3
其中：糖尿病	6.0	15.5	26.4	13.0	5.5	2.6	5.1	2.4	1.8	0.9
血液、造血器官疾病	1.4	1.0	1.4	0.6	0.9	1.6	1.1	1.8	1.4	2.3
精神病小计	1.3	1.7	2.5	1.4	1.1	1.2	1.7	1.4	0.9	0.6
神经系病计	3.4	3.1	4.0	2.0	2.9	3.5	3.5	2.5	4.5	3.4
眼及附器疾病	1.6	2.0	2.7	1.4	1.6	1.4	1.7	1.2	1.3	1.6
耳和乳突疾病	0.5	0.6	0.6	0.8	0.4	0.5	0.7	0.4	0.6	0.4
循环系统疾病	50.3	91.7	132.7	87.6	49.4	35.6	59.7	29.1	33.0	17.3
其中：心脏病	10.7	20.4	29.3	16.6	13.6	7.2	8.8	6.4	7.6	5.8
高血压	31.4	60.8	90.2	62.2	26.9	20.9	42.0	15.6	17.0	7.9
脑血管病	5.8	7.7	9.5	6.3	6.7	5.2	5.9	5.4	6.1	1.5
呼吸系统疾病	47.8	40.5	45.0	34.2	40.9	50.4	43.8	54.1	55.0	42.6
其中：急上呼感染	38.0	30.8	32.0	27.1	32.6	40.6	35.4	44.8	43.9	32.6
肺炎	1.1	0.8	0.7	0.5	1.1	1.2	0.5	1.1	1.2	2.2
老慢支	4.1	3.3	4.7	1.7	3.1	4.4	4.2	3.9	5.0	4.4
消化系统疾病	26.4	20.6	21.8	13.8	24.8	28.5	22.3	27.4	31.9	32.6
其中：急性胃炎	13.6	8.6	8.0	5.7	11.6	15.4	10.2	15.7	18.3	16.1
肝硬化	0.6	0.8	0.8	0.5	0.9	0.6	0.6	0.5	0.5	0.8
胆囊疾病	2.8	2.4	2.3	1.7	3.1	3.0	2.6	2.2	2.7	5.7
泌尿生殖系病	6.6	5.7	8.4	3.5	4.5	6.9	5.7	6.3	7.3	9.4
妊娠、分娩病及产褥期并发症	0.1	0.1	0.2	0.1	0.1	0.1	0.1	0.1	0.1	0.1
皮肤皮下组织	3.0	2.7	3.4	1.9	2.5	3.1	2.0	4.1	3.1	2.5
肌肉、骨骼结缔组织	25.0	21.1	25.1	14.6	22.1	26.4	26.0	21.1	32.2	25.2
其中：类关节炎	7.6	4.8	4.8	3.4	5.9	8.6	6.6	6.7	10.1	12.4
先天异常	0.1	0.2	0.2	0.2		0.1	0.2	0.2	0.1	0.1
围产期疾病	0.0	0.0		0.1		0.0		0.1	0.0	0.1
损伤和中毒	5.6	4.4	5.4	3.4	4.2	6.0	6.5	5.3	6.6	5.4
其他	0.6	0.6	0.7	0.7	0.6	0.6	0.7	0.8	0.7	0.3
不详	3.1	3.5	4.6	2.3	3.2	2.9	2.0	3.5	4.1	0.5

资料来源：2008年国家卫生服务调查。

8-5 调查地区居民两周患疾病严重程度

		合计	城市				农村				
			小计	大	中	小	小计	一类	二类	三类	四类
1998	每千人患病天数	1257	1646	2044	1351	1444	1125	1052	1081	1293	947
	每千人休工天数	308	153	153	132	170	347	267	331	404	375
	每千人休学天数	89	68	81	42	74	95	98	81	104	101
	每千人卧床天数	113	95	117	64	96	119	110	116	115	147
2003	每千人患病天数	1093	1238	1345	1366	1009	1043	941	995	1200	936
	每千人休工天数	194	84	67	70	114	218	194	192	235	265
	每千人休学天数	50	35	35	31	39	54	39	45	68	60
	每千人卧床天数	170	175	163	181	182	169	154	150	184	195
2008	每千人患病天数	1537	1842	2472	1630	1318	1428	1652	1280	1488	1256
	每千人休工天数	90	59	64	62	52	97	108	71	123	76
	每千人休学天数	44	29	17	55	21	48	50	42	56	40
	每千人卧床天数	185	164	168	159	164	193	189	193	216	146

资料来源：1998、2003、2008年国家卫生服务调查。

8-6-1　1993年调查地区居民慢性病患病率(‰)

指标名称	合计	城市				农村				
		小计	大	中	小	小计	一类	二类	三类	四类
慢性病患病率	169.8	285.8	323.0	277.6	258.9	130.7	128.6	118.0	134.5	153.9
男性	152.3	254.4	291.7	244.2	229.9	119.0	114.4	108.7	121.6	143.9
女性	187.6	316.2	352.6	309.6	287.8	142.9	143.4	127.7	147.9	164.2
年龄别慢性病患病率										
0～4岁	19.2	23.5	35.3	19.2	19.7	18.3	12.6	19.0	18.9	21.7
5～14岁	19.2	26.3	30.1	23.5	25.7	17.6	10.9	16.4	21.1	21.5
15～24岁	26.0	35.0	42.9	34.6	29.9	23.9	19.0	21.4	26.1	31.8
25～34岁	66.4	64.0	65.5	71.0	56.1	67.1	53.1	65.4	67.7	90.9
35～44岁	162.0	167.2	146.2	173.3	184.8	159.7	138.3	142.3	173.1	218.4
45～54岁	263.4	358.1	336.6	370.9	365.7	227.2	204.1	216.7	223.3	318.1
55～64岁	430.5	618.7	616.1	632.7	605.9	335.0	305.3	298.2	349.3	437.4
65岁及以上	540.3	789.3	821.6	775.5	757.6	398.2	399.5	366.4	398.9	470.9
疾病别慢性病患病率										
传染病计	5.3	5.2	3.2	6.1	6.1	5.4	3.3	5.1	5.4	9.5
寄生虫病计	0.4	0.3	0.3	0.1	0.5	0.5	0.5	0.9	0.2	0.1
恶性肿瘤计	1.0	2.1	3.2	1.6	1.6	0.7	1.0	0.7	0.5	0.2
良性肿瘤计	0.9	1.9	2.5	2.0	1.2	0.5	0.6	0.4	0.7	0.4
内分泌、营养和代谢疾病计	3.1	8.7	12.2	9.3	4.7	1.3	1.6	1.3	1.3	0.5
其中：糖尿病	1.9	6.4	9.2	7.1	3.2	0.4	0.7	0.3	0.3	0.2
血液、造血器官疾病	3.1	3.4	3.5	3.4	3.3	3.0	2.6	3.6	2.8	2.5
精神病小计	1.8	2.1	2.5	1.4	2.3	1.7	2.0	1.7	1.7	1.2
神经系病计	5.5	6.4	6.0	7.1	6.0	5.3	6.9	5.2	5.2	2.7
眼及附器疾病	3.4	6.7	8.9	6.5	4.8	2.3	2.4	2.3	2.2	2.6
耳和乳突疾病	1.0	107.0	1.7	2.1	1.4	0.7	0.6	0.9	0.6	0.7
循环系统疾病	31.4	78.6	99.0	84.1	53.7	15.5	19.2	13.1	14.7	16.5
其中：心脏病	13.1	33.8	42.0	37.5	22.6	6.1	7.0	4.8	5.7	8.4
高血压	11.9	29.8	40.1	31.7	18.3	5.9	7.6	5.5	4.9	6.2
脑血管病	4.0	9.8	10.1	10.3	8.9	2.0	2.7	1.8	2.2	0.9
呼吸系统疾病	22.7	31.3	42.0	26.6	25.9	19.8	19.9	19.0	19.7	21.6
其中:老慢支	13.8	15.9	19.4	13.3	15.2	13.0	12.8	11.8	14.0	14.1
消化系统疾病	36.5	49.0	54.2	56.1	37.0	32.3	36.2	29.2	31.1	36.0
其中：急性胃炎	16.2	16.1	15.6	16.2	16.5	16.2	12.9	16.6	17.6	17.6
肝硬化	2.1	2.7	2.6	2.2	3.2	1.9	1.8	0.9	2.6	2.3
胆囊疾病	5.6	12.8	14.4	17.9	6.1	3.2	4.8	2.3	2.7	3.6
泌尿生殖系病	8.3	12.9	13.3	16.0	9.5	6.8	5.6	6.6	7.4	7.8
皮肤皮下组织	2.7	3.4	4.1	3.8	2.2	2.4	2.3	2.4	2.8	1.8
肌肉､骨骼结缔组织	25.5	38.4	40.6	43.4	31.3	21.2	17.4	18.3	23.8	27.8
其中：类关节炎	13.5	14.6	10.8	21.7	11.1	13.1	7.3	11.4	15.5	21.4
先天异常	0.3	0.7	1.0	0.7	0.3	0.2	0.1	0.3	0.1	0.3
损伤和中毒	1.3	2.0	3.1	1.6	1.4	1.1	1.1	1.1	1.0	1.0
其他	0.1	0.0		0.1	0.1	0.1		0.1	0.1	
不详	14.7	30.4	20.5	5.1	65.0	9.4	4.6	5.3	12.4	19.6

资料来源：1993年国家卫生服务调查。

8-6-2 1998年调查地区居民慢性病患病率(‰)

指标名称	合计	城市				农村				
		小计	大	中	小	小计	一类	二类	三类	四类
慢性病患病率										
按人数计算	128.2	200.9	236.6	199.0	161.7	103.6	109.4	95.1	113.7	89.4
按例数计算	157.5	273.3	327.7	277.8	207.3	118.4	128.6	106.2	130.3	100.4
分性别慢性病患病率										
男性	141.6	251.1	305.9	257.0	185.7	106.3	116.3	98.5	116.5	84.0
女性	173.9	294.9	348.3	298.2	228.9	131.1	141.4	114.3	145.0	117.6
年龄别慢性病患病率										
0～4岁	13.4	8.0	0.0	17.0	7.2	14.4	13.5	17.8	15.4	8.8
5～14岁	18.6	22.1	27.4	19.7	19.1	17.9	18.1	18.7	18.2	15.5
15～24岁	25.8	25.6	23.2	33.2	22.6	25.9	25.8	24.1	27.5	25.9
25～34岁	72.5	69.0	62.7	75.7	69.4	73.5	71.9	72.5	77.1	69.8
35～44岁	142.2	174.9	185.5	161.3	173.1	128.2	119.5	112.2	139.8	152.7
45～54岁	232.0	327.3	339.4	358.7	284.4	195.2	180.3	187.0	218.0	183.5
55～64岁	386.5	573.4	647.8	607.2	445.4	296.4	311.0	251.8	345.8	239.0
65岁及以上	517.9	793.1	893.0	768.2	637.2	355.1	381.6	323.6	390.3	288.5
疾病别慢性病患病率										
传染病计	4.8	5.8	4.6	4.2	8.6	4.5	3.4	4.8	3.8	7.3
寄生虫病计	0.5	0.3	0.1	1.1	0.0	0.6	0.2	1.6	0.1	0.3
恶性肿瘤计	1.2	2.3	3.3	2.4	1.0	0.8	1.1	0.8	0.8	0.1
良性肿瘤计	0.9	1.9	2.3	2.5	1.0	0.6	0.8	0.5	0.8	0.2
内分泌、营养和代谢疾病计	4.7	13.1	18.1	14.3	6.4	1.8	3.0	1.6	1.8	0.6
其中：糖尿病	3.2	9.8	13.2	10.6	5.3	0.9	1.7	0.8	0.7	0.3
血液、造血器官疾病	2.9	3.3	3.3	3.6	3.0	2.7	2.7	3.1	2.8	1.7
精神病小计	1.9	2.4	2.7	2.6	1.8	1.8	2.2	1.7	1.8	1.4
神经系病计	5.0	5.8	5.7	5.8	5.8	4.8	5.6	4.4	5.5	2.7
眼及附器疾病	4.3	9.4	13.2	9.7	4.9	2.5	2.6	2.2	2.8	2.5
耳和乳突疾病	0.9	1.5	1.5	1.7	1.4	0.7	0.9	0.7	0.7	0.5
循环系统疾病	38.8	93.6	122.9	92.9	60.7	20.3	26.7	18.3	20.4	14.5
其中：心脏病	14.2	34.5	45.3	33.5	23.1	7.4	8.7	6.4	6.9	8.5
高血压	15.8	39.3	52.9	42.8	20.7	7.9	11.4	7.5	7.5	4.4
脑血管病	5.9	13.1	15.1	10.9	12.8	3.4	5.0	2.9	3.8	1.1
呼吸系统疾病	19.8	30.7	39.0	26.9	24.5	16.1	16.8	13.6	20.1	11.3
其中:老慢支	12.9	18.7	22.0	16.1	17.3	10.9	11.4	9.2	13.6	7.9
消化系统疾病	32.5	46.4	48.8	47.4	42.7	27.9	30.7	24.0	29.7	27.4
其中：急性胃炎	14.3	16.2	14.5	17.5	17.1	13.6	14.1	11.6	16.1	11.5
肝硬化	1.7	2.7	2.3	2.1	3.8	1.4	1.5	1.0	1.5	1.7
胆囊疾病	6.4	12.8	16.2	11.6	10.0	4.2	4.4	3.1	3.8	7.3
泌尿生殖系病	8.3	11.8	13.7	10.8	10.4	7.2	6.4	6.6	7.5	8.9
妊娠、分娩病及产褥期并发症	0.1	0.2	0.1	0.2	0.2	0.1	0.2	0.1	0.2	0.1
皮肤皮下组织	2.5	3.6	3.8	4.9	2.1	2.1	2.1	1.9	2.8	1.2
肌肉、骨骼结缔组织	23.4	35.2	37.5	39.9	28.6	19.4	19.4	16.2	23.8	16.3
其中：类关节炎	11.5	12.8	13.0	11.0	14.1	11.1	8.4	9.3	13.2	14.1
先天异常	0.6	0.6	0.5	0.7	0.7	0.6	0.4	0.5	0.5	1.1
围产期疾病	0.1	0.1	0.0	0.2	0.1	0.1	0.0	0.0	0.1	0.0
损伤和中毒	2.9	3.2	3.6	3.6	2.6	2.7	2.5	2.5	3.5	1.9
其他	0.4	0.5	0.9	0.3	0.3	0.4	0.3	0.5	0.3	0.5

资料来源：1998年国家卫生服务调查。

8-6-3　2003年调查地区居民慢性病患病率(‰)

指标名称	合计	城市				农村				
		小计	大	中	小	小计	一类	二类	三类	四类
慢性病患病率										
按人数计算	123.3	177.3	207.7	161.8	156.4	104.7	109.7	100.4	107.7	99.0
按例数计算	151.1	239.6	293.0	220.1	196.2	120.5	127.6	113.6	126.1	111.1
分性别慢性病患病率										
男性	133.5	215.4	261.8	200.2	176.5	106.4	112.0	103.2	109.9	96.5
女性	169.0	262.7	322.7	238.8	215.3	135.3	143.5	124.4	143.1	126.6
年龄别慢性病患病率										
0～4岁	6.3	5.3	8.6	3.7	4.3	6.5	9.4	3.8	7.2	6.3
5～14岁	9.6	8.7	6.4	8.0	10.8	9.7	10.2	9.8	10.0	8.6
15～24岁	18.0	14.5	10.4	14.8	18.4	18.9	18.0	17.4	19.6	21.2
25～34岁	58.3	48.9	33.7	35.3	74.6	61.6	41.9	55.4	63.3	94.6
35～44岁	117.1	118.6	104.6	88.6	159.0	116.5	90.5	109.2	127.0	156.5
45～54岁	219.5	261.7	248.6	262.7	277.7	203.1	187.0	192.0	219.9	218.8
55～64岁	362.1	497.1	550.3	497.5	428.7	302.6	283.1	308.0	311.2	305.8
65岁及以上	538.8	777.1	874.9	733.9	626.5	391.7	428.7	367.2	386.4	373.2
疾病别慢性病患病率										
传染病计	2.7	2.4	2.0	1.6	3.5	2.8	1.7	2.6	3.0	4.3
寄生虫病计	0.1	0.2	0.2	0.3	0.1	0.1	0.0	0.2	0.1	0.2
恶性肿瘤计	1.3	2.5	4.1	1.6	1.3	0.8	1.4	1.0	0.6	0.4
良性肿瘤计	0.8	1.1	1.6	0.9	0.8	0.6	0.5	0.7	0.7	0.6
内分泌、营养和代谢疾病计	7.5	20.3	28.4	21.4	10.3	3.1	5.1	2.5	2.9	1.6
其中：糖尿病	5.6	16.3	22.5	17.6	8.3	1.9	3.4	1.5	1.7	1.0
血液、造血器官疾病	1.9	1.6	1.5	0.8	2.3	2.0	1.4	2.8	1.5	2.1
精神病小计	1.9	2.4	3.1	1.6	2.3	1.8	2.3	1.7	1.8	1.0
神经系病计	3.9	4.6	4.7	3.9	5.0	3.7	3.5	3.5	4.6	2.6
眼及附器疾病	2.8	4.6	6.9	3.8	2.7	2.1	2.1	2.1	2.1	2.4
耳和乳突疾病	0.6	0.9	1.1	0.8	0.8	0.5	0.5	0.5	0.4	0.5
循环系统疾病	50.0	105.8	139.0	104.7	69.2	30.8	40.9	28.3	30.1	21.8
其中：心脏病	14.3	32.8	43.9	29.6	23.1	7.9	9.4	6.6	8.1	8.0
高血压	26.2	54.7	74.5	57.0	30.3	16.4	24.5	15.5	13.8	11.8
脑血管病	6.6	13.0	14.0	13.1	11.8	4.4	4.6	4.6	5.6	1.2
呼吸系统疾病	15.5	19.1	23.4	15.3	17.5	14.2	14.8	13.1	15.5	12.5
其中:老慢支	7.5	8.2	12.0	4.8	7.0	7.3	8.3	6.1	8.4	5.5
消化系统疾病	25.5	28.2	27.6	21.2	34.8	24.6	22.7	21.8	26.2	29.2
其中：急性胃炎	10.3	9.8	8.4	7.4	13.3	10.5	9.1	9.2	12.6	10.4
肝硬化	1.2	1.4	1.2	1.3	1.8	1.1	1.4	0.9	0.6	1.9
胆囊疾病	5.7	8.5	8.4	6.6	10.1	4.7	4.1	2.9	4.6	9.7
泌尿生殖系病	8.4	10.1	11.5	8.7	9.8	7.8	6.3	6.8	8.7	10.4
妊娠、分娩病及产褥期并发症	0.1	0.1	0.2		0.1	0.1	0.1	0.1	0.1	0.3
皮肤皮下组织	1.3	1.8	2.0	1.5	1.7	1.2	1.2	1.4	1.2	0.4
肌肉、骨骼结缔组织	23.1	29.8	30.9	28.3	29.8	20.8	19.1	21.3	22.9	17.4
其中：类关节炎	8.6	8.4	7.3	6.2	11.6	8.7	5.3	8.5	10.1	11.3
先天异常	0.4	0.4	0.6	0.1	0.5	0.5	0.4	0.4	0.6	0.4
围产期疾病	0.0	0.0			0.1	0.0			0.0	0.0
损伤和中毒	2.1	2.4	2.7	2.4	2.0	2.0	2.4	1.9	2.3	0.9
其他	0.3	0.2	0.3	0.3	0.1	0.3	0.3	0.5	0.1	0.2

资料来源：2003年国家卫生服务调查。

8-6-4 2008年调查地区居民慢性病患病率(‰)

指标名称	合计	城市				农村				
		小计	大	中	小	小计	一类	二类	三类	四类
慢性病患病率										
按人数计算	157.4	205.3	246.7	194.9	167.8	140.4	167.8	129.8	147.0	105.1
按例数计算	199.9	282.8	361.8	258.6	215.0	170.5	211.2	155.3	179.0	119.6
分性别慢性病患病率										
男性	177.3	266.2	338.0	248.3	202.1	147.0	186.4	137.9	151.7	95.5
女性	222.5	298.6	384.0	268.9	227.2	194.4	235.8	173.3	206.6	144.7
年龄别慢性病患病率										
0～4岁	6.4	7.9	4.7	3.6	13.4	6.1	3.4	6.5	6.7	7.2
5～14岁	8.7	7.0	7.8	8.1	5.7	9.0	8.7	7.9	10.8	7.9
15～24岁	20.2	15.1	18.7	9.1	15.5	21.7	17.9	21.3	23.3	23.6
25～34岁	51.3	35.6	33.4	25.2	47.8	57.5	55.7	52.0	59.7	64.8
35～44岁	121.7	105.0	113.8	88.4	110.9	127.3	118.9	116.8	139.0	137.8
45～54岁	259.5	272.7	282.7	263.6	266.8	254.0	264.3	234.4	269.2	240.7
55～64岁	419.9	522.5	582.9	491.1	476.5	379.7	437.9	337.3	389.1	335.2
65岁及以上	645.4	851.8	975.8	813.4	659.5	523.9	632.8	486.2	507.6	386.9
疾病别慢性病患病率										
传染病计	2.7	1.7	1.4	0.9	2.7	3.1	2.2	3.1	3.4	4.0
寄生虫病计	0.1	0.1	0.1	0.2		0.1	0.1	0.1	0.0	0.2
恶性肿瘤计	2.0	3.3	5.3	2.6	1.7	1.5	1.9	1.7	1.7	0.4
良性肿瘤计	1.2	1.8	2.2	1.5	1.5	1.0	1.2	0.8	1.2	0.8
内分泌、营养、代谢及免疫	12.9	31.4	47.4	30.5	14.3	6.3	10.3	6.7	5.3	1.7
其中：糖尿病	10.7	27.5	40.4	28.2	12.4	4.8	8.2	4.9	3.8	1.4
血液、造血器官疾病	2.0	1.6	2.1	1.3	1.3	2.2	1.8	2.0	2.3	2.8
精神病小计	2.1	2.3	3.3	2.0	1.5	2.0	2.8	2.2	1.9	0.9
神经系病计	4.2	4.0	4.7	3.7	3.5	4.2	4.7	3.3	5.5	2.7
眼及附器疾病	2.7	4.0	4.9	3.8	3.3	2.2	2.3	2.0	2.5	1.8
耳和乳突疾病	0.5	0.5	0.5	0.4	0.6	0.5	0.5	0.4	0.6	0.3
循环系统疾病	85.5	153.3	195.9	154.9	104.5	61.5	96.5	55.8	57.4	27.7
其中：心脏病	17.6	34.4	44.3	32.6	24.9	11.7	16.6	10.5	11.1	7.5
高血压	54.9	100.8	132.0	106.9	61.0	38.5	65.2	34.4	34.1	15.7
脑血管病	9.7	13.6	14.1	12.4	14.1	8.3	10.1	8.5	9.6	2.1
呼吸系统疾病	14.7	15.7	20.5	11.6	13.8	14.3	13.3	14.4	16.1	11.9
其中：老慢支	6.9	6.6	8.6	4.4	6.2	7.1	6.9	6.6	8.0	6.1
消化系统疾病	24.5	21.9	24.6	15.8	23.9	25.5	26.5	23.0	27.4	24.8
其中：急性胃炎	10.7	7.9	7.2	5.4	10.7	11.7	10.9	11.5	13.2	10.2
肝硬化	1.2	1.5	1.5	1.4	1.7	1.0	1.1	1.0	1.0	1.2
胆囊疾病	5.1	5.0	5.6	4.1	5.0	5.2	5.7	3.8	5.2	7.3
泌尿生殖系病	9.3	9.4	12.0	6.6	8.9	9.3	8.3	8.3	10.1	11.1
妊娠、分娩病及产褥期并发症	0.0	0.0	0.1		0.1	0.0	0.0	0.1	0.0	0.1
皮肤皮下组织	1.3	1.3	1.5	1.4	1.1	1.3	1.1	1.2	1.7	0.8
肌肉、骨骼结缔组织	31.0	27.4	31.6	19.6	29.3	32.3	34.4	27.3	38.5	25.4
其中：类关节炎	10.2	7.2	6.3	6.0	9.1	11.3	9.7	9.4	13.0	13.6
先天异常	0.4	0.5	0.5	0.3	0.6	0.4	0.4	0.3	0.5	0.3
围产期疾病	0.0					0.1		0.1	0.0	0.3
损伤和中毒	1.4	1.4	1.9	0.8	1.3	1.4	1.7	1.3	1.5	1.0
其他	0.3	0.2	0.1	0.4	0.1	0.3	0.3	0.5	0.2	0.1

资料来源：2008年国家卫生服务调查。

8-7-1 城市七岁以下儿童身体发育情况

年龄	男				女			
	体重(千克)		身高(厘米)		体重(千克)		身高(厘米)	
	平均值	标准差	平均值	标准差	平均值	标准差	平均值	标准差
0～3天	3.33	0.39	50.4	1.7	3.24	0.39	49.7	1.7
1月	5.11	0.65	56.8	2.4	4.73	0.58	55.6	2.2
2月	6.27	0.73	60.5	2.3	5.75	0.68	59.1	2.3
3月	7.17	0.78	63.3	2.2	6.56	0.73	62.0	2.1
4月	7.76	0.86	65.7	2.3	7.16	0.78	64.2	2.2
5月	8.32	0.95	67.8	2.4	7.65	0.84	66.1	2.3
6月	8.75	1.03	69.8	2.6	8.13	0.93	68.1	2.4
8月	9.35	1.04	72.6	2.6	8.74	0.99	71.1	2.6
10月	9.92	1.09	75.5	2.6	9.28	1.01	73.8	2.7
12月	10.49	1.15	78.3	2.9	9.80	1.05	76.8	2.8
15月	11.04	1.23	81.4	3.1	10.43	1.14	80.2	3.0
18月	11.65	1.31	84.0	3.2	11.01	1.18	82.9	3.1
21月	12.39	1.39	87.3	3.4	11.77	1.30	86.0	3.3
2岁	13.19	1.48	91.2	3.8	12.60	1.48	89.9	3.8
2.5岁	14.28	1.64	95.4	3.9	13.73	1.63	94.3	3.8
3岁	15.31	1.75	98.9	3.8	14.80	1.69	97.6	3.8
3.5岁	16.33	1.97	102.4	4.0	15.83	1.86	101.3	3.8
4岁	17.37	2.03	106.0	4.1	16.84	2.02	104.9	4.1
4.5岁	18.55	2.27	109.5	4.4	18.01	2.22	108.7	4.3
5岁	19.90	2.61	113.1	4.4	18.93	2.45	111.7	4.4
5.5岁	21.16	2.82	116.4	4.5	20.27	2.73	115.4	4.5
6～7岁	22.51	3.21	120.0	4.8	21.55	2.94	118.9	4.6

资料来源：《2005年中国九市七岁以下儿童体格发育调查研究资料》。

8-7-2　农村七岁以下儿童身体发育情况

年龄	男				女			
	体重(千克)		身高(厘米)		体重(千克)		身高(厘米)	
	平均值	标准差	平均值	标准差	平均值	标准差	平均值	标准差
0～3天	3.32	0.40	50.4	1.7	3.19	0.39	49.8	1.7
1月	5.12	0.73	56.6	2.5	4.79	0.61	55.6	2.2
2月	6.29	0.75	60.5	2.4	5.75	0.72	59.0	2.4
3月	7.08	0.82	63.0	2.3	6.51	0.76	61.7	2.2
4月	7.63	0.89	65.0	2.2	7.08	0.83	63.6	2.3
5月	8.15	0.93	67.0	2.2	7.54	0.91	65.5	2.4
6月	8.57	1.01	69.2	2.5	7.98	0.94	67.6	2.5
8月	9.18	1.07	72.1	2.6	8.54	1.05	70.5	2.7
10月	9.65	1.10	74.7	2.8	9.00	1.04	73.2	2.7
12月	10.11	1.15	77.5	2.8	9.44	1.12	75.8	2.8
15月	10.59	1.20	80.2	3.1	9.97	1.13	78.9	3.1
18月	11.21	1.25	82.8	3.2	10.63	1.20	81.7	3.3
21月	11.82	1.36	85.8	3.4	11.21	1.27	84.4	3.3
2岁	12.65	1.43	89.5	3.8	12.04	1.38	88.2	3.7
2.5岁	13.81	1.60	93.7	3.8	13.18	1.52	92.4	3.7
3岁	14.65	1.65	97.2	3.9	14.22	1.66	96.2	3.9
3.5岁	15.51	1.77	100.5	4.0	15.09	1.82	99.5	4.2
4岁	16.49	1.95	103.9	4.4	15.99	1.89	103.1	4.1
4.5岁	17.47	2.18	107.4	4.3	16.84	2.07	106.2	4.5
5岁	18.46	2.32	110.7	4.5	17.85	2.35	109.7	4.6
5.5岁	19.58	2.72	113.6	4.7	18.83	2.49	112.7	4.7
6～7岁	20.79	2.89	117.4	5.0	20.11	2.87	116.5	5.0

资料来源：《2005年中国九市七岁以下儿童体格发育调查研究资料》。

8-7-3 青少年身体发育情况

年龄(岁)	男性				女性			
	平均体重(千克)		平均身高(厘米)		平均体重(千克)		平均身高(厘米)	
	1992	2002	1992	2002	1992	2002	1992	2002
城市								
7	23.1	24.8	120.8	124.0	22.0	23.2	118.7	122.6
8	26.0	27.2	125.7	129.0	24.9	26.0	124.9	128.3
9	29.3	30.4	130.7	134.4	28.3	28.6	130.7	133.5
10	31.5	33.8	136.5	139.6	31.0	32.8	135.7	139.9
11	34.8	37.4	141.3	144.9	34.2	36.7	141.9	145.8
12	38.0	40.5	146.1	149.5	40.5	40.5	147.9	150.5
13	44.1	44.9	154.3	156.6	43.2	44.5	152.0	154.5
14	49.3	49.4	158.7	162.0	46.4	47.2	154.9	157.2
15	52.8	55.2	164.1	167.6	48.3	50.8	156.5	158.3
16	54.8	57.2	166.6	168.4	49.8	52.2	156.7	158.8
17	56.1	58.7	167.6	170.2	50.1	51.9	157.2	158.6
18	57.1	60.9	168.2	170.8	50.0	51.9	157.6	158.8
19	57.7	61.2	168.7	170.4	51.3	51.8	157.6	159.6
农村								
7	21.1	21.7	116.1	119.6	20.2	20.6	114.7	118.2
8	23.1	23.9	121.3	124.6	22.3	22.9	120.1	123.8
9	25.3	26.1	126.0	129.1	24.6	25.4	125.5	128.8
10	27.6	28.6	130.9	134.2	27.1	28.2	130.3	134.3
11	30.1	31.9	135.1	139.2	30.0	31.8	135.5	140.0
12	33.2	35.4	140.4	144.5	34.1	35.8	141.3	145.4
13	38.7	39.3	147.6	149.9	39.1	40.5	146.7	150.1
14	42.4	45.1	152.9	157.2	43.2	44.1	150.6	153.2
15	47.5	48.6	158.1	161.4	45.2	46.7	151.9	154.8
16	51.3	53.0	161.4	165.2	48.6	49.2	154.4	156.0
17	52.9	54.9	163.4	166.3	49.3	51.2	154.5	157.0
18	54.7	56.8	163.8	167.2	50.8	51.7	154.9	157.5
19	56.2	58.8	165.0	168.3	51.4	52.3	155.1	157.0

资料来源：1992、2002年全国营养抽样调查。

8-8-1　城乡居民每人每日营养素摄入量

营养素名称	合计			城市			农村		
	1982	1992	2002	1982	1992	2002	1982	1992	2002
能量(卡)	2491.3	2328.3	2250.5	2450.0	2394.6	2134.0	2509.0	2294.0	2295.5
蛋白质(克)	66.7	68.0	65.9	66.8	75.1	69.0	66.6	64.3	64.6
脂肪(克)	48.1	58.3	76.2	68.3	77.7	85.5	39.6	48.3	72.7
碳水化合物			321.2			268.3			341.6
糖(克)	443.4	378.4		101.0	340.5		489.7	397.9	
膳食纤维(克)	8.1	13.3	12.0	6.8	11.6	11.1	8.7	14.1	12.4
视黄醇(微克)	53.8	156.5	151.1	103.9	277.0	223.6	32.7	94.2	123.1
视黄醇当量(微克)	119.5	476.0	469.2	147.3	605.5	547.2	107.8	409.0	439.1
硫胺素(毫克)	2.5	1.2	1.0	2.1	1.1	1.0	2.6	1.2	1.0
核黄素(毫克)	0.9	0.8	0.8	0.8	0.9	0.9	0.9	0.7	0.7
维生素E(毫克)			35.6			37.3			35.0
钾(毫克)			1700.1			1722.4			1691.5
钠(毫克)			6268.2			6007.7			6368.8
钙(毫克)	694.5	405.4	388.8	563.0	457.9	438.6	750.0	378.2	369.6
铁(毫克)	37.3	23.4	23.2	34.2	25.5	23.7	38.6	22.4	23.1
锌(毫克)			11.3			11.5			11.2
铜(毫克)			2.2			2.3			2.2
硒(毫克)			39.9			46.5			37.4
磷(毫克)	1623.2	1057.8	978.8	1574.0	1077.4	973.2	1644.0	1047.6	981.0

资料来源：1982、1992、2002年全国营养调查。

8-8-2 城乡居民膳食结构(%)

食物分类	合计		城市		农村	
	1992	2002	1992	2002	1992	2002
能量的食物来源						
谷类	66.8	57.9	57.4	48.5	71.7	61.5
豆类	1.8	2.6	2.1	2.7	1.7	2.6
薯类	3.1	2.0	1.7	1.4	3.9	2.2
动物性食物	9.3	12.6	15.2	17.6	6.2	10.7
纯热能食物	11.6	17.3	14.3	19.3	10.2	16.5
其他	7.4	7.6	9.4	10.5	6.4	6.5
能量的营养素来源						
蛋白质	11.8	11.8	12.7	13.1	11.3	11.3
脂肪	22.0	29.6	28.4	35.0	18.6	27.5
蛋白质的食物来源						
谷类	61.6	52.0	48.8	40.7	68.3	56.5
豆类	5.1	7.5	5.8	7.3	4.8	7.6
动物性食物	18.9	25.1	31.5	35.8	12.4	21.0
其他	14.4	15.3	14.0	16.3	14.6	15.0
脂肪的食物来源						
动物性食物	37.2	39.2	38.7	36.2	36.3	40.4
植物性食物	62.8	60.8	61.3	63.8	63.7	59.6

资料来源：1992、2002年全国营养调查。

8-8-3　城乡居民每人每日食物摄入量（克）

食物分类	合计			城市			农村		
	1982	1992	2002	1982	1992	2002	1982	1992	2002
米及其制品	217.0	226.7	238.3	217.0	223.1	217.8	217.0	255.8	246.2
面及其制品	189.2	178.7	140.2	218.0	165.3	131.9	177.0	189.1	143.5
其他谷类	103.5	34.5	23.6	24.0	17.0	16.3	137.0	40.9	26.4
薯类	179.9	86.6	49.1	66.0	46.0	31.9	228.0	108.0	55.7
干豆类	8.9	3.3	4.2	6.1	2.3	2.6	10.1	4.0	4.8
豆制品	4.5	7.9	11.8	8.2	11.0	12.9	2.9	6.2	11.4
深色蔬菜	79.3	102.0	90.8	68.0	98.1	88.1	84.0	107.1	91.8
浅色蔬菜	236.8	208.3	185.4	234.0	221.2	163.8	238.0	199.6	193.8
腌菜	14.0	9.7	10.2	12.1	8.0	8.4	14.8	10.8	10.9
水果	37.4	49.2	45.0	68.3	80.1	69.4	24.4	32.0	35.6
坚果	2.2	3.1	3.8	3.5	3.4	5.4	1.7	3.0	3.2
奶及其制品	8.1	14.9	26.5	9.9	36.1	65.8	7.3	3.8	11.4
蛋及其制品	7.3	16.0	23.7	15.5	29.4	33.2	3.8	8.8	20.0
畜禽类	34.2	58.9	78.6	62.0	100.5	104.5	22.5	37.6	68.7
鱼虾类	11.1	27.5	29.6	21.6	44.2	44.9	6.6	19.2	23.7
植物油	12.9	22.4	32.9	21.2	32.4	40.2	9.3	17.1	30.1
动物油	5.3	7.1	8.7	4.6	4.5	3.8	5.6	8.5	10.6
糕点类			9.2			17.2			6.2
淀粉及糖	5.4	4.7	4.4	10.7	7.7	5.2	3.1	3.0	4.1
食盐	12.7	13.9	12.0	11.4	13.3	10.9	13.2	13.9	12.4
酱油	14.2	12.6	8.9	32.5	15.9	10.6	6.5	10.6	8.2
酒类	3.2	2.2		4.4	2.9		3.6	1.8	
其他	9.2	11.5		11.0	20.6		9.8	6.6	

资料来源：1982、1992、2002年全国营养调查。

九、疾病控制与公共卫生

简要说明

一、本章主要介绍全国及31个省、自治区、直辖市疾病控制与公共卫生情况，包括：法定报告传染病发病及死亡率，儿童疫苗接种率，高血压病发病率，血吸虫病、寄生虫病和地方病防治情况，农村改水和改厕进展，居民吸烟及戒烟情况等。

二、传染病发病率、死亡率、病死率数据来源于法定报告传染病统计年报资料；血吸虫病、寄生虫和地方病防治情况来源于寄生虫和地方病统计年报资料；1岁儿童国家免疫规划接种率来源于国家免疫规划年度统计报告，农村改水和改厕情况来源于爱卫会农村改水、改厕统计年报资料。高血压病发病率来源于1979/1980、1991年《全国高血压抽样调查》；居民吸烟及戒烟情况数据来源于1996年《全国居民吸烟调查报告》。

三、随着新的传染性疾病的出现和流行，甲、乙类法定报告传染病病种有所调整。1989年及以前法定报告传染病包括鼠疫、副霍乱、白喉、流脑、百日咳、猩红热、麻疹、流感、痢疾、伤寒和副伤寒、病毒性肝炎、脊髓灰质炎、乙脑、疟疾、黑热病、森林脑炎、恙虫病、出血热和钩端螺旋体病19种。根据1989年颁布的《中华人民共和国传染病防治法》，1990～1995年甲、乙类法定报告传染病包括鼠疫、霍乱、病毒性肝炎、痢疾、伤寒和副伤寒、艾滋病、淋病、梅毒、脊髓灰质炎、麻疹、百日咳、白喉、流脑、猩红热、流行性出血热、狂犬病、钩端螺旋体病、布鲁氏菌病、炭疽、流行性和地方性斑疹伤寒、流行性乙型脑炎、黑热病、疟疾、登革热25种。1996年乙类传染病增加新生儿破伤风和肺结核；2002年增加HIV感染者；2003年增加传染性非典型肺炎；2005年增加血吸虫病和人禽流感；2009年增加甲型H1N1流感。

四、建国初期及20世纪60年代末至70年代初期，各地疫情报告系统不够健全，传染病发病和死亡漏报情况比较严重。

五、本章“农村总户数”仅用于计算农村卫生厕所普及率。

主要指标解释

甲乙类法定报告传染病发病率　是指某年某地区每10万人口中甲、乙类法定报告传染病发病数。即法定报告传染病发病率＝甲、乙类法定报告传染病发病数/人口数×100000。

甲乙类法定报告传染病死亡率　是指某年某地区每10万人口中甲、乙类法定报告传染病死亡数。即法定报告传染病死亡率＝甲、乙类法定报告传染病死亡数/人口数×100000。

甲乙类法定报告传染病病死率　是指某年某地区甲、乙类法定报告传染病死亡数与发病数之比。即法定报告传染病病死率＝甲、乙类法定报告传染病死亡数/发病数×100%。

1岁儿童免疫接种率　是指按照儿童免疫程序进行合格接种的人数占全部应接种人数的百分比。

大骨节病临床Ⅰ°以上病人数　是指年底实有Ⅰ°以上病人总数及病人总数中12岁以下病人数。

碘缺乏病消除县数　是指通过国家评估组评估达到消除标准的县数。

地方性砷中毒（水型）轻病区　水砷含量大于0.05mg/L小于等于0.2mg/L，患病率＜10%的病区村。

地方性砷中毒（水型）中病区　水砷含量大于0.2mg/L小于等于0.5mg/L，患病率在10%～30%的病区村。

地方性砷中毒（水型）重病区　水砷含量大于0.5mg/L以上，患病率＞30%的病区村。

农村自来水普及率 是指农村饮用自来水人口数占当地农村人口总数的百分比。

卫生厕所普及率 是指符合农村户厕卫生标准的累计卫生厕所数占当地农村总户数的百分比。卫生厕所的标准是：厕所有墙、有顶，厕坑及贮粪池不渗漏，厕内清洁，无蝇蛆，基本无臭，贮粪池密闭有盖，粪便及时清除并进行无害化处理。

粪便无害化处理率 即（累计卫生厕所户数 + 累计使用卫生公厕户数）/农村总户数 ×100%。

9-1-1 2009年甲乙类法定报告传染病发病数及死亡数排序

顺位	发病		死亡	
	疾病名称	发病人数	疾病名称	死亡人数
1	病毒性肝炎	1425020	艾滋病	6596
2	肺结核	1076938	肺结核	3783
3	梅毒	306381	狂犬病	2131
4	细菌性和阿米巴性痢疾	271551	病毒性肝炎	1018
5	甲型H1N1流感	121843	甲型H1N1流感	654
6	淋病	119824	乙脑	172
7	麻疹	52461	新生儿破伤风	137
8	布鲁氏菌病	35816	流行性出血热	104
9	猩红热	22068	流行性脑脊髓膜炎	73
10	伤寒副伤寒	16938	梅毒	63
11	疟疾	14098	麻疹	39
12	艾滋病	13281	细菌性和阿米巴性痢疾	38
13	流行性出血热	8745	钩端螺旋体病	11
14	流行性乙型脑炎	3913	疟疾	10
15	血吸虫病	3521	伤寒副伤寒	9
16	狂犬病	2213	人感染高致病性禽流感	4
17	百日咳	1612	炭疽	3
18	新生儿破伤风	1412	鼠疫	3
19	流行性脑脊髓膜炎	625	血吸虫病	2
20	钩端螺旋体病	562	百日咳	1
21	炭疽	351	淋病	
22	登革热	305	布鲁氏菌病	
23	霍乱	85	猩红热	
24	鼠疫	12	登革热	
25	人感染高致病性禽流感	7	霍乱	
26	传染性非典型肺炎		传染性非典型肺炎	
27	脊髓灰质炎		脊髓灰质炎	
28	白喉		白喉	

注：空格系无报告发病或死亡病例。

9-1-2　2009年甲乙类法定报告传染病发病率、死亡率及病死率排序

顺位	发病		死亡		病死	
	疾病名称	发病率(1/10万)	疾病名称	死亡率(1/10万)	疾病名称	病死率(%)
1	病毒性肝炎	107.30	艾滋病	0.50	狂犬病	96.29
2	肺结核	81.09	肺结核	0.28	人禽流感	57.14
3	梅毒	23.07	狂犬病	0.16	艾滋病	49.66
4	细菌性和阿米巴性痢疾	20.45	肝炎	0.08	鼠疫	25.00
5	甲型H1N1流感	9.17	甲型H1N1流感	0.05	流脑	11.68
6	淋病	9.02	流行性乙型脑炎	0.01	新生儿破伤风	9.70
7	麻疹	3.95	流行性出血热	0.01	乙脑	4.40
8	布鲁氏菌病	2.70	新生儿破伤风	0.01	钩体病	1.96
9	猩红热	1.66	流脑	0.01	出血热	1.19
10	伤寒+副伤寒	1.28	梅毒	0.00	炭疽	0.85
11	疟疾	1.06	细菌性和阿米巴性痢疾	0.00	甲型H1N1流感	0.54
12	艾滋病	1.00	麻疹	0.00	肺结核	0.35
13	流行性出血热	0.66	疟疾	0.00	麻疹	0.07
14	流行性乙型脑炎	0.29	钩端螺旋体病	0.00	病毒性肝炎	0.07
15	血吸虫病	0.27	伤寒+副伤寒	0.00	疟疾	0.07
16	狂犬病	0.17	人禽流感	0.00	百日咳	0.06
17	百日咳	0.12	血吸虫病	0.00	血吸虫病	0.06
18	新生儿破伤风	0.08	炭疽	0.00	伤寒+副伤寒	0.05
19	流脑	0.05	鼠疫	0.00	梅毒	0.02
20	钩端螺旋体病	0.04	百日咳	0.00	痢疾	0.01
21	炭疽	0.03	淋病		淋病	
22	登革热	0.02	布鲁氏菌病		布鲁氏菌病	
23	霍乱	0.01	猩红热		猩红热	
24	鼠疫	0.00	登革热		登革热	
25	人禽流感	0.00	霍乱		霍乱	
26	传染性非典型肺炎		传染性非典型肺炎		传染性非典型肺炎	
27	脊灰		脊灰		脊灰	
28	白喉		白喉		白喉	

注：新生儿破伤风发病率和死亡率单位为‰。

9-1-3　甲乙类法定报告传染病发病率、死亡率及病死率

年份	总计			鼠疫			霍乱			病毒性肝炎		
	发病率 1/10万	死亡率 1/10万	病死率 (%)	发病率 1/10万	死亡率 1/10万	病死率 (%)	发病率 1/10万	死亡率 1/10万	病死率 (%)	发病率 1/10万	死亡率 1/10万	病死率 (%)
1950	163.37	6.70	4.09	0.68	0.25	35.65						
1955	2139.69	18.43	0.86	0.01	0.00	47.83						
1960	2448.35	7.47	0.31	0.01	0.01	54.39					0.16	0.33
1965	3501.36	18.71	0.53	0.00	0.00	64.71	0.01	0.00	2.25	61.84	0.23	0.38
1970	7061.86	7.73	0.11	0.01	0.00	9.62				32.23	0.15	0.45
1975	5070.27	7.40	0.15	0.00	0.00		0.07	0.00	0.15	85.15	0.22	0.26
1976	3254.00	6.29	0.19	0.00	0.00	100.00	0.02	0.00	0.45	72.20	0.19	0.27
1977	3816.78	6.51	0.17	0.00	0.00	71.43	0.26	0.02	0.89	103.20	0.19	0.19
1978	2373.07	4.86	0.20	0.00	0.00	50.00	1.60	0.02	1.38	92.39	0.18	0.20
1979	2067.38	4.39	0.21	0.00	0.00	75.00	3.55	0.04	1.09	103.54	0.19	0.18
1980	2079.79	3.76	0.18	0.00	0.00	66.67	4.16	0.03	0.66	111.47	0.18	0.18
1981	1884.43	3.51	0.19	0.00			3.84	0.04	0.96	106.01	0.21	0.19
1982	1532.85	3.16	0.21	0.00	0.00	66.67	1.40	0.01	0.69	91.57	0.21	0.22
1983	1302.95	2.68	0.21	0.00	0.00	60.00	1.78	0.01	0.64	72.44	0.18	0.25
1984	1043.22	2.59	0.25	0.00	0.00	0.00	1.63	0.01	0.57	67.87	0.20	0.29
1985	874.82	2.41	0.28	0.00	0.00	33.33	0.63	0.01	1.13	76.68	0.22	0.29
1986	725.91	1.97	0.27	0.00	0.00	37.50	1.04	0.01	0.76	97.27	0.20	0.21
1987	558.74	1.83	0.33	0.00	0.00	33.33	0.52	0.00	0.62	108.23	0.23	0.21
1988	465.89	1.49	0.32	0.00	0.00	66.67	0.67	0.01	1.23	132.47	0.19	0.14
1989	339.26	1.26	0.37	0.00	0.00	50.00	0.51	0.00	1.03	113.11	0.15	0.13
1990	297.24	1.17	0.40	0.01	0.00	2.70	0.06	0.00	0.78	117.57	0.16	0.14
1991	284.50	0.87	0.29	0.00	0.00	33.30	0.02	0.00	0.00	116.87	0.14	0.12
1992	235.91	0.55	0.23	0.00	0.00	13.89	0.04	0.00	0.47	109.12	0.11	0.11
1993	189.49	0.47	0.25	0.00	0.00	16.67	0.95	0.01	1.28	88.77	0.10	0.12
1994	196.12	0.46	0.24	0.00	0.00	50.00	2.96	0.03	0.92	73.52	0.09	0.12
1995	176.37	0.34	0.19	0.00	0.00	0.00	0.95	0.01	0.93	63.63	0.09	0.14
1996	166.10	0.33	0.20	0.01	0.00	4.20	0.31	0.00	0.99	63.41	0.08	0.13
1997	199.29	0.43	0.21	0.00	0.00	0.00	0.10	0.00	2.54	66.05	0.09	0.14
1998	204.39	0.41	0.20	0.00	0.00	19.05	0.97	0.02	2.12	65.78	0.07	0.11
1999	204.44	0.41	0.18	0.00	0.00	38.46	0.42	0.00	1.08	71.68	0.06	0.09
2000	192.59	0.36	0.19	0.02	0.00	0.79	0.15	0.00	0.60	64.91	0.07	0.10
2001	191.09	0.36	0.19	0.01	0.00	5.56	0.22	0.00	0.53	65.46	0.06	0.09
2002	182.25	0.39	0.21	0.01			0.05	0.00	0.75	66.10	0.08	0.12
2003	192.18	0.48	0.25	0.00	0.00	7.69	0.02	0.00	0.41	68.55	0.08	0.12
2004	244.66	0.55	0.22	0.00	0.00	40.91	0.02	0.00	0.41	88.69	0.08	0.09
2005	268.31	0.76	0.28	0.00	0.00	30.00	0.07	0.00	0.41	91.42	0.09	0.10
2006	266.83	0.81	0.30	0.00			0.01	0.00	1.26	102.09	0.10	0.10
2007	272.39	0.99	0.36	0.00	0.00	50.00	0.01			108.44	0.09	0.08
2008	268.01	0.94	0.35	0.00	0.00	100.00	0.01			106.54	0.08	0.07
2009	263.52	1.12	0.42	0.00	0.00	25.00	0.01			107.30	0.08	0.07

注: ①2005年起，流行性和地方性斑疹伤寒、黑热病调整为丙类传染病；②2009年甲型H1N1流感纳入乙类传染病。

9-1-3 续表1

年份	细菌性和阿米巴性痢疾			伤寒副伤寒			艾滋病			HIV感染		
	发病率 1/10万	死亡率 1/10万	病死率 (%)	发病率 1/10万	死亡率 1/10万	病死率 (%)	发病率 1/10万	死亡率 1/10万	病死率 (%)	发病率 1/10万	死亡率 1/10万	病死率 (%)
1950	46.37	1.96	4.22	8.17	0.78	9.54						
1955	319.42	1.91	0.60	8.69	0.19	2.19						
1960	438.88	1.88	0.43	37.75	0.55	1.45						
1965	424.89	0.96	0.23	16.06	0.09	0.56						
1970	352.15	0.48	0.14	9.96	0.03	0.30						
1975	1000.70	1.44	0.14	9.61	0.03	0.32						
1976	712.90	0.91	0.13	7.68	0.03	0.35						
1977	729.11	0.83	0.11	12.82	0.04	0.29						
1978	676.06	0.82	0.12	15.58	0.05	0.29						
1979	589.62	0.78	0.13	10.53	0.04	0.34						
1980	568.99	0.52	0.09	11.94	0.04	0.33						
1981	671.37	0.56	0.08	12.72	0.04	0.32						
1982	617.23	0.36	0.06	14.25	0.04	0.25						
1983	482.80	0.30	0.06	11.24	0.03	0.27						
1984	376.75	0.21	0.05	9.75	0.25	0.25						
1985	316.72	0.23	0.07	8.35	0.02	0.29						
1986	299.84	0.25	0.08	9.76	0.04	0.40						
1987	230.67	0.24	0.11	13.02	0.04	0.34						
1988	190.06	0.21	0.11	14.01	0.03	0.22						
1989	132.47	0.14	0.10	10.83	0.04	0.32						
1990	127.44	0.17	0.13	10.32	0.02	0.24	0.00	0.00				
1991	115.58	0.10	0.09	10.45	0.03	0.29	0.00	0.00				
1992	79.55	0.06	0.08	7.91	0.01	0.16	0.00	0.00	66.67			
1993	54.50	0.04	0.07	7.51	0.01	0.17	0.00	0.00	45.00			
1994	74.84	0.02	0.06	7.75	0.00	0.17	0.00	0.00	84.62			
1995	73.30	0.04	0.05	6.10	0.01	0.17	0.00	0.00	69.70			
1996	66.31	0.03	0.05	5.61	0.01	0.17	0.00	0.00	46.67			
1997	59.65	0.03	0.05	4.83	0.01	0.15	0.01	0.01	65.04	0.15	0.00	0.00
1998	55.34	0.03	0.05	4.80	0.01	0.20	0.00	0.00	17.33	0.10	0.00	
1999	48.30	0.02	0.10	4.08	0.00	70.59	0.02	0.01	0.00	0.18	0.00	0.00
2000	40.79	0.01	0.03	4.19	0.00	0.09	0.02	0.01	57.82	0.20	0.00	0.00
2001	39.86	0.01	0.03	5.07	0.00	0.06	0.04	0.02	56.18	0.30	0.00	0.00
2002	36.23	0.02	0.05	4.47	0.00	0.07	0.06	0.02	38.25	0.33		
2003	34.52	0.02	0.05	4.17	0.00	0.06	0.08	0.03	33.10			
2004	38.30	0.01	0.03	3.80	0.00	0.04	0.23	0.06	24.26	1.02	0.00	0.02
2005	34.92	0.01	0.03	2.65	0.00	0.04	0.43	0.10	23.41			
2006	32.36	0.01	0.03	1.99	0.00	0.07	0.51	0.10	19.95	2.42	0.03	1.24
2007	27.99	0.01	0.02	1.55	0.00	0.03	0.74	0.30	40.14			
2008	23.43	0.00	0.02	1.18	0.00	0.04	0.76	0.41	53.57	3.14	0.24	7.75
2009	20.45	0.00	0.01	1.28	0.00	0.05	1.00	0.50	49.66	3.33	0.39	11.64

9-1-3 续表2

年份	淋病			梅毒			脊髓灰质炎			麻疹		
	发病率 1/10万	死亡率 1/10万	病死率 (%)	发病率 1/10万	死亡率 1/10万	病死率 (%)	发病率 1/10万	死亡率 1/10万	病死率 (%)	发病率 1/10万	死亡率 1/10万	病死率 (%)
1950										44.08	2.85	6.46
1955								0.02	6.09	701.23	12.24	1.75
1960							2.40	0.09	3.64	157.51	1.60	1.01
1965							4.06	0.08	2.06	1265.74	9.19	0.73
1970							2.56	0.03	1.35	450.47	1.83	0.41
1975							0.84	0.02	1.94	277.57	1.63	0.59
1976							0.50	0.01	2.62	273.56	1.20	0.44
1977							0.79	0.02	2.86	278.26	1.24	0.45
1978							1.09	0.03	2.49	249.44	1.01	0.40
1979							0.57	0.01	2.63	178.31	0.79	0.44
1980							0.76	0.02	2.31	114.88	0.50	0.44
1981							0.97	0.02	2.59	101.46	0.42	0.42
1982							0.77	0.02	2.03	88.96	0.51	0.58
1983							0.32	0.01	1.73	76.92	0.40	0.51
1984							0.16	0.00	3.08	60.42	0.28	0.47
1985							0.15	0.01	6.18	40.37	0.26	0.63
1986							0.17	0.02	11.00	18.97	0.08	0.42
1987							0.09	0.00	4.23	9.88	0.02	0.21
1988							0.06	0.00	0.45	8.90	0.05	0.55
1989							0.42	0.01	2.64	7.77	0.03	0.42
1990	6.95	0.00		0.09	0.00		0.46	0.01	2.03	7.71	0.02	0.22
1991	7.28	0.00	0.00	0.07	0.00	0.00	0.17	0.01	3.17	10.78	0.03	0.29
1992	7.77	0.00	0.00	0.09	0.00	0.19	0.10	0.00	2.69	12.10	0.03	0.29
1993	9.17	0.00	0.00	0.11	0.00	0.08	0.05	0.00	4.83	10.16	0.03	0.32
1994	10.78	0.00	0.00	0.19	0.00	0.00	0.02	0.00	2.30	7.33	0.02	0.29
1995	11.66	0.00	0.00	0.54	0.00	0.00	0.01	0.00	4.84	4.83	0.01	0.19
1996	11.50	0.00	0.00	1.00	0.00	0.00	0.00	0.00	0.00	6.27	0.01	0.21
1997	13.77	0.00	0.00	1.77	0.00	0.03	0.00	0.00	0.00	6.86	0.02	0.30
1998	19.12	0.00	0.00	3.07	0.00	0.01	0.00	0.00		4.54	0.01	0.23
1999	22.78	0.00	0.00	4.90	0.00	0.00	0.00	0.00	0.00	4.98	0.01	0.25
2000	18.64	0.00	0.02	5.08	0.00	0.00	0.00	0.00	0.00	5.93	0.01	0.22
2001	14.80	0.00	0.00	4.80	0.00	0.01	0.00	0.00	0.00	7.15	0.01	0.18
2002	13.28	0.00	0.01	4.67	0.00	0.03				4.76	0.01	0.22
2003	14.09	0.00	0.00	4.50	0.00	0.05	5.55	0.01	0.11	0.00	0.00	0.00
2004	17.34	0.00	0.00	7.12	0.00	0.04	0.00	0.00		5.43	0.00	0.04
2005	13.79	0.00	0.00	9.67	0.01	0.06	0.00	0.00		9.42	0.00	0.04
2006	12.14	0.00	0.00	12.80	0.01	0.05				7.62	0.00	0.04
2007	11.08			15.88	0.00	0.03				8.29	0.01	0.06
2008	9.90	0.00	0.00	19.49	0.00	0.02				9.95	0.01	0.08
2009	9.02			23.07	0.00	0.02				3.95	0.00	0.07

9-1-3 续表3

年份	百日咳			白喉			流行性脑脊髓膜炎			猩红热		
	发病率 1/10万	死亡率 1/10万	病死率 (%)	发病率 1/10万	死亡率 1/10万	病死率 (%)	发病率 1/10万	死亡率 1/10万	病死率 (%)	发病率 1/10万	死亡率 1/10万	病死率 (%)
1950				3.97	0.41	10.40	1.94	0.32	16.54	0.59	0.05	8.34
1955	133.82	0.99	0.74	9.74	1.25	12.78	1.94	0.37	19.07	8.72	0.24	2.75
1960	87.77	0.36	0.42	23.09	1.62	7.00	6.91	0.65	9.35	6.38	0.02	0.37
1965	188.79	0.51	0.27	13.69	1.35	9.87	71.59	4.33	6.04	13.75	0.02	0.11
1970	152.23	0.25	0.17	3.34	0.28	8.53	20.97	1.59	7.59	7.22	0.00	0.05
1975	196.56	0.22	0.11	4.16	0.34	8.11	25.11	1.34	5.32	8.99	0.01	0.15
1976	143.36	0.13	0.09	2.56	0.23	8.84	40.44	2.08	5.14	7.41	0.01	0.15
1977	152.98	0.13	0.09	3.26	0.25	7.74	59.44	2.46	4.14	9.48	0.01	0.10
1978	125.95	0.14	0.11	2.11	0.18	8.45	32.18	1.34	4.17	14.69	0.01	0.08
1979	76.24	0.09	0.12	1.75	0.13	7.64	27.97	1.08	3.85	15.30	0.01	0.07
1980	62.82	0.05	0.08	1.00	0.09	9.38	23.44	0.91	3.89	10.95	0.01	0.06
1981	51.25	0.06	0.12	0.85	0.08	9.88	13.21	0.54	4.08	8.65	0.06	0.05
1982	42.07	0.05	0.11	0.65	0.07	11.40	8.65	0.43	4.97	6.68	0.00	0.06
1983	32.62	0.03	0.09	0.71	0.07	10.24	7.81	0.39	4.98	5.14	0.00	0.06
1984	21.06	0.03	0.15	0.33	0.04	10.88	11.69	0.58	4.95	5.76	0.00	0.08
1985	14.22	0.02	0.16	0.14	0.08	12.93	10.73	0.59	5.50	5.95	0.00	0.03
1986	8.02	0.01	0.12	0.08	0.01	13.09	7.56	0.44	5.87	4.84	0.00	0.03
1987	5.61	0.01	0.18	0.04	0.00	17.33	3.21	0.21	6.64	4.36	0.00	0.03
1988	3.06	0.01	0.24	0.03	0.00	12.36	2.00	0.15	7.80	3.98	0.00	0.02
1989	2.46	0.00	0.18	0.03	0.01	16.91	1.33	0.10	7.19	4.14	0.00	0.02
1990	1.80	0.00	0.17	0.04	0.01	15.91	0.89	0.07	7.68	2.70	0.00	0.00
1991	0.93	0.00	0.20	0.02	0.00	21.21	0.69	0.05	6.91	2.78	0.00	0.04
1992	0.97	0.00	0.16	0.01	0.00	13.70	0.61	0.04	7.07	3.62	0.00	0.01
1993	0.79	0.00	0.12	0.01	0.00	19.36	0.48	0.03	5.92	3.38	0.00	0.03
1994	0.67	0.00	0.59	0.01	0.00	10.62	0.55	0.03	5.77	2.07	0.00	0.02
1995	0.50	0.00	0.15	0.01	0.00	15.85	0.52	0.03	6.02	1.35	0.00	0.01
1996	0.43	0.00	0.18	0.00	0.00	23.53	0.52	0.03	5.58	1.11	0.00	0.01
1997	0.75	0.00	0.20	0.00	0.00	15.15	0.41	0.02	5.85	1.22	0.00	0.02
1998	0.59	0.00	0.11	0.00	0.00	10.00	0.31	0.02	6.32	1.24	0.00	0.01
1999	0.50	0.00	0.15	0.00	0.00	6.25	0.24	0.01	5.71	1.23	0.00	0.03
2000	0.46	0.00	0.14	0.00	0.00	0.00	0.19	0.01	5.67	1.08	0.00	0.02
2001	0.51	0.00	0.08	0.00	0.00	0.00	0.18	0.01	5.02	0.94	0.00	0.03
2002	0.49	0.00	0.08	0.00	0.00	22.22	0.19	0.01	5.02	1.14	0.00	0.01
2003	0.41	0.00	0.05	0.00	0.00	33.33	0.19	0.01	5.48	0.75	0.00	0.01
2004	0.36	0.00	0.19	0.00	0.00		0.21	0.01	6.12	1.46	0.00	0.01
2005	0.29	0.00	0.05	0.00	0.00		0.18	0.02	8.89	1.92	0.00	0.01
2006	0.19	0.00	0.16	0.00			0.13	0.01	9.35	2.11		
2007	0.22			0.00			0.09	0.01	10.35	2.55		
2008	0.18	0.00	0.04				0.07	0.01	11.93	2.10		
2009	0.12	0.00	0.06				0.05	0.01	11.68	1.66		

9-1-3 续表4

年份	流行性出血热			狂犬病			钩端螺旋体病			布鲁氏菌病		
	发病率 1/10万	死亡率 1/10万	病死率 (%)	发病率 1/10万	死亡率 1/10万	病死率 (%)	发病率 1/10万	死亡率 1/10万	病死率 (%)	发病率 1/10万	死亡率 1/10万	病死率 (%)
1950												
1955				0.32	0.07	26.79				0.23	0.00	0.12
1960	0.10	0.01	6.12	0.03	0.02	46.61				0.33	0.00	0.55
1965	0.43	0.05	11.02	0.14	0.10	73.79	19.73	0.08	0.41	0.66	0.00	0.06
1970	0.41	0.05	11.46	0.18	0.13	72.05	11.14	0.09	0.85	0.99	0.00	0.02
1975	2.02	0.16	8.11	0.25	0.20	79.10	17.77	0.13	0.69			
1976	1.67	0.14	8.27	0.20	0.16	81.42	3.34	0.07	2.18			
1977	1.80	0.15	8.11	0.22	0.21	95.53	4.53	0.08	1.84			
1978	1.58	0.10	6.63	0.25	0.25	98.90	2.14	0.06	2.67	0.24	0.00	0.04
1979	2.19	0.15	6.87	0.45	0.44	98.05	2.84	0.08	2.93	0.10		
1980	3.12	0.20	6.43	0.69	0.68	99.66	3.67	0.09	2.35	0.17		
1981	4.26	0.24	5.64	0.71	0.71	99.87	4.33	0.10	2.36	0.11	0.00	0.09
1982	6.15	0.30	4.91	0.61	0.61	99.67	6.55	0.12	1.78	0.08	0.00	0.26
1983	8.40	0.30	3.55	0.53	0.52	99.72	6.33	0.12	1.93	0.11	0.00	0.00
1984	8.87	0.29	3.22	0.59	0.59	99.98	3.62	0.07	2.01	0.20	0.00	0.40
1985	10.02	0.30	3.00	0.40	0.40	99.98	2.57	0.05	2.04	0.09	0.00	0.00
1986	11.06	0.25	2.22	0.41	0.41	99.95	4.28	0.07	1.61	0.03	0.00	0.00
1987	6.14	0.14	2.28	0.54	0.54	100.00	12.69	0.12	0.96	0.07	0.00	0.53
1988	4.78	0.12	2.44	0.45	0.45	99.88	3.22	0.06	1.90	0.05	0.00	0.41
1989	3.66	0.10	2.65	0.47	0.47	99.98	3.09	0.06	1.94	0.09	0.00	0.10
1990	3.66	0.10	2.73	0.32	0.32	99.94	2.59	0.05	1.90	0.07	0.00	0.13
1991	4.32	0.12	2.68	0.18	0.18	99.81	2.57	0.05	2.06	0.07	0.00	0.49
1992	4.03	0.07	1.86	0.09	0.09	99.71	1.23	0.03	2.58	0.04	0.00	0.23
1993	3.94	0.06	1.57	0.04	0.04	99.80	2.53	0.07	2.61	0.03	0.00	0.00
1994	5.14	0.07	1.39	0.03	0.03	97.02	1.84	0.06	3.36	0.05	0.00	0.33
1995	5.30	0.05	1.00	0.02	0.02	97.42	1.10	0.03	2.93	0.07	0.00	0.00
1996	3.65	0.03	0.95	0.01	0.01	99.37	1.15	0.03	2.83	0.21	0.00	0.24
1997	3.60	0.04	1.00	0.02	0.02	98.20	0.87	0.03	3.96	0.11	0.00	0.08
1998	3.77	0.04	0.98	0.02	0.02	99.56	0.94	0.03	2.88	0.09	0.00	
1999	3.93	0.04	1.00	0.03	0.03	98.54	0.94	0.02	2.92	0.14	0.00	0.00
2000	3.05	0.03	0.94	0.04	0.04	98.61	0.32	0.01	3.46	0.17	0.00	0.05
2001	2.83	0.02	0.79	0.07	0.07	99.21	0.30	0.01	3.03	0.23	0.00	0.03
2002	2.46	0.02	0.71	0.09	0.09	97.31	0.19	0.01	3.30	0.41		
2003	1.68	0.01	0.76	0.15	0.15	97.20	0.13	0.00	3.33	0.48		
2004	1.93	0.02	1.01	0.20	0.20	100.00	0.11	0.00	3.96	0.88	0.00	0.03
2005	1.60	0.02	1.30	0.19	0.19	100.00	0.11	0.00	3.18	1.41	0.00	0.02
2006	1.15	0.01	1.15	0.25	0.25	98.05	0.05	0.00	2.55	1.45		
2007	0.84	0.01	1.31	0.25	0.25	100.00	0.07	0.00	3.80	1.50	0.00	0.01
2008	0.68	0.01	1.14	0.19	0.18	96.23	0.07	0.00	2.09	2.10		
2009	0.66	0.01	1.19	0.17	0.16	96.29	0.04	0.00	1.96	2.70		

9-1-3 续表5

年份	炭疽			斑疹伤寒			流行性乙型脑炎			黑热病		
	发病率 1/10万	死亡率 1/10万	病死率 (%)	发病率 1/10万	死亡率 1/10万	病死率 (%)	发病率 1/10万	死亡率 1/10万	病死率 (%)	发病率 1/10万	死亡率 1/10万	病死率 (%)
1950					0.11	9.26					0.01	2.03
1955	0.46	0.02	4.07	0.45	0.03	5.63	2.30	0.63	27.35	9.46	0.03	0.30
1960	0.21	0.02	7.65	2.08	0.02	0.85	2.18	0.36	16.44	0.23	0.00	0.27
1965	0.39	0.02	4.93	2.91	0.02	0.78	13.36	1.79	13.38	0.40	0.00	0.92
1970	0.23	0.01	3.27	0.50	0.00	0.95	18.02	2.15	11.94	0.30	0.00	0.41
1975	0.46	0.01	2.45	0.58	0.00	0.52	9.67	1.11	11.52	0.11	0.00	0.59
1976	0.36	0.01	1.83	0.48	0.00	0.68	7.50	0.79	10.55	0.05	0.00	0.20
1977	0.54	0.01	1.57	0.77	0.01	0.79	6.97	0.73	10.54	0.02	0.00	0.43
1978	0.54	0.01	1.58	0.83	0.01	1.02	5.39	0.59	11.01	0.01	0.00	1.01
1979	0.41	0.01	1.47	0.84	0.01	0.66	5.08	0.48	9.52	0.01		
1980	0.43	0.01	1.84	2.17	0.00	0.14	3.31	0.32	9.66	0.00		
1981	0.34	0.01	2.87	1.24	0.00	0.28	4.01	0.42	10.45	0.01		
1982	0.37	0.01	2.40	1.09	0.00	0.37	3.18	0.39	12.34	0.00		
1983	0.31	0.01	2.64	1.40	0.00	0.23	2.39	0.24	10.25	0.01	0.00	2.02
1984	0.30	0.01	2.96	1.28	0.00	0.08	2.56	0.23	9.01	0.01	0.00	2.65
1985	0.23	0.01	3.52	1.17	0.00	0.06	2.81	0.24	8.37	0.01	0.00	0.69
1986	0.23	0.01	3.85	0.90	0.00	0.15	1.73	0.15	8.68	0.02	0.00	0.79
1987	0.17	0.01	4.11	0.35	0.00	0.00	2.30	0.21	9.35	0.03	0.00	0.00
1988	0.22	0.01	4.40	0.54	0.00	0.11	2.33	0.20	8.38	0.00	0.00	2.59
1989	0.22	0.03	12.97	0.45	0.00	0.00	1.64	0.12	7.48	0.02	0.00	0.41
1990	0.21	0.01	4.86	0.31	0.00	0.17	3.43	0.24	6.90	0.02	0.00	1.56
1991	0.24	0.01	3.74	0.38	0.00	0.05	2.13	0.10	4.92	0.03	0.00	0.31
1992	0.15	0.01	5.30	0.33	0.00	0.03	1.73	0.06	3.72	0.02	0.00	0.78
1993	0.15	0.00	2.64	0.27	0.00	0.45	1.54	0.06	3.92	0.02	0.00	0.57
1994	0.11	0.00	2.69	0.33	0.00	0.10	1.59	0.07	4.17	0.01	0.00	0.00
1995	0.09	0.00	3.81	0.29	0.00	0.00	1.32	0.05	3.53	0.01	0.00	1.71
1996	0.09	0.00	5.44	0.25	0.00	0.00	0.87	0.03	3.68	0.01	0.00	0.00
1997	0.10	0.00	3.42	0.33	0.00	0.03	0.83	0.03	3.68	0.01	0.00	0.00
1998	0.10	0.00	3.92	0.45	0.00	0.07	1.00	0.04	4.08	0.01	0.00	
1999	0.05	0.00	1.60	0.48	0.00	0.03	0.69	0.03	4.07	0.01	0.00	0.62
2000	0.05	0.00	2.19	0.49	0.00	0.02	0.95	0.03	3.18	0.01	0.00	0.00
2001	0.06	0.00	2.43	0.48	0.00	0.18	0.77	0.02	2.51	0.01	0.00	0.00
2002	0.06	0.00	2.81	0.39	0.00	0.06	0.65	0.02	2.61	0.01	0.00	1.27
2003	0.04	0.00	1.66	0.30	0.00	0.05	0.58	0.03	4.66	0.01		
2004	0.05	0.00	1.15	0.32	0.00	0.02	0.42	0.02	3.69	0.02	0.00	0.00
2005	0.04	0.00	2.26				0.39	0.02	4.20			
2006	0.03	0.00	2.66				0.58	0.04	6.06			
2007	0.03	0.00	0.24				0.33	0.02	5.24			
2008	0.03	0.00	0.30				0.23	0.01	4.77			
2009	0.03	0.00	0.85				0.29	0.01	4.40			

9-1-3 续表6

年份	疟疾			登革热			新生儿破伤风			肺结核		
	发病率 1/10万	死亡率 1/10万	病死率 (%)	发病率 1/10万	死亡率 1/10万	病死率 (%)	发病率 (‰)	死亡率 (‰)	病死率 (%)	发病率 1/10万	死亡率 1/10万	病死率 (%)
1950		0.63	0.49									
1955	1027.73	0.95	0.09									
1960	1553.85	0.06	0.00									
1965	905.24	0.03	0.00									
1970	2961.10	0.03	0.00									
1975	763.14	0.02	0.00									
1976	454.70	0.01	2.18									
1977	443.69	0.01	0.00									
1978	325.37	0.01	0.00									
1979	246.43	0.01	0.00									
1980	337.83	0.01	0.02									
1981	307.13	0.01	0.00									
1982	203.38	0.01	0.00									
1983	135.60	0.00	0.00									
1984	88.12	0.00	0.00									
1985	54.39	0.00	0.01									
1986	34.69	0.00	0.01									
1987	19.84	0.00	0.02									
1988	12.44	0.01	0.04									
1989	12.56	0.01	0.04									
1990	10.56	0.00	0.03	0.03	0.00	0.00						
1991	8.88	0.00	0.04	0.08	0.00	0.33						
1992	6.40	0.00	0.07	0.00	0.00	0.00						
1993	5.05	0.00	0.03	0.03	0.00	0.25						
1994	5.29	0.00	0.07	0.00	0.00	0.00						
1995	4.19	0.00	0.07	0.58	0.00	0.00						
1996	3.08	0.00	0.07	0.00	0.00	0.00	25.16	3.19	12.69			
1997	2.87	0.00	0.13	0.05	0.00	0.00	21.56	2.89	13.41	39.21	0.07	0.20
1998	2.67	0.00	0.11	0.04	0.00		18.76	2.48	13.25	34.69	0.07	0.19
1999	2.39	0.01	0.23	0.15	0.00	0.00	20.79	4.09	19.66	41.72	0.07	0.17
2000	2.02	0.00	0.16	0.03	0.00	0.00	19.82	3.76	18.95	43.75	0.03	0.16
2001	2.15	0.00	0.11	0.03	0.00	0.27	16.65	2.60	15.61	44.89	0.03	0.17
2002	2.65	0.00	0.14	0.12			0.19	0.03	14.35	43.58	0.08	0.18
2003	3.00	0.00	0.14	0.01			0.18	0.03	14.51	52.36	0.08	0.16
2004	2.89	0.00	0.09	0.02	0.00	0.00	2.46	0.25	10.16	74.64	0.11	0.15
2005	3.03	0.00	0.11	0.00	0.00	2.50	0.19	0.02	11.08	96.31	0.26	0.27
2006	4.60	0.00	0.06	0.08			0.15	0.02	10.44	86.23	0.26	0.30
2007	3.55	0.00	0.03	0.04			0.13	0.01	9.80	88.55	0.28	0.32
2008	1.99	0.00	0.08	0.02			0.10	0.01	10.69	88.52	0.21	0.24
2009	1.06	0.00	0.07	0.02			0.08	0.01	9.70	81.09	0.28	0.35

9-1-3　续表7

年份	甲型H1N1流感			血吸虫病			人禽流感			传染性非典型肺炎		
	发病率 1/10万	死亡率 1/10万	病死率 (%)	发病率 1/10万	死亡率 1/10万	病死率 (%)	发病率 1/10万	死亡率 1/10万	病死率 (%)	发病率 1/10万	死亡率 1/10万	病死率 (%)
1950												
1955												
1960												
1965												
1970												
1975												
1976												
1977												
1978												
1979												
1980												
1981												
1982												
1983												
1984												
1985												
1986												
1987												
1988												
1989												
1990												
1991												
1992												
1993												
1994												
1995												
1996												
1997												
1998												
1999												
2000												
2001												
2002												
2003										0.40	0.03	6.55
2004										0.00	0.00	10.00
2005				0.24	0.00	0.06	0.00	0.00	71.43			
2006				0.23	0.00	0.10	0.00	0.00	66.67			
2007				0.21	0.00	0.04	0.00	0.00	50.00			
2008				0.22			0.00	0.00	100.00			
2009	9.17	0.05	0.54	0.27	0.00	0.06	0.00	0.00	57.14			

9-1-3 续表8

年份	天花			流行性感冒			回归热			森林脑炎			恙虫病		
	发病率 1/10万	死亡率 1/10万	病死率 (%)	发病率 1/10万	死亡率 1/10万	病死率 (%)	发病率 1/10万	死亡率 1/10万	病死率 (%)	发病率 1/10万	死亡率 1/10万	病死率 (%)	发病率 1/10万	死亡率 1/10万	病死率 (%)
1950	11.22	2.37	21.15				2.11	0.05	2.44						
1955	0.43	0.07	16.96				0.16	0.01	3.60						
1960	0.01	0.00	15.91	91.02	0.04	0.04	0.02	0.00	3.11	0.23	0.00	0.27	0.02	0.00	15.63
1965	0.00	0.00	66.67	559.59	0.19	0.03	0.02			0.40	0.00	0.92	0.01	0.00	5.56
1970				3133.35	0.71	0.02	0.01			0.30	0.00	0.41	0.00	0.00	7.69
1975				2689.53	0.54	0.02	0.06	0.00	2.79	0.10	0.00	0.63	0.01	0.00	14.95
1976				1552.72	0.31	0.02	0.09	0.00	1.26	0.05	0.00	0.21	0.01	0.00	5.36
1977				1937.28	0.14	0.01	0.21	0.00	0.05	0.02	0.00	0.43	0.00	0.00	16.67
1978				824.44	0.06	0.01	0.28	0.00	0.30	0.01	0.00	0.01	0.02	0.00	7.87
1979				799.01	0.04	0.01	0.17	0.00	0.43	0.00			0.06	0.01	9.74
1980				817.74	0.07	0.01	0.15	0.00	0.56	0.01	0.00	11.43	0.07	0.00	0.14
1981				591.74	0.04	0.01	0.17	0.00	1.37	0.02	0.00	6.74	0.09	0.00	0.23
1982				438.96	0.03	0.01	0.14	0.00	0.15	0.01	0.00	10.08	0.10	0.00	0.41
1983				455.88	0.05	0.01	0.10	0.00	0.21	0.02	0.00	10.99	0.10	0.00	0.41
1984				382.03	0.02	0.01	0.09	0.00	0.00	0.03	0.00	5.80	0.15	0.00	0.17
1985				328.96	0.03	0.01	0.05	0.00	0.00	0.03	0.00	5.55	0.15	0.00	0.37
1986				224.78	0.01	0.00	0.03	0.00	0.00	0.03	0.00	10.81	0.15	0.00	0.20
1987				140.49	0.02	0.02	0.01	0.00	0.81	0.02	0.00	8.33	0.21	0.00	0.13
1988				86.60	0.00	0.00	0.01	0.00	0.00	0.02	0.00	10.65	0.24	0.00	0.04
1989				43.74	0.00	0.01	0.00	0.00	0.00	0.01	0.00	9.68	0.23	0.00	0.12
1990															
1991															
1992															
1993															
1994															
1995															
1996															
1997															
1998															
1999															
2000															
2001															
2002															
2003															
2004															
2005															
2006															
2007															
2008															
2009															

9-1-4 2009年各地区甲乙类法定报告传染病发病率、死亡率及病死率

地区	总计			鼠疫			霍乱			病毒性肝炎合计		
	发病率 1/10万	死亡率 1/10万	病死率 (%)	发病率 1/10万	死亡率 1/10万	病死率 (%)	发病率 1/10万	死亡率 1/10万	病死率 (%)	发病率 1/10万	死亡率 1/10万	病死率 (%)
总 计	**263.52**	**1.12**	**0.42**	**0.00**	**0.00**	**25.00**	**0.01**			**107.30**	**0.08**	**0.07**
北 京	339.89	1.55	0.45				0.03			35.71	0.86	2.40
天 津	186.96	0.48	0.25				0.03			27.45	0.00	
河 北	204.71	0.45	0.22				0.00			91.39	0.03	0.03
山 西	281.46	0.48	0.17				0.00			145.44	0.02	0.02
内蒙古	358.11	0.48	0.14				0.00			155.30	0.05	0.03
辽 宁	215.84	0.51	0.24				0.00			89.03	0.03	0.03
吉 林	258.48	0.47	0.18				0.00			98.86	0.04	0.04
黑龙江	243.33	0.84	0.35				0.00			72.92	0.12	0.16
上 海	221.26	0.98	0.44				0.02			38.26	0.17	0.46
江 苏	164.65	0.54	0.33				0.00			32.11	0.05	0.15
浙 江	324.60	0.63	0.20				0.06			82.41	0.01	0.02
安 徽	195.43	0.59	0.30				0.01			63.87	0.06	0.09
福 建	320.16	0.63	0.20				0.01			169.67	0.10	0.06
江 西	239.06	0.78	0.33				0.00			92.66	0.12	0.13
山 东	115.69	0.43	0.37				0.00			41.29	0.04	0.10
河 南	330.62	2.42	0.73				0.00			198.72	0.08	0.04
湖 北	314.03	0.88	0.28				0.00			160.17	0.11	0.07
湖 南	231.94	1.26	0.54				0.00			76.62	0.05	0.06
广 东	350.01	1.21	0.35				0.00			157.96	0.14	0.09
广 西	333.75	3.75	1.12				0.00			110.61	0.07	0.06
海 南	268.81	1.28	0.47				0.00			92.20	0.00	
重 庆	272.39	1.48	0.54				0.00			89.34	0.04	0.04
四 川	239.49	1.07	0.45				0.01			93.02	0.07	0.07
贵 州	338.53	2.15	0.63				0.00			114.21	0.05	0.05
云 南	188.50	2.71	1.44				0.04			66.32	0.04	0.07
西 藏	296.28	0.98	0.33				0.00			31.15	0.00	
陕 西	243.62	0.43	0.18				0.00			101.35	0.06	0.06
甘 肃	478.33	0.70	0.15				0.00			277.50	0.04	0.01
青 海	648.47	0.90	0.14	0.22	0.05	25.00	0.00			461.81	0.27	0.06
宁 夏	317.41	0.38	0.12				0.00			138.11	0.03	0.02
新 疆	599.49	2.54	0.42				0.00			264.89	0.15	0.06

9-1-4 续表1

地区	其											
	甲型肝炎			乙型肝炎			丙型肝炎			戊型肝炎		
	发病率 1/10万	死亡率 1/10万	病死率 (%)	发病率 1/10万	死亡率 1/10万	病死率 (%)	发病率 1/10万	死亡率 1/10万	病死率 (%)	发病率 1/10万	死亡率 1/10万	病死率 (%)
总计	**3.30**	**0.00**	**0.05**	**88.82**	**0.06**	**0.07**	**9.93**	**0.01**	**0.11**	**1.53**	**0.00**	**0.12**
北京	0.92			22.54	0.78	3.45	8.83	0.06	0.74	2.32	0.01	0.51
天津	0.31			20.59			3.38			1.42		
河北	1.13			82.00	0.02	0.03	5.47	0.00	0.03	1.16	0.00	0.12
山西	2.14			125.34	0.02	0.01	13.82	0.01	0.04	0.38		
内蒙古	2.00			132.48	0.03	0.03	19.04	0.01	0.04	0.31		
辽宁	3.36			64.52	0.02	0.03	12.92	0.01	0.05	2.88	0.00	0.08
吉林	1.64			65.18	0.03	0.04	26.74	0.01	0.04	1.05		
黑龙江	1.03	0.01	0.51	52.92	0.10	0.19	13.84	0.01	0.09	1.39		
上海	1.29	0.02	1.23	30.20	0.13	0.42	1.80	0.01	0.29	2.69	0.03	0.98
江苏	1.83			18.60	0.04	0.19	2.35	0.00	0.11	4.22	0.01	0.15
浙江	2.11			64.83	0.01	0.01	3.78	0.00	0.05	3.73	0.00	0.05
安徽	1.74	0.00	0.19	52.58	0.05	0.09	3.47	0.00	0.14	2.27		
福建	2.99	0.00	0.09	144.92	0.08	0.06	4.91	0.01	0.11	1.83		
江西	3.03			81.33	0.10	0.13	3.14	0.01	0.29	1.07		
山东	0.55	0.00	0.19	35.65	0.03	0.09	1.57	0.00	0.14	1.27	0.00	0.17
河南	4.28			168.34	0.06	0.03	24.21	0.02	0.10	0.42	0.00	0.25
湖北	3.29	0.00	0.11	139.63	0.09	0.07	8.40	0.01	0.08	2.82	0.00	0.12
湖南	1.96	0.00	0.16	63.72	0.04	0.06	7.08	0.01	0.09	0.71		
广东	1.85	0.00	0.11	137.10	0.11	0.08	13.19	0.02	0.14	2.39	0.00	0.09
广西	2.92			85.21	0.04	0.04	16.89	0.03	0.17	1.27	0.00	0.16
海南	2.99			73.35			7.52			0.43		
重庆	5.35			74.10	0.04	0.05	5.80			0.59		
四川	5.84	0.00	0.04	77.10	0.05	0.07	5.73	0.01	0.17	0.65	0.00	0.19
贵州	9.62	0.00	0.03	94.88	0.03	0.03	6.43	0.02	0.29	0.35		
云南	8.65	0.00	0.03	45.75	0.02	0.05	9.59	0.01	0.14	1.15		
西藏	14.04			15.64			0.49			0.24		
陕西	2.62			85.68	0.04	0.05	10.12	0.01	0.08	0.41		
甘肃	12.15	0.00	0.03	237.04	0.03	0.01	25.17	0.00	0.02	0.29		
青海	11.71			413.29	0.25	0.06	33.47	0.02	0.05	0.70		
宁夏	17.17			112.19	0.03	0.03	5.42			0.50		
新疆	8.88	0.00	0.05	211.91	0.09	0.04	40.02	0.05	0.13	1.02		

9-1-4 续表2

地区	中 未分型肝炎			痢疾			伤寒副伤寒			艾滋病		
	发病率 1/10万	死亡率 1/10万	病死率 (%)	发病率 1/10万	死亡率 1/10万	病死率 (%)	发病率 1/10万	死亡率 1/10万	病死率 (%)	发病率 1/10万	死亡率 1/10万	病死率 (%)
总计	**3.72**	**0.00**	**0.08**	**20.45**	**0.00**	**0.01**	**1.28**	**0.00**	**0.05**	**1.00**	**0.50**	**49.66**
北京	1.10			143.01	0.01	0.01	0.11			0.60	0.11	17.82
天津	1.75			86.33			0.09			0.33	0.12	35.90
河北	1.62		0.09	27.78	0.00	0.01	0.39			0.11	0.06	57.69
山西	3.76			16.93			0.71			0.30	0.19	62.75
内蒙古	1.47		0.28	10.91	0.00	0.04	0.10			0.05	0.07	133.33
辽宁	5.36			17.75	0.00	0.01	0.70			0.17	0.06	36.00
吉林	4.24			14.09			0.03			0.26	0.10	38.03
黑龙江	3.74		0.07	15.02	0.01	0.07	0.09			0.17	0.07	40.63
上海	2.29			7.05			0.27			0.83	0.11	13.46
江苏	5.12	0.01	0.10	10.00			0.57			0.27	0.09	34.95
浙江	7.96		0.05	13.94			1.70	0.00	0.11	0.48	0.13	27.76
安徽	3.82			15.93			0.32			0.37	0.19	52.23
福建	15.02	0.01	0.05	4.64			1.17			0.50	0.22	44.51
江西	4.09	0.01	0.17	19.53			0.87			0.36	0.23	64.33
山东	2.26		0.19	10.50	0.00	0.02	0.06			0.11	0.05	43.14
河南	1.47		0.07	16.24			0.15			1.96	1.84	93.84
湖北	6.03		0.06	22.51	0.00	0.01	0.97			0.51	0.36	69.86
湖南	3.15		0.05	17.81	0.00	0.02	1.99			0.85	0.48	56.30
广东	3.43	0.01	0.21	7.42			1.83			1.30	0.45	35.08
广西	4.33		0.10	17.19	0.01	0.04	2.76	0.01	0.23	7.31	2.27	31.11
海南	7.92			13.86			0.25			0.39	0.33	84.85
重庆	3.49			34.64	0.01	0.02	0.95			1.06	0.55	52.16
四川	3.70		0.07	22.37	0.00	0.02	0.42	0.00	0.29	1.06	0.53	49.60
贵州	2.94			30.88	0.01	0.03	4.34	0.00	0.06	0.63	0.49	78.15
云南	1.18		0.37	16.59	0.00	0.01	11.77	0.00	0.04	4.49	2.10	46.91
西藏	0.73			66.45			0.00			0.10	0.03	33.33
陕西	2.53	0.01	0.32	27.16	0.01	0.04	0.09			0.22	0.11	51.85
甘肃	2.86			52.81	0.02	0.04	0.31			0.15	0.07	48.72
青海	2.63			20.67			0.13			0.20	0.04	18.18
宁夏	2.84			48.15			0.12			0.17	0.08	50.00
新疆	3.06		0.15	58.45	0.00	0.01	3.86	0.00	0.12	1.91	1.20	62.81

9-1-4 续表3

地区	淋病			梅毒			脊髓灰质炎			麻疹		
	发病率 1/10万	死亡率 1/10万	病死率 (%)	发病率 1/10万	死亡率 1/10万	病死率 (%)	发病率 1/10万	死亡率 1/10万	病死率 (%)	发病率 1/10万	死亡率 1/10万	病死率 (%)
总 计	**9.02**			**23.07**	**0.00**	**0.02**				**3.95**	**0.00**	**0.07**
北 京	11.40			23.61	0.01	0.05				6.52		
天 津	3.98			27.09						1.60		
河 北	1.33			3.22						4.81	0.00	0.03
山 西	3.60			17.45	0.01	0.07				1.26		
内蒙古	6.65			18.40						6.03		
辽 宁	5.36			21.49						7.16	0.00	0.06
吉 林	7.06			17.60						8.79	0.00	0.04
黑龙江	4.51			18.40	0.01	0.06				2.22	0.00	0.12
上 海	35.04			79.98	0.01	0.01				4.45		
江 苏	14.23			32.10	0.00	0.01				6.69		
浙 江	38.55			84.26						3.14		
安 徽	5.74			13.53	0.00	0.01				6.87	0.00	0.02
福 建	15.36			45.39	0.01	0.01				0.28	0.01	1.98
江 西	7.78			12.29	0.00	0.04				3.22		
山 东	2.83			5.80						2.34	0.00	0.18
河 南	2.39			10.25	0.01	0.05				9.76	0.01	0.13
湖 北	5.25			13.85						7.01	0.01	0.07
湖 南	4.52			16.73	0.01	0.05				5.93	0.01	0.21
广 东	20.53			37.09	0.01	0.03				2.22	0.00	0.05
广 西	18.21			63.02	0.00	0.00				0.23		
海 南	8.47			24.12						0.05		
重 庆	10.61			25.38	0.01	0.03				3.03	0.01	0.23
四 川	7.28			18.40	0.01	0.04				0.59		
贵 州	4.02			12.25	0.01	0.09				0.72		
云 南	4.00			9.42	0.00	0.05				1.45		
西 藏	2.09			1.43						1.64	0.03	2.13
陕 西	4.46			9.62						0.79		
甘 肃	3.27			11.43						3.03		
青 海	3.95			23.63						6.84		
宁 夏	13.67			18.07						10.85		
新 疆	9.63			49.57	0.04	0.09				1.85		

9-1-4 续表4

地区	百日咳			白喉			流行性脑脊髓膜炎			猩红热		
	发病率 1/10万	死亡率 1/10万	病死率 (%)	发病率 1/10万	死亡率 1/10万	病死率 (%)	发病率 1/10万	死亡率 1/10万	病死率 (%)	发病率 1/10万	死亡率 1/10万	病死率 (%)
总 计	**0.12**	**0.00**	**0.06**				**0.05**	**0.01**	**11.68**	**1.66**		
北 京	0.04						0.09	0.01	12.50	7.04		
天 津	0.16						0.03			4.23		
河 北	0.59						0.04	0.01	21.43	1.56		
山 西	0.09						0.03	0.01	22.22	3.93		
内蒙古	0.01						0.04	0.01	30.00	4.72		
辽 宁	0.02						0.05	0.01	23.81	7.17		
吉 林	0.06	0.00	5.88				0.03	0.01	22.22	4.34		
黑龙江	0.07						0.03	0.01	36.36	6.91		
上 海	0.00						0.03	0.01	20.00	2.31		
江 苏	0.06						0.03	0.00	4.55	1.10		
浙 江	0.11						0.05	0.01	16.67	1.27		
安 徽	0.14						0.22	0.01	2.94	0.37		
福 建	0.04						0.00			0.45		
江 西	0.03						0.03	0.00	8.33	0.03		
山 东	0.13						0.02			1.26		
河 南	0.02						0.03	0.00	8.00	0.56		
湖 北	0.05						0.04	0.01	18.18	0.34		
湖 南	0.09						0.03	0.01	31.25	0.22		
广 东	0.02						0.01			0.27		
广 西	0.01						0.01	0.00	33.33	0.24		
海 南	0.00						0.00			0.00		
重 庆	0.05						0.05	0.01	15.38	0.51		
四 川	0.34						0.02	0.00	18.75	1.05		
贵 州	0.17						0.12	0.02	15.22	0.88		
云 南	0.11						0.04	0.00	6.25	1.20		
西 藏	0.00						0.03			2.20		
陕 西	0.07						0.03	0.00	8.33	1.81		
甘 肃	0.25						0.01			2.69		
青 海	0.11						0.09	0.02	20.00	2.22		
宁 夏	0.08						0.08			8.37		
新 疆	0.58						0.52	0.05	9.09	5.43		

9-1-4　续表5

地　区	流行性出血热			狂犬病			钩端螺旋体病			布鲁氏菌病		
	发病率 1/10万	死亡率 1/10万	病死率 (%)	发病率 1/10万	死亡率 1/10万	病死率 (%)	发病率 1/10万	死亡率 1/10万	病死率 (%)	发病率 1/10万	死亡率 1/10万	病死率 (%)
总 计	**0.66**	**0.01**	**1.19**	**0.17**	**0.16**	**96.29**	**0.04**	**0.00**	**1.96**	**2.70**		
北　京	0.07			0.02	0.02	100.00				0.10		
天　津	0.16			0.09	0.09	100.00				0.20		
河　北	0.32	0.00	0.45	0.19	0.14	72.59				4.60		
山　西	0.09	0.01	10.34	0.08	0.07	89.29				13.98		
内蒙古	0.58			0.02	0.02	100.00				68.57		
辽　宁	1.67	0.01	0.69							1.18		
吉　林	3.33	0.04	1.10							12.63		
黑龙江	4.45	0.04	0.94							12.35		
上　海	0.02			0.02	0.02	100.00				0.00		
江　苏	0.36	0.01	3.61	0.08	0.08	100.00	0.00			0.01		
浙　江	0.84	0.01	0.70	0.06	0.06	100.00	0.01			0.07		
安　徽	0.18	0.00	0.90	0.09	0.09	98.18	0.04			0.01		
福　建	0.56	0.00	0.49	0.03	0.03	100.00	0.09			0.01		
江　西	0.78	0.02	2.05	0.14	0.13	98.33	0.10	0.00	2.17	0.00		
山　东	0.98	0.02	1.63	0.10	0.10	102.17	0.00			0.17		
河　南	0.17	0.00	1.24	0.11	0.10	90.74	0.00			0.75		
湖　北	0.44	0.01	3.20	0.21	0.21	100.00	0.03	0.00	5.88	0.00		
湖　南	0.76	0.01	1.66	0.31	0.31	99.50	0.05	0.00	3.03	0.00		
广　东	0.21	0.00	0.49	0.35	0.34	98.18	0.05	0.00	2.00	0.03		
广　西	0.01			0.67	0.67	100.00	0.11	0.01	5.66	0.00		
海　南				0.54	0.54	100.00	0.05			0.00		
重　庆	0.06	0.00	6.25	0.44	0.42	96.00	0.08			0.01		
四　川	0.08	0.00	1.59	0.12	0.12	94.12	0.21	0.00	1.79	0.00		
贵　州	0.22	0.01	2.38	0.69	0.66	95.44	0.04	0.00	6.67	0.01		
云　南	0.03	0.00	6.67	0.16	0.16	98.63	0.19	0.00		0.03		
西　藏										0.03		
陕　西	3.73	0.02	0.50	0.07	0.07	100.00	0.01			2.42		
甘　肃	0.05	0.00	7.14	0.00						0.32		
青　海										0.00		
宁　夏										2.59		
新　疆	0.01									2.07		

9-1-4 续表6

地区	炭疽			流行性乙型脑炎			肺结核			疟疾		
	发病率 1/10万	死亡率 1/10万	病死率 (%)	发病率 1/10万	死亡率 1/10万	病死率 (%)	发病率 1/10万	死亡率 1/10万	病死率 (%)	发病率 1/10万	死亡率 1/10万	病死率 (%)
总计	**0.03**	**0.00**	**0.85**	**0.29**	**0.01**	**4.40**	**81.09**	**0.28**	**0.35**	**1.06**	**0.00**	**0.07**
北京				0.00			47.37	0.12	0.26	0.17		
天津				0.00			26.91	0.16	0.60	0.03		
河北	0.00			0.02	0.00	15.38	63.06	0.10	0.15	0.06		
山西	0.00			0.16	0.02	13.21	71.06	0.10	0.14	0.02		
内蒙古	0.06			0.00			82.05	0.28	0.34	0.02		
辽宁				0.00			58.95	0.33	0.55	0.08	0.00	2.86
吉林				0.00			87.39	0.22	0.25	0.04		
黑龙江				0.01			101.14	0.52	0.51	0.02		
上海				0.07	0.01	7.69	35.69	0.61	1.72	0.31		
江苏				0.08	0.00	4.69	58.12	0.25	0.43	0.44	0.00	0.29
浙江				0.21	0.01	2.75	71.41	0.31	0.43	0.43	0.00	0.45
安徽				0.35	0.01	2.82	72.15	0.22	0.31	9.65	0.00	0.02
福建				0.12	0.00	2.22	68.01	0.21	0.32	0.18		
江西				0.12	0.01	9.26	95.33	0.22	0.23	0.04		
山东				0.14	0.01	5.34	45.77	0.16	0.35	0.12		
河南				0.81	0.04	4.97	82.48	0.28	0.34	1.71	0.00	0.06
湖北				0.22	0.01	3.94	90.70	0.15	0.17	1.25		
湖南	0.00			0.27	0.01	2.94	92.87	0.31	0.34	0.16		
广东				0.08	0.00	3.70	109.70	0.20	0.18	0.09	0.00	1.20
广西	0.02			0.25	0.01	5.88	102.47	0.65	0.63	0.11		
海南				0.13			110.13	0.41	0.37	8.02		
重庆				0.75	0.01	1.41	96.90	0.41	0.42	0.17		
四川	0.18	0.00	0.68	0.43	0.02	4.29	86.77	0.28	0.33	0.23	0.00	0.54
贵州	0.07	0.00	3.70	1.67	0.09	5.53	159.59	0.69	0.43	2.28		
云南	0.06			1.16	0.04	3.80	59.29	0.28	0.46	6.01	0.00	0.07
西藏	0.31			0.03			118.30	0.87	0.74	1.50		
陕西	0.01			0.43	0.01	1.23	75.84	0.10	0.13	0.17		
甘肃	0.18	0.00	2.17	0.21	0.02	7.41	111.22	0.43	0.39	0.16	0.00	2.33
青海	0.31						92.75	0.38	0.41	0.02		
宁夏	0.10						57.04	0.17	0.29	0.00		
新疆	0.20			0.01			186.35	0.99	0.53	0.03		

9-1-4 续表7

地区	登革热			血吸虫			新生儿破伤风			人禽流感			甲型H1N1流感		
	发病率 1/10万	死亡率 1/10万	病死率 (%)	发病率 1/10万	死亡率 1/10万	病死率 (%)	发病率 (‰)	死亡率 (‰)	病死率 (%)	发病率 1/10万	死亡率 1/10万	病死率 (%)	发病率 1/10万	死亡率 1/10万	病死率 (%)
总　计	**0.02**			**0.27**	**0.00**	**0.06**	**0.08**	**0.01**	**9.70**	**0.00**	**0.00**	**57.14**	**9.17**	**0.05**	**0.54**
北　京	0.02			0.03									63.98	0.41	0.64
天　津													8.25	0.10	1.24
河　北							0.01	0.00	7.69				5.24	0.10	1.91
山　西							0.00			0.00			6.35	0.06	0.88
内蒙古							0.01						4.57	0.06	1.27
辽　宁	0.00						0.00						5.05	0.06	1.19
吉　林							0.01						3.96	0.07	1.66
黑龙江							0.00	0.00	100.00				5.03	0.06	1.19
上　海	0.01			0.01			0.03	0.01	25.00				16.90	0.04	0.22
江　苏	0.00			0.01			0.03	0.01	19.23				8.35	0.04	0.44
浙　江	0.40			0.03			0.31	0.02	7.94				24.80	0.06	0.26
安　徽	0.00			0.13			0.03	0.00	13.64				5.43	0.01	0.18
福　建	0.03						0.11	0.01	8.33				13.45	0.04	0.27
江　西				0.08			0.04	0.00	4.55				5.63	0.04	0.77
山　东							0.01	0.00	13.33	0.00	0.00	100.00	4.08	0.05	1.28
河　南				0.00			0.03	0.00	5.13				4.46	0.04	1.00
湖　北	0.01			5.35	0.00	0.07	0.01						5.11	0.01	0.21
湖　南	0.00			0.31			0.02	0.00	5.56	0.00			12.40	0.05	0.44
广　东	0.02			0.04			0.24	0.02	6.64				10.49	0.04	0.36
广　西	0.05						0.19	0.01	6.12	0.00	0.00	100.00	10.16	0.02	0.25
海　南	0.01						0.31						10.12		
重　庆	0.02						0.05	0.01	18.75				8.30	0.01	0.08
四　川				0.07			0.05	0.01	13.46				6.80	0.03	0.38
贵　州							0.41	0.07	17.51	0.01	0.00	50.00	5.17	0.00	0.05
云　南	0.05			0.04			0.19	0.02	12.30				5.80	0.04	0.61
西　藏													71.01	0.03	0.05
陕　西	0.00			0.01			0.02	0.00	18.18				15.32	0.05	0.35
甘　肃							0.13	0.01	8.51				14.57	0.10	0.68
青　海	0.02						0.03	0.01	50.00				35.49	0.13	0.36
宁　夏							0.12						19.83	0.10	0.50
新　疆				0.02			0.15	0.01	6.38	0.00	0.00	100.00	13.91	0.08	0.57

9-2 1岁儿童国家免疫规划接种率（%）

年份	卡介苗(BCG)	百白破(DPT)	骨髓灰质炎疫苗(OPV)	麻疹疫苗(MV)
1990	99.0	97.0	98.0	98.0
1995	92.0	92.0	94.0	93.0
1999	97.2	92.0	92.7	93.6
2000	97.8	97.9	98.0	97.4
2001	97.6	98.3	98.3	97.7
2002	98.0	98.2	98.4	97.9
2003	98.0	98.2	98.1	97.9
2004	98.8	98.9	98.9	98.5
2006	99.2	99.0	99.0	98.6
2007	99.0	99.0	99.1	98.6

9-3-1 2002年我国居民高血压患病率（%）

分组	合计	城市			农村				
		小计	大	中小	小计	一类	二类	三类	四类
合计	18.8	19.3	20.4	18.8	18.6	21.0	19.0	20.2	12.6
男性	20.2	21.8	23.4	21.1	19.6	21.9	20.5	19.9	13.1
女性	18.0	17.9	18.9	17.5	18.0	20.7	18.0	20.8	12.4
18～44岁小计	9.1	9.4	10.2	9.0	9.0	9.7	9.7	10.5	4.8
男性	12.7	14.5	16.2	13.7	12.0	13.2	13.1	12.7	6.4
女性	6.7	6.1	6.2	6.0	6.9	7.4	7.3	9.0	3.6
45～59岁小计	29.3	32.8	33.3	32.6	28.0	31.4	27.7	32.1	21.0
男性	28.6	33.1	34.4	32.6	26.9	29.9	27.0	29.0	20.3
女性	30.0	32.6	32.5	32.6	29.1	32.8	28.4	34.8	21.6
60岁及以上小计	49.1	54.4	57.1	53.2	47.2	52.4	47.0	49.8	37.7
男性	48.1	54.0	56.6	52.8	46.0	49.9	47.0	44.6	37.2
女性	50.2	54.9	57.6	53.6	48.4	55.0	47.0	55.4	38.1

9-3-2 2002年我国居民高血压治疗率（%）

分组	合计	城市			农村				
		小计	大	中小	小计	一类	二类	三类	四类
合计	24.7	35.1	39.9	28.2	17.4	19.9	14.7	21.5	9.3
男性	21.6	31.2	35.9	24.6	14.7	17.8	11.7	17.3	9.6
女性	27.7	38.8	43.7	31.7	19.8	21.9	17.7	25.0	9.0
18～44岁小计	9.1	11.8	14.3	9.3	7.9	6.3	6.6	12.0	4.1
男性	6.9	9.7	12.2	7.2	5.4	4.5	4.8	8.2	2.8
女性	12.0	15.0	18.0	12.3	10.8	8.6	8.9	15.8	5.8
45～59岁小计	25.0	34.1	38.4	28.7	19.4	20.9	17.1	24.3	10.7
男性	20.6	28.6	31.9	24.4	15.7	17.5	13.6	18.3	10.9
女性	28.5	38.5	43.7	32.0	22.3	23.8	20.2	28.6	10.5
60岁及以上小计	32.2	43.1	47.1	36.2	21.3	26.0	18.1	25.5	10.5
男性	31.0	41.5	45.9	34.0	20.7	26.2	15.6	24.1	12.4
女性	33.3	44.7	48.1	38.3	21.9	25.7	20.7	26.8	8.8

9-4-1 前十位恶性肿瘤死亡率（合计）

顺位	2004～2005		1990～1992		1973～1975	
	疾病名称	死亡率(1/10万)	疾病名称	死亡率(1/10万)	疾病名称	死亡率(1/10万)
1	肺癌	30.83	胃癌	25.16	胃癌	19.54
2	肝癌	26.26	肝癌	20.37	食管癌	18.83
3	胃癌	24.71	肺癌	17.54	肝癌	12.54
4	食管癌	15.21	食管癌	17.38	肺癌	7.09
5	结直肠癌	7.25	结直肠癌	5.30	子宫颈癌	5.23
6	白血病	3.84	白血病	3.64	结直肠癌	4.60
7	脑瘤	3.13	子宫颈癌	1.89	白血病	2.72
8	女性乳腺癌	2.90	鼻咽癌	1.74	鼻咽癌	2.32
9	胰腺癌	2.62	女性乳腺癌	1.72	女性乳腺癌	1.65
10	骨癌	1.70				
	恶性肿瘤总计	134.80	恶性肿瘤总计	108.26	恶性肿瘤总计	83.65

资料来源：1973～1975、1990～1992、2004～2005年中国恶性肿瘤死亡抽样回顾调查。以下4表同。

9-4-2 前十位恶性肿瘤死亡率（男）

顺位	2004～2005		1990～1992		1973～1975	
	疾病名称	死亡率(1/10万)	疾病名称	死亡率(1/10万)	疾病名称	死亡率(1/10万)
1	肺癌	41.34	胃癌	32.84	胃癌	25.12
2	肝癌	37.54	肝癌	29.01	食管癌	23.34
3	胃癌	32.46	肺癌	24.03	肝癌	17.60
4	食管癌	20.65	食管癌	22.14	肺癌	9.28
5	结直肠癌	8.19	结直肠癌	5.76	结直肠癌	4.85
6	白血病	4.27	白血病	3.96	白血病	3.00
7	脑瘤	3.50	鼻咽癌	2.34	鼻咽癌	2.94
8	胰腺癌	2.94				
9	膀胱癌	2.13				
10	鼻咽癌	2.05				
	恶性肿瘤总计	169.19	恶性肿瘤总计	134.91	恶性肿瘤总计	96.31

9-4-3 前十位恶性肿瘤死亡率（女）

顺位	2004～2005		1990～1992		1973～1975	
	疾病名称	死亡率(1/10万)	疾病名称	死亡率(1/10万)	疾病名称	死亡率(1/10万)
1	肺癌	19.84	胃癌	17.02	食管癌	14.11
2	胃癌	16.59	食管癌	12.34	胃癌	13.72
3	肝癌	14.44	肝癌	11.21	子宫颈癌	10.70
4	食管癌	9.51	肺癌	10.66	肝癌	7.26
5	结直肠癌	6.26	结直肠癌	4.82	肺癌	4.79
6	女性乳腺癌	5.90	子宫颈癌	3.89	结直肠癌	4.33
7	白血病	3.41	女性乳腺癌	3.53	女性乳腺癌	3.37
8	宫颈癌	2.86	白血病	3.30	白血病	2.42
9	脑瘤	2.74	鼻咽癌	1.10	鼻咽癌	1.67
10	子宫癌	2.71				
	恶性肿瘤总计	98.97	恶性肿瘤总计	80.04	恶性肿瘤总计	70.43

9-4-4　前十位恶性肿瘤死亡率（城市）

顺位	2004～2005		1990～1992		1973～1975	
	疾病名称	死亡率（1/10万）	疾病名称	死亡率（1/10万）	疾病名称	死亡率（1/10万）
1	肺癌	40.98	肺癌	27.50	胃癌	20.19
2	肝癌	24.93	肝癌	19.50	肝癌	14.05
3	胃癌	22.97	胃癌	19.44	食管癌	13.59
4	食管癌	10.97	食管癌	9.62	肺癌	12.61
5	结直肠癌	9.78	结直肠癌	6.98	子宫颈癌	5.81
6	胰腺癌	4.44	白血病	3.66	结直肠癌	5.29
7	白血病	4.17	女性乳腺癌	2.56	白血病	3.17
8	女性乳腺癌	3.98	鼻咽癌	1.93	鼻咽癌	2.60
9	脑瘤	3.27	子宫颈癌	1.58	女性乳腺癌	2.17
10	胆囊癌	2.13				
	恶性肿瘤总计	146.57	恶性肿瘤总计		恶性肿瘤总计	91.80

9-4-5　前十位恶性肿瘤死亡率（农村）

顺位	2004～2005		1990～1992		1973～1975	
	疾病名称	死亡率（1/10万）	疾病名称	死亡率（1/10万）	疾病名称	死亡率（1/10万）
1	肝癌	26.93	胃癌	27.16	食管癌	20.81
2	肺癌	25.71	肝癌	20.67	胃癌	19.18
3	胃癌	25.58	食管癌	20.10	肝癌	12.02
4	食管癌	17.34	肺癌	14.05	肺癌	5.13
5	结直肠癌	5.96	结直肠癌	4.72	子宫颈癌	5.05
6	白血病	3.68	白血病	3.63	结直肠癌	4.35
7	脑瘤	2.80	子宫颈癌	2.00	白血病	2.55
8	女性乳腺癌	2.35	鼻咽癌	1.67	鼻咽癌	2.22
9	胰腺癌	1.70	女性乳腺癌	1.42	女性乳腺癌	1.45
10	骨癌	1.61				
	恶性肿瘤总计	128.63	恶性肿瘤总计	106.76		80.79

9-5-1 2009年血吸虫病防治情况

地区	流行县数(个)	流行乡数(个)	流行村人口数(万人)	达到传播控制标准县数(个)	达到传播阻断标准县数(个)	未达控制标准县数(个)	现有病人数(万人)	其中:晚期病人数(人)	急性血吸虫病感染人数(人)	治疗及扩大化疗人数(万人)
总计	**454**	**3540**	**6763.2**	**100**	**265**	**89**	**365770**	**28820**	**75**	**294.3**
上海	9	80	321.0		9					0.0
江苏	71	507	1262.4	10	53	8	2359	2126	2	0.8
浙江	55	480	962.7		55		1154	1154	1	0.3
安徽	50	361	689.6	6	17	27	34791	6286	25	21.1
福建	16	76	81.3		16					
江西	39	314	484.4	8	20	11	89554	6479	13	31.5
湖北	63	522	983.6	19	21	23	136142	4787	9	94.2
湖南	38	357	636.8	14	4	20	94811	5409	24	49.2
广东	13	32	30.2		13					
广西	19	73	104.3		19				1	0.0
四川	63	663	1034.5	36	27		5208	1767		68.9
云南	18	75	172.5	7	11		1751	812		28.2

9-5-2 2009年血吸虫病查灭螺情况

地区	实际钉螺情况			年内查螺情况					灭螺总面积(万平方米)	环改灭螺面积(万平方米)
	有螺乡数(个)	有螺村数(个)	实有钉螺面积(万平方米)	年内查螺乡数(个)	年内查出有螺乡数(个)	年内查出有螺村数(个)	查出钉螺面积(万平方米)	内:新发现有螺面积(万平方米)		
总计	**1574**	**8012**	**372359**	**3042**	**1478**	**7529**	**144568**	**879**	**74062**	**5798.5**
上海	8	16	1	54	8	16	1		1	
江苏	103	253	4471	503	77	188	1184	39	3776	401.4
浙江	89	314	96	439	89	314	90		92	14.6
安徽	209	974	29522	279	205	922	20351	839	4816	136.6
福建	12	19	3	39	12	19	3		3	0.1
江西	144	610	80516	206	125	412	22593		8584	1044.9
湖北	361	2603	76667	484	349	2577	54875		22145	2612.5
湖南	220	847	176317	336	198	775	41140	1	13056	1082.7
广东				17						
广西	2	2	6	73	2	2	6		29	0.5
四川	373	2139	2815	556	360	2069	2847		19572	505.4
云南	53	235	1944	73	53	235	1478		1988	

9-6-1 2009年克山病防治情况

地区	病区县		病区乡镇		已控制县数(个)	现症病人数(人)		年内死亡(人)
	个数	人口数(万人)	个数	人口数(万人)		潜在型	慢型	
总　计	**327**	**13287.7**	**2850**	**6084.1**	**257**	**29814**	**10274**	**494**
河　北	11	346.4	76	103.0	11	5142	650	
山　西	11	120.7	21	25.7	11	820	46	6
内蒙古	12	430.5	60	183.9	8	12746	4615	111
辽　宁	4	130.8	46	101.7	4	629	83	
吉　林	37	1271.5	315	802.1	37	3410	1908	268
黑龙江	67	2454.7	364	773.7	47	339	396	8
山　东	19	1631.5	175	912.0	19	547	497	1
河　南	3	156.0	20	46.7	3	458	45	1
湖　北	1	86.9	1	13.3		70	9	
四　川	53	2408.4	942	1040.2	53	347	209	2
贵　州	1	112.2	6	24.2		162	2	
云　南	42	1491.4	231	792.7	27	181	718	19
西　藏	1	4.4	1	0.4			2	
重　庆	8	842.6	130	457.6	8	10	34	
陕　西	29	752.2	233	333.2	29	2735	503	37
甘　肃	28	1047.6	229	473.8		2218	557	41

9-6-2 2009年大骨节病防治情况

地区	病区县		病区乡镇		已控制县数(个)	临床I度及以上病人(人)	
	个数	人口数(万人)	个数	人口数(万人)			13岁以下病人数
总　计	**366**	**10583.8**	**2249**	**4173.8**	**213**	**694482**	**18435**
北　京	1	27.6	1	2.7	1	17	8
河　北	7	247.3	49	52.9	7	5083	3
山　西	35	729.4	130	192.6	35	14318	5
内蒙古	18	548.6	85	259.4	13	101734	787
辽　宁	5	147.6	60	131.6	5	24941	
吉　林	40	1507.0	325	782.6	40	40422	
黑龙江	81	2762.8	450	1205.2	48	111244	2976
山　东	1	90.0	4	18.2	1	739	
河　南	5	224.5	33	69.6	5	12667	
四　川	32	712.2	144	82.4		49555	844
西　藏	39	144.1	135	37.3		18875	1732
陕　西	62	2196.0	418	625.9	58	171894	712
甘　肃	37	1228.1	407	708.3		141097	10929
青　海	3	18.5	8	4.9		1896	439

9-6-3 2009年地方性氟中毒（水型）防治情况

地区	病区县数（个）	基本控制县数（个）	病区村数（个）				病区村人口数（万人）	已改水		现症病人数(人)	
			小计	轻病区	中病区	重病区		村数（个）	受益人口（万人）	氟斑牙	氟骨症
总 计	**1137**	**185**	**127082**	**76759**	**41023**	**9300**	**8738.1**	**59227**	**4325**	**22933659**	**1367610**
北 京	9	6	462	395	59	8	69.4	462	69	20532	1593
天 津	12		2375	1005	1160	210	267.2	1532	146	1143361	28507
河 北	126	62	8880	4950	3086	844	945.9	5915	622	1602970	79037
山 西	66	1	4608	2291	1347	970	518.1	2338	271	1889468	115112
内蒙古	85		13708	7156	4620	1932	591.9	5212	279	1669271	266424
辽 宁	51	8	2702	1151	1275	276	185.6	1999	113	633005	44292
吉 林	16	1	3171	1495	1285	391	159.1	2531	111	670434	55214
黑龙江	27	4	4684	2307	1600	777	310.6	2295	93	1094842	55398
江 苏	25		2122	1073	813	236	445.5	1840	237	2030192	139442
浙 江	32		333	303	24	6	24.2	254	22	7713	98
安 徽	40	1	23066	18231	4693	142	795.3	2373	122	778481	6966
福 建	36	31	152	105	34	13	12.7	130	12	6395	400
江 西	21	11	86	82	4		6.9	78	5	20624	78
山 东	113	35	11659	6729	3963	967	1146.8	7981	752	1845130	351346
河 南	125	3	28069	17223	9970	876	1811.8	9783	490	6294205	46600
湖 北	33		430	356	47	27	48.2	349	28	54000	1230
湖 南	9	9	25	10	8	7	2.5	25	2	8946	34
广 东	41	12	455	287	113	55	68.0	438	59	20389	309
广 西	13		165	108	40	17	30.4	144	22	36810	3577
重 庆	6		6	6			3.1	6	1	639	26
四 川	15		161	111	31	19	38.2	112	27	57977	2144
云 南	14	1	108	72	21	15	8.7	47	2	14239	674
西 藏	7		22	9	7	6		10	0	2713	118
陕 西	56		7658	3857	3270	531	499.5	5996	371	739754	135585
甘 肃	57		5954	4182	1582	190	414.8	4106	257	849978	19879
青 海	22		421	363	51	7	39.3	336	33	165633	10355
宁 夏	19		3504	1902	1210	392	138.8	2110	58	256200	2383
新 疆	61		2096	1000	710	386	155.7	825	120	1019758	789

9-6-4 2009年地方性氟中毒(燃煤污染型)防治情况

地区	病区县数(个)	基本控制县数(个)	病区村数(个)				病区村人口数(万人)	病区户数	已改炉改灶		现症病人数(人)	
			小计	轻病区	中病区	重病区			户数	受益人口(万人)	氟斑牙	氟骨症
总计	**188**	**26**	**41274**	**18567**	**8060**	**14647**	**3582.4**	**8579811**	**5345147**	**1827.4**	**15552757**	**1907817**
北京	2	2	588	588			20.8	131261	131261	20.8	19899	
山西	20	20	3429	2695	532	202	237.2	670828	590844	192.9	689803	2139
辽宁	2	2	4	3	1		0.1	302	302	0.1	424	149
江西	7		413	413			109.7	260507	62000	24.2	81134	3
河南	5	2	253	253			19.2	48428	40655	15.3	99130	
湖北	16		1030	486	295	249	138.5	329844	294738	112.6	433543	22855
湖南	35		3877	2776	789	312	482.7	1295109	792059	240.4	1639051	78128
广西	2		518	61	180	277	23.0	43059	41565	36.1	83734	5846
四川	26		1795	1195	390	210	258.6	555669	335431	157.0	1045100	166146
贵州	37		12372	6763	1639	3970	1557.7	3461586	1697332	569.4	8790000	1078000
云南	15		14706	2461	3392	8853	436.9	1019894	695068	232.2	1875496	521333
重庆	13		664	489	77	98	180.1	390203	290771	105.0	622010	8832
陕西	8		1625	384	765	476	117.9	373121	373121	121.4	173433	24386

9-6-5 2009年地方性砷中毒（水型）防治情况

地区	病区县		病区村数（个）				病区村人口(万人)	已改水		病人数(人)
	个数	人口数(万人)	小计	轻病区	中病区	重病区		村数(个)	受益人口(万人)	
总计	**45**	**1426.9**	**645**	**479**	**111**	**55**	**63.4**	**520**	**39.6**	**19522**
山西	9	330.4	97	60	30	7	12.6	83	10.5	4449
内蒙	13	312.1	179	99	63	17	13.7	150	9.6	11031
吉林	3	121.9	41	41			3.3	14	0.5	395
安徽	1	72.0	10	10			2.5	5	1.1	21
湖北	1	147.2	1	1			0.1	1	0.1	4
陕西	3	115.2	12	3	4	5	1.4	1	0.2	2484
甘肃	5	97.4	7	5	1	1	0.6			190
宁夏	6	175.3	72	72			2.3	40	1.1	948
新疆	4	55.4	226	188	13	25	27.0	226	16.4	

9-6-6 2009年地方性砷中毒（燃煤污染型）防治情况

地区	病区县		病区村数（个）				病区村人口数(万人)	病区户数(户)	已改炉改灶		病人数(人)
	个数	人口数(万人)	小计	轻病区	中病区	重病区			户数	受益人口(万人)	
总计	**12**	**506.3**	**1657**	**405**	**769**	**483**	**121.9**	**381907**	**383194**	**125.2**	**16463**
贵州	4	253.1	32	21	4	7	3.9	8786	10073	3.8	2848
陕西	8	253.2	1625	384	765	476	117.9	373121	373121	121.4	13615

9-6-7 2009年碘缺乏病防治情况

地区	病区县		现症病人数(人)			碘盐销售数量(吨)		8～10岁儿童尿碘中位数(μg/L)	居民户碘盐监测		
	个数	人口数(万人)	甲肿	Ⅱ度甲肿	克汀病	计划供应	实际销售		碘盐份数	合格碘盐份数	非碘盐份数
总计	**2784**	**126471.6**	**5187613**	**251514**	**116133**	**6203651**	**6108132**		**813556**	**797944**	**17410**
北京	18	1295.2	166	2		70300	64543	214.9	5020	4891	226
天津	18	956.6	6447			47000	39603	192.3	4925	4839	331
河北	167	6767.4	89029	11472	9830	298465	300327		47956	46983	800
山西	119	3387.2	41652	2319	1926	198905	151811		34521	33805	287
内蒙古	101	2464.1	149349	5940	4579	159871	158107	256.9	29623	29438	101
辽宁	100	4221.6	128784	5951	2649	252521	245990	211.2	29158	28801	268
吉林	60	2641.0	430316	57778	965	154161	141875	228.2	17410	17345	2
黑龙江	128	3939.3	304643	10497	995	190674	185090		38366	37811	161
上海									5894	5782	238
江苏	104	7366.5	312490			352699	359048	325.3	30931	30462	268
浙江	90	4650.7	4150	93	8	236976	251506	196.4	25687	25024	618
安徽	104	6534.6	100704	1308	13463	321105	323229	293.4	29982	29693	16
福建	84	3514.0	84607	4322	156	159915	180980	189.3	23763	23450	504
江西	99	4480.7	415710	13800	1597	169298	157383	270.8	28507	27798	149
山东	120	7573.6	160735	18169	512	361085	328141	306.7	33403	32636	1356
河南	156	9737.2	83251	5420	3871	453049	450169	265.4	44286	43173	478
湖北	81	5612.2	200658	4400	13876	266169	253882	307.7	29626	28950	86
湖南	122	6880.2	782585	8107	2929	310000	311405		35213	34147	119
广东	123	8263.2				380000	414288	170.0	34991	34515	856
广西	109	5140.2	416071		3780	238000	253803	260.0	30331	29420	444
海南	18	854.2	6351	1402		38000	44000	179.5	4873	4712	375
重庆	40	3252.7	136734	1110	6	139118	136162	247.2	14087	13634	130
四川	181	8814.0	107899	1827	9	453116	459738	230.0	52070	50997	431
贵州	88	3793.0	343412	4428	5144	192000	177806	293.6	25383	24840	105
云南	129	4414.9	17759	6096	96	268354	236973	262.6	37279	36459	704
西藏	73	279.9	54939	2962		4454	4349	101.5	16313	16313	5646
陕西	107	3813.9	647256	68585	34997	205291	202892	311.1	30888	30596	84
甘肃	87	2696.1	114595	13875	11612	127475	110985	225.9	24555	24158	422
青海	43	532.5			1069	31000	27981	169.3	11824	11406	845
宁夏	21	617.7	193	12	1051	28000	28376	216.3	6356	6204	76
新疆	94	1977.4	47128	1639	1013	96650	107690	211.3	30335	29662	1284

9-7-1　农村改水情况

年份	累计改水受益总人口(万人)	自来水厂、站			手压机井			雨水收集			其他	
		个数	累计受益人口(万人)	其中：当年受益(万人)	万台	累计受益人口(万人)	其中：当年受益(万人)	水窖（个）	累计受益人口(万人)	其中：当年受益(万人)	累计受益人口(万人)	其中：当年受益(万人)
1990	66585.0	332044	27128.0		3311.0	17251.0					22206.0	
1991	70555.0	522691	30092.0		3607.0	19898.0					20565.0	
1992	74057.5	551517	32728.3	2653.2	3774.6	20341.2	481.8				20988.0	392.1
1993	76211.4	591251	35006.6	2269.5	3975.8	20662.1	270.2				20542.1	169.9
1994	77970.6	650103	37004.6	1987.1	3823.8	20805.2	149.7				20160.8	369.8
1995	79879.2	640375	40086.2	3188.5	3998.7	20498.3	69.8	33058	21.3	14.3	19273.4	870.4
1996	82412.1	568168	42827.4	2583.0	4399.7	21911.8	568.8	400581	364.2	106.3	17308.7	373.6
1997	84843.0	605626	45805.7	2913.0	4681.6	22546.7	550.4	525626	425.8	60.8	16064.8	873.0
1998	86442.8	614686	48103.9	2862.7	4729.6	22790.5	217.5	990020	697.1	192.6	14851.2	1440.3
1999	87607.9	652814	50843.6	2442.0	5215.4	22443.2	241.7	1119854	778.2	76.2	13542.8	946.4
2000	88112.2	674758	52669.5	2411.4	4891.0	22264.8	126.6	1622886	1002.3	114.1	12175.6	474.9
2001	86113.2	694138	52145.8	2216.3	6725.1	21214.0	39.7	1370335	1053.9	99.2	11699.4	337.1
2002	86833.0	645939	53652.7	2308.3	6615.9	20917.8	221.0	1559750	1188.8	121.8	11074.0	550.8
2003	87386.6	630903	54837.0	1761.3	5612.3	20810.5	183.7	1760607	1259.6	118.9	10479.6	430.6
2004	88451.5	644199	56545.5	1608.0	4795.2	20442.0	-316.1	1922629	1458.1	79.1	10006.0	436.4
2005	88893.2	651512	57944.4	1449.6	4845.3	19647.5	-621.8	2493172	1441.3	102.9	9860.8	-65.8
2006	86405.3	588843	58110.9	2760.1	7079.9	18382.0	-395.9	5639556	1490.1	597.2	8629.7	-192.0
2007	87859.1	599878	59850.0	2560.0	7265.5	18404.6	-343.1	1982334	1537.5	57.6	8067.0	-244.2
2008	89447.4	617177	62612.6	9032.2	6852.0	17646.8	-651.3	1938500	1537.1	39.8	7650.9	-280.4
2009	90250.9	681688	65405.1	3598.2	6075.2	16470.2	-798.6	1942144	1546.9	19.0	6828.7	-648.6

9-7-2 2009年各地区农村改水情况

地区	累计改水受益总人口（万人）	自来水厂、站			手压机井			雨水收集			其他	
		个数	累计受益人口（万人）	其中：当年受益（万人）	万台	累计受益人口（万人）	其中：当年受益（万人）	水窖（个）	累计受益人口（万人）	其中：当年受益（万人）	累计受益人口（万人）	其中：当年受益（万人）
总　计	90250.9	681688	65405.1	3598.2	6075.2	16470.2	-798.6	1942144	1546.9	19.0	6828.7	-648.6
北　京	300.5	3315	298.7	0.0	0.6	1.6	0.0	133	0.0	0.0	0.1	0.0
天　津	376.1	3579	351.3	2.7	7.3	24.8	-2.7		0.0	0.0	0.0	0.0
河　北	5195.2	40729	4458.6	23.8	209.7	650.4	-11.6	27087	19.3	0.6	67.0	-21.4
山　西	2180.3	16618	1876.4	34.7	54.9	100.6	2.5	39462	31.5	-0.3	171.8	3.2
内蒙古	1229.6	45228	647.7	101.4	115.0	466.6	-44.3	43197	7.5	0.4	107.8	-0.9
辽　宁	2195.2	9372	1409.0	92.8	216.9	612.8	-56.3	2008	1.1	0.0	172.3	-35.0
吉　林	1506.2	12443	1010.2	96.2	118.8	495.1	-68.9		0.0	0.0	0.8	-1.7
黑龙江	2147.1	13748	1372.9	164.4	192.2	702.9	-25.9	14	15.0	17.0	56.3	18.6
上　海	332.8	74	332.8	0.0								
江　苏	5331.1	5663	5331.1	26.6								
浙　江	3440.5	27113	3279.8	34.9	14.2	62.6	-18.1	6431	2.9	-4.3	95.1	-42.8
安　徽	5165.4	14928	2292.8	260.3	616.3	2582.0	7.3	1521	16.5	0.0	274.1	-39.7
福　建	2638.2	15187	2255.8	88.1	27.5	90.4	-19.0		0.0	0.0	292.0	-57.8
江　西	3297.5	34024	1860.3	100.8	202.3	912.6	-15.3	33	0.7	-3.0	523.9	-19.3
山　东	6974.6	41484	6167.8	197.4	498.8	784.3	-178.6	31975	19.4	0.0	3.0	0.8
河　南	7651.3	45350	4408.0	271.2	817.7	3128.9	-135.8	15524	13.7	0.9	100.7	0.3
湖　北	4514.0	21423	3126.6	304.5	167.3	769.4	-63.0	120700	61.0	-0.2	557.0	-116.6
湖　南	4852.4	55601	3252.8	224.5	831.2	786.8	-86.8	6140	1.7	0.0	811.0	-78.2
广　东	5883.9	27256	4822.5	322.8	177.5	853.7	-51.3	37	1.3	-0.2	206.4	-26.4
广　西	3624.5	30331	2484.2	159.8	147.4	840.4	-37.1	147479	116.3	-8.9	183.6	-49.1
海　南	602.9	26257	429.9	17.5	16.8	123.0	-2.6	22	0.3	0.2	49.7	-20.3
重　庆	2522.7	60445	2080.9	117.0	17.5	118.3	-4.9	1795	11.9	4.7	311.8	-96.0
四　川	6245.8	51563	3374.5	397.6	386.7	1542.1	15.0	120883	163.2	-5.4	1166.0	-76.9
贵　州	2531.3	32657	1924.8	82.9	904.5	9.3	0.6	126405	171.0	4.2	426.3	3.3
云　南	3014.0	23930	2269.5	89.6	139.8	101.7	0.9	312631	200.5	7.5	442.4	0.1
陕　西	2787.0	11213	1581.4	107.2	153.7	460.4	0.4	63431	222.8	0.6	522.3	0.6
甘　肃	2003.7	6429	1184.4	86.1	21.8	170.1	-4.1	694164	405.2	4.1	244.0	5.7
青　海	331.0	1603	299.7	15.3	0.7	9.8	0.4	1415	15.8	0.3	5.8	0.3
宁　夏	404.3	578	269.8	60.5	18.2	69.4	0.4	179657	48.4	0.7	16.7	0.2
新　疆	971.9	3547	951.1	117.6	0.0	0.0	0.0		0.0	0.0	20.9	0.5

注：缺西藏数字。

9-7-3 各地区农村改水受益人口占农村人口比重

地区	已改水受益人口占农村人口(%)						饮用自来水人口占农村人口(%)					
	1990	1995	2000	2005	2008	2009	1990	1995	2000	2005	2008	2009
总 计	**75.4**	**86.7**	**92.4**	**94.1**	**93.6**	**94.3**	**30.7**	**43.2**	**55.2**	**61.3**	**65.5**	**68.4**
北 京	97.1	99.1	99.8	100.0	100.0	100.0	88.9	96.1	98.2	97.7	99.4	99.4
天 津	98.0	100.0	100.0	100.0	100.0	100.0	85.4	89.9	83.6	88.1	92.7	93.4
河 北	95.1	94.6	96.1	98.7	97.6	97.4	55.5	65.7	73.4	81.2	83.1	83.6
山 西	78.4	85.8	90.5	94.5	91.0	91.4	66.6	70.7	73.4	77.5	78.5	78.7
内蒙古	54.6	62.7	83.9	88.5	79.6	83.5	13.9	17.3	30.8	34.6	37.5	44.0
辽 宁	85.9	95.3	98.2	97.8	96.7	96.6	33.0	37.2	59.2	54.3	57.9	62.0
吉 林	82.6	91.2	96.7	98.4	96.5	98.1	28.1	27.6	35.3	48.8	59.6	65.8
黑龙江	85.3	96.4	97.4	98.2	96.8	98.4	32.1	40.2	50.0	58.5	61.5	62.9
上 海	95.5	100.0	100.0	100.0	100.0	100.0	69.6	99.3	99.9	100.0	100.0	100.0
江 苏	81.4	93.3	93.6	99.0	97.9	98.4	33.9	53.4	75.0	95.7	97.9	98.4
浙 江	86.3	93.7	96.7	97.0	97.0	96.8	55.0	74.5	83.2	88.1	90.7	92.3
安 徽	83.8	94.6	98.7	98.4	97.7	98.4	12.5	23.3	36.8	37.7	39.1	43.7
福 建	88.0	94.1	98.5	97.6	98.0	98.4	35.7	54.7	71.2	74.5	80.9	84.1
江 西	81.7	98.8	94.5	96.5	95.6	97.5	19.3	30.4	38.2	48.4	52.0	55.0
山 东	92.0	97.0	98.9	99.5	99.3	99.6	32.4	47.0	57.2	67.6	85.3	88.1
河 南	86.3	95.5	97.0	97.3	97.7	95.4	30.2	42.5	48.9	50.2	54.8	55.0
湖 北	62.2	81.8	93.5	92.4	94.5	97.2	32.7	44.7	54.0	52.4	60.7	67.3
湖 南	77.2	91.7	96.1	96.9	91.9	93.0	17.1	32.8	46.0	58.4	58.1	62.3
广 东	87.4	95.3	98.0	90.4	98.3	98.6	47.2	62.6	70.3	53.1	78.4	80.8
广 西	61.0	80.0	89.6	98.6	86.1	87.9	19.5	31.0	47.6	75.0	56.1	60.3
海 南	83.8	87.3	94.2	91.0	95.2	95.1	31.1	33.9	49.9	59.1	64.6	67.8
重 庆	…	…	92.2	95.2	97.3	98.1	…	…	59.3	68.3	76.4	80.9
四 川	60.6	81.6	91.4	94.1	90.3	91.0	17.7	30.8	39.2	45.9	44.7	49.1
贵 州	32.1	49.8	61.4	73.4	75.6	77.1	13.4	28.5	43.6	53.4	55.9	58.7
云 南	42.8	58.6	80.8	87.9	79.2	81.8	23.8	36.2	54.3	63.0	59.2	61.6
陕 西	69.0	78.2	64.1	70.11	93.2	96.9	26.4	37.2	35.3	31.4	51.3	55.0
甘 肃	37.0	41.1	71.8	88.4	94.0	95.0	15.2	18.9	32.7	43.9	53.8	56.1
青 海	54.8	59.5	71.3	90.9	84.2	85.0	24.0	30.2	55.2	77.2	76.6	77.0
宁 夏	58.3	74.8	87.8	95.1	98.3	96.7	5.4	26.1	29.6	40.3	59.0	64.5
新 疆	56.5	56.6	86.3	58.0	61.9	71.0	27.8	25.0	80.1	58.0	65.4	69.5

注：缺西藏数字。

9-7-4 农村改厕情况

年份地区	农村总户数(万户)	累计卫生厕所户数(万户)								卫生厕所普及率(%)	当年新增卫生厕所(万户)	累计使用卫生公厕(万户)	无害化卫生厕所普及率(%)
		合计	三格化粪池式	双瓮漏斗式	三联沼气池式	粪尿分集式	完整下水道水冲式	双坑交替式	其他				
2000	23772.5	9571.8	2719.6	1106.3	750.7	…	…	…	4995.3	40.3	1107.9	…	…
2001	24744.1	11405.0	2952.7	1149.7	817.9	123.2	614.4	…	5747.1	46.1	712.0	852.8	…
2002	25402.5	12061.7	4797.6	1035.0	2446.8	253.4	1694.0	…	5769.6	47.6	793.3	2955.8	…
2003	24789.8	12624.1	3435.9	1238.4	1065.6	68.5	818.9	…	5996.9	50.9	585.0	1080.6	…
2004	24843.2	13192.4	3641.7	1256.2	1212.7	73.5	926.2	…	6071.9	53.1	617.0	1095.2	…
2005	24843.1	13740.1	3903.8	1231.0	1422.5	99.5	1028.5	…	6053.0	55.3	579.5	1034.1	…
2006	25249.7	13883.5	3757.4	1151.2	1620.2	170.2	1396.3	…	5788.1	55.0	698.2	2126.1	32.3
2007	25350.1	14442.2	4092.4	1099.7	1906.3	213.0	1473.1	39.1	5618.5	57.0	691.4	2049.0	34.8
2008	25394.2	15165.9	4411.0	1077.9	2214.2	236.4	1578.6	48.0	5599.9	59.7	716.9	2739.5	37.7
2009	25402.5	16055.7	4797.6	1035.0	2446.8	253.4	1694.0	59.4	5769.6	63.2	791.9	2970.7	40.5
北　京	118.8	101.6	76.2	1.7	0.2	0	11.5	0	12.0	85.5	22.8	16.7	75.4
天　津	117.6	107.2	76.8	0.0	0.3	0	29.9	0	0.2	91.2	1.9	9.0	91.0
河　北	1426.1	715.6	34.5	52.9	131.2	0	135.3	0	361.7	50.2	18.3	33.4	24.8
山　西	635.2	312.9	3.1	31.7	28.6	3.4	57.2	1.1	187.9	49.3	14.2	69.5	19.7
内蒙古	415.5	143.2	0.5	0.2	15.6	1.1	10.1	5.7	110.2	34.5	6.4	61.5	8.0
辽　宁	674.8	399.1	19.3	4.5	30.0	1.6	71.0	2.3	270.4	59.1	20.7	28.5	19.1
吉　林	409.4	273.0	0.0	0.0	2.5	18.0	7.2	0.0	245.3	66.7	4.4	18.0	6.8
黑龙江	646.3	406.1	4.2	7.1	0.7	0.4	43.1	0.6	350.1	62.9	15.8	107.8	8.7
上　海	125.3	121.1	105.7	4.7	0.0	0.0	10.4	0.0	0.3	96.6	6.8	14.9	96.4
江　苏	1570.0	1204.3	697.4	12.3	33.0	9.4	56.1	0.0	396.2	76.7	114.1	50.7	51.5
浙　江	1162.8	1005.6	718.2	9.4	29.0	2.9	94.3	0.8	151.0	86.5	44.6	115.1	73.5
安　徽	1346.5	729.1	129.9	30.0	42.3	9.3	73.3	12.9	431.5	54.1	15.6	129.4	22.1
福　建	693.5	505.9	426.3	18.7	29.0	1.2	13.3	0.4	17.1	72.9	28.1	43.4	70.5
江　西	841.3	601.1	190.9	2.9	107.5	2.4	70.5	0.6	226.3	71.5	29.9	108.8	44.6
山　东	2037.9	1640.3	186.1	140.7	133.2	150.0	218.4	6.3	805.4	80.5	65.6	34.8	41.0
河　南	2003.1	1383.7	68.9	587.5	238.8	0.0	135.1	0.0	353.4	69.1	32.6	82.7	51.4
湖　北	1081.0	759.0	118.2	14.0	231.0	0.9	105.2	0.0	289.8	70.2	25.1	19.2	43.4
湖　南	1443.3	878.0	229.1	28.0	137.2	2.3	75.4	0.3	405.8	60.8	20.3	66.0	32.7
广　东	1471.7	1205.2	1031.2	0.8	26.5	1.2	20.4	0.5	124.6	81.9	43.7	486.0	73.4
广　西	971.6	516.7	262.7	1.8	228.3	6.4	3.6	0.0	14.0	53.2	33.7	41.5	51.7
海　南	142.8	84.5	69.8	0.1	12.0	0.0	0.0	0.0	2.5	59.2	8.3	14.4	57.4
重　庆	726.9	353.9	59.8	0.0	91.0	1.5	201.6	0.0	0.0	48.7	21.7	0.0	48.7
四　川	1967.0	1069.0	170.5	2.7	490.1	5.5	155.3	1.3	243.6	54.4	107.9	1053.8	42.0
贵　州	817.8	288.6	20.0	1.2	98.7	0.0	14.8	0.2	153.8	35.3	22.2	40.9	16.5
云　南	898.6	483.0	50.7	1.9	156.4	9.3	18.7	2.9	242.9	53.7	13.4	118.6	26.7
陕　西	711.7	291.0	37.7	48.5	80.3	17.2	18.3	20.5	68.5	40.9	23.8	100.7	31.3
甘　肃	479.0	276.6	8.6	10.9	41.3	6.1	15.9	0.9	192.9	57.8	11.8	65.9	17.5
青　海	87.1	39.7	0.0	0.2	5.7	0.0	1.3	0.0	32.5	45.5	0.7	1.7	8.3
宁　夏	95.7	40.0	0.9	3.2	16.0	1.6	5.1	0.3	13.0	41.8	9.2	10.5	28.3
新　疆	284.5	120.9	0.5	17.5	10.3	1.9	22.0	2.0	66.8	42.5	9.9	12.2	19.0

注：缺西藏数字。

十、居民病伤死亡原因

简要说明

一、本章主要介绍我国居民病伤死亡原因，内容包括城市、农村地区居民粗死亡率、标化死亡率及死因顺位，分性别、疾病别、年龄别死亡率。

二、本章数据来源于居民病伤死亡原因年报。

三、资料范围

1990 年城市地区包括北京、天津、太原、哈尔滨、长春、沈阳、大连、鞍山、上海、南京、杭州、武汉、广州、成都、重庆、昆明和西安 17 个大城市，苏州、徐州、淮安、合肥、安庆、马鞍山、蚌埠、铜陵、厦门、福州、三明、宜昌、黄石、宜春、佛山、贵阳、自贡、桂林和湖南六市等 24 个中小城市；农村地区包括北京、天津、上海市全部市辖县和江苏、浙江、安徽、福建、江西、湖北、湖南、广东、四川、贵州、甘肃和山西 15 个省（直辖市）87 个县（县级市）。

1995 年城市地区包括北京、天津、太原、哈尔滨、长春、沈阳、大连、鞍山、上海、南京、杭州、武汉、广州、成都、重庆和西安 16 个大城市，苏州、徐州、宁波、合肥、安庆、马鞍山、蚌埠、铜陵、厦门、福州、宜昌、长沙、湘潭、常德、佛山、中山、桂林、自贡、乌鲁木齐 19 个中小城市；农村地区包括北京、天津、上海市全部市辖县和江苏、浙江、安徽、福建、河南、湖北、湖南、广东、四川、贵州、甘肃 14 个省（直辖市）101 个县（县级市）。

2000 年城市地区包括北京、天津、长春、沈阳、大连、鞍山、上海、南京、杭州、武汉、广州、成都、重庆和西安 14 个大城市，苏州、徐州、合肥、安庆、马鞍山、铜陵、厦门、福州、平顶山、信阳、宜昌、黄石、长沙、湘潭、衡阳、常德、佛山、自贡、桂林和乌鲁木齐 20 个中小城市；农村地区包括北京、天津、上海市全部市辖县和江苏、浙江、安徽、福建、河南、湖北、湖南、广东、重庆、四川、贵州、甘肃 15 个省（直辖市）90 个县（县级市）。

2009 年城市地区包括北京、天津、上海、沈阳、大连、鞍山、南京、杭州、郑州、武汉、广州、重庆、成都、西安 14 个大城市，苏州、徐州、马鞍山、福州、厦门、三明、宜昌、黄石、长沙、常德、佛山、中山、自贡等 13 个中小城市；农村地区包括上海市全部市辖县和江苏、浙江、福建、河南、广东、湖北、湖南、重庆、四川 10 个省（直辖市）68 个县（县级市）。

四、1990、1995、2000 年采用 ICD-9 国际疾病分类统计标准。2002 年起采用 ICD-10 国际疾病分类统计标准。

五、1990、1995、2000、2009 年标化死亡率均按 1982 年第三次人口普查的人口年龄构成标化。

主要指标解释

标化死亡率　即年龄标化死亡率，是指按照某一标准人口年龄结构计算的死亡率。

性别年龄别死亡率　指分性别年龄别计算的死亡率。计算公式：男（女）性某年龄别死亡率 = 男（女）性某年龄别死亡人数/男（女）性同年龄平均人口数 ×1/10 万。

10-1-1　1990年城市居民主要疾病死亡率及构成

疾病名称	合计				男				女			
	粗死亡率 1/10万	标化死亡率 1/10万	构成(%)	位次	粗死亡率 1/10万	标化死亡率 1/10万	构成(%)	位次	粗死亡率 1/10万	标化死亡率 1/10万	构成(%)	位次
传染病(不含肺结核)	13.44	10.88	2.30	12	17.32	14.50	2.79	11	9.33	7.54	1.71	13
肺结核	7.03	5.27	1.20	11	9.59	7.59	1.54	9	4.34	3.24	0.79	15
寄生虫病	0.39	0.30	0.07	17	0.52	0.42	0.08	17	0.25	0.18	0.05	18
恶性肿瘤	128.03	96.69	21.88	1	155.10	122.12	24.98	1	99.38	73.64	18.16	2
内分泌、营养和代谢及免疫疾病	10.19	8.01	1.74	7	7.90	7.16	1.27	10	12.60	8.90	2.30	7
血液和造血器官疾病	1.47	1.28	0.25	16	1.36	1.33	0.22	16	1.59	1.22	0.29	16
精神病	6.30	4.56	1.08	13	5.31	4.32	0.86	15	7.34	4.68	1.34	11
神经系病	4.99	4.38	0.85	15	5.47	5.04	0.88	14	4.49	3.79	0.82	14
心脏病	92.53	66.21	15.81	3	88.30	73.66	14.22	4	97.00	60.39	17.73	3
脑血管病	121.84	88.29	20.83	2	126.40	102.07	20.35	2	117.02	76.66	21.39	1
呼吸系病	92.18	68.37	15.76	4	93.55	81.78	15.06	3	90.74	57.76	16.59	4
消化系病	23.53	17.74	4.02	6	26.13	20.67	4.21	6	20.77	14.90	3.80	6
泌尿、生殖系病	9.26	6.90	1.58	8	9.65	7.69	1.55	8	8.83	6.38	1.61	9
妊娠分娩产褥期并发症	0.29	0.23	0.05	18					0.60	0.46	0.11	17
先天异常	5.45	8.53	0.93	14	5.56	8.51	0.90	12	5.34	8.54	0.98	12
新生儿病	8.81	15.77	1.51	9	10.08	17.16	1.62	7	7.47	14.26	1.36	10
其他疾病	7.56	4.95	1.29	10	5.51	4.70	0.89	13	9.74	5.05	1.78	8
损伤和中毒	40.43	34.98	6.91	5	47.07	41.04	7.58	5	33.42	28.55	6.11	5

10-1-2　1995年城市居民主要疾病死亡率及构成

疾病名称	合计				男				女			
	粗死亡率 1/10万	标化死亡率 1/10万	构成(%)	位次	粗死亡率 1/10万	标化死亡率 1/10万	构成(%)	位次	粗死亡率 1/10万	标化死亡率 1/10万	构成(%)	位次
传染病(不含肺结核)	5.01	6.89	1.59	13	6.23	9.44	1.95	10	3.73	4.52	1.15	14
肺结核	4.34	2.94	0.74	14	6.07	4.43	0.96	11	2.53	1.63	0.46	15
寄生虫病	0.34	0.24	0.06	17	0.41	0.31	0.07	17	0.27	0.19	0.05	18
恶性肿瘤	128.58	88.05	21.85	2	156.35	114.43	24.83	1	99.41	64.11	18.24	2
内分泌、营养和代谢及免疫疾病	13.79	9.40	2.34	7	10.85	8.17	1.72	7	16.87	10.65	3.09	6
血液和造血器官疾病	1.22	1.01	0.21	16	1.13	1.02	0.18	16	1.32	1.00	0.24	16
精神病	7.16	4.60	1.22	9	6.52	4.84	1.04	9	7.83	4.29	1.44	10
神经系病	5.06	4.02	0.86	12	5.62	4.84	0.89	13	4.48	3.29	0.82	11
心脏病	90.10	56.79	15.31	4	88.30	64.11	14.02	4	92.00	50.50	16.88	3
脑血管病	130.48	83.70	22.17	1	136.66	99.36	21.70	2	124.00	69.99	22.75	1
呼吸系病	92.54	59.01	15.73	3	94.85	71.29	15.06	3	90.12	49.21	16.53	4
消化系病	19.49	13.26	3.31	6	22.69	16.92	3.60	6	16.13	9.75	2.96	7
泌尿、生殖系病	9.15	6.16	1.56	8	9.26	6.88	1.47	8	9.03	6.65	1.66	9
妊娠分娩产褥期并发症	0.20	0.16	0.03	18					0.41	0.34	0.08	17
先天异常	3.92	7.83	0.67	15	4.08	8.10	0.65	15	3.76	7.55	0.69	13
新生儿病	5.08	13.24	0.86	11	5.82	14.99	0.92	12	4.30	11.36	0.79	12
其他疾病	7.12	3.92	1.21	10	5.15	3.84	0.82	14	9.18	3.92	1.68	8
损伤和中毒	40.57	32.82	6.89	5	49.11	41.66	7.80	5	31.61	23.46	5.80	5

10-1-3 2000年城市居民主要疾病死亡率及构成

疾病名称	合计				男				女			
	粗死亡率 1/10万	标化死亡率 1/10万	构成 (%)	位次	粗死亡率 1/10万	标化死亡率 1/10万	构成 (%)	位次	粗死亡率 1/10万	标化死亡率 1/10万	构成 (%)	位次
传染病(不含肺结核)	4.03	2.74	0.67	11	5.09	3.60	0.78	11	2.93	1.90	0.53	13
肺结核	2.87	1.74	0.48	15	4.28	2.75	0.66	12	1.39	0.81	0.25	16
寄生虫病	0.63	0.36	0.10	17	0.67	0.42	0.10	17	0.59	0.30	0.11	17
恶性肿瘤	146.61	90.24	24.38	1	176.85	115.73	27.23	1	115.06	66.88	20.88	2
内分泌、营养和代谢及免疫疾病	17.99	10.61	2.99	7	14.70	9.47	2.26	7	21.42	11.70	3.89	6
血液和造血器官疾病	1.41	1.01	0.23	16	1.28	1.03	0.20	16	1.54	0.99	0.28	15
精神病	6.70	3.74	1.11	9	6.24	4.03	0.96	10	7.19	3.36	1.30	9
神经系病	5.53	3.76	0.92	10	6.26	4.66	0.96	9	4.76	2.93	0.86	10
心脏病	106.65	58.01	17.74	3	107.06	66.55	16.49	3	106.22	50.21	19.27	3
脑血管病	127.96	70.74	21.28	2	135.14	84.36	20.81	2	120.47	58.55	21.86	1
呼吸系病	79.92	41.86	13.29	4	82.92	51.00	12.77	4	76.80	34.37	13.93	4
消化系病	18.38	10.93	3.06	6	21.85	14.24	3.37	6	14.76	7.69	2.68	7
泌尿、生殖系病	9.01	5.46	1.50	8	9.64	6.27	1.48	8	8.36	4.81	1.52	8
妊娠、分娩产褥期并发症	0.13	0.11	0.02	18					0.27	0.23	0.05	18
先天异常	3.15	6.66	0.52	13	3.33	6.98	0.51	14	2.95	6.31	0.54	12
新生儿病	3.14	8.87	0.52	14	3.43	9.53	0.53	13	2.84	8.15	0.51	14
其他疾病	3.83	1.80	0.64	12	2.93	1.78	0.45	15	4.76	1.77	0.86	11
损伤和中毒	35.57	27.02	5.91	5	43.44	34.63	6.69	5	27.35	18.98	4.96	5

10-1-4 2009年城市居民主要疾病死亡率及构成

疾病名称	合计				男				女			
	粗死亡率 1/10万	标化死亡率 1/10万	构成 (%)	位次	粗死亡率 1/10万	标化死亡率 1/10万	构成 (%)	位次	粗死亡率 1/10万	标化死亡率 1/10万	构成 (%)	位次
传染病(不含呼吸道结核)	4.42	4.24	0.71	11	5.84	5.83	0.84	11	2.95	2.72	0.54	12
呼吸道结核	1.88	1.75	0.30	15	2.86	2.87	0.41	14	0.87	0.77	0.16	18
寄生虫病	0.49	0.48	0.08	19	0.46	0.49	0.07	19	0.53	0.46	0.10	19
恶性肿瘤	167.57	158.67	27.01	1	204.92	207.79	29.60	1	129.36	114.99	23.66	1
血液、造血器官及免疫疾病	1.57	1.57	0.25	17	1.52	1.68	0.22	17	1.62	1.50	0.30	16
内分泌、营养和代谢疾病	20.33	19.56	3.28	6	18.24	19.20	2.64	7	22.47	19.76	4.11	6
精神障碍	3.60	3.58	0.58	13	3.35	3.56	0.48	13	3.85	3.47	0.70	11
神经系统疾病	6.89	7.04	1.11	10	7.57	8.44	1.09	10	6.20	5.79	1.13	10
心脏病	128.82	128.19	20.77	2	133.18	146.63	19.24	3	124.37	111.14	22.75	2
脑血管病	126.27	123.04	20.36	3	135.41	145.56	19.56	2	116.93	102.92	21.39	3
呼吸系统疾病	65.40	66.48	10.54	4	74.72	87.21	10.79	4	55.86	50.33	10.22	4
消化系统疾病	16.58	16.14	2.67	7	19.31	19.98	2.79	6	13.78	12.45	2.52	7
肌肉骨骼和结缔组织疾病	1.84	1.77	0.30	16	1.28	1.39	0.19	18	2.40	2.15	0.44	14
泌尿、生殖系统疾病	7.34	7.11	1.18	9	7.86	8.42	1.14	8	6.80	6.08	1.24	9
妊娠、分娩产褥期并发症	0.10	0.09	0.02	20					0.20	0.18	0.04	20
围生期疾病	1.54	3.07	0.25	18	1.84	3.57	0.27	16	1.23	2.52	0.22	17
先天畸形、变形和染色体异常	2.33	3.87	0.38	14	2.67	4.37	0.39	15	1.99	3.33	0.36	15
诊断不明	4.06	4.01	0.65	12	5.17	5.41	0.75	12	2.92	2.68	0.53	13
其他疾病	10.73	12.82	1.73	8	7.78	11.23	1.12	9	13.75	13.74	2.51	8
损伤和中毒外部原因	34.66	33.68	5.59	5	43.61	43.20	6.30	5	25.50	23.87	4.66	5

10-1-5 2009年大城市居民主要疾病死亡率及构成

疾病名称	合计				男				女			
	粗死亡率 1/10万	标化死亡率 1/10万	构成(%)	位次	粗死亡率 1/10万	标化死亡率 1/10万	构成(%)	位次	粗死亡率 1/10万	标化死亡率 1/10万	构成(%)	位次
传染病(不含呼吸道结核)	4.27	3.89	0.67	12	5.57	5.28	0.79	12	2.95	2.57	0.52	13
呼吸道结核	1.69	1.50	0.27	16	2.62	2.50	0.37	15	0.75	0.62	0.13	18
寄生虫病	0.54	0.49	0.09	19	0.46	0.48	0.07	19	0.63	0.51	0.11	19
恶性肿瘤	175.84	157.91	27.63	1	212.32	204.15	30.20	1	138.71	116.94	24.39	1
血液、造血器官及免疫疾病	1.68	1.60	0.26	17	1.60	1.67	0.23	17	1.75	1.55	0.31	16
内分泌、营养和代谢疾病	22.60	20.36	3.55	6	20.16	19.84	2.87	6	25.09	20.67	4.41	5
精神障碍	3.93	3.66	0.62	13	3.63	3.63	0.52	13	4.23	3.57	0.74	11
神经系统疾病	7.22	6.97	1.14	9	8.00	8.41	1.14	9	6.44	5.68	1.13	10
心脏病	130.03	120.48	20.43	3	133.52	136.25	18.99	3	126.48	105.48	22.24	3
脑血管病	135.74	123.38	21.33	2	144.43	144.27	20.55	2	126.90	104.46	22.32	2
呼吸系统疾病	64.25	60.41	10.10	4	73.54	79.13	10.46	4	54.79	45.77	9.64	4
消化系统疾病	16.99	15.57	2.67	7	19.41	18.99	2.76	7	14.53	12.28	2.55	8
肌肉骨骼和结缔组织疾病	1.94	1.78	0.30	15	1.30	1.32	0.19	18	2.58	2.21	0.45	14
泌尿生殖系统疾病	7.16	6.56	1.12	10	7.57	7.66	1.08	10	6.73	5.69	1.18	9
妊娠、分娩和产褥期并发症	0.08	0.08	0.01	20					0.16	0.16	0.03	20
围生期疾病	1.44	3.14	0.23	18	1.70	3.62	0.24	16	1.16	2.62	0.20	17
先天畸形、变形和染色体异常	2.37	4.18	0.37	14	2.75	4.80	0.39	14	1.99	3.51	0.35	15
诊断不明	4.65	4.31	0.73	11	6.02	5.89	0.86	11	3.25	2.81	0.57	12
其他疾病	11.98	13.02	1.88	8	8.33	10.90	1.19	8	15.69	14.33	2.76	7
损伤和中毒外部原因	32.52	30.60	5.11	5	40.15	38.69	5.71	5	24.75	22.23	4.35	6

10-1-6 2009年中小城市居民主要疾病死亡率及构成

疾病名称	合计				男				女			
	粗死亡率 1/10万	标化死亡率 1/10万	构成(%)	位次	粗死亡率 1/10万	标化死亡率 1/10万	构成(%)	位次	粗死亡率 1/10万	标化死亡率 1/10万	构成(%)	位次
传染病(不含呼吸道结核)	4.94	5.64	0.88	11	6.82	8.16	1.04	9	2.99	3.32	0.64	11
呼吸道结核	2.54	2.96	0.45	12	3.70	4.61	0.57	12	1.33	1.48	0.28	17
寄生虫病	0.30	0.35	0.05	19	0.44	0.51	0.07	19	0.16	0.18	0.03	20
恶性肿瘤	137.92	159.45	24.51	1	178.67	221.25	27.30	1	95.42	104.40	20.44	2
血液、造血器官及免疫疾病	1.19	1.43	0.21	18	1.24	1.68	0.19	17	1.13	1.26	0.24	18
内分泌、营养和代谢疾病	12.18	15.57	2.16	7	11.44	16.11	1.75	7	12.94	15.11	2.77	6
精神障碍	2.41	3.16	0.43	13	2.35	3.27	0.36	14	2.47	2.97	0.53	12
神经系统疾病	5.71	7.74	1.01	10	6.07	9.05	0.93	10	5.33	6.58	1.14	10
心脏病	124.49	174.80	22.13	2	131.99	215.81	20.16	2	116.68	143.79	25.00	1
脑血管病	92.30	124.15	16.41	3	103.41	159.01	15.80	3	80.73	96.71	17.29	3
呼吸系统疾病	69.52	100.50	12.36	4	78.89	135.35	12.05	4	59.76	75.48	12.80	4
消化系统疾病	15.10	18.67	2.68	6	18.97	24.54	2.90	6	11.06	13.11	2.37	7
肌肉骨骼和结缔组织疾病	1.47	1.88	0.26	17	1.21	1.93	0.19	18	1.75	1.95	0.37	14
泌尿生殖系统疾病	7.98	9.64	1.42	8	8.89	12.19	1.36	8	7.03	7.80	1.51	8
妊娠、分娩和产褥期并发症	0.16	0.14	0.03	20					0.33	0.28	0.07	19
围生期疾病	1.89	2.89	0.34	16	2.31	3.46	0.35	15	1.46	2.28	0.31	16
先天畸形、变形和染色体异常	2.19	3.04	0.39	14	2.37	3.27	0.36	13	2.01	2.81	0.43	13
诊断不明	1.96	2.80	0.35	15	2.18	3.58	0.33	16	1.72	2.19	0.37	15
其他疾病	6.25	10.69	1.11	9	5.83	12.41	0.89	11	6.70	9.53	1.44	9
损伤和中毒外部原因	42.34	46.32	7.52	5	55.88	62.02	8.54	5	28.21	30.70	6.04	5

10-2-1 2009年城市居民年龄别疾病别死亡率（1/10万）（合计）

疾病名称(ICD-10)	合计	不满1岁	1-	5-	10-	15-	20-	25-
总　　　　计	620.32	466.54	43.84	18.59	16.85	24.28	35.99	36.74
传染病和寄生虫病小计	6.78	7.23	1.21	0.47	0.32	0.36	0.85	1.01
其中：传染病计	6.29	7.23	1.21	0.47	0.32	0.36	0.85	1.01
内：伤寒和副伤寒	0.00	0.00	0.00	0.00	0.00	0.00	0.00	0.00
痢疾	0.02	0.16	0.00	0.00	0.00	0.00	0.00	0.00
肠道其他细菌性传染病	0.09	0.48	0.08	0.03	0.03	0.02	0.00	0.04
呼吸道结核	1.88	0.16	0.00	0.03	0.00	0.06	0.24	0.22
其他结核	0.14	0.16	0.04	0.07	0.05	0.02	0.14	0.06
钩端螺旋体病	0.00	0.00	0.00	0.00	0.00	0.00	0.00	0.00
破伤风	0.02	0.00	0.00	0.00	0.00	0.02	0.00	0.00
百日咳	0.00	0.00	0.00	0.00	0.00	0.00	0.00	0.00
脑膜炎球菌感染	0.06	0.16	0.04	0.07	0.05	0.06	0.06	0.04
败血症	0.33	4.66	0.12	0.10	0.08	0.06	0.06	0.06
流行性乙型脑炎	0.01	0.00	0.04	0.07	0.00	0.00	0.00	0.00
流行性出血热	0.03	0.00	0.00	0.00	0.00	0.00	0.00	0.03
麻疹	0.00	0.00	0.00	0.00	0.00	0.00	0.00	0.00
病毒性肝炎	2.79	0.00	0.04	0.00	0.03	0.04	0.14	0.25
艾滋病	0.12	0.00	0.00	0.00	0.00	0.02	0.03	0.07
寄生虫病计	0.49	0.00	0.00	0.00	0.00	0.00	0.00	0.00
内：疟疾	0.00	0.00	0.00	0.00	0.00	0.00	0.00	0.00
血吸虫病	0.08	0.00	0.00	0.00	0.00	0.00	0.00	0.00
肿瘤小计	169.89	9.16	5.35	2.96	3.23	4.28	6.12	7.73
其中：恶性肿瘤计	167.57	8.36	5.03	2.83	3.15	4.06	5.94	7.54
内：鼻咽癌	1.76					0.06	0.06	0.16
食道癌	8.38					0.00	0.03	0.03
胃癌	18.17					0.02	0.31	0.54
结肠、直肠和肛门癌	14.45					0.14	0.28	0.39
肝癌	22.77					0.10	0.41	1.15
肺癌	49.60					0.16	0.35	0.67
乳腺癌	4.93					0.00	0.08	0.15
宫颈癌	1.48					0.00	0.06	0.13
膀胱癌	2.55					0.00	0.00	0.04
白血病	4.17	2.89	2.01	1.23	1.44	1.88	1.79	1.52
良性肿瘤计	0.65	0.80	0.16	0.10	0.03	0.06	0.11	0.01
其他肿瘤计	1.66	0.00	0.16	0.03	0.05	0.16	0.06	0.18
血液、造血器官及免疫疾病小计	1.57	3.05	0.48	0.20	0.21	0.26	0.33	0.33
其中:贫血	1.06	1.29	0.20	0.03	0.19	0.18	0.17	0.21
血液、造血器官及免疫的其他疾病	0.51	1.77	0.28	0.17	0.03	0.08	0.16	0.12
内分泌、营养和代谢疾病小计	20.33	5.14	0.76	0.10	0.24	0.10	0.28	0.45
其中：糖尿病	19.17					0.04	0.13	0.39
内分泌、营养和代谢的其他疾病	1.16	5.14	0.76	0.07	0.16	0.06	0.16	0.06
精神障碍小计	3.60	0.00	0.04	0.03	0.00	0.22	0.33	0.57
神经系统疾病小计	6.89	13.34	3.95	1.73	1.28	1.52	1.36	1.13
其中:脑膜炎	0.10	1.93	0.20	0.03	0.00	0.00	0.00	0.07
神经系统的其他疾病	6.79	11.41	3.74	1.70	1.28	1.52	1.36	1.06
循环系统疾病小计	266.69	14.47	1.69	1.33	0.99	2.38	3.50	4.31
其中：急性风湿热	0.37	0.00	0.00	0.00	0.00	0.06	0.02	0.01
心脏病计	128.82	7.56	0.89	0.83	0.67	1.64	2.35	2.89
内：慢性风湿性心脏病	2.71					0.08	0.06	0.06
高血压性心脏病	8.79					0.02	0.02	0.06
急性心肌梗死	43.14					0.48	0.69	1.09
其他冠心病	51.82					0.10	0.24	0.34
肺源性心脏病	10.67	0.16	0.08	0.03	0.03	0.08	0.13	0.10
其他心脏病	11.69	5.95	0.52	0.53	0.53	0.89	1.22	1.24

10-2-1 续表1

30-	35-	40-	45-	50-	55-	60-	65-	70-	75-	80-	85岁及以上
51.33	88.15	149.67	227.54	360.29	554.44	838.65	1361.93	2546.59	4537.95	7940.13	15364.71
1.23	2.57	4.23	6.18	7.60	9.17	11.48	15.72	23.20	39.53	51.03	78.37
1.21	2.56	4.22	6.11	7.42	8.74	10.79	14.31	20.49	34.51	45.33	68.53
0.00	0.00	0.00	0.00	0.00	0.00	0.00	0.00	0.00	0.05	0.00	0.00
0.00	0.02	0.00	0.01	0.00	0.00	0.00	0.00	0.08	0.16	0.10	0.69
0.02	0.03	0.08	0.04	0.00	0.04	0.11	0.15	0.24	0.44	0.97	2.24
0.28	0.62	1.21	1.75	1.77	1.70	2.75	4.26	7.58	13.10	17.59	24.17
0.03	0.06	0.05	0.13	0.17	0.14	0.25	0.25	0.36	0.66	0.68	1.04
0.00	0.00	0.00	0.00	0.00	0.00	0.00	0.00	0.00	0.00	0.00	0.00
0.00	0.03	0.02	0.00	0.02	0.02	0.08	0.04	0.00	0.11	0.10	0.00
0.00	0.00	0.00	0.00	0.00	0.00	0.00	0.00	0.00	0.00	0.00	0.00
0.02	0.00	0.03	0.01	0.09	0.00	0.05	0.07	0.12	0.27	0.48	0.52
0.03	0.09	0.11	0.09	0.18	0.24	0.38	0.62	0.61	1.86	4.16	7.42
0.00	0.00	0.00	0.01	0.00	0.00	0.00	0.00	0.00	0.00	0.10	0.00
0.02	0.00	0.02	0.01	0.06	0.00	0.03	0.07	0.12	0.16	0.29	0.35
0.00	0.00	0.00	0.00	0.00	0.00	0.00	0.00	0.00	0.00	0.00	0.00
0.55	1.47	2.12	3.40	4.32	5.53	5.55	6.92	8.71	11.85	14.02	17.95
0.17	0.15	0.14	0.30	0.20	0.24	0.22	0.07	0.00	0.16	0.10	0.17
0.02	0.02	0.02	0.07	0.18	0.43	0.69	1.42	2.70	5.02	5.70	9.84
0.02	0.00	0.00	0.01	0.00	0.00	0.00	0.00	0.00	0.00	0.10	0.00
0.00	0.02	0.02	0.03	0.11	0.06	0.16	0.40	0.36	0.66	0.29	1.04
13.35	26.76	52.91	89.03	158.56	249.65	355.99	515.06	817.59	1193.55	1535.66	1776.34
13.21	26.37	52.26	87.98	156.88	247.16	352.78	509.96	807.26	1178.43	1509.17	1725.24
0.17	0.68	1.29	2.03	2.63	3.74	5.52	5.24	5.61	6.77	6.38	6.91
0.10	0.36	1.12	3.62	8.33	12.27	20.04	27.37	41.43	60.12	80.90	93.22
1.56	2.07	5.13	8.12	16.33	26.02	37.92	55.73	88.39	131.37	182.78	200.42
0.76	1.61	3.37	5.27	10.64	17.63	28.01	41.06	71.56	112.43	163.06	205.43
3.02	7.04	13.35	20.94	31.16	43.18	52.75	65.81	86.81	118.60	140.73	154.67
1.29	3.47	9.12	19.10	36.46	68.05	104.97	170.17	281.78	404.39	469.07	464.02
0.65	1.67	3.35	4.94	8.96	11.25	11.53	12.19	16.18	18.07	23.58	39.53
0.35	1.01	1.45	2.60	2.66	2.33	2.58	2.58	3.79	5.24	7.25	10.53
0.03	0.08	0.16	0.35	0.95	1.90	2.66	5.61	10.73	23.86	42.43	66.98
1.54	2.07	2.47	2.38	4.14	5.56	7.33	10.16	14.32	19.98	23.39	27.79
0.05	0.23	0.28	0.37	0.65	1.12	1.02	1.53	3.19	3.93	4.45	8.29
0.08	0.17	0.36	0.68	1.03	1.37	2.20	3.57	7.14	11.19	22.04	42.81
0.32	0.33	0.60	0.59	0.92	1.70	1.87	3.39	5.49	9.12	17.78	35.22
0.18	0.17	0.33	0.30	0.59	1.12	1.43	2.18	4.11	6.17	12.66	25.89
0.13	0.17	0.27	0.30	0.33	0.59	0.44	1.20	1.37	2.95	5.12	9.32
0.63	1.24	2.66	5.81	9.46	16.67	28.14	53.91	102.99	183.96	278.75	384.44
0.50	1.01	2.39	5.30	8.76	15.93	27.35	52.20	100.25	178.17	264.55	338.00
0.13	0.23	0.27	0.52	0.70	0.74	0.80	1.71	2.74	5.79	14.21	46.44
1.08	1.11	1.71	2.44	2.18	2.66	3.27	3.97	6.41	17.53	52.39	135.17
1.13	1.38	1.49	2.54	3.93	5.53	8.40	13.07	23.03	45.48	81.77	165.20
0.07	0.03	0.06	0.15	0.08	0.06	0.16	0.22	0.20	0.33	0.10	0.35
1.06	1.35	1.43	2.40	3.85	5.47	8.24	12.85	22.83	45.16	81.67	164.86
7.69	17.67	37.10	62.67	107.17	175.38	299.76	542.90	1140.72	2186.61	4098.57	7898.40
0.03	0.08	0.11	0.21	0.18	0.35	0.55	0.98	1.98	2.46	4.35	6.39
4.68	9.68	18.73	29.48	47.71	78.61	135.70	252.72	534.27	1010.69	1956.01	4229.20
0.12	0.38	0.63	1.08	1.78	4.23	6.81	8.55	13.84	17.15	25.90	34.35
0.05	0.26	0.79	1.41	1.89	4.33	8.43	15.40	38.32	70.22	149.04	313.15
2.06	4.54	9.30	13.52	21.36	33.88	56.37	103.74	189.48	332.04	585.15	1137.96
0.53	1.35	3.16	7.06	13.02	21.16	40.80	82.15	199.36	423.82	873.47	2076.88
0.20	0.41	0.83	1.14	2.46	4.58	10.24	20.38	51.60	91.79	184.90	329.03
1.73	2.74	4.03	5.28	7.19	10.42	13.04	22.50	41.67	75.68	137.54	337.83

10-2-1 续表2

疾病名称(ICD-10)	合计	不满1岁	1-	5-	10-	15-	20-	25-
其他高血压病	9.38	0.32	0.04	0.00	0.00	0.06	0.05	0.10
脑血管病	126.27	6.59	0.76	0.50	0.27	0.51	1.04	1.13
循环系统的其他疾病	1.84	0.00	0.00	0.00	0.05	0.10	0.05	0.16
呼吸系统疾病小计	65.40	26.69	3.34	0.70	0.53	0.49	0.78	0.92
其中：肺炎	12.61	21.86	2.38	0.47	0.35	0.26	0.38	0.42
慢性下呼吸道疾病	43.60	0.64	0.20	0.00	0.11	0.08	0.22	0.28
尘肺	0.66	0.00	0.00	0.00	0.00	0.00	0.00	0.00
呼吸系统的其他疾病	8.52	4.18	0.76	0.23	0.08	0.16	0.19	0.22
消化系统疾病小计	16.58	8.52	0.93	0.03	0.11	0.24	0.64	0.67
其中：胃和十二指肠溃疡	1.69	0.32	0.00	0.00	0.03	0.00	0.02	0.07
阑尾炎	0.10	0.00	0.00	0.00	0.00	0.02	0.03	0.00
肠梗阻	1.19	1.13	0.04	0.03	0.00	0.02	0.02	0.00
肝疾病	7.54	2.25	0.40	0.00	0.00	0.12	0.20	0.37
消化系统的其他疾病	6.05	4.82	0.48	0.00	0.08	0.08	0.38	0.22
肌肉骨骼和结缔组织疾病小计	1.84	0.32	0.08	0.07	0.16	0.20	0.33	0.24
泌尿生殖系统疾病小计	7.34	0.80	0.40	0.23	0.35	0.34	0.71	0.76
其中：肾小球和肾小管间质疾病	3.81	0.48	0.32	0.17	0.29	0.22	0.50	0.45
前列腺增生	0.17	0.00	0.00	0.00	0.00	0.00	0.00	0.00
泌尿生殖系统的其他疾病	3.36	0.32	0.08	0.07	0.05	0.12	0.20	0.31
妊娠、分娩和产褥期并发症小计	0.10					0.02	0.16	0.33
其中：直接产科原因计	0.09					0.02	0.13	0.27
内：流产	0.02					0.02	0.03	0.10
妊娠高血压综合征	0.01					0.00	0.00	0.04
梗阻性分娩	0.00					0.00	0.00	0.00
产后出血	0.01					0.00	0.00	0.03
母体产伤	0.00					0.00	0.00	0.00
产褥期感染	0.02					0.00	0.05	0.03
间接产科原因计	0.01					0.00	0.03	0.04
妊娠、分娩和产褥期的其他情况	0.00					0.00	0.00	0.01
围生期疾病小计	1.54	190.50	0.12					
其中：早产儿和未成熟儿	0.55	69.29	0.00					
新生儿产伤和窒息	0.32	39.39	0.08					
新生儿溶血性疾病	0.02	2.09	0.00					
新生儿硬化病	0.01	1.13	0.00					
起源于围生期的其他情况	0.63	78.61	0.04					
先天畸形、变形和染色体异常小计	2.33	158.83	7.93	1.33	1.15	0.91	0.97	0.66
其中：先天性心脏病	1.45	89.87	5.48	0.86	0.77	0.65	0.74	0.46
其他先天畸形、变形和染色体异常	0.88	68.97	2.46	0.47	0.37	0.26	0.24	0.19
诊断不明小计	4.06	4.18	0.44	0.27	0.16	0.46	0.75	0.82
其他疾病小计	10.73	4.98	0.72	0.10	0.29	0.30	0.36	0.22
损伤和中毒外部原因小计	34.66	18.65	16.39	9.01	7.80	12.23	18.52	16.59
其中：机动车辆交通事故	8.36	0.64	2.66	2.53	1.17	3.78	5.66	4.95
机动车以外的运输事故	4.05	0.32	1.17	0.77	1.07	1.60	2.62	2.38
意外中毒	2.03	0.64	0.44	0.17	0.51	0.59	1.08	1.28
意外跌落	6.75	0.64	1.57	0.63	0.43	0.99	1.54	1.30
火灾	0.44	0.00	0.16	0.10	0.05	0.08	0.22	0.24
由自然环境因素所致的意外事故	0.14	0.00	0.00	0.13	0.00	0.04	0.00	0.03
淹死	2.19	0.96	7.41	3.73	3.23	1.70	1.66	1.30
意外的机械性窒息	0.36	8.68	0.68	0.17	0.05	0.08	0.13	0.06
砸死	0.25			0.03	0.03	0.20	0.08	0.04
由机器切割和穿刺工具所致的意外事故	0.12			0.03	0.00	0.14	0.24	0.15
触电	0.38			0.07	0.16	0.42	0.39	0.43
其他意外事故和有害效应	3.82	5.63	1.77	0.30	0.53	0.69	1.25	0.98
自杀	4.95			0.13	0.37	1.41	2.78	2.56
被杀	0.81			0.23	0.19	0.51	0.88	0.88

10-2-1　续表3

30–	35–	40–	45–	50–	55–	60–	65–	70–	75–	80–	85岁及以上
0.23	0.56	1.07	2.00	3.93	6.43	11.53	19.62	40.30	74.53	142.95	282.59
2.64	6.97	16.70	29.98	54.05	88.27	149.32	265.14	555.94	1085.17	1974.38	3343.28
0.10	0.39	0.49	1.01	1.30	1.72	2.66	4.44	8.23	13.76	20.88	36.94
0.96	2.03	3.63	6.29	11.30	20.30	42.59	95.11	239.54	541.66	1174.65	2698.34
0.23	0.58	0.94	1.45	2.36	3.59	7.25	15.65	39.45	95.34	211.67	581.06
0.33	0.82	1.82	3.25	6.38	13.36	28.67	64.32	166.24	377.03	816.25	1737.32
0.02	0.05	0.05	0.06	0.20	0.14	0.60	1.13	3.51	8.79	10.83	12.43
0.38	0.59	0.82	1.52	2.37	3.21	6.07	14.01	30.34	60.50	135.90	367.52
1.36	3.30	6.98	11.08	14.46	18.01	23.34	35.96	58.82	107.02	182.20	380.64
0.07	0.14	0.31	0.62	0.82	1.12	1.89	3.57	6.78	13.60	24.45	48.34
0.02	0.00	0.03	0.03	0.09	0.06	0.16	0.22	0.40	0.44	1.06	3.28
0.02	0.09	0.20	0.22	0.32	0.41	0.93	2.11	3.91	9.99	21.36	42.81
0.85	2.45	5.13	8.27	10.86	12.77	14.94	19.07	26.42	39.91	47.36	66.81
0.42	0.62	1.31	1.94	2.37	3.64	5.41	10.99	21.30	43.08	87.96	219.41
0.48	0.62	0.96	1.14	1.48	1.88	2.66	4.51	6.74	10.21	18.27	35.04
0.95	1.83	2.60	3.58	4.49	6.60	11.61	17.76	30.46	51.05	83.41	151.05
0.58	1.17	1.49	2.28	2.52	3.59	6.26	9.76	16.34	25.83	39.15	64.04
0.00	0.00	0.00	0.00	0.03	0.02	0.05	0.40	0.65	1.15	2.80	9.15
0.37	0.67	1.10	1.30	1.93	3.00	5.30	7.61	13.47	24.08	41.47	77.85
0.32	0.21	0.06	0.01	0.00							
0.28	0.20	0.06	0.01	0.00							
0.03	0.02	0.00	0.00	0.00							
0.05	0.03	0.02	0.00	0.00							
0.00	0.05	0.00	0.00	0.00							
0.05	0.05	0.00	0.00	0.00							
0.00	0.00	0.00	0.00	0.00							
0.07	0.05	0.05	0.01	0.00							
0.03	0.02	0.00	0.00	0.00							
0.00	0.00	0.00	0.00	0.00							
0.51	0.47	0.55	0.72	0.51	1.06	0.77	0.73	1.21	1.80	3.00	3.45
0.40	0.35	0.41	0.44	0.35	0.67	0.41	0.58	0.65	1.42	1.93	2.76
0.12	0.12	0.14	0.28	0.17	0.39	0.36	0.15	0.56	0.38	1.06	0.69
1.21	1.58	1.89	3.25	3.57	4.82	5.33	6.41	11.66	18.46	37.79	102.54
0.38	0.59	0.60	0.96	0.86	1.47	2.22	3.64	8.79	23.64	123.33	1005.56
19.74	26.46	31.69	31.21	33.80	39.50	41.21	49.76	69.75	108.17	201.24	514.95
5.81	7.83	10.24	9.36	10.91	13.54	13.32	14.92	15.05	15.78	17.11	22.61
3.24	4.57	5.13	4.97	5.12	5.51	5.55	6.48	7.71	7.43	9.18	11.22
1.36	2.01	2.20	2.48	2.05	2.21	2.58	2.73	4.72	6.88	9.18	12.60
1.66	2.24	3.16	3.14	3.60	4.45	4.64	6.41	15.53	31.67	82.16	285.53
0.33	0.29	0.39	0.43	0.38	0.27	0.30	0.73	1.17	2.02	3.48	6.39
0.08	0.05	0.03	0.15	0.12	0.14	0.36	0.25	0.40	0.49	1.26	2.24
1.08	1.06	0.93	1.38	1.41	1.92	2.39	3.06	3.31	6.06	9.38	11.39
0.18	0.32	0.35	0.31	0.23	0.27	0.36	0.44	0.52	0.60	1.64	2.42
0.15	0.36	0.31	0.37	0.54	0.27	0.30	0.29	0.32	0.22	0.39	0.52
0.13	0.20	0.14	0.10	0.18	0.06	0.11	0.04	0.04	0.00	0.00	0.17
0.25	0.41	0.69	0.37	0.59	0.51	0.27	0.33	0.12	0.38	0.68	0.17
1.68	2.04	2.89	2.38	2.61	3.23	2.91	3.53	7.22	15.07	35.86	127.05
2.94	3.82	4.29	4.53	5.18	6.33	7.52	9.94	13.23	20.64	29.67	31.07
0.85	1.26	0.93	1.24	0.88	0.78	0.60	0.62	0.40	0.93	1.26	1.55

10-2-2　2009年城市居民年龄别疾病别死亡率（1/10万）（男）

疾病名称(ICD-10)	合计	不满1岁	1-	5-	10-	15-	20-	25-
总　　　　　　计	692.30	537.61	48.77	23.13	20.95	31.72	46.06	47.33
传染病和寄生虫病小计	9.16	8.62	1.63	0.38	0.41	0.54	0.97	1.42
其中：传染病计	8.70	8.62	1.63	0.38	0.41	0.54	0.97	1.42
内：伤寒和副伤寒	0.00	0.00	0.00	0.00	0.00	0.00	0.00	0.00
痢疾	0.02	0.31	0.00	0.00	0.00	0.00	0.00	0.00
肠道其他细菌性传染病	0.09	0.62	0.15	0.00	0.00	0.04	0.00	0.09
呼吸道结核	2.86	0.31	0.00	0.00	0.00	0.12	0.30	0.26
其他结核	0.16	0.31	0.08	0.06	0.05	0.04	0.15	0.06
钩端螺旋体病	0.00	0.00	0.00	0.00	0.00	0.00	0.00	0.00
破伤风	0.02	0.00	0.00	0.00	0.00	0.04	0.00	0.00
百日咳	0.00	0.00	0.00	0.00	0.00	0.00	0.00	0.00
脑膜炎球菌感染	0.06	0.00	0.00	0.06	0.05	0.04	0.06	0.06
败血症	0.40	5.54	0.23	0.19	0.15	0.04	0.09	0.06
流行性乙型脑炎	0.01	0.00	0.08	0.00	0.00	0.00	0.00	0.00
流行性出血热	0.05	0.00	0.00	0.00	0.00	0.00	0.00	0.06
麻疹	0.00	0.00	0.00	0.00	0.00	0.00	0.00	0.00
病毒性肝炎	3.77	0.00	0.08	0.00	0.05	0.08	0.15	0.41
艾滋病	0.20	0.00	0.00	0.00	0.00	0.04	0.00	0.12
寄生虫病计	0.46	0.00	0.00	0.00	0.00	0.00	0.00	0.00
内：疟疾	0.01	0.00	0.00	0.00	0.00	0.00	0.00	0.00
血吸虫病	0.11	0.00	0.00	0.00	0.00	0.00	0.00	0.00
肿瘤小计	207.27	8.93	5.03	3.19	3.44	5.24	7.16	8.11
其中：恶性肿瘤计	204.92	8.62	4.57	2.94	3.34	4.89	6.95	7.99
内：鼻咽癌	2.59					0.12	0.03	0.26
食道癌	12.77					0.00	0.03	0.06
胃癌	23.91					0.04	0.30	0.41
结肠、直肠和肛门癌	15.77					0.12	0.37	0.32
肝癌	32.82					0.15	0.67	1.65
肺癌	66.13					0.19	0.40	0.70
乳腺癌								
宫颈癌								
膀胱癌	3.79					0.00	0.00	0.06
白血病	4.80	2.16	1.86	1.28	1.39	2.24	2.10	1.88
良性肿瘤计	0.63	0.31	0.23	0.19	0.00	0.08	0.12	0.00
其他肿瘤计	1.72	0.00	0.23	0.06	0.10	0.27	0.09	0.12
血液、造血器官及免疫疾病小计	1.52	2.16	0.31	0.38	0.26	0.35	0.34	0.26
其中:贫血	1.01	0.62	0.15	0.06	0.21	0.27	0.24	0.14
血液、造血器官及免疫的其他疾病	0.51	1.54	0.15	0.32	0.05	0.08	0.09	0.12
内分泌、营养和代谢疾病小计	18.24	4.31	0.77	0.00	0.41	0.15	0.34	0.58
其中：糖尿病	17.30					0.04	0.12	0.49
内分泌、营养和代谢的其他疾病	0.94	4.31	0.77	0.00	0.26	0.12	0.21	0.09
精神障碍小计	3.35	0.00	0.00	0.06	0.00	0.19	0.37	0.70
神经系统疾病小计	7.57	18.17	4.80	2.11	1.39	1.85	1.71	1.51
其中:脑膜炎	0.13	2.77	0.08	0.06	0.00	0.00	0.00	0.12
神经系统的其他疾病	7.44	15.40	4.72	2.04	1.39	1.85	1.71	1.39
循环系统疾病小计	280.94	20.01	1.70	1.85	1.23	3.24	4.48	5.88
其中：急性风湿热	0.35	0.00	0.00	0.00	0.00	0.08	0.03	0.03
心脏病计	133.18	9.85	1.01	1.09	0.77	2.35	3.05	4.00
内：慢性风湿性心脏病	2.13					0.08	0.06	0.09
高血压性心脏病	8.61					0.04	0.00	0.09
急性心肌梗死	47.79					0.77	1.07	1.62
其他冠心病	50.02					0.19	0.30	0.49
肺源性心脏病	11.66	0.31	0.08	0.06	0.00	0.08	0.12	0.12
其他心脏病	12.97	7.39	0.62	0.64	0.62	1.19	1.49	1.59

10-2-2 续表1

30-	35-	40-	45-	50-	55-	60-	65-	70-	75-	80-	85岁及以上
66.68	117.82	202.87	316.71	493.61	743.69	1093.66	1721.99	3086.95	5478.18	9365.80	17123.70
1.66	4.46	6.98	10.05	11.98	13.76	16.12	21.74	28.42	48.72	70.19	120.64
1.63	4.43	6.95	9.93	11.77	13.17	15.13	20.32	26.05	44.85	64.42	108.89
0.00	0.00	0.00	0.00	0.00	0.00	0.00	0.00	0.00	0.00	0.00	0.00
0.00	0.03	0.00	0.00	0.00	0.00	0.00	0.00	0.00	0.35	0.00	1.36
0.00	0.06	0.12	0.03	0.00	0.04	0.22	0.00	0.42	0.47	0.44	1.81
0.33	1.07	2.07	2.91	2.90	2.70	4.40	6.62	12.01	20.66	29.99	45.18
0.03	0.09	0.03	0.15	0.21	0.27	0.28	0.30	0.51	0.94	0.44	1.36
0.00	0.00	0.00	0.00	0.00	0.00	0.00	0.00	0.00	0.00	0.00	0.00
0.00	0.03	0.00	0.00	0.03	0.04	0.11	0.00	0.00	0.12	0.22	0.00
0.00	0.00	0.00	0.00	0.00	0.00	0.00	0.00	0.00	0.00	0.00	0.00
0.03	0.00	0.03	0.03	0.06	0.00	0.11	0.07	0.08	0.47	0.22	0.90
0.03	0.12	0.15	0.17	0.27	0.35	0.50	0.67	0.76	2.35	5.11	9.49
0.00	0.00	0.00	0.03	0.00	0.00	0.00	0.00	0.00	0.00	0.22	0.00
0.03	0.00	0.03	0.03	0.12	0.00	0.06	0.07	0.25	0.12	0.67	0.45
0.00	0.00	0.00	0.00	0.00	0.00	0.00	0.00	0.00	0.00	0.00	0.00
0.88	2.65	3.74	5.56	7.02	7.84	7.37	9.75	8.71	12.68	15.10	24.40
0.20	0.27	0.25	0.52	0.30	0.47	0.33	0.15	0.00	0.23	0.22	0.45
0.03	0.03	0.03	0.12	0.21	0.59	0.99	1.41	2.37	3.87	5.78	11.75
0.03	0.00	0.00	0.00	0.00	0.00	0.00	0.00	0.00	0.00	0.22	0.00
0.00	0.03	0.03	0.06	0.15	0.08	0.33	0.67	0.68	0.70	0.44	0.90
14.40	30.35	61.60	112.97	203.57	324.84	470.56	685.03	1048.10	1576.65	2049.35	2448.05
14.24	29.94	60.98	111.92	201.93	322.21	466.82	679.07	1037.27	1558.92	2020.70	2386.15
0.20	0.89	1.79	2.94	4.21	5.84	8.91	7.44	8.46	9.98	9.77	13.10
0.10	0.59	2.04	6.82	15.11	21.20	33.67	46.45	63.85	90.52	126.39	142.33
1.59	1.99	5.32	10.31	21.90	37.86	54.57	83.96	126.60	190.08	256.56	292.79
0.72	1.64	3.37	5.74	12.78	20.89	34.66	50.69	83.05	131.73	193.25	246.25
5.01	11.80	21.91	35.57	50.57	68.07	80.76	95.65	120.09	164.84	193.03	206.94
1.37	4.25	11.47	27.00	52.45	99.38	152.27	245.26	381.16	579.05	687.26	720.23
0.07	0.09	0.25	0.38	1.52	3.02	4.07	9.23	17.17	38.16	75.08	121.54
1.69	2.32	2.97	2.77	4.57	6.07	8.97	12.13	18.52	24.54	32.21	41.12
0.07	0.30	0.25	0.44	0.63	1.10	0.94	1.27	3.30	4.93	5.11	5.87
0.10	0.12	0.37	0.61	1.02	1.53	2.81	4.69	7.53	12.80	23.55	56.03
0.36	0.36	0.77	0.61	0.96	1.72	2.04	2.90	5.41	9.51	18.88	43.83
0.20	0.12	0.46	0.35	0.66	1.02	1.71	2.01	3.72	6.81	12.88	30.27
0.16	0.24	0.31	0.26	0.30	0.71	0.33	0.89	1.69	2.70	6.00	13.56
0.81	1.78	3.40	7.22	11.92	19.32	29.21	53.44	92.27	165.07	268.55	370.05
0.62	1.49	3.09	6.70	11.29	18.54	28.44	51.66	89.39	159.20	256.11	340.23
0.20	0.30	0.31	0.52	0.63	0.78	0.77	1.79	2.88	5.87	12.44	29.82
1.63	1.58	2.60	3.55	2.96	3.37	3.36	4.54	5.84	16.55	47.09	107.54
1.33	1.61	1.92	3.23	5.26	6.54	10.07	15.18	28.67	52.36	94.40	195.65
0.10	0.03	0.09	0.20	0.12	0.04	0.17	0.37	0.34	0.59	0.00	0.00
1.24	1.58	1.82	3.03	5.14	6.51	9.90	14.81	28.33	51.78	94.40	195.65
10.83	25.48	54.74	93.25	156.28	244.54	389.31	667.02	1344.27	2526.00	4556.95	8282.61
0.03	0.09	0.09	0.26	0.15	0.24	0.39	0.82	2.54	2.58	4.89	6.78
6.44	14.15	27.82	45.21	71.69	111.02	177.90	307.64	613.74	1148.47	2141.54	4338.53
0.03	0.33	0.49	0.76	1.73	3.49	6.22	6.62	11.08	13.38	23.10	32.98
0.03	0.30	1.08	2.01	2.60	5.80	10.29	18.16	43.39	79.95	163.71	302.73
2.70	7.05	14.50	21.44	32.92	49.46	76.08	126.69	221.07	389.20	667.72	1252.04
0.88	1.99	4.57	11.13	19.89	30.33	54.85	100.26	221.58	467.51	918.28	2029.65
0.23	0.56	1.24	1.40	3.41	6.00	12.98	27.47	67.40	114.00	223.02	367.79
2.57	3.92	5.93	8.48	11.14	15.95	17.49	28.43	49.22	84.42	145.72	353.34

10-2-2　续表2

疾病名称(ICD-10)	合计	不满1岁	1-	5-	10-	15-	20-	25-
其他高血压病	9.78	0.62	0.08	0.00	0.00	0.04	0.03	0.09
脑血管病	135.41	9.55	0.62	0.77	0.41	0.66	1.31	1.54
循环系统的其他疾病	2.22	0.00	0.00	0.00	0.05	0.12	0.06	0.23
呼吸系统疾病小计	74.72	30.79	3.64	0.83	0.62	0.66	0.70	1.13
其中：肺炎	13.91	24.63	2.63	0.64	0.36	0.35	0.37	0.49
慢性下呼吸道疾病	50.09	0.31	0.23	0.00	0.10	0.15	0.27	0.32
尘肺	1.22	0.00	0.00	0.00	0.00	0.00	0.00	0.00
呼吸系统的其他疾病	9.50	5.85	0.77	0.19	0.15	0.15	0.06	0.32
消化系统疾病小计	19.31	9.55	0.85	0.06	0.05	0.31	0.70	0.84
其中：胃和十二指肠溃疡	2.02	0.62	0.00	0.00	0.05	0.00	0.03	0.14
阑尾炎	0.09	0.00	0.00	0.00	0.00	0.04	0.06	0.00
肠梗阻	1.28	0.92	0.00	0.06	0.00	0.04	0.00	0.00
肝疾病	9.79	1.85	0.08	0.00	0.00	0.19	0.15	0.46
消化系统的其他疾病	6.12	6.16	0.77	0.00	0.00	0.04	0.46	0.23
肌肉骨骼和结缔组织疾病小计	1.28	0.31	0.08	0.13	0.15	0.12	0.12	0.14
泌尿生殖系统疾病小计	7.86	0.62	0.23	0.38	0.56	0.54	0.88	0.90
其中：肾小球和肾小管间质疾病	3.94	0.31	0.15	0.26	0.51	0.39	0.67	0.43
前列腺增生	0.34	0.00	0.00	0.00	0.00	0.00	0.00	0.00
泌尿生殖系统的其他疾病	3.58	0.31	0.08	0.13	0.05	0.15	0.21	0.46
妊娠、分娩和产褥期并发症小计								
其中：直接产科原因计								
内：流产								
妊娠高血压综合征								
梗阻性分娩								
产后出血								
母体产伤								
产褥期感染								
间接产科原因计								
妊娠、分娩和产褥期的其他情况								
围生期疾病小计	1.84	220.77	0.15					
其中：早产儿和未成熟儿	0.65	79.13	0.00					
新生儿产伤和窒息	0.39	46.49	0.08					
新生儿溶血性疾病	0.02	2.16	0.00					
新生儿硬化病	0.01	0.62	0.00					
起源于围生期的其他情况	0.77	92.37	0.08					
先天畸形、变形和染色体异常小计	2.67	181.36	8.59	1.41	1.44	0.96	1.07	0.81
其中：先天性心脏病	1.60	100.38	5.65	0.96	1.03	0.58	0.79	0.55
其他先天畸形、变形和染色体异常	1.07	80.98	2.94	0.45	0.41	0.39	0.27	0.26
诊断不明小计	5.17	5.23	0.54	0.38	0.21	0.62	1.01	1.16
其他疾病小计	7.78	4.62	0.85	0.13	0.41	0.39	0.40	0.26
损伤和中毒外部原因小计	43.61	22.17	19.59	11.76	10.32	16.57	25.83	23.63
其中：机动车辆交通事故	11.96	0.31	3.17	2.62	1.54	5.28	8.32	7.91
机动车以外的运输事故	5.76	0.31	1.24	0.89	1.28	2.12	3.78	3.53
意外中毒	2.57	1.23	0.23	0.32	0.46	0.62	1.22	1.71
意外跌落	7.22	0.92	1.63	0.96	0.41	1.46	2.35	1.94
火灾	0.58	0.00	0.15	0.06	0.05	0.08	0.18	0.26
由自然环境因素所致的意外事故	0.16	0.00	0.00	0.13	0.00	0.08	0.00	0.03
淹死	2.82	0.92	9.68	5.49	4.98	2.58	2.50	1.80
意外的机械性窒息	0.51	10.47	0.93	0.32	0.10	0.12	0.15	0.06
砸死	0.39			0.06	0.00	0.23	0.15	0.09
由机器切割和穿刺工具所致的意外事故	0.20			0.06	0.00	0.27	0.43	0.23
触电	0.68			0.13	0.15	0.62	0.64	0.81
其他意外事故和有害效应	4.28	6.77	1.94	0.45	0.77	1.12	1.83	1.48
自杀	5.43			0.06	0.26	1.27	2.92	2.61
被杀	1.05			0.19	0.31	0.73	1.37	1.19

10-2-2　续表3

30-	35-	40-	45-	50-	55-	60-	65-	70-	75-	80-	85岁及以上
0.33	0.62	1.70	2.85	5.38	8.97	15.46	25.61	46.85	83.95	158.82	287.37
3.84	10.02	24.39	43.26	77.10	121.76	192.10	327.07	671.33	1273.04	2224.17	3610.17
0.20	0.59	0.74	1.66	1.97	2.55	3.47	5.88	9.81	17.96	27.54	39.76
1.27	2.59	4.85	8.86	15.23	27.47	59.36	126.61	315.37	714.30	1561.12	3487.27
0.36	0.71	1.42	2.04	3.29	4.82	9.24	19.20	50.15	120.69	277.44	732.88
0.39	0.95	2.26	4.31	8.39	17.91	40.43	86.64	219.55	499.45	1087.32	2269.57
0.00	0.09	0.09	0.12	0.36	0.27	1.21	2.23	6.68	17.26	22.66	31.63
0.52	0.83	1.08	2.39	3.20	4.47	8.47	18.53	38.99	76.90	173.70	453.19
2.08	5.38	11.47	18.61	22.76	26.26	30.81	43.99	66.98	125.16	202.14	400.33
0.10	0.15	0.49	0.99	1.25	1.84	2.53	5.06	8.71	18.43	28.65	61.90
0.00	0.00	0.03	0.03	0.12	0.04	0.28	0.22	0.51	0.23	1.11	2.71
0.03	0.15	0.31	0.29	0.48	0.51	1.05	2.90	5.67	12.33	25.99	43.83
1.27	4.19	8.65	14.42	17.50	18.85	20.02	22.48	29.43	43.68	52.87	77.26
0.68	0.89	1.98	2.88	3.41	5.02	6.93	13.32	22.67	50.48	93.52	214.62
0.20	0.21	0.43	0.67	0.93	1.21	1.71	4.17	5.07	9.04	17.10	32.98
1.01	2.02	3.12	4.17	5.32	8.03	12.71	18.68	32.14	55.42	106.18	207.39
0.62	1.28	1.64	2.56	2.96	4.70	6.99	9.83	17.25	27.36	45.54	72.75
0.00	0.00	0.00	0.00	0.06	0.04	0.11	0.82	1.35	2.47	6.44	23.95
0.39	0.74	1.48	1.60	2.30	3.29	5.61	8.04	13.53	25.59	54.20	110.70
0.62	0.62	0.56	0.82	0.69	1.10	0.83	0.67	1.18	1.76	2.89	4.07
0.55	0.42	0.46	0.47	0.45	0.59	0.44	0.45	0.42	1.41	2.00	2.26
0.07	0.21	0.09	0.35	0.24	0.51	0.39	0.22	0.76	0.35	0.89	1.81
1.85	2.29	2.94	5.24	6.18	7.88	7.98	8.26	15.73	23.48	41.76	119.74
0.39	0.77	0.59	1.17	1.14	2.19	2.75	4.24	10.99	23.83	117.51	828.22
28.25	38.32	46.92	46.26	48.45	55.41	56.88	65.50	86.35	130.32	211.47	475.33
8.81	12.13	15.58	14.33	15.50	19.48	18.98	20.99	20.04	21.49	20.88	34.34
5.17	6.66	7.82	7.54	7.56	8.27	7.81	8.78	10.23	10.10	11.33	14.46
1.72	2.56	3.25	3.79	2.81	3.14	3.52	3.57	4.99	8.45	10.44	17.17
2.54	3.75	5.01	4.72	5.88	6.19	6.60	8.04	20.04	37.57	81.97	259.35
0.42	0.48	0.68	0.70	0.72	0.39	0.50	1.12	1.27	2.58	4.89	7.68
0.10	0.03	0.03	0.26	0.18	0.20	0.50	0.45	0.59	0.12	0.89	1.81
1.27	1.55	1.27	1.81	1.73	2.35	3.74	3.80	3.30	5.64	9.33	12.65
0.26	0.51	0.56	0.55	0.42	0.43	0.33	0.60	0.51	1.06	3.33	2.26
0.29	0.62	0.46	0.67	0.87	0.51	0.55	0.37	0.51	0.23	0.67	0.45
0.20	0.33	0.25	0.17	0.36	0.12	0.17	0.00	0.08	0.00	0.00	0.00
0.42	0.77	1.30	0.67	1.05	0.86	0.50	0.60	0.17	0.82	1.11	0.45
2.50	3.06	4.88	4.02	3.91	4.90	4.02	4.91	8.80	17.96	33.10	88.56
3.64	4.43	4.51	5.36	6.24	7.49	8.86	11.54	15.31	23.72	31.76	34.34
0.91	1.46	1.33	1.66	1.22	1.10	0.83	0.74	0.51	0.59	1.78	1.81

10-2-3　2009年城市居民年龄别疾病别死亡率（1/10万）（女）

疾病名称(ICD-10)	合计	不满1岁	1-	5-	10-	15-	20-	25-
总　计	546.67	388.88	38.50	13.67	12.40	16.44	25.31	25.51
传染病和寄生虫病小计	4.35	5.72	0.75	0.56	0.22	0.16	0.71	0.58
其中：传染病计	3.83	5.72	0.75	0.56	0.22	0.16	0.71	0.58
内：伤寒和副伤寒	0.00	0.00	0.00	0.00	0.00	0.00	0.00	0.00
痢疾	0.01	0.00	0.00	0.00	0.00	0.00	0.00	0.00
肠道其他细菌性传染病	0.09	0.34	0.00	0.07	0.06	0.00	0.00	0.00
呼吸道结核	0.87	0.00	0.00	0.07	0.00	0.00	0.16	0.18
其他结核	0.11	0.00	0.00	0.07	0.06	0.00	0.13	0.06
钩端螺旋体病	0.00	0.00	0.00	0.00	0.00	0.00	0.00	0.00
破伤风	0.01	0.00	0.00	0.00	0.00	0.00	0.00	0.00
百日咳	0.00	0.00	0.00	0.00	0.00	0.00	0.00	0.00
脑膜炎球菌感染	0.06	0.34	0.08	0.07	0.06	0.08	0.06	0.03
败血症	0.27	3.70	0.00	0.00	0.00	0.08	0.03	0.06
流行性乙型脑炎	0.01	0.00	0.00	0.14	0.00	0.00	0.00	0.00
流行性出血热	0.01	0.00	0.00	0.00	0.00	0.00	0.00	0.00
麻疹	0.00	0.00	0.00	0.00	0.00	0.00	0.00	0.00
病毒性肝炎	1.78	0.00	0.00	0.00	0.00	0.00	0.13	0.09
艾滋病	0.04	0.00	0.00	0.00	0.00	0.00	0.06	0.03
寄生虫病计	0.53	0.00	0.00	0.00	0.00	0.00	0.00	0.00
内：疟疾	0.00	0.00	0.00	0.00	0.00	0.00	0.00	0.00
血吸虫病	0.04	0.00	0.00	0.00	0.00	0.00	0.00	0.00
肿瘤小计	131.64	9.42	5.70	2.71	3.00	3.25	5.01	7.34
其中：恶性肿瘤计	129.36	8.07	5.54	2.71	2.95	3.17	4.88	7.06
内：鼻咽癌	0.92					0.00	0.10	0.06
食道癌	3.89					0.00	0.03	0.00
胃癌	12.30					0.00	0.32	0.68
结肠、直肠和肛门癌	13.10					0.16	0.19	0.46
肝癌	12.49					0.04	0.13	0.61
肺癌	32.68					0.12	0.29	0.64
乳腺癌	9.89					0.00	0.16	0.31
宫颈癌	3.00					0.00	0.13	0.28
膀胱癌	1.30					0.00	0.00	0.03
白血病	3.53	3.70	2.18	1.18	1.50	1.51	1.45	1.14
良性肿瘤计	0.68	1.35	0.08	0.00	0.06	0.04	0.10	0.03
其他肿瘤计	1.60	0.00	0.08	0.00	0.00	0.04	0.03	0.25
血液、造血器官及免疫疾病小计	1.62	4.04	0.67	0.00	0.17	0.16	0.32	0.40
其中:贫血	1.10	2.02	0.25	0.00	0.17	0.08	0.10	0.28
血液、造血器官及免疫的其他疾病	0.52	2.02	0.42	0.00	0.00	0.08	0.23	0.12
内分泌、营养和代谢疾病小计	22.47	6.06	0.75	0.21	0.06	0.04	0.23	0.31
其中：糖尿病	21.09					0.04	0.13	0.28
内分泌、营养和代谢的其他疾病	1.38	6.06	0.75	0.14	0.06	0.00	0.10	0.03
精神障碍小计	3.85	0.00	0.08	0.00	0.00	0.24	0.29	0.43
神经系统疾病小计	6.20	8.07	3.02	1.32	1.17	1.18	1.00	0.74
其中:脑膜炎	0.07	1.01	0.34	0.00	0.00	0.00	0.00	0.03
神经系统的其他疾病	6.13	7.06	2.68	1.32	1.17	1.18	1.00	0.71
循环系统疾病小计	252.11	8.41	1.68	0.76	0.72	1.46	2.46	2.64
其中：急性风湿热	0.38	0.00	0.00	0.00	0.00	0.04	0.00	0.00
心脏病计	124.37	5.05	0.75	0.56	0.56	0.90	1.62	1.72
内：慢性风湿性心脏病	3.30					0.08	0.06	0.03
高血压性心脏病	8.98					0.00	0.03	0.03
急性心肌梗死	38.37					0.16	0.29	0.52
其他冠心病	53.67					0.00	0.16	0.18
肺源性心脏病	9.67	0.00	0.08	0.00	0.06	0.08	0.13	0.09
其他心脏病	10.37	4.37	0.42	0.42	0.44	0.57	0.94	0.86

10-2-3 续表1

30-	35-	40-	45-	50-	55-	60-	65-	70-	75-	80-	85岁及以上
35.31	57.35	94.54	135.55	223.83	365.22	584.52	1017.36	2053.76	3720.50	6841.90	14277.17
0.78	0.62	1.38	2.19	3.12	4.58	6.85	9.97	18.43	31.54	36.28	52.24
0.78	0.62	1.38	2.16	2.97	4.31	6.47	8.55	15.43	25.52	30.63	43.58
0.00	0.00	0.00	0.00	0.00	0.00	0.00	0.00	0.00	0.10	0.00	0.00
0.00	0.00	0.00	0.03	0.00	0.00	0.00	0.00	0.15	0.00	0.17	0.28
0.03	0.00	0.03	0.06	0.00	0.04	0.00	0.28	0.08	0.41	1.37	2.51
0.24	0.15	0.32	0.54	0.61	0.71	1.10	1.99	3.55	6.53	8.04	11.17
0.03	0.03	0.06	0.12	0.12	0.00	0.22	0.21	0.23	0.41	0.86	0.84
0.00	0.00	0.00	0.00	0.00	0.00	0.00	0.00	0.00	0.00	0.00	0.00
0.00	0.03	0.03	0.00	0.00	0.00	0.05	0.07	0.00	0.10	0.00	0.00
0.00	0.00	0.00	0.00	0.00	0.00	0.00	0.00	0.00	0.00	0.00	0.00
0.00	0.00	0.03	0.00	0.12	0.00	0.00	0.07	0.15	0.10	0.68	0.28
0.03	0.06	0.06	0.00	0.09	0.12	0.27	0.57	0.46	1.43	3.42	6.15
0.00	0.00	0.00	0.00	0.00	0.00	0.00	0.00	0.00	0.00	0.00	0.00
0.00	0.00	0.00	0.00	0.00	0.00	0.00	0.07	0.00	0.20	0.00	0.28
0.00	0.00	0.00	0.00	0.00	0.00	0.00	0.00	0.00	0.00	0.00	0.00
0.20	0.25	0.45	1.17	1.56	3.21	3.73	4.20	8.72	11.13	13.18	13.97
0.14	0.03	0.03	0.06	0.09	0.00	0.11	0.00	0.00	0.10	0.00	0.00
0.00	0.00	0.00	0.03	0.15	0.27	0.38	1.42	3.01	6.02	5.65	8.66
0.00	0.00	0.00	0.03	0.00	0.00	0.00	0.00	0.00	0.00	0.00	0.00
0.00	0.00	0.00	0.00	0.06	0.04	0.00	0.14	0.08	0.61	0.17	1.12
12.25	23.03	43.91	64.34	112.48	174.48	241.82	352.39	607.35	860.49	1139.95	1361.03
12.14	22.66	43.23	63.28	110.77	172.13	239.14	348.12	597.48	847.62	1115.13	1316.62
0.14	0.46	0.77	1.08	1.01	1.65	2.14	3.13	3.01	3.98	3.76	3.07
0.10	0.12	0.16	0.33	1.38	3.33	6.47	9.12	20.98	33.68	45.86	62.86
1.53	2.16	4.93	5.86	10.64	14.18	21.33	28.71	53.53	80.33	125.94	143.31
0.81	1.57	3.36	4.78	8.44	14.38	21.38	31.84	61.09	95.64	139.80	180.19
0.95	2.10	4.48	5.86	11.28	18.30	24.83	37.26	56.46	78.39	100.44	122.36
1.22	2.65	6.69	10.94	20.09	36.71	57.84	98.30	191.14	252.53	300.99	305.62
1.32	3.36	6.73	10.04	18.07	22.33	22.81	23.58	30.62	33.07	41.58	62.58
0.71	2.07	2.95	5.29	5.38	4.66	5.15	5.06	7.25	9.80	12.83	17.04
0.00	0.06	0.06	0.33	0.37	0.78	1.26	2.14	4.86	11.43	17.28	33.24
1.39	1.82	1.95	1.98	3.70	5.05	5.70	8.26	10.49	16.03	16.60	19.56
0.03	0.15	0.32	0.30	0.67	1.14	1.10	1.78	3.09	3.06	3.94	9.78
0.07	0.22	0.35	0.75	1.04	1.21	1.59	2.49	6.79	9.80	20.88	34.64
0.27	0.31	0.42	0.57	0.89	1.68	1.70	3.85	5.55	8.78	16.94	29.89
0.17	0.22	0.19	0.24	0.52	1.21	1.15	2.35	4.47	5.61	12.49	23.19
0.10	0.09	0.22	0.33	0.37	0.47	0.55	1.50	1.08	3.16	4.45	6.70
0.44	0.68	1.89	4.36	6.94	14.03	27.08	54.35	112.77	200.37	286.61	393.34
0.37	0.52	1.67	3.85	6.18	13.32	26.26	52.71	110.15	194.66	271.04	336.63
0.07	0.15	0.22	0.51	0.76	0.71	0.82	1.64	2.62	5.72	15.57	56.71
0.51	0.62	0.80	1.29	1.38	1.96	3.18	3.42	6.94	18.37	56.47	152.25
0.92	1.14	1.06	1.83	2.57	4.51	6.74	11.04	17.89	39.50	72.04	146.38
0.03	0.03	0.03	0.09	0.03	0.08	0.16	0.07	0.08	0.10	0.17	0.56
0.88	1.11	1.02	1.74	2.54	4.43	6.58	10.97	17.82	39.40	71.87	145.83
4.41	9.57	18.83	31.13	56.90	106.22	210.52	424.13	955.07	1891.54	3745.46	7660.85
0.03	0.06	0.13	0.15	0.21	0.47	0.71	1.14	1.47	2.35	3.94	6.15
2.85	5.03	9.32	13.25	23.18	46.20	93.64	200.17	461.80	890.90	1813.10	4161.60
0.20	0.43	0.77	1.41	1.83	4.98	7.40	10.40	16.35	20.41	28.06	35.20
0.07	0.22	0.48	0.78	1.16	2.86	6.58	12.75	33.71	61.75	137.74	319.59
1.39	1.94	3.91	5.35	9.54	18.30	36.73	81.78	160.67	282.34	521.55	1067.43
0.17	0.68	1.70	2.85	5.99	11.99	26.81	64.82	179.10	385.84	838.96	2106.08
0.17	0.25	0.42	0.87	1.50	3.17	7.51	13.61	37.18	72.47	155.54	305.06
0.85	1.51	2.05	1.98	3.15	4.90	8.61	16.81	34.79	68.08	131.24	328.25

10-2-3 续表2

疾病名称(ICD-10)	合计	不满1岁	1-	5-	10-	15-	20-	25-
其他高血压病	8.98	0.00	0.00	0.00	0.00	0.08	0.06	0.12
脑血管病	116.93	3.36	0.92	0.21	0.11	0.37	0.74	0.71
循环系统的其他疾病	1.45	0.00	0.00	0.00	0.06	0.08	0.03	0.09
呼吸系统疾病小计	55.86	22.20	3.02	0.56	0.44	0.33	0.87	0.71
其中：肺炎	11.29	18.84	2.10	0.28	0.33	0.16	0.39	0.34
慢性下呼吸道疾病	36.96	1.01	0.17	0.00	0.11	0.00	0.16	0.25
尘肺	0.10	0.00	0.00	0.00	0.00	0.00	0.00	0.00
呼吸系统的其他疾病	7.52	2.35	0.75	0.28	0.00	0.16	0.32	0.12
消化系统疾病小计	13.78	7.40	1.01	0.00	0.17	0.16	0.58	0.49
其中：胃和十二指肠溃疡	1.34	0.00	0.00	0.00	0.00	0.00	0.00	0.00
阑尾炎	0.10	0.00	0.00	0.00	0.00	0.00	0.00	0.00
肠梗阻	1.11	1.35	0.08	0.00	0.00	0.00	0.03	0.00
肝疾病	5.25	2.69	0.75	0.00	0.00	0.04	0.26	0.28
消化系统的其他疾病	5.98	3.36	0.17	0.00	0.17	0.12	0.29	0.21
肌肉骨骼和结缔组织疾病小计	2.40	0.34	0.08	0.00	0.17	0.28	0.55	0.34
泌尿生殖系统疾病小计	6.80	1.01	0.59	0.07	0.11	0.12	0.52	0.61
其中：肾小球和肾小管间质疾病	3.68	0.67	0.50	0.07	0.06	0.04	0.32	0.46
前列腺增生								
泌尿生殖系统的其他疾病	3.12	0.34	0.08	0.00	0.06	0.08	0.19	0.15
妊娠、分娩和产褥期并发症小计	0.20					0.04	0.32	0.68
其中：直接产科原因计	0.17					0.04	0.26	0.55
内：流产	0.03					0.04	0.06	0.21
妊娠高血压综合征	0.02					0.00	0.00	0.09
梗阻性分娩	0.01					0.00	0.00	0.00
产后出血	0.02					0.00	0.00	0.06
母体产伤	0.00					0.00	0.00	0.00
产褥期感染	0.04					0.00	0.10	0.06
间接产科原因计	0.02					0.00	0.06	0.09
妊娠、分娩和产褥期的其他情况	0.00					0.00	0.00	0.03
围生期疾病小计	1.23	157.44	0.08					
其中：早产儿和未成熟儿	0.45	58.53	0.00					
新生儿产伤和窒息	0.25	31.62	0.08					
新生儿溶血性疾病	0.02	2.02	0.00					
新生儿硬化病	0.01	1.68	0.00					
起源于围生期的其他情况	0.49	63.58	0.00					
先天畸形、变形和染色体异常小计	1.99	134.22	7.21	1.25	0.83	0.85	0.87	0.49
其中：先天性心脏病	1.30	78.38	5.28	0.76	0.50	0.73	0.68	0.37
其他先天畸形、变形和染色体异常	0.69	55.84	1.93	0.49	0.33	0.12	0.19	0.12
诊断不明小计	2.92	3.03	0.34	0.14	0.11	0.28	0.48	0.46
其他疾病小计	13.75	5.38	0.59	0.07	0.17	0.20	0.32	0.18
损伤和中毒外部原因小计	25.50	14.80	12.92	6.04	5.06	7.65	10.76	9.12
其中：机动车辆交通事故	4.68	1.01	2.10	2.43	0.78	2.20	2.84	1.81
机动车以外的运输事故	2.29	0.34	1.09	0.62	0.83	1.06	1.39	1.17
意外中毒	1.47	0.00	0.67	0.00	0.56	0.57	0.94	0.83
意外跌落	6.28	0.34	1.51	0.28	0.44	0.49	0.68	0.61
火灾	0.30	0.00	0.17	0.14	0.06	0.08	0.26	0.21
由自然环境因素所致的意外事故	0.12	0.00	0.00	0.14	0.00	0.00	0.00	0.03
淹死	1.55	1.01	4.95	1.80	1.33	0.77	0.78	0.77
意外的机械性窒息	0.21	6.73	0.42	0.00	0.00	0.04	0.10	0.06
砸死	0.09				0.06	0.16	0.00	0.00
由机器切割和穿刺工具所致的意外事故	0.03				0.00	0.00	0.03	0.06
触电	0.09				0.17	0.20	0.13	0.03
其他意外事故和有害效应	3.36	4.37	1.59	0.14	0.28	0.24	0.65	0.46
自杀	4.47				0.50	1.55	2.62	2.52
被杀	0.56				0.06	0.28	0.36	0.55

10-2-3 续表3

30-	35-	40-	45-	50-	55-	60-	65-	70-	75-	80-	85岁及以上
0.14	0.49	0.42	1.11	2.45	3.88	7.62	13.89	34.32	66.35	130.73	279.64
1.39	3.80	8.74	16.29	30.45	54.78	106.68	205.87	450.69	921.83	1781.96	3178.26
0.00	0.19	0.22	0.33	0.61	0.90	1.86	3.06	6.79	10.11	15.74	35.20
0.64	1.45	2.37	3.64	7.28	13.13	25.88	64.97	170.39	391.56	876.95	2210.56
0.10	0.43	0.45	0.84	1.41	2.35	5.26	12.25	29.70	73.29	161.02	487.20
0.27	0.68	1.38	2.16	4.31	8.82	16.94	42.95	117.63	270.60	607.45	1408.25
0.03	0.00	0.00	0.00	0.03	0.00	0.00	0.07	0.62	1.43	1.71	0.56
0.24	0.34	0.54	0.63	1.53	1.96	3.67	9.69	22.45	46.24	106.77	314.56
0.61	1.14	2.34	3.31	5.96	9.76	15.90	28.28	51.37	91.25	166.83	368.47
0.03	0.12	0.13	0.24	0.37	0.39	1.26	2.14	5.01	9.39	21.22	39.95
0.03	0.00	0.03	0.03	0.06	0.08	0.05	0.21	0.31	0.61	1.03	3.63
0.00	0.03	0.10	0.15	0.15	0.31	0.82	1.35	2.31	7.96	17.80	42.18
0.41	0.65	1.47	1.92	4.07	6.70	9.87	15.81	23.68	36.64	43.12	60.34
0.14	0.34	0.61	0.96	1.31	2.27	3.89	8.76	20.05	36.64	83.67	222.37
0.78	1.05	1.51	1.62	2.05	2.55	3.62	4.84	8.25	11.23	19.16	36.32
0.88	1.64	2.05	2.97	3.64	5.17	10.53	16.88	28.93	47.26	65.88	116.21
0.54	1.05	1.35	1.98	2.08	2.47	5.54	9.69	15.50	24.50	34.22	58.67
0.34	0.59	0.70	0.99	1.56	2.70	4.99	7.19	13.42	22.76	31.66	57.55
0.64	0.43	0.13	0.03	0.00							
0.58	0.40	0.13	0.03	0.00							
0.07	0.03	0.00	0.00	0.00							
0.10	0.06	0.03	0.00	0.00							
0.00	0.09	0.00	0.00	0.00							
0.10	0.09	0.00	0.00	0.00							
0.00	0.00	0.00	0.00	0.00							
0.14	0.09	0.10	0.03	0.00							
0.07	0.03	0.00	0.00	0.00							
0.00	0.00	0.00	0.00	0.00							
0.41	0.31	0.54	0.63	0.34	1.02	0.71	0.78	1.23	1.84	3.08	3.07
0.24	0.28	0.35	0.42	0.24	0.74	0.38	0.71	0.85	1.43	1.88	3.07
0.17	0.03	0.19	0.21	0.09	0.27	0.33	0.07	0.39	0.41	1.20	0.00
0.54	0.83	0.80	1.20	0.89	1.76	2.69	4.63	7.94	14.09	34.74	91.91
0.37	0.40	0.61	0.75	0.58	0.74	1.70	3.06	6.79	23.48	127.82	1115.20
10.85	14.14	15.92	15.69	18.80	23.59	25.60	34.69	54.61	88.91	193.36	539.44
2.68	3.36	4.71	4.24	6.21	7.60	7.68	9.12	10.49	10.82	14.20	15.36
1.22	2.41	2.34	2.31	2.63	2.74	3.29	4.27	5.40	5.10	7.53	9.22
0.98	1.45	1.12	1.14	1.28	1.29	1.64	1.92	4.47	5.51	8.21	9.78
0.75	0.68	1.25	1.50	1.25	2.70	2.69	4.84	11.42	26.54	82.30	301.71
0.24	0.09	0.10	0.15	0.03	0.16	0.11	0.36	1.08	1.53	2.40	5.59
0.07	0.06	0.03	0.03	0.06	0.08	0.22	0.07	0.23	0.82	1.54	2.51
0.88	0.56	0.58	0.93	1.07	1.49	1.04	2.35	3.32	6.43	9.41	10.62
0.10	0.12	0.13	0.06	0.03	0.12	0.38	0.28	0.54	0.20	0.34	2.51
0.00	0.09	0.16	0.06	0.21	0.04	0.05	0.21	0.15	0.20	0.17	0.56
0.07	0.06	0.03	0.03	0.00	0.00	0.05	0.07	0.00	0.00	0.00	0.28
0.07	0.03	0.06	0.06	0.12	0.16	0.05	0.07	0.08	0.00	0.34	0.00
0.81	0.99	0.83	0.69	1.28	1.57	1.81	2.21	5.79	12.56	37.99	150.85
2.20	3.18	4.07	3.67	4.10	5.17	6.19	8.41	11.34	17.97	28.06	29.05
0.78	1.05	0.51	0.81	0.52	0.47	0.38	0.50	0.31	1.22	0.86	1.40

10-3-1　2009年大城市居民年龄别疾病别死亡率（1/10万）（合计）

疾病名称(ICD-10)	合计	不满1岁	1-	5-	10-	15-	20-	25-
总　　　计	636.39	474.27	38.06	18.15	17.54	24.82	33.78	35.29
传染病和寄生虫病小计	6.50	4.76	0.73	0.33	0.23	0.37	0.79	0.92
其中：传染病计	5.96	4.76	0.73	0.33	0.23	0.37	0.79	0.92
内：伤寒和副伤寒	0.00	0.00	0.00	0.00	0.00	0.00	0.00	0.00
痢疾	0.02	0.23	0.00	0.00	0.00	0.00	0.00	0.00
肠道其他细菌性传染病	0.06	0.45	0.11	0.00	0.04	0.03	0.00	0.04
呼吸道结核	1.69	0.23	0.00	0.05	0.00	0.08	0.24	0.24
其他结核	0.14	0.23	0.06	0.00	0.08	0.03	0.16	0.04
钩端螺旋体病	0.00	0.00	0.00	0.00	0.00	0.00	0.00	0.00
破伤风	0.01	0.00	0.00	0.00	0.00	0.03	0.00	0.00
百日咳	0.00	0.00	0.00	0.00	0.00	0.00	0.00	0.00
脑膜炎球菌感染	0.03	0.23	0.06	0.05	0.00	0.05	0.04	0.04
败血症	0.23	2.49	0.06	0.05	0.04	0.08	0.04	0.08
流行性乙型脑炎	0.00	0.00	0.00	0.05	0.00	0.00	0.00	0.00
流行性出血热	0.03	0.00	0.00	0.00	0.00	0.00	0.00	0.04
麻疹	0.00	0.00	0.00	0.00	0.00	0.00	0.00	0.00
病毒性肝炎	2.77	0.00	0.06	0.00	0.04	0.03	0.14	0.19
艾滋病	0.11	0.00	0.00	0.00	0.00	0.00	0.00	0.08
寄生虫病计	0.54	0.00	0.00	0.00	0.00	0.00	0.00	0.00
内：疟疾	0.00	0.00	0.00	0.00	0.00	0.00	0.00	0.00
血吸虫病	0.02	0.00	0.00	0.00	0.00	0.00	0.00	0.00
肿瘤小计	178.17	8.83	5.06	3.10	3.36	4.54	5.92	7.39
其中：恶性肿瘤计	175.84	7.93	4.67	3.10	3.28	4.30	5.74	7.18
内：鼻咽癌	1.45					0.08	0.08	0.15
食道癌	8.83					0.00	0.04	0.02
胃癌	19.59					0.03	0.28	0.58
结肠、直肠和肛门癌	15.91					0.16	0.26	0.43
肝癌	22.08					0.08	0.34	0.73
肺癌	51.98					0.19	0.39	0.60
乳腺癌	5.42					0.00	0.08	0.17
宫颈癌	1.35					0.00	0.06	0.11
膀胱癌	2.85					0.00	0.00	0.06
白血病	4.39	2.49	1.74	1.08	1.45	1.97	1.77	1.49
良性肿瘤计	0.59	0.91	0.17	0.00	0.00	0.05	0.10	0.00
其他肿瘤计	1.74	0.00	0.22	0.00	0.08	0.19	0.08	0.21
血液、造血器官及免疫疾病小计	1.68	3.17	0.39	0.23	0.31	0.24	0.32	0.36
其中:贫血	1.14	1.13	0.17	0.05	0.27	0.19	0.16	0.26
血液、造血器官及免疫的其他疾病	0.54	2.04	0.22	0.19	0.04	0.05	0.16	0.09
内分泌、营养和代谢疾病小计	22.60	3.40	0.28	0.05	0.34	0.11	0.30	0.41
其中：糖尿病	21.53					0.05	0.14	0.39
内分泌、营养和代谢的其他疾病	1.07	3.40	0.28	0.00	0.23	0.05	0.16	0.02
精神障碍小计	3.93	0.00	0.06	0.05	0.00	0.24	0.35	0.62
神经系统疾病小计	7.22	12.00	3.94	2.06	1.41	1.73	1.42	1.24
其中:脑膜炎	0.10	2.49	0.17	0.05	0.00	0.00	0.00	0.08
神经系统的其他疾病	7.13	9.51	3.77	2.02	1.41	1.73	1.42	1.17
循环系统疾病小计	272.93	15.85	1.91	1.50	1.18	2.34	3.47	4.31
其中：急性风湿热	0.28	0.00	0.00	0.00	0.00	0.08	0.02	0.00
心脏病计	130.03	6.79	0.79	0.84	0.76	1.57	2.39	2.91
内：慢性风湿性心脏病	2.46					0.08	0.02	0.06
高血压性心脏病	5.28					0.03	0.02	0.04
急性心肌梗死	48.03					0.45	0.75	1.07
其他冠心病	56.71					0.05	0.22	0.34
肺源性心脏病	5.82	0.00	0.11	0.05	0.04	0.03	0.14	0.13
其他心脏病	11.73	5.21	0.28	0.42	0.61	0.93	1.24	1.28

10-3-1　续表1

30-	35-	40-	45-	50-	55-	60-	65-	70-	75-	80-	85岁及以上
48.79	83.54	140.30	221.93	352.29	537.60	804.82	1320.60	2466.99	4435.70	7679.28	14543.59
1.12	2.32	3.81	6.00	7.36	8.63	10.05	13.64	20.92	35.99	45.81	75.71
1.10	2.32	3.81	5.95	7.27	8.17	9.40	12.23	17.97	30.65	39.51	64.86
0.00	0.00	0.00	0.00	0.00	0.00	0.00	0.00	0.00	0.00	0.00	0.00
0.00	0.02	0.00	0.02	0.00	0.00	0.00	0.00	0.10	0.07	0.11	0.59
0.00	0.00	0.02	0.05	0.00	0.02	0.14	0.09	0.15	0.26	0.46	1.58
0.33	0.66	1.20	1.77	1.58	1.42	1.92	2.90	5.76	10.28	15.46	23.26
0.02	0.02	0.06	0.14	0.18	0.14	0.24	0.27	0.39	0.72	0.46	0.99
0.00	0.00	0.00	0.00	0.00	0.00	0.00	0.00	0.00	0.00	0.00	0.00
0.00	0.02	0.00	0.00	0.00	0.02	0.00	0.05	0.00	0.13	0.00	0.00
0.00	0.00	0.00	0.00	0.00	0.00	0.00	0.00	0.00	0.00	0.00	0.00
0.02	0.00	0.04	0.00	0.04	0.00	0.00	0.00	0.00	0.07	0.23	0.20
0.04	0.06	0.04	0.11	0.16	0.17	0.31	0.50	0.34	1.30	1.49	5.52
0.00	0.00	0.00	0.02	0.00	0.00	0.00	0.00	0.00	0.00	0.11	0.00
0.02	0.00	0.00	0.02	0.05	0.00	0.03	0.09	0.15	0.13	0.34	0.39
0.00	0.00	0.00	0.00	0.00	0.00	0.00	0.00	0.00	0.00	0.00	0.00
0.48	1.34	1.96	3.16	4.39	5.25	5.13	6.43	8.27	11.26	13.52	18.14
0.11	0.10	0.10	0.31	0.16	0.22	0.21	0.05	0.00	0.20	0.11	0.20
0.02	0.00	0.00	0.05	0.09	0.46	0.65	1.40	2.95	5.34	6.30	10.84
0.02	0.00	0.00	0.02	0.00	0.00	0.00	0.00	0.00	0.00	0.00	0.00
0.00	0.00	0.00	0.00	0.00	0.00	0.00	0.14	0.20	0.13	0.00	0.79
12.56	23.78	47.88	84.95	154.79	241.96	346.51	506.87	821.72	1223.44	1595.46	1803.33
12.45	23.40	47.41	84.06	153.33	239.76	343.98	502.16	812.37	1208.41	1568.09	1749.71
0.13	0.48	0.92	1.39	2.02	2.96	4.00	3.81	4.58	6.83	5.61	6.70
0.11	0.34	1.04	3.63	8.21	11.98	19.97	26.24	41.01	62.60	81.43	94.24
1.56	2.10	5.14	8.24	16.76	26.85	38.78	56.41	90.68	134.51	187.95	201.49
0.84	1.66	3.12	5.42	11.24	18.05	29.51	42.73	74.29	117.98	172.03	209.77
2.51	5.21	11.06	18.98	29.20	39.75	47.91	60.49	81.08	116.94	139.16	146.29
1.19	3.31	8.28	18.16	34.90	64.45	99.55	167.25	283.26	412.78	487.11	469.42
0.68	1.66	3.26	4.95	9.47	11.43	12.59	12.78	17.38	19.46	25.43	42.78
0.42	1.04	1.22	2.58	2.40	1.78	2.19	1.77	2.76	4.30	6.41	10.25
0.02	0.06	0.12	0.34	0.98	1.86	2.91	5.71	10.88	24.60	46.27	69.40
1.39	1.92	2.35	2.22	4.06	5.86	7.83	10.15	15.01	21.28	25.88	30.16
0.02	0.18	0.22	0.31	0.53	0.89	0.79	1.36	2.71	3.71	3.89	8.08
0.09	0.20	0.24	0.58	0.93	1.30	1.74	3.35	6.65	11.32	23.48	45.54
0.33	0.34	0.55	0.61	0.97	1.64	1.44	3.76	5.56	9.50	17.98	36.67
0.18	0.20	0.29	0.31	0.64	1.06	0.99	2.40	4.18	6.64	12.60	27.40
0.15	0.14	0.27	0.31	0.33	0.58	0.44	1.36	1.38	2.86	5.38	9.27
0.68	1.26	2.86	6.24	10.15	17.38	29.17	56.32	109.04	191.91	296.64	388.78
0.53	1.08	2.57	5.75	9.49	16.66	28.52	54.87	106.78	186.84	283.01	349.94
0.15	0.18	0.29	0.49	0.66	0.72	0.65	1.45	2.26	5.08	13.63	38.84
1.04	1.12	1.75	2.71	2.26	2.65	3.42	4.12	6.55	18.22	51.88	137.41
1.12	1.50	1.61	2.73	4.06	5.98	8.21	12.82	22.40	44.84	82.24	152.79
0.04	0.02	0.08	0.16	0.04	0.07	0.17	0.18	0.15	0.20	0.11	0.39
1.08	1.48	1.53	2.57	4.03	5.91	8.04	12.64	22.25	44.64	82.12	152.40
7.69	18.53	38.29	63.91	106.54	173.55	291.14	529.71	1098.63	2108.62	3874.34	7268.74
0.00	0.08	0.06	0.22	0.22	0.34	0.48	0.82	1.38	1.30	2.98	2.96
4.96	10.38	19.56	30.58	47.78	78.05	132.63	245.87	504.35	948.36	1807.92	3847.19
0.11	0.36	0.51	1.07	1.64	3.88	6.77	7.66	12.60	13.73	19.01	24.45
0.07	0.24	0.65	1.05	1.31	3.04	5.30	9.02	20.82	37.55	76.97	172.51
2.27	5.09	10.00	14.26	22.53	35.53	60.67	112.33	204.59	349.01	607.95	1117.05
0.46	1.42	3.49	7.61	13.04	22.20	41.59	83.29	201.98	431.65	894.17	2078.56
0.15	0.36	0.69	0.99	1.84	2.96	5.85	11.33	24.52	45.55	86.93	158.51
1.90	2.91	4.22	5.60	7.41	10.44	12.45	22.25	39.83	70.87	122.90	296.12

10-3-1　续表2

疾病名称(ICD-10)	合计	不满1岁	1-	5-	10-	15-	20-	25-
其他高血压病	5.01	0.23	0.06	0.00	0.00	0.03	0.02	0.06
脑血管病	135.74	8.83	1.07	0.66	0.34	0.53	0.99	1.17
循环系统的其他疾病	1.86	0.00	0.00	0.00	0.08	0.13	0.06	0.17
呼吸系统疾病小计	64.25	20.61	2.31	0.75	0.65	0.50	0.71	0.92
其中：肺炎	13.25	16.99	1.69	0.52	0.42	0.24	0.34	0.41
慢性下呼吸道疾病	41.13	0.68	0.11	0.00	0.11	0.08	0.22	0.28
尘肺	0.61	0.00	0.00	0.00	0.00	0.00	0.00	0.00
呼吸系统的其他疾病	9.26	2.94	0.51	0.23	0.11	0.19	0.16	0.23
消化系统疾病小计	16.99	7.25	0.90	0.05	0.11	0.32	0.59	0.55
其中：胃和十二指肠溃疡	1.52	0.00	0.00	0.00	0.00	0.00	0.02	0.06
阑尾炎	0.08	0.00	0.00	0.00	0.00	0.03	0.04	0.00
肠梗阻	1.32	0.91	0.00	0.05	0.00	0.03	0.02	0.00
肝疾病	7.67	2.49	0.34	0.00	0.00	0.16	0.16	0.30
消化系统的其他疾病	6.40	3.85	0.56	0.00	0.11	0.11	0.35	0.19
肌肉骨骼和结缔组织疾病小计	1.94	0.45	0.11	0.09	0.19	0.27	0.32	0.26
泌尿生殖系统疾病小计	7.16	0.91	0.34	0.23	0.38	0.35	0.73	0.73
其中：肾小球和肾小管间质疾病	3.73	0.68	0.28	0.19	0.38	0.21	0.51	0.43
前列腺增生	0.16	0.00	0.00	0.00	0.00	0.00	0.00	0.00
泌尿生殖系统的其他疾病	3.27	0.23	0.06	0.05	0.00	0.13	0.22	0.30
妊娠、分娩和产褥期并发症小计	0.08						0.16	0.30
其中：直接产科原因计	0.07						0.14	0.23
内：流产	0.01						0.04	0.06
妊娠高血压综合征	0.01						0.00	0.02
梗阻性分娩	0.00						0.00	0.00
产后出血	0.01						0.00	0.04
母体产伤	0.00						0.00	0.00
产褥期感染	0.02						0.04	0.04
间接产科原因计	0.01						0.02	0.06
妊娠、分娩和产褥期的其他情况	0.00						0.00	0.02
围生期疾病小计	1.44	196.82	0.11					
其中：早产儿和未成熟儿	0.54	74.97	0.00					
新生儿产伤和窒息	0.32	43.94	0.06					
新生儿溶血性疾病	0.01	1.59	0.00					
新生儿硬化病	0.01	1.36	0.00					
起源于围生期的其他情况	0.55	74.97	0.06					
先天畸形、变形和染色体异常小计	2.37	172.81	8.71	1.64	1.26	0.85	0.99	0.60
其中：先天性心脏病	1.43	93.31	5.73	1.03	0.84	0.53	0.71	0.38
其他先天畸形、变形和染色体异常	0.95	79.50	2.98	0.61	0.42	0.32	0.28	0.23
诊断不明小计	4.65	3.62	0.45	0.19	0.15	0.56	0.85	0.98
其他疾病小计	11.98	2.94	0.06	0.09	0.31	0.21	0.30	0.19
损伤和中毒外部原因小计	32.52	20.16	12.71	7.79	7.67	12.17	16.58	15.51
其中：机动车辆交通事故	7.60	0.68	2.02	2.34	1.33	3.85	4.91	4.46
机动车以外的运输事故	3.71	0.45	1.41	0.56	0.99	1.57	2.41	2.22
意外中毒	1.94	0.68	0.45	0.23	0.69	0.61	1.08	1.20
意外跌落	7.32	0.91	1.29	0.70	0.38	1.06	1.34	1.18
火灾	0.38	0.00	0.17	0.09	0.04	0.11	0.26	0.19
由自然环境因素所致的意外事故	0.13	0.00	0.00	0.09	0.00	0.00	0.00	0.02
淹死	1.85	0.45	5.12	2.81	2.97	1.51	1.52	1.18
意外的机械性窒息	0.25	8.83	0.51	0.09	0.04	0.05	0.08	0.06
砸死	0.21				0.04	0.19	0.02	0.04
由机器切割和穿刺工具所致的意外事故	0.11				0.00	0.13	0.20	0.11
触电	0.38				0.11	0.48	0.30	0.45
其他意外事故和有害效应	3.81	6.57	1.35	0.19	0.46	0.53	0.95	0.68
自杀	3.95				0.34	1.49	2.80	2.69
被杀	0.87				0.27	0.58	0.73	1.03

10-3-1 续表3

30-	35-	40-	45-	50-	55-	60-	65-	70-	75-	80-	85岁及以上
0.13	0.32	0.49	1.36	2.22	3.71	4.96	9.33	19.25	37.81	66.32	146.29
2.49	7.25	17.69	30.76	54.97	89.62	150.37	269.34	566.42	1109.10	1977.20	3237.80
0.11	0.50	0.49	0.99	1.35	1.83	2.70	4.35	7.24	12.04	19.93	34.50
0.99	1.82	3.37	5.93	10.73	18.49	36.87	85.46	207.94	498.23	1084.75	2466.75
0.29	0.56	0.94	1.50	2.42	3.78	7.35	15.36	39.68	95.79	209.14	545.71
0.35	0.70	1.67	2.78	5.65	11.30	22.98	54.51	133.85	330.53	727.98	1554.53
0.02	0.00	0.04	0.04	0.13	0.10	0.34	1.04	3.05	7.94	9.16	11.43
0.33	0.56	0.71	1.61	2.53	3.30	6.19	14.55	31.36	63.97	138.47	355.07
1.37	3.13	6.53	10.83	13.55	16.78	21.24	33.76	56.66	104.77	183.37	375.77
0.02	0.10	0.22	0.42	0.60	0.84	1.40	3.13	5.71	11.39	21.99	42.98
0.02	0.00	0.00	0.02	0.07	0.05	0.10	0.05	0.30	0.52	0.80	2.76
0.02	0.10	0.16	0.27	0.31	0.43	0.96	2.27	3.69	10.15	22.79	44.16
0.97	2.40	5.06	8.40	10.35	12.00	13.92	18.08	26.44	38.66	47.07	65.06
0.33	0.54	1.08	1.72	2.22	3.45	4.86	10.24	20.53	44.06	90.71	220.81
0.51	0.62	1.06	1.27	1.51	2.10	2.77	4.44	6.74	9.83	17.18	32.33
0.77	1.58	2.02	2.98	4.01	5.59	10.09	15.77	27.91	48.87	81.09	146.09
0.53	0.98	1.20	1.99	2.30	3.16	5.37	8.47	14.82	25.31	39.17	62.10
0.00	0.00	0.00	0.00	0.00	0.02	0.00	0.36	0.34	0.98	2.41	9.07
0.24	0.60	0.82	0.99	1.71	2.41	4.72	6.93	12.75	22.58	39.51	74.92
0.29	0.12	0.04	0.00	0.00							
0.24	0.12	0.04	0.00	0.00							
0.04	0.02	0.00	0.00	0.00							
0.02	0.04	0.00	0.00	0.00							
0.00	0.02	0.00	0.00	0.00							
0.02	0.02	0.00	0.00	0.00							
0.00	0.00	0.00	0.00	0.00							
0.07	0.02	0.04	0.00	0.00							
0.04	0.00	0.00	0.00	0.00							
0.00	0.00	0.00	0.00	0.00							
0.62	0.52	0.59	0.74	0.58	1.18	0.79	0.82	1.28	1.76	3.09	3.55
0.48	0.38	0.45	0.43	0.38	0.75	0.48	0.63	0.74	1.43	1.83	2.96
0.13	0.14	0.14	0.31	0.20	0.43	0.31	0.18	0.54	0.33	1.26	0.59
1.45	1.86	2.20	3.74	3.99	5.69	5.88	7.39	13.39	19.78	38.37	99.17
0.15	0.52	0.55	1.01	0.84	1.40	1.81	3.08	7.63	22.84	122.90	1046.67
18.09	24.54	27.19	28.29	30.95	34.57	35.43	42.64	60.60	97.03	184.06	509.83
5.09	7.29	8.63	8.39	9.95	12.17	11.90	12.87	13.29	13.86	13.74	20.11
2.97	4.31	4.41	4.32	4.66	4.56	4.92	5.57	7.19	7.29	7.90	9.27
1.23	1.92	1.98	2.31	2.04	2.10	2.15	2.27	3.99	6.51	8.36	12.22
1.59	2.10	3.10	3.07	3.62	4.39	4.41	6.66	16.10	32.21	85.67	296.32
0.26	0.18	0.18	0.38	0.36	0.22	0.27	0.68	1.08	1.69	2.63	4.93
0.09	0.06	0.00	0.13	0.13	0.10	0.34	0.27	0.34	0.59	1.26	2.17
0.99	0.86	0.80	1.19	1.22	1.71	1.98	2.76	2.81	5.47	7.22	8.28
0.09	0.16	0.14	0.20	0.18	0.14	0.27	0.41	0.34	0.39	1.15	1.38
0.18	0.32	0.20	0.29	0.42	0.27	0.31	0.23	0.34	0.26	0.23	0.59
0.13	0.20	0.12	0.11	0.22	0.05	0.03	0.05	0.05	0.00	0.00	0.20
0.20	0.38	0.67	0.43	0.49	0.55	0.31	0.32	0.10	0.33	0.57	0.20
1.37	1.76	2.28	2.01	2.19	2.65	2.33	3.35	6.70	15.55	37.80	136.63
2.91	3.69	3.71	4.21	4.50	4.75	5.61	6.48	7.78	12.17	16.26	15.97
0.99	1.32	0.96	1.25	0.97	0.92	0.58	0.73	0.49	0.72	1.26	1.58

10-3-2　2009年大城市居民年龄别疾病别死亡率（1/10万）（男）

疾病名称(ICD-10)	合计	不满1岁	1-	5-	10-	15-	20-	25-
总　　　　计	702.95	553.06	42.55	21.72	21.41	32.12	42.41	44.97
传染病和寄生虫病小计	8.65	5.65	0.97	0.18	0.22	0.52	0.80	1.31
其中：传染病计	8.19	5.65	0.97	0.18	0.22	0.52	0.80	1.31
内：伤寒和副伤寒	0.00	0.00	0.00	0.00	0.00	0.00	0.00	0.00
痢疾	0.02	0.43	0.00	0.00	0.00	0.00	0.00	0.00
肠道其他细菌性传染病	0.06	0.43	0.22	0.00	0.00	0.05	0.00	0.07
呼吸道结核	2.62	0.43	0.00	0.00	0.00	0.16	0.27	0.29
其他结核	0.16	0.43	0.11	0.00	0.07	0.05	0.15	0.04
钩端螺旋体病	0.00	0.00	0.00	0.00	0.00	0.00	0.00	0.00
破伤风	0.01	0.00	0.00	0.00	0.00	0.05	0.00	0.00
百日咳	0.00	0.00	0.00	0.00	0.00	0.00	0.00	0.00
脑膜炎球菌感染	0.03	0.00	0.00	0.00	0.00	0.00	0.04	0.07
败血症	0.28	3.04	0.11	0.09	0.07	0.05	0.04	0.07
流行性乙型脑炎	0.01	0.00	0.00	0.00	0.00	0.00	0.00	0.00
流行性出血热	0.05	0.00	0.00	0.00	0.00	0.00	0.00	0.07
麻疹	0.00	0.00	0.00	0.00	0.00	0.00	0.00	0.00
病毒性肝炎	3.63	0.00	0.11	0.00	0.07	0.05	0.11	0.29
艾滋病	0.19	0.00	0.00	0.00	0.00	0.00	0.00	0.11
寄生虫病计	0.46	0.00	0.00	0.00	0.00	0.00	0.00	0.00
内：疟疾	0.00	0.00	0.00	0.00	0.00	0.00	0.00	0.00
血吸虫病	0.03	0.00	0.00	0.00	0.00	0.00	0.00	0.00
肿瘤小计	214.67	9.13	4.75	3.61	3.67	5.38	6.99	7.48
其中：恶性肿瘤计	212.32	8.70	4.21	3.61	3.52	5.02	6.80	7.33
内：鼻咽癌	2.13					0.16	0.04	0.22
食道癌	13.37					0.00	0.04	0.04
胃癌	25.79					0.05	0.23	0.44
结肠、直肠和肛门癌	17.31					0.16	0.31	0.36
肝癌	31.60					0.10	0.50	1.02
肺癌	68.01					0.26	0.50	0.62
乳腺癌								
宫颈癌								
膀胱癌	4.19					0.00	0.00	0.07
白血病	5.08	1.74	1.62	1.35	1.39	2.33	2.25	1.79
良性肿瘤计	0.56	0.43	0.22	0.00	0.00	0.05	0.08	0.00
其他肿瘤计	1.79	0.00	0.32	0.00	0.15	0.31	0.11	0.15
血液、造血器官及免疫疾病小计	1.60	2.61	0.11	0.45	0.37	0.31	0.31	0.26
其中:贫血	1.08	0.87	0.11	0.09	0.29	0.26	0.23	0.18
血液、造血器官及免疫的其他疾病	0.53	1.74	0.00	0.36	0.07	0.05	0.08	0.07
内分泌、营养和代谢疾病小计	20.16	2.61	0.43	0.00	0.59	0.16	0.31	0.55
其中：糖尿病	19.31					0.05	0.11	0.51
内分泌、营养和代谢的其他疾病	0.85	2.61	0.43	0.00	0.37	0.10	0.19	0.04
精神障碍小计	3.63	0.00	0.00	0.09	0.00	0.21	0.38	0.73
神经系统疾病小计	8.00	17.83	5.08	2.34	1.39	2.02	1.80	1.57
其中:脑膜炎	0.13	3.91	0.11	0.09	0.00	0.00	0.00	0.11
神经系统的其他疾病	7.87	13.91	4.97	2.25	1.39	2.02	1.80	1.46
循环系统疾病小计	285.45	21.74	1.73	2.16	1.47	3.05	4.43	5.98
其中：急性风湿热	0.25	0.00	0.00	0.00	0.00	0.10	0.04	0.00
心脏病计	133.52	8.70	0.76	1.17	0.88	2.17	3.02	4.16
内：慢性风湿性心脏病	1.88					0.10	0.04	0.07
高血压性心脏病	4.98					0.05	0.00	0.04
急性心肌梗死	53.07					0.72	1.11	1.64
其他冠心病	54.30					0.10	0.23	0.51
肺源性心脏病	6.16	0.00	0.11	0.09	0.00	0.00	0.11	0.15
其他心脏病	13.13	6.52	0.22	0.54	0.73	1.19	1.53	1.75

10-3-2 续表1

30-	35-	40-	45-	50-	55-	60-	65-	70-	75-	80-	85岁及以上
62.73	110.91	190.15	310.62	482.76	720.88	1038.92	1650.67	2930.99	5278.19	8917.86	15958.43
1.60	3.97	6.32	9.65	11.61	13.02	13.72	18.45	23.73	42.43	63.83	116.53
1.55	3.97	6.32	9.57	11.54	12.38	12.89	17.24	21.45	38.66	57.83	103.36
0.00	0.00	0.00	0.00	0.00	0.00	0.00	0.00	0.00	0.00	0.00	0.00
0.00	0.04	0.00	0.00	0.00	0.00	0.00	0.00	0.00	0.14	0.00	1.01
0.00	0.00	0.04	0.04	0.00	0.00	0.28	0.00	0.21	0.28	0.00	1.52
0.39	1.14	2.09	2.97	2.60	2.33	3.03	4.57	9.12	16.61	26.83	45.09
0.00	0.04	0.04	0.14	0.22	0.29	0.28	0.28	0.52	0.98	0.26	1.01
0.00	0.00	0.00	0.00	0.00	0.00	0.00	0.00	0.00	0.00	0.00	0.00
0.00	0.00	0.00	0.00	0.00	0.05	0.00	0.00	0.00	0.14	0.00	0.00
0.00	0.00	0.00	0.00	0.00	0.00	0.00	0.00	0.00	0.00	0.00	0.00
0.04	0.00	0.04	0.00	0.04	0.00	0.00	0.00	0.00	0.14	0.00	0.51
0.04	0.08	0.08	0.21	0.22	0.24	0.34	0.65	0.31	1.67	2.34	7.09
0.00	0.00	0.00	0.04	0.00	0.00	0.00	0.00	0.00	0.00	0.26	0.00
0.04	0.00	0.00	0.04	0.11	0.00	0.07	0.09	0.31	0.00	0.78	0.51
0.00	0.00	0.00	0.00	0.00	0.00	0.00	0.00	0.00	0.00	0.00	0.00
0.82	2.36	3.34	5.04	7.16	7.43	6.76	8.85	7.46	11.17	14.33	22.80
0.17	0.20	0.20	0.54	0.25	0.44	0.34	0.09	0.00	0.28	0.26	0.51
0.04	0.00	0.00	0.07	0.07	0.63	0.83	1.21	2.28	3.77	5.99	13.17
0.04	0.00	0.00	0.00	0.00	0.00	0.00	0.00	0.00	0.00	0.00	0.00
0.00	0.00	0.00	0.00	0.00	0.00	0.00	0.28	0.41	0.00	0.00	1.01
13.19	25.16	54.59	107.63	197.96	312.72	450.68	666.01	1034.54	1597.74	2097.65	2441.62
13.11	24.77	54.02	106.60	196.48	310.49	447.92	660.14	1024.90	1580.57	2068.99	2377.78
0.13	0.71	1.25	2.00	3.33	4.57	6.55	5.50	6.74	9.91	8.60	13.17
0.09	0.55	1.93	6.89	15.15	20.74	33.37	44.16	63.42	93.09	125.31	139.84
1.68	1.85	4.91	10.18	22.31	39.24	56.06	85.25	130.25	194.69	262.86	296.91
0.78	1.57	3.38	5.72	13.56	21.61	36.55	52.83	85.38	136.77	200.86	250.80
4.18	8.49	18.42	32.65	48.13	63.19	73.85	87.58	109.53	162.45	187.57	190.00
1.29	3.89	10.26	25.61	49.69	92.96	141.84	234.89	371.99	581.43	701.30	716.42
0.04	0.04	0.16	0.39	1.59	3.01	4.41	9.32	17.62	38.52	80.50	122.11
1.60	2.12	2.61	2.68	4.34	6.17	9.72	12.76	19.69	25.54	35.95	44.08
0.00	0.24	0.24	0.36	0.65	0.87	0.55	1.30	2.69	4.47	4.17	5.57
0.09	0.16	0.32	0.68	0.83	1.36	2.21	4.57	6.94	12.70	24.49	58.27
0.39	0.39	0.64	0.68	0.94	1.65	1.45	3.26	5.28	9.91	19.54	44.08
0.22	0.16	0.40	0.36	0.69	0.97	1.17	2.24	3.73	7.12	13.03	30.40
0.17	0.24	0.24	0.32	0.25	0.68	0.28	1.02	1.55	2.79	6.51	13.68
0.86	1.81	3.74	7.97	12.84	20.30	30.48	55.90	96.16	169.29	279.01	371.39
0.65	1.65	3.46	7.50	12.30	19.57	29.86	54.23	94.09	164.27	267.29	345.55
0.22	0.16	0.28	0.46	0.54	0.73	0.62	1.68	2.07	5.02	11.72	25.84
1.55	1.61	2.65	4.04	3.07	3.45	3.52	4.66	6.11	17.17	44.81	107.92
1.29	1.85	2.01	3.47	5.46	7.24	10.00	14.35	26.94	52.76	94.57	185.95
0.09	0.00	0.12	0.21	0.07	0.05	0.14	0.37	0.21	0.42	0.00	0.00
1.21	1.85	1.89	3.25	5.39	7.19	9.86	13.98	26.73	52.34	94.57	185.95
10.91	27.01	57.64	96.27	156.27	244.10	376.83	643.55	1270.48	2397.30	4218.74	7453.04
0.00	0.12	0.04	0.29	0.18	0.19	0.34	0.65	1.76	1.12	2.61	3.04
6.94	15.29	29.73	47.51	72.29	112.87	175.00	297.23	568.46	1050.22	1926.75	3850.66
0.04	0.35	0.40	0.71	1.48	3.40	6.07	5.87	9.53	9.91	15.37	21.28
0.04	0.24	0.97	1.61	1.92	4.27	6.76	10.44	23.73	38.38	79.72	146.93
2.93	7.90	15.77	22.72	34.83	52.50	81.85	136.13	235.84	402.92	686.97	1213.97
0.86	1.97	5.15	12.07	20.14	32.49	56.68	101.93	222.06	469.08	917.26	1991.70
0.22	0.51	0.97	1.29	2.46	3.74	7.03	14.26	30.05	53.03	100.30	176.83
2.85	4.32	6.48	9.11	11.46	16.46	16.62	28.60	47.25	76.90	127.13	299.95

10-3-2 续表2

疾病名称(ICD-10)	合计	不满1岁	1-	5-	10-	15-	20-	25-
其他高血压病	5.00	0.43	0.11	0.00	0.00	0.00	0.04	0.00
脑血管病	144.43	12.61	0.86	0.99	0.51	0.62	1.26	1.60
循环系统的其他疾病	2.25	0.00	0.00	0.00	0.07	0.16	0.08	0.22
呼吸系统疾病小计	73.54	24.35	2.70	0.81	0.81	0.72	0.73	1.17
其中：肺炎	14.91	19.57	2.05	0.72	0.44	0.41	0.38	0.55
慢性下呼吸道疾病	47.22	0.43	0.11	0.00	0.15	0.16	0.27	0.29
尘肺	1.10	0.00	0.00	0.00	0.00	0.00	0.00	0.00
呼吸系统的其他疾病	10.31	4.35	0.54	0.09	0.22	0.16	0.08	0.33
消化系统疾病小计	19.41	8.26	0.97	0.09	0.00	0.41	0.69	0.66
其中：胃和十二指肠溃疡	1.80	0.00	0.00	0.00	0.00	0.00	0.04	0.11
阑尾炎	0.06	0.00	0.00	0.00	0.00	0.05	0.08	0.00
肠梗阻	1.44	1.30	0.00	0.09	0.00	0.05	0.00	0.00
肝疾病	9.76	2.17	0.11	0.00	0.00	0.26	0.08	0.36
消化系统的其他疾病	6.35	4.78	0.86	0.00	0.00	0.05	0.50	0.18
肌肉骨骼和结缔组织疾病小计	1.30	0.43	0.11	0.18	0.22	0.16	0.15	0.15
泌尿生殖系统疾病小计	7.57	0.43	0.22	0.36	0.66	0.52	0.88	0.84
其中：肾小球和肾小管间质疾病	3.74	0.43	0.11	0.27	0.66	0.36	0.65	0.40
前列腺增生	0.32	0.00	0.00	0.00	0.00	0.00	0.00	0.00
泌尿生殖系统的其他疾病	3.51	0.00	0.11	0.09	0.00	0.16	0.23	0.44
妊娠、分娩和产褥期并发症小计								
其中：直接产科原因计								
内：流产								
妊娠高血压综合征								
梗阻性分娩								
产后出血								
母体产伤								
产褥期感染								
间接产科原因计								
妊娠、分娩和产褥期的其他情况								
围生期疾病小计	1.70	226.96	0.11					
其中：早产儿和未成熟儿	0.63	84.35	0.00					
新生儿产伤和窒息	0.38	50.44	0.00					
新生儿溶血性疾病	0.01	1.30	0.00					
新生儿硬化病	0.01	0.87	0.00					
起源于围生期的其他情况	0.68	90.00	0.11					
先天畸形、变形和染色体异常小计	2.75	201.74	9.61	1.62	1.61	1.14	1.11	0.77
其中：先天性心脏病	1.58	105.22	6.05	0.99	1.10	0.67	0.80	0.44
其他先天畸形、变形和染色体异常	1.17	96.52	3.56	0.63	0.51	0.47	0.31	0.33
诊断不明小计	6.02	4.35	0.54	0.27	0.15	0.78	1.11	1.39
其他疾病小计	8.33	2.17	0.11	0.09	0.37	0.36	0.23	0.18
损伤和中毒外部原因小计	40.15	24.78	15.12	9.46	9.90	16.40	22.50	21.96
其中：机动车辆交通事故	10.85	0.43	2.05	2.16	1.83	5.38	7.30	7.00
机动车以外的运输事故	5.29	0.43	1.51	0.45	1.25	2.28	3.44	3.32
意外中毒	2.44	1.30	0.32	0.45	0.59	0.67	1.22	1.68
意外跌落	7.57	1.30	1.30	0.99	0.29	1.50	1.99	1.71
火灾	0.50	0.00	0.11	0.09	0.07	0.10	0.23	0.18
由自然环境因素所致的意外事故	0.14	0.00	0.00	0.09	0.00	0.00	0.00	0.04
淹死	2.38	0.00	6.80	3.97	4.40	2.22	2.14	1.71
意外的机械性窒息	0.37	11.74	0.86	0.18	0.07	0.05	0.15	0.07
砸死	0.31				0.00	0.21	0.04	0.07
由机器切割和穿刺工具所致的意外事故	0.19				0.00	0.26	0.34	0.15
触电	0.65				0.07	0.67	0.42	0.84
其他意外事故和有害效应	4.00	7.83	1.73	0.36	0.59	0.93	1.26	1.02
自杀	4.33				0.29	1.29	2.94	2.81
被杀	1.12				0.44	0.83	1.03	1.35

10-3-2 续表3

30-	35-	40-	45-	50-	55-	60-	65-	70-	75-	80-	85岁及以上
0.22	0.35	0.88	1.82	3.04	4.95	6.21	11.65	19.38	39.78	75.55	142.88
3.54	10.50	26.27	45.05	78.73	123.41	191.90	328.25	672.49	1289.58	2188.30	3420.50
0.22	0.75	0.72	1.61	2.03	2.67	3.38	5.78	8.39	16.61	25.53	35.97
1.25	2.20	4.67	8.14	14.28	24.43	51.65	112.09	270.03	648.98	1436.20	3216.31
0.43	0.75	1.41	2.14	3.33	5.34	9.65	18.45	50.15	121.14	274.58	706.29
0.39	0.75	2.17	3.47	7.31	14.42	32.68	73.05	173.46	432.09	968.58	2046.93
0.00	0.00	0.08	0.07	0.22	0.19	0.69	2.05	5.70	15.35	18.76	28.37
0.43	0.71	1.01	2.46	3.44	4.47	8.62	18.54	40.72	80.39	174.28	434.72
2.03	5.27	10.70	18.29	21.26	24.09	27.58	40.72	62.90	118.63	200.86	392.16
0.04	0.12	0.32	0.71	0.98	1.36	1.86	4.47	7.15	15.21	25.53	55.23
0.00	0.00	0.00	0.04	0.11	0.00	0.14	0.00	0.31	0.28	0.52	1.52
0.04	0.20	0.24	0.36	0.43	0.53	1.31	2.98	5.28	12.42	28.66	46.11
1.47	4.17	8.53	14.61	16.67	17.58	18.13	21.06	28.81	39.92	49.24	73.97
0.47	0.79	1.61	2.57	3.07	4.61	6.14	12.21	21.35	50.80	96.91	215.33
0.17	0.20	0.52	0.79	0.87	1.46	1.65	4.19	4.56	8.09	14.85	28.37
0.73	1.85	2.74	3.47	4.88	6.90	10.48	16.40	28.91	50.52	101.34	196.59
0.43	1.22	1.53	2.21	2.75	4.23	5.52	8.11	14.92	25.54	44.29	66.37
0.00	0.00	0.00	0.00	0.00	0.05	0.00	0.75	0.73	2.09	5.47	23.31
0.30	0.63	1.21	1.25	2.13	2.62	4.96	7.55	13.26	22.89	51.58	106.91
0.78	0.67	0.60	0.79	0.80	1.21	0.83	0.75	1.14	1.54	2.87	4.05
0.69	0.39	0.48	0.43	0.51	0.63	0.48	0.47	0.52	1.26	1.82	2.53
0.09	0.28	0.12	0.36	0.29	0.58	0.34	0.28	0.62	0.28	1.04	1.52
2.24	2.79	3.46	6.07	6.98	9.47	8.69	9.60	18.34	25.68	41.68	115.01
0.09	0.63	0.56	1.21	1.16	1.94	2.28	3.45	9.33	23.17	110.46	830.42
25.65	35.50	39.30	42.15	44.37	48.91	49.09	57.30	72.53	115.00	191.48	454.99
7.76	11.13	12.67	13.11	14.18	17.58	17.10	19.01	17.41	18.28	16.41	30.40
4.61	6.17	6.88	6.47	6.98	6.95	7.24	7.92	9.01	9.77	10.16	12.16
1.60	2.44	2.74	3.47	2.82	3.11	2.83	2.70	4.04	8.09	9.38	15.71
2.24	3.50	4.79	4.47	5.82	6.07	6.41	8.29	20.31	37.12	86.23	262.96
0.34	0.28	0.32	0.64	0.72	0.34	0.48	1.02	1.04	1.95	3.39	7.09
0.13	0.04	0.00	0.25	0.18	0.15	0.41	0.47	0.41	0.14	1.04	1.01
1.21	1.38	1.09	1.54	1.56	2.19	3.17	3.73	2.59	5.02	7.82	10.13
0.17	0.20	0.20	0.32	0.33	0.29	0.21	0.65	0.41	0.56	2.61	1.52
0.34	0.51	0.24	0.50	0.61	0.49	0.55	0.19	0.62	0.28	0.26	0.51
0.22	0.31	0.20	0.18	0.43	0.10	0.00	0.00	0.10	0.00	0.00	0.00
0.30	0.71	1.25	0.79	0.83	0.92	0.55	0.56	0.10	0.70	1.04	0.51
2.07	2.75	3.94	3.50	3.25	4.23	3.10	4.38	7.98	18.56	34.39	90.19
3.66	4.52	3.54	5.29	5.32	5.20	6.27	7.55	7.88	14.10	16.67	20.77
0.99	1.57	1.45	1.64	1.34	1.31	0.76	0.84	0.62	0.42	2.08	2.03

10-3-3　2009年大城市居民年龄别疾病别死亡率（1/10万）（女）

疾病名称(ICD-10)	合计	不满1岁	1-	5-	10-	15-	20-	25-
总　　计	568.66	388.60	33.19	14.27	13.35	17.10	24.57	24.99
传染病和寄生虫病小计	4.32	3.78	0.47	0.49	0.24	0.22	0.77	0.50
其中：传染病计	3.69	3.78	0.47	0.49	0.24	0.22	0.77	0.50
内：伤寒和副伤寒	0.00	0.00	0.00	0.00	0.00	0.00	0.00	0.00
痢疾	0.02	0.00	0.00	0.00	0.00	0.00	0.00	0.00
肠道其他细菌性传染病	0.06	0.47	0.00	0.00	0.08	0.00	0.00	0.00
呼吸道结核	0.75	0.00	0.00	0.10	0.00	0.00	0.20	0.19
其他结核	0.12	0.00	0.00	0.00	0.08	0.00	0.16	0.04
钩端螺旋体病	0.00	0.00	0.00	0.00	0.00	0.00	0.00	0.00
破伤风	0.01	0.00	0.00	0.00	0.00	0.00	0.00	0.00
百日咳	0.00	0.00	0.00	0.00	0.00	0.00	0.00	0.00
脑膜炎球菌感染	0.03	0.47	0.12	0.10	0.00	0.11	0.04	0.00
败血症	0.18	1.89	0.00	0.00	0.00	0.11	0.04	0.08
流行性乙型脑炎	0.00	0.00	0.00	0.10	0.00	0.00	0.00	0.00
流行性出血热	0.01	0.00	0.00	0.00	0.00	0.00	0.00	0.00
麻疹	0.00	0.00	0.00	0.00	0.00	0.00	0.00	0.00
病毒性肝炎	1.89	0.00	0.00	0.00	0.00	0.00	0.16	0.08
艾滋病	0.03	0.00	0.00	0.00	0.00	0.00	0.00	0.04
寄生虫病计	0.63	0.00	0.00	0.00	0.00	0.00	0.00	0.00
内：疟疾	0.00	0.00	0.00	0.00	0.00	0.00	0.00	0.00
血吸虫病	0.01	0.00	0.00	0.00	0.00	0.00	0.00	0.00
肿瘤小计	141.02	8.51	5.39	2.54	3.02	3.66	4.77	7.30
其中：恶性肿瘤计	138.71	7.09	5.16	2.54	3.02	3.55	4.60	7.02
内：鼻咽癌	0.76					0.00	0.12	0.08
食道癌	4.22					0.00	0.04	0.00
胃癌	13.28					0.00	0.33	0.74
结肠、直肠和肛门癌	14.48					0.16	0.20	0.50
肝癌	12.39					0.05	0.16	0.43
肺癌	35.66					0.11	0.29	0.58
乳腺癌	10.84					0.00	0.16	0.35
宫颈癌	2.73					0.00	0.12	0.23
膀胱癌	1.48					0.00	0.00	0.04
白血病	3.69	3.31	1.88	0.78	1.51	1.58	1.26	1.16
良性肿瘤计	0.62	1.42	0.12	0.00	0.00	0.05	0.12	0.00
其他肿瘤计	1.69	0.00	0.12	0.00	0.00	0.05	0.04	0.27
血液、造血器官及免疫疾病小计	1.75	3.78	0.70	0.00	0.24	0.16	0.33	0.47
其中:贫血	1.20	1.42	0.23	0.00	0.24	0.11	0.08	0.35
血液、造血器官及免疫的其他疾病	0.55	2.36	0.47	0.00	0.00	0.05	0.24	0.12
内分泌、营养和代谢疾病小计	25.09	4.25	0.12	0.10	0.08	0.05	0.29	0.27
其中：糖尿病	23.80					0.05	0.16	0.27
内分泌、营养和代谢的其他疾病	1.29	4.25	0.12	0.00	0.08	0.00	0.12	0.00
精神障碍小计	4.23	0.00	0.12	0.00	0.00	0.27	0.33	0.50
神经系统疾病小计	6.44	5.67	2.70	1.76	1.43	1.42	1.02	0.89
其中:脑膜炎	0.06	0.95	0.23	0.00	0.00	0.00	0.00	0.04
神经系统的其他疾病	6.38	4.73	2.46	1.76	1.43	1.42	1.02	0.85
循环系统疾病小计	260.18	9.46	2.11	0.78	0.87	1.58	2.45	2.52
其中：急性风湿热	0.31	0.00	0.00	0.00	0.00	0.05	0.00	0.00
心脏病计	126.48	4.73	0.82	0.49	0.64	0.93	1.71	1.59
内：慢性风湿性心脏病	3.05					0.05	0.00	0.04
高血压性心脏病	5.57					0.00	0.04	0.04
急性心肌梗死	42.91					0.16	0.37	0.47
其他冠心病	59.17					0.00	0.20	0.16
肺源性心脏病	5.47	0.00	0.12	0.00	0.08	0.05	0.16	0.12
其他心脏病	10.31	3.78	0.35	0.29	0.48	0.66	0.94	0.78

10-3-3 续表1

30-	35-	40-	45-	50-	55-	60-	65-	70-	75-	80-	85岁及以上
34.21	55.29	89.02	131.11	219.90	357.00	574.45	1008.11	2047.04	3699.65	6707.49	13642.06
0.63	0.61	1.24	2.27	3.05	4.31	6.45	9.09	18.38	30.36	31.68	49.70
0.63	0.61	1.24	2.23	2.94	4.02	5.97	7.50	14.82	23.65	25.14	40.34
0.00	0.00	0.00	0.00	0.00	0.00	0.00	0.00	0.00	0.00	0.00	0.00
0.00	0.00	0.00	0.04	0.00	0.00	0.00	0.00	0.19	0.00	0.20	0.32
0.00	0.00	0.00	0.07	0.00	0.05	0.00	0.18	0.09	0.24	0.82	1.61
0.27	0.16	0.29	0.55	0.55	0.53	0.81	1.32	2.72	4.76	6.54	9.36
0.05	0.00	0.08	0.15	0.15	0.00	0.20	0.26	0.28	0.49	0.61	0.97
0.00	0.00	0.00	0.00	0.00	0.00	0.00	0.00	0.00	0.00	0.00	0.00
0.00	0.04	0.00	0.00	0.00	0.00	0.00	0.09	0.00	0.12	0.00	0.00
0.00	0.00	0.00	0.00	0.00	0.00	0.00	0.00	0.00	0.00	0.00	0.00
0.00	0.00	0.04	0.00	0.04	0.00	0.00	0.00	0.00	0.00	0.41	0.00
0.05	0.04	0.00	0.00	0.11	0.10	0.27	0.35	0.38	0.98	0.82	4.52
0.00	0.00	0.00	0.00	0.00	0.00	0.00	0.00	0.00	0.00	0.00	0.00
0.00	0.00	0.00	0.00	0.00	0.00	0.00	0.09	0.00	0.24	0.00	0.32
0.00	0.00	0.00	0.00	0.00	0.00	0.00	0.00	0.00	0.00	0.00	0.00
0.14	0.28	0.54	1.24	1.58	3.11	3.53	4.15	9.00	11.34	12.88	15.17
0.05	0.00	0.00	0.07	0.07	0.00	0.07	0.00	0.00	0.12	0.00	0.00
0.00	0.00	0.00	0.04	0.11	0.29	0.47	1.59	3.56	6.71	6.54	9.36
0.00	0.00	0.00	0.04	0.00	0.00	0.00	0.00	0.00	0.00	0.00	0.00
0.00	0.00	0.00	0.00	0.00	0.00	0.00	0.00	0.00	0.24	0.00	0.65
11.90	22.35	40.97	61.72	110.98	172.23	244.00	356.21	629.11	896.44	1201.45	1396.77
11.76	21.99	40.60	60.98	109.54	170.08	241.69	352.59	620.01	883.27	1175.08	1349.65
0.14	0.24	0.58	0.77	0.70	1.39	1.49	2.21	2.63	4.15	3.27	2.58
0.14	0.12	0.12	0.29	1.17	3.35	6.79	9.26	20.73	35.97	47.01	65.19
1.44	2.35	5.38	6.26	11.12	14.64	21.78	29.11	54.86	81.94	129.18	140.71
0.90	1.74	2.86	5.12	8.88	14.55	22.60	33.17	64.24	101.57	149.41	183.63
0.77	1.83	3.48	4.98	9.98	16.65	22.39	34.84	55.33	77.18	101.18	118.44
1.08	2.72	6.25	10.54	19.89	36.37	57.95	103.21	202.95	265.45	319.06	312.08
1.40	3.37	6.54	10.02	19.01	22.54	24.77	24.52	32.73	35.97	45.17	68.42
0.86	2.11	2.48	5.23	4.84	3.54	4.34	3.44	5.25	8.05	11.45	16.78
0.00	0.08	0.08	0.29	0.37	0.72	1.42	2.29	4.78	12.44	19.42	35.82
1.17	1.70	2.07	1.76	3.78	5.55	5.97	7.67	10.79	17.56	17.99	21.30
0.05	0.12	0.21	0.26	0.40	0.91	1.02	1.41	2.72	3.05	3.68	9.68
0.09	0.24	0.17	0.48	1.03	1.24	1.29	2.21	6.38	10.12	22.69	37.44
0.27	0.28	0.46	0.55	0.99	1.63	1.42	4.23	5.81	9.14	16.76	31.95
0.14	0.24	0.17	0.26	0.59	1.15	0.81	2.56	4.60	6.22	12.26	25.50
0.14	0.04	0.29	0.29	0.40	0.48	0.61	1.68	1.22	2.93	4.50	6.45
0.50	0.69	1.95	4.46	7.41	14.50	27.89	56.72	120.70	211.67	310.48	399.86
0.41	0.49	1.66	3.95	6.64	13.78	27.21	55.49	118.26	206.55	295.35	352.74
0.09	0.20	0.29	0.51	0.77	0.72	0.68	1.23	2.44	5.12	15.13	47.12
0.50	0.61	0.83	1.35	1.43	1.87	3.32	3.62	6.94	19.14	57.44	156.20
0.95	1.14	1.20	1.98	2.64	4.74	6.45	11.38	18.29	37.92	72.56	131.67
0.00	0.04	0.04	0.11	0.00	0.10	0.20	0.00	0.09	0.00	0.20	0.65
0.95	1.10	1.16	1.87	2.64	4.64	6.24	11.38	18.19	37.92	72.36	131.03
4.33	9.78	18.38	30.77	56.07	104.04	206.82	421.93	943.10	1856.41	3604.13	7151.02
0.00	0.04	0.08	0.15	0.26	0.48	0.61	0.97	1.03	1.46	3.27	2.90
2.88	5.31	9.10	13.24	22.90	43.74	90.92	197.25	446.32	859.37	1714.69	3844.99
0.18	0.37	0.62	1.43	1.80	4.35	7.46	9.35	15.38	17.07	21.87	26.46
0.09	0.24	0.33	0.48	0.70	1.82	3.87	7.67	18.19	36.82	74.81	188.80
1.58	2.19	4.06	5.60	10.06	18.81	39.83	89.80	176.32	301.90	545.94	1055.32
0.05	0.85	1.78	3.04	5.84	12.06	26.73	65.63	183.82	398.96	876.05	2133.88
0.09	0.20	0.41	0.70	1.21	2.20	4.68	8.56	19.51	39.02	76.44	146.84
0.90	1.46	1.90	2.01	3.30	4.50	8.35	16.23	33.11	65.60	119.57	293.68

10-3-3　续表2

疾病名称(ICD-10)	合计	不满1岁	1-	5-	10-	15-	20-	25-
其他高血压病	5.02	0.00	0.00	0.00	0.00	0.05	0.00	0.12
脑血管病	126.90	4.73	1.29	0.29	0.16	0.44	0.69	0.70
循环系统的其他疾病	1.47	0.00	0.00	0.00	0.08	0.11	0.04	0.12
呼吸系统疾病小计	54.79	16.55	1.88	0.68	0.48	0.27	0.69	0.66
其中：肺炎	11.56	14.18	1.29	0.29	0.40	0.05	0.29	0.27
慢性下呼吸道疾病	34.93	0.95	0.12	0.00	0.08	0.00	0.16	0.27
尘肺	0.11	0.00	0.00	0.00	0.00	0.00	0.00	0.00
呼吸系统的其他疾病	8.19	1.42	0.47	0.39	0.00	0.22	0.24	0.12
消化系统疾病小计	14.53	6.15	0.82	0.00	0.24	0.22	0.49	0.43
其中：胃和十二指肠溃疡	1.23	0.00	0.00	0.00	0.00	0.00	0.00	0.00
阑尾炎	0.10	0.00	0.00	0.00	0.00	0.00	0.00	0.00
肠梗阻	1.20	0.47	0.00	0.00	0.00	0.00	0.04	0.00
肝疾病	5.55	2.84	0.59	0.00	0.00	0.05	0.24	0.23
消化系统的其他疾病	6.44	2.84	0.23	0.00	0.24	0.16	0.20	0.19
肌肉骨骼和结缔组织疾病小计	2.58	0.47	0.12	0.00	0.16	0.38	0.49	0.39
泌尿生殖系统疾病小计	6.73	1.42	0.47	0.10	0.08	0.16	0.57	0.62
其中：肾小球和肾小管间质疾病	3.72	0.95	0.47	0.10	0.08	0.05	0.37	0.47
前列腺增生								
泌尿生殖系统的其他疾病	3.02	0.47	0.00	0.00	0.00	0.11	0.20	0.16
妊娠、分娩和产褥期并发症小计	0.16					0.05	0.33	0.62
其中：直接产科原因计	0.14					0.05	0.29	0.47
内：流产	0.03					0.05	0.08	0.12
妊娠高血压综合征	0.01					0.00	0.00	0.04
梗阻性分娩	0.00					0.00	0.00	0.00
产后出血	0.01					0.00	0.00	0.08
母体产伤	0.00					0.00	0.00	0.00
产褥期感染	0.03					0.00	0.08	0.08
间接产科原因计	0.02					0.00	0.04	0.12
妊娠、分娩和产褥期的其他情况	0.00					0.00	0.00	0.04
围生期疾病小计	1.16	164.04	0.12					
其中：早产儿和未成熟儿	0.45	64.77	0.00					
新生儿产伤和窒息	0.26	36.87	0.12					
新生儿溶血性疾病	0.02	1.89	0.00					
新生儿硬化病	0.01	1.89	0.00					
起源于围生期的其他情况	0.41	58.62	0.00					
先天畸形、变形和染色体异常小计	1.99	141.35	7.74	1.66	0.87	0.55	0.86	0.43
其中：先天性心脏病	1.27	80.37	5.39	1.08	0.56	0.38	0.61	0.31
其他先天畸形、变形和染色体异常	0.71	60.98	2.35	0.59	0.32	0.16	0.24	0.12
诊断不明小计	3.25	2.84	0.35	0.10	0.16	0.33	0.57	0.54
其他疾病小计	15.69	3.78	0.00	0.10	0.24	0.05	0.37	0.19
损伤和中毒外部原因小计	24.75	15.13	10.09	5.96	5.25	7.70	10.27	8.65
其中：机动车辆交通事故	4.30	0.95	1.99	2.54	0.79	2.24	2.36	1.75
机动车以外的运输事故	2.10	0.47	1.29	0.68	0.72	0.82	1.30	1.05
意外中毒	1.43	0.00	0.59	0.00	0.79	0.55	0.94	0.70
意外跌落	7.06	0.47	1.29	0.39	0.48	0.60	0.65	0.62
火灾	0.26	0.00	0.23	0.10	0.00	0.11	0.29	0.19
由自然环境因素所致的意外事故	0.13	0.00	0.00	0.10	0.00	0.00	0.00	0.00
淹死	1.30	0.95	3.28	1.56	1.43	0.76	0.86	0.62
意外的机械性窒息	0.13	5.67	0.12	0.00	0.00	0.05	0.00	0.04
砸死	0.10				0.08	0.16	0.00	0.00
由机器切割和穿刺工具所致的意外事故	0.04				0.00	0.00	0.04	0.08
触电	0.10				0.16	0.27	0.16	0.04
其他意外事故和有害效应	3.61	5.20	0.94	0.00	0.32	0.11	0.61	0.31
自杀	3.57				0.40	1.69	2.65	2.56
被杀	0.61				0.08	0.33	0.41	0.70

10-3-3 续表3

30-	35-	40-	45-	50-	55-	60-	65-	70-	75-	80-	85岁及以上
0.05	0.28	0.08	0.88	1.39	2.49	3.73	7.15	19.13	36.09	59.07	148.46
1.40	3.89	8.86	16.13	30.86	56.33	109.52	213.57	470.42	951.43	1811.57	3121.11
0.00	0.24	0.25	0.37	0.66	1.00	2.04	3.00	6.19	8.05	15.53	33.56
0.72	1.42	2.03	3.66	7.12	12.63	22.32	60.25	151.74	366.53	809.00	1989.30
0.14	0.37	0.46	0.84	1.50	2.25	5.09	12.44	30.20	73.65	157.79	443.43
0.32	0.65	1.16	2.09	3.96	8.23	13.43	36.96	98.01	241.79	539.20	1240.89
0.05	0.00	0.00	0.00	0.04	0.00	0.00	0.09	0.66	1.46	1.64	0.65
0.23	0.41	0.41	0.73	1.61	2.15	3.80	10.76	22.88	49.63	110.37	304.33
0.68	0.93	2.23	3.18	5.72	9.57	15.00	27.17	51.02	92.67	169.65	365.33
0.00	0.08	0.12	0.11	0.22	0.33	0.95	1.85	4.41	8.05	19.21	35.18
0.05	0.00	0.00	0.00	0.04	0.10	0.07	0.09	0.28	0.73	1.02	3.55
0.00	0.00	0.08	0.18	0.18	0.33	0.61	1.59	2.25	8.17	18.19	42.92
0.45	0.57	1.49	2.05	3.93	6.51	9.77	15.26	24.29	37.55	45.38	59.38
0.18	0.28	0.54	0.84	1.36	2.30	3.60	8.38	19.79	38.16	85.85	224.30
0.86	1.05	1.61	1.76	2.17	2.73	3.87	4.68	8.72	11.34	19.01	34.85
0.81	1.30	1.28	2.49	3.12	4.31	9.70	15.17	27.01	47.43	65.20	113.92
0.63	0.73	0.87	1.76	1.83	2.11	5.22	8.82	14.72	25.12	35.16	59.38
0.18	0.57	0.41	0.73	1.28	2.20	4.48	6.35	12.29	22.31	30.05	54.54
0.59	0.24	0.08	0.00	0.00							
0.50	0.24	0.08	0.00	0.00							
0.09	0.04	0.00	0.00	0.00							
0.05	0.08	0.00	0.00	0.00							
0.00	0.04	0.00	0.00	0.00							
0.05	0.04	0.00	0.00	0.00							
0.00	0.00	0.00	0.00	0.00							
0.14	0.04	0.08	0.00	0.00							
0.09	0.00	0.00	0.00	0.00							
0.00	0.00	0.00	0.00	0.00							
0.45	0.37	0.58	0.70	0.37	1.15	0.75	0.88	1.41	1.95	3.27	3.23
0.27	0.37	0.41	0.44	0.26	0.86	0.47	0.79	0.94	1.59	1.84	3.23
0.18	0.00	0.17	0.26	0.11	0.29	0.27	0.09	0.47	0.37	1.43	0.00
0.63	0.89	0.91	1.35	0.95	1.96	3.12	5.29	8.91	14.63	35.77	89.07
0.23	0.41	0.54	0.80	0.51	0.86	1.36	2.73	6.10	22.56	132.65	1184.41
10.19	13.22	14.73	14.08	17.32	20.43	21.98	28.76	49.80	81.33	178.23	544.77
2.30	3.33	4.47	3.55	5.65	6.84	6.79	7.06	9.57	10.00	11.65	13.55
1.26	2.39	1.86	2.12	2.31	2.20	2.65	3.35	5.53	5.12	6.13	7.42
0.86	1.38	1.20	1.13	1.25	1.10	1.49	1.85	3.94	5.12	7.56	10.00
0.90	0.65	1.37	1.65	1.39	2.73	2.44	5.12	12.29	27.92	85.23	317.56
0.18	0.08	0.04	0.11	0.00	0.10	0.07	0.35	1.13	1.46	2.04	3.55
0.05	0.08	0.00	0.00	0.07	0.05	0.27	0.09	0.28	0.98	1.43	2.90
0.77	0.32	0.50	0.84	0.88	1.24	0.81	1.85	3.00	5.85	6.75	7.10
0.00	0.12	0.08	0.07	0.04	0.00	0.34	0.18	0.28	0.24	0.00	1.29
0.00	0.12	0.17	0.07	0.22	0.05	0.07	0.26	0.09	0.24	0.20	0.65
0.05	0.08	0.04	0.04	0.00	0.00	0.07	0.09	0.00	0.00	0.00	0.32
0.09	0.04	0.08	0.07	0.15	0.19	0.07	0.09	0.09	0.00	0.20	0.00
0.63	0.73	0.58	0.48	1.10	1.10	1.56	2.38	5.53	12.92	40.47	166.21
2.12	2.84	3.89	3.11	3.67	4.31	4.95	5.47	7.69	10.49	15.94	12.91
0.99	1.05	0.46	0.84	0.59	0.53	0.41	0.62	0.38	0.98	0.61	1.29

10-4-1 2009年中小城市居民年龄别疾病别死亡率（1/10万）（合计）

疾病名称(ICD-10)	合计	不满1岁	1-	5-	10-	15-	20-	25-
总 计	562.65	447.62	58.43	19.68	15.22	22.74	44.59	42.27
传染病和寄生虫病小计	7.78	13.30	2.41	0.80	0.53	0.31	1.07	1.37
其中：传染病计	7.48	13.30	2.41	0.80	0.53	0.31	1.07	1.37
内：伤寒和副伤寒	0.01	0.00	0.00	0.00	0.00	0.00	0.00	0.00
痢疾	0.02	0.00	0.00	0.00	0.00	0.00	0.00	0.00
肠道其他细菌性传染病	0.18	0.55	0.00	0.11	0.00	0.00	0.00	0.07
呼吸道结核	2.54	0.00	0.00	0.00	0.00	0.00	0.23	0.14
其他结核	0.12	0.00	0.00	0.23	0.00	0.00	0.08	0.14
钩端螺旋体病	0.00	0.00	0.00	0.00	0.00	0.00	0.00	0.00
破伤风	0.04	0.00	0.00	0.00	0.00	0.00	0.00	0.00
百日咳	0.00	0.00	0.00	0.00	0.00	0.00	0.00	0.00
脑膜炎球菌感染	0.17	0.00	0.00	0.11	0.18	0.08	0.15	0.07
败血症	0.71	9.97	0.28	0.23	0.18	0.00	0.15	0.00
流行性乙型脑炎	0.01	0.00	0.14	0.11	0.00	0.00	0.00	0.00
流行性出血热	0.02	0.00	0.00	0.00	0.00	0.00	0.00	0.00
麻疹	0.00	0.00	0.00	0.00	0.00	0.00	0.00	0.00
病毒性肝炎	2.86	0.00	0.00	0.00	0.00	0.08	0.15	0.50
艾滋病	0.18	0.00	0.00	0.00	0.00	0.08	0.15	0.07
寄生虫病计	0.30	0.00	0.00	0.00	0.00	0.00	0.00	0.00
内：疟疾	0.01	0.00	0.00	0.00	0.00	0.00	0.00	0.00
血吸虫病	0.28	0.00	0.00	0.00	0.00	0.00	0.00	0.00
肿瘤小计	140.16	9.97	6.10	2.63	2.94	3.49	6.90	9.06
其中：恶性肿瘤计	137.92	9.42	5.96	2.17	2.85	3.34	6.74	8.91
内：鼻咽癌	2.88					0.00	0.00	0.22
食道癌	6.74					0.00	0.00	0.07
胃癌	13.09					0.00	0.46	0.36
结肠、直肠和肛门癌	9.21					0.08	0.38	0.22
肝癌	25.24					0.16	0.69	2.73
肺癌	41.04					0.08	0.15	0.93
乳腺癌	3.20					0.00	0.08	0.07
宫颈癌	1.96					0.00	0.08	0.22
膀胱癌	1.51					0.00	0.00	0.00
白血病	3.38	3.88	2.69	1.60	1.42	1.63	1.84	1.65
良性肿瘤计	0.89	0.55	0.14	0.34	0.09	0.08	0.15	0.07
其他肿瘤计	1.35	0.00	0.00	0.11	0.00	0.08	0.00	0.07
血液、造血器官及免疫疾病小计	1.19	2.77	0.71	0.11	0.00	0.31	0.38	0.22
其中:贫血	0.77	1.66	0.28	0.00	0.00	0.16	0.23	0.00
血液、造血器官及免疫的其他疾病	0.41	1.11	0.43	0.11	0.00	0.16	0.15	0.22
内分泌、营养和代谢疾病小计	12.18	9.42	1.99	0.23	0.00	0.08	0.23	0.58
其中：糖尿病	10.70					0.00	0.08	0.36
内分泌、营养和代谢的其他疾病	1.47	9.42	1.99	0.23	0.00	0.08	0.15	0.22
精神障碍小计	2.41	0.00	0.00	0.00	0.00	0.16	0.23	0.36
神经系统疾病小计	5.71	16.62	3.97	0.92	0.98	0.93	1.15	0.72
其中:脑膜炎	0.11	0.55	0.28	0.00	0.00	0.00	0.00	0.07
神经系统的其他疾病	5.59	16.07	3.69	0.92	0.98	0.93	1.15	0.65
循环系统疾病小计	244.30	11.08	1.13	0.92	0.53	2.48	3.60	4.31
其中：急性风湿热	0.68	0.00	0.00	0.00	0.00	0.00	0.00	0.07
心脏病计	124.49	9.42	1.13	0.80	0.45	1.86	2.22	2.80
内：慢性风湿性心脏病	3.60					0.08	0.23	0.07
高血压性心脏病	21.42					0.00	0.00	0.14
急性心肌梗死	25.57					0.54	0.46	1.15
其他冠心病	34.27					0.23	0.31	0.36
肺源性心脏病	28.10					0.23	0.08	0.00
其他心脏病	11.53	7.76	1.13	0.80	0.36	0.78	1.15	1.08

10-4-1 续表1

30-	35-	40-	45-	50-	55-	60-	65-	70-	75-	80-	85岁及以上
59.10	102.66	181.20	252.79	399.23	627.60	976.47	1530.72	2907.87	5070.95	9350.35	21146.35
1.55	3.39	5.63	7.00	8.77	11.52	17.27	24.24	33.52	58.01	79.26	97.15
1.55	3.32	5.56	6.84	8.15	11.20	16.44	22.76	31.95	54.62	76.78	94.37
0.00	0.00	0.00	0.00	0.00	0.00	0.00	0.00	0.00	0.34	0.00	0.00
0.00	0.00	0.00	0.00	0.00	0.00	0.00	0.00	0.00	0.68	0.00	1.39
0.07	0.13	0.27	0.00	0.00	0.10	0.00	0.37	0.67	1.36	3.72	6.94
0.13	0.50	1.24	1.63	2.66	2.93	6.13	9.81	15.86	27.82	29.10	30.53
0.07	0.19	0.00	0.08	0.09	0.10	0.28	0.19	0.22	0.34	1.86	1.39
0.00	0.00	0.00	0.00	0.00	0.00	0.00	0.00	0.00	0.00	0.00	0.00
0.00	0.06	0.07	0.00	0.09	0.00	0.42	0.00	0.00	0.00	0.62	0.00
0.00	0.00	0.00	0.00	0.00	0.00	0.00	0.00	0.00	0.00	0.00	0.00
0.00	0.00	0.00	0.08	0.35	0.00	0.28	0.37	0.67	1.36	1.86	2.78
0.00	0.19	0.34	0.00	0.27	0.52	0.70	1.11	1.79	4.75	18.58	20.82
0.00	0.00	0.00	0.00	0.00	0.00	0.00	0.00	0.00	0.00	0.00	0.00
0.00	0.00	0.07	0.00	0.09	0.00	0.00	0.00	0.00	0.34	0.00	0.00
0.00	0.00	0.00	0.00	0.00	0.00	0.00	0.00	0.00	0.00	0.00	0.00
0.74	1.88	2.68	4.48	3.99	6.70	7.24	8.88	10.73	14.93	16.72	16.65
0.34	0.31	0.27	0.24	0.35	0.31	0.28	0.19	0.00	0.00	0.00	0.00
0.00	0.06	0.07	0.16	0.62	0.31	0.84	1.48	1.56	3.39	2.48	2.78
0.00	0.00	0.00	0.00	0.00	0.00	0.00	0.00	0.00	0.00	0.62	0.00
0.00	0.06	0.07	0.16	0.62	0.31	0.84	1.48	1.12	3.39	1.86	2.78
15.75	36.12	69.86	107.42	176.88	283.07	394.63	548.48	798.80	1037.73	1212.37	1586.29
15.55	35.68	68.62	105.63	174.14	279.30	388.64	541.82	784.06	1022.13	1190.70	1552.98
0.27	1.32	2.54	4.89	5.58	7.12	11.70	11.10	10.28	6.45	10.53	8.33
0.07	0.44	1.37	3.58	8.86	13.50	20.34	32.01	43.35	47.15	78.02	86.05
1.55	2.01	5.08	7.57	14.27	22.40	34.41	52.92	77.98	115.00	154.80	192.91
0.54	1.44	4.19	4.56	7.71	15.81	21.87	34.23	59.21	83.45	114.55	174.87
4.58	12.79	21.09	29.81	40.68	58.10	72.43	87.53	112.84	127.21	149.22	213.73
1.62	3.95	11.95	23.29	44.04	83.64	127.04	182.09	275.06	360.61	371.51	426.06
0.54	1.69	3.64	4.89	6.47	10.47	7.24	9.81	10.73	10.86	13.62	16.65
0.13	0.94	2.20	2.69	3.90	4.71	4.18	5.92	8.49	10.18	11.76	12.49
0.07	0.13	0.27	0.41	0.80	2.09	1.67	5.18	10.05	20.02	21.67	49.96
2.02	2.57	2.88	3.09	4.52	4.29	5.29	10.18	11.17	13.23	9.91	11.10
0.13	0.38	0.48	0.65	1.24	2.09	1.95	2.22	5.36	5.09	7.43	9.71
0.07	0.06	0.76	1.14	1.51	1.67	4.04	4.44	9.38	10.52	14.24	23.59
0.27	0.31	0.76	0.49	0.71	1.99	3.62	1.85	5.14	7.12	16.72	24.98
0.20	0.06	0.48	0.24	0.35	1.36	3.20	1.30	3.80	3.73	13.00	15.27
0.07	0.25	0.27	0.24	0.35	0.63	0.42	0.56	1.34	3.39	3.72	9.71
0.47	1.19	1.99	3.91	6.11	13.61	23.96	44.04	75.52	142.48	182.04	353.90
0.40	0.82	1.79	3.26	5.23	12.77	22.57	41.27	70.61	132.98	164.70	253.97
0.07	0.38	0.21	0.65	0.89	0.84	1.39	2.78	4.92	9.50	17.34	99.92
1.21	1.07	1.58	1.22	1.77	2.72	2.65	3.33	5.81	13.91	55.11	119.35
1.14	1.00	1.10	1.71	3.28	3.56	9.19	14.06	25.92	48.85	79.26	252.58
0.13	0.06	0.00	0.08	0.27	0.00	0.14	0.37	0.45	1.02	0.00	0.00
1.01	0.94	1.10	1.63	3.01	3.56	9.05	13.69	25.47	47.83	79.26	252.58
7.67	14.99	33.11	57.09	110.24	183.31	334.87	596.78	1331.71	2593.15	5310.77	12332.25
0.13	0.06	0.27	0.16	0.00	0.42	0.84	1.67	4.69	8.48	11.76	30.53
3.84	7.46	15.94	24.51	47.41	81.03	148.21	280.72	670.10	1335.59	2756.62	6918.33
0.13	0.44	1.03	1.14	2.48	5.76	6.96	12.21	19.44	34.94	63.16	104.09
0.00	0.31	1.24	3.01	4.70	9.95	21.17	41.45	117.75	240.52	538.69	1303.17
1.41	2.82	6.94	10.18	15.69	26.70	38.86	68.65	120.88	243.57	461.91	1285.13
0.74	1.13	2.06	4.56	12.94	16.65	37.61	77.54	187.47	383.00	761.60	2065.09
0.34	0.56	1.31	1.79	5.49	11.62	28.14	57.36	174.51	332.79	714.54	1529.39
1.21	2.20	3.37	3.83	6.11	10.36	15.46	23.50	50.05	100.75	216.72	631.46

10-4-1　续表2

疾病名称(ICD-10)	合计	不满1岁	1-	5-	10-	15-	20-	25-
其他高血压病	25.07	0.55	0.00	0.00	0.00	0.16	0.15	0.29
脑血管病	92.30	1.11	0.00	0.11	0.09	0.47	1.23	1.01
循环系统的其他疾病	1.75	0.00	0.00	0.00	0.00	0.00	0.00	0.14
呼吸系统疾病小计	69.52	41.55	5.96	0.57	0.27	0.47	1.07	0.93
其中：肺炎	10.32	33.79	4.11	0.34	0.18	0.31	0.54	0.43
慢性下呼吸道疾病	52.47	0.55	0.43	0.00	0.09	0.08	0.23	0.29
尘肺	0.86	0.00	0.00	0.00	0.00	0.00	0.00	0.00
呼吸系统的其他疾病	5.88	7.20	1.42	0.23	0.00	0.08	0.31	0.22
消化系统疾病小计	15.10	11.63	0.99	0.00	0.09	0.00	0.84	1.15
其中：胃和十二指肠溃疡	2.30	1.11	0.00	0.00	0.09	0.00	0.00	0.14
阑尾炎	0.16	0.00	0.00	0.00	0.00	0.00	0.00	0.00
肠梗阻	0.74	1.66	0.14	0.00	0.00	0.00	0.00	0.00
肝疾病	7.08	1.66	0.57	0.00	0.00	0.00	0.38	0.65
消化系统的其他疾病	4.82	7.20	0.28	0.00	0.00	0.00	0.46	0.36
肌肉骨骼和结缔组织疾病小计	1.47	0.00	0.00	0.00	0.09	0.00	0.38	0.14
泌尿生殖系统疾病小计	7.98	0.55	0.57	0.23	0.27	0.31	0.61	0.86
其中：肾小球和肾小管间质疾病	4.08	0.00	0.43	0.11	0.09	0.23	0.46	0.50
前列腺增生	0.22	0.00	0.00	0.00	0.00	0.00	0.00	0.00
泌尿生殖系统的其他疾病	3.68	0.55	0.14	0.11	0.18	0.08	0.15	0.36
妊娠、分娩和产褥期并发症小计	0.16					0.00	0.15	0.43
其中：直接产科原因计	0.15					0.00	0.08	0.43
内：流产	0.02					0.00	0.00	0.29
妊娠高血压综合征	0.03					0.00	0.00	0.14
梗阻性分娩	0.01					0.00	0.00	0.00
产后出血	0.02					0.00	0.00	0.00
母体产伤	0.00					0.00	0.00	0.00
产褥期感染	0.04					0.00	0.08	0.00
间接产科原因计	0.01					0.00	0.08	0.00
妊娠、分娩和产褥期的其他情况	0.00					0.00	0.00	0.00
围生期疾病小计	1.89	175.06	0.14					
其中：早产儿和未成熟儿	0.59	55.40	0.00					
新生儿产伤和窒息	0.32	28.25	0.14					
新生儿溶血性疾病	0.04	3.32	0.00					
新生儿硬化病	0.01	0.55	0.00					
起源于围生期的其他情况	0.94	87.53	0.00					
先天畸形、变形和染色体异常小计	2.19	124.65	5.96	0.57	0.89	1.09	0.92	0.86
其中：先天性心脏病	1.54	81.44	4.82	0.46	0.62	1.01	0.84	0.79
其他先天畸形、变形和染色体异常	0.65	43.21	1.13	0.11	0.27	0.08	0.08	0.07
诊断不明小计	1.96	5.54	0.43	0.46	0.18	0.16	0.38	0.22
其他疾病小计	6.25	9.97	2.41	0.11	0.27	0.54	0.61	0.36
损伤和中毒外部原因小计	42.34	14.96	25.67	12.01	8.10	12.42	26.05	20.70
其中：机动车辆交通事故	11.07	0.55	4.25	2.97	0.80	3.57	8.58	6.83
机动车以外的运输事故	5.26	0.00	0.57	1.26	1.25	1.71	3.45	3.02
意外中毒	2.33	0.55	0.43	0.00	0.09	0.54	1.07	1.58
意外跌落	4.73	0.00	2.27	0.46	0.53	0.78	2.30	1.73
火灾	0.67	0.00	0.14	0.11	0.09	0.00	0.08	0.43
由自然环境因素所致的意外事故	0.15	0.00	0.00	0.23	0.00	0.16	0.00	0.07
淹死	3.44	2.22	13.19	5.95	3.83	2.25	2.22	1.73
意外的机械性窒息	0.74	8.31	1.13	0.34	0.09	0.16	0.31	0.07
砸死	0.38				0.00	0.23	0.31	0.07
由机器切割和穿刺工具所致的意外事故	0.14				0.00	0.16	0.38	0.29
触电	0.41				0.27	0.23	0.77	0.36
其他意外事故和有害效应	3.88	3.32	2.84	0.57	0.71	1.16	2.45	2.16
自杀	8.55				0.45	1.16	2.68	2.08
被杀	0.59				0.00	0.31	1.46	0.29

10-4-1 续表3

30-	35-	40-	45-	50-	55-	60-	65-	70-	75-	80-	85岁及以上
0.54	1.32	3.02	4.89	12.23	18.22	38.31	61.62	135.85	265.96	557.27	1242.11
3.10	6.08	13.39	26.47	49.54	82.39	145.01	247.96	508.33	960.39	1959.11	4087.16
0.07	0.06	0.48	1.06	1.06	1.26	2.51	4.81	12.74	22.73	26.01	54.13
0.88	2.70	4.53	7.90	14.09	28.16	65.89	134.53	382.98	768.04	1660.66	4328.64
0.07	0.63	0.96	1.22	2.04	2.72	6.83	16.84	38.43	92.95	225.38	829.92
0.27	1.19	2.34	5.38	9.93	22.30	51.82	104.37	313.27	619.45	1293.48	3024.08
0.00	0.19	0.07	0.16	0.53	0.31	1.67	1.48	5.59	13.23	19.81	19.43
0.54	0.69	1.17	1.14	1.60	2.83	5.57	11.84	25.70	42.40	121.98	455.21
1.35	3.83	8.52	12.22	18.88	23.35	31.90	44.97	68.60	118.73	175.85	414.96
0.20	0.25	0.62	1.55	1.86	2.30	3.90	5.37	11.62	25.10	37.77	86.05
0.00	0.00	0.14	0.08	0.18	0.10	0.42	0.93	0.89	0.00	2.48	6.94
0.00	0.06	0.34	0.00	0.35	0.31	0.84	1.48	4.92	9.16	13.62	33.31
0.47	2.63	5.36	7.66	13.38	16.12	19.08	23.13	26.37	46.48	48.92	79.11
0.67	0.88	2.06	2.93	3.10	4.50	7.66	14.06	24.80	37.99	73.06	209.56
0.40	0.63	0.62	0.57	1.33	0.94	2.23	4.81	6.70	12.21	24.15	54.13
1.48	2.63	4.53	6.27	6.82	10.99	17.83	25.91	42.01	62.42	95.97	185.97
0.74	1.76	2.47	3.58	3.63	5.44	9.89	14.99	23.24	28.50	39.01	77.72
0.00	0.00	0.00	0.00	0.18	0.00	0.28	0.56	2.01	2.04	4.95	9.71
0.74	0.88	2.06	2.69	3.01	5.55	7.66	10.36	16.76	31.89	52.01	98.54
0.40	0.50	0.14	0.08	0.00							
0.40	0.44	0.14	0.08	0.00							
0.00	0.00	0.00	0.00	0.00							
0.13	0.00	0.07	0.00	0.00							
0.00	0.13	0.00	0.00	0.00							
0.13	0.13	0.00	0.00	0.00							
0.00	0.00	0.00	0.00	0.00							
0.07	0.13	0.07	0.08	0.00							
0.00	0.06	0.00	0.00	0.00							
0.00	0.00	0.00	0.00	0.00							
0.20	0.31	0.41	0.65	0.18	0.52	0.70	0.37	0.89	2.04	2.48	2.78
0.13	0.25	0.27	0.49	0.18	0.31	0.14	0.37	0.22	1.36	2.48	1.39
0.07	0.06	0.14	0.16	0.00	0.21	0.56	0.00	0.67	0.68	0.00	1.39
0.47	0.69	0.82	1.06	1.51	1.05	3.06	2.41	3.80	11.53	34.67	126.29
1.08	0.82	0.76	0.73	0.97	1.78	3.90	5.92	14.08	27.82	125.70	716.12
24.77	32.49	46.85	44.39	47.68	60.93	64.77	78.83	111.27	166.23	294.11	550.97
8.01	9.53	15.66	13.76	15.60	19.47	19.08	23.32	23.01	25.78	35.29	40.25
4.04	5.39	7.56	7.90	7.36	9.63	8.08	10.18	10.05	8.14	16.10	24.98
1.75	2.32	2.95	3.26	2.13	2.72	4.32	4.63	8.04	8.82	13.62	15.27
1.88	2.70	3.37	3.42	3.46	4.71	5.57	5.37	12.96	28.84	63.16	209.56
0.54	0.63	1.10	0.65	0.44	0.52	0.42	0.93	1.56	3.73	8.05	16.65
0.07	0.00	0.14	0.24	0.09	0.31	0.42	0.19	0.67	0.00	1.24	2.78
1.35	1.69	1.37	2.20	2.30	2.83	4.04	4.26	5.59	9.16	21.05	33.31
0.47	0.82	1.03	0.81	0.44	0.84	0.70	0.56	1.34	1.70	4.33	9.71
0.07	0.50	0.69	0.73	1.15	0.31	0.28	0.56	0.22	0.00	1.24	0.00
0.13	0.19	0.21	0.08	0.00	0.10	0.42	0.00	0.00	0.00	0.00	0.00
0.40	0.50	0.76	0.08	1.06	0.31	0.14	0.37	0.22	0.68	1.24	0.00
2.63	2.95	4.95	4.07	4.70	5.76	5.29	4.26	9.61	12.55	25.39	59.68
3.03	4.20	6.25	5.95	8.51	13.19	15.32	24.06	37.99	64.79	102.17	137.40
0.40	1.07	0.82	1.22	0.44	0.21	0.70	0.19	0.00	2.04	1.24	1.39

10-4-2　2009年中小城市居民年龄别疾病别死亡率（1/10万）（男）

疾病名称(ICD-10)	合计	不满1岁	1-	5-	10-	15-	20-	25-
总　　计	654.57	500.14	64.54	26.56	19.89	30.55	60.43	56.41
传染病和寄生虫病小计	10.96	15.83	3.28	0.88	0.86	0.60	1.65	1.83
其中：传染病计	10.52	15.83	3.28	0.88	0.86	0.60	1.65	1.83
内：伤寒和副伤寒	0.00	0.00	0.00	0.00	0.00	0.00	0.00	0.00
痢疾	0.03	0.00	0.00	0.00	0.00	0.00	0.00	0.00
肠道其他细菌性传染病	0.18	1.06	0.00	0.00	0.00	0.00	0.00	0.14
呼吸道结核	3.70	0.00	0.00	0.00	0.00	0.00	0.45	0.14
其他结核	0.17	0.00	0.00	0.22	0.00	0.00	0.15	0.14
钩端螺旋体病	0.00	0.00	0.00	0.00	0.00	0.00	0.00	0.00
破伤风	0.06	0.00	0.00	0.00	0.00	0.00	0.00	0.00
百日咳	0.00	0.00	0.00	0.00	0.00	0.00	0.00	0.00
脑膜炎球菌感染	0.17	0.00	0.00	0.22	0.17	0.15	0.15	0.00
败血症	0.83	11.61	0.55	0.44	0.34	0.00	0.30	0.00
流行性乙型脑炎	0.01	0.00	0.27	0.00	0.00	0.00	0.00	0.00
流行性出血热	0.03	0.00	0.00	0.00	0.00	0.00	0.00	0.00
麻疹	0.00	0.00	0.00	0.00	0.00	0.00	0.00	0.00
病毒性肝炎	4.29	0.00	0.00	0.00	0.00	0.15	0.30	0.84
艾滋病	0.25	0.00	0.00	0.00	0.00	0.15	0.00	0.14
寄生虫病计	0.44	0.00	0.00	0.00	0.00	0.00	0.00	0.00
内：疟疾	0.01	0.00	0.00	0.00	0.00	0.00	0.00	0.00
血吸虫病	0.40	0.00	0.00	0.00	0.00	0.00	0.00	0.00
肿瘤小计	181.00	8.44	5.74	2.19	2.92	4.84	7.82	10.55
其中：恶性肿瘤计	178.67	8.44	5.47	1.32	2.92	4.54	7.52	10.55
内：鼻咽癌	4.22					0.00	0.00	0.42
食道癌	10.63					0.00	0.00	0.14
胃癌	17.27					0.00	0.60	0.28
结肠、直肠和肛门癌	10.29					0.00	0.60	0.14
肝癌	37.12					0.30	1.35	4.08
肺癌	59.44					0.00	0.00	0.98
乳腺癌								
宫颈癌								
膀胱癌	2.36					0.00	0.00	0.00
白血病	3.80	3.17	2.46	1.10	1.37	1.97	1.50	2.25
良性肿瘤计	0.89	0.00	0.27	0.66	0.00	0.15	0.30	0.00
其他肿瘤计	1.44	0.00	0.00	0.22	0.00	0.15	0.00	0.00
血液、造血器官及免疫疾病小计	1.24	1.06	0.82	0.22	0.00	0.45	0.45	0.28
其中:贫血	0.80	0.00	0.27	0.00	0.00	0.30	0.30	0.00
血液、造血器官及免疫的其他疾病	0.44	1.06	0.55	0.22	0.00	0.15	0.15	0.28
内分泌、营养和代谢疾病小计	11.44	8.44	1.64	0.00	0.00	0.15	0.45	0.70
其中：糖尿病	10.17					0.00	0.15	0.42
内分泌、营养和代谢的其他疾病	1.27	8.44	1.64	0.00	0.00	0.15	0.30	0.28
精神障碍小计	2.35	0.00	0.00	0.00	0.00	0.15	0.30	0.56
神经系统疾病小计	6.07	18.99	4.10	1.54	1.37	1.36	1.35	1.27
其中:脑膜炎	0.14	0.00	0.00	0.00	0.00	0.00	0.00	0.14
神经系统的其他疾病	5.93	18.99	4.10	1.54	1.37	1.36	1.35	1.13
循环系统疾病小计	264.95	15.83	1.64	1.10	0.69	3.78	4.66	5.49
其中：急性风湿热	0.71	0.00	0.00	0.00	0.00	0.00	0.00	0.14
心脏病计	131.99	12.66	1.64	0.88	0.51	2.87	3.16	3.38
内：慢性风湿性心脏病	3.03					0.00	0.15	0.14
高血压性心脏病	21.46					0.00	0.00	0.28
急性心肌梗死	29.10					0.91	0.90	1.55
其他冠心病	34.83					0.45	0.60	0.42
肺源性心脏病	31.14					0.30	0.15	0.00
其他心脏病	12.42	9.50	1.64	0.88	0.34	1.21	1.35	0.98

10-4-2 续表1

30-	35-	40-	45-	50-	55-	60-	65-	70-	75-	80-	85岁及以上
78.79	139.25	245.04	343.63	545.12	838.97	1309.62	2005.29	3779.41	6537.80	11958.03	26726.51
1.85	5.97	9.20	11.84	13.73	16.84	25.57	34.79	49.23	82.08	107.04	154.49
1.85	5.85	9.07	11.52	12.87	16.44	23.94	32.57	46.47	77.65	102.51	154.49
0.00	0.00	0.00	0.00	0.00	0.00	0.00	0.00	0.00	0.00	0.00	0.00
0.00	0.00	0.00	0.00	0.00	0.00	0.00	0.00	0.00	1.48	0.00	4.18
0.00	0.24	0.40	0.00	0.00	0.20	0.00	0.00	1.38	1.48	3.02	4.18
0.13	0.85	2.00	2.68	4.29	4.26	9.79	14.80	24.84	42.15	48.24	45.93
0.13	0.24	0.00	0.16	0.17	0.20	0.27	0.37	0.46	0.74	1.51	4.18
0.00	0.00	0.00	0.00	0.00	0.00	0.00	0.00	0.00	0.00	0.00	0.00
0.00	0.12	0.00	0.00	0.17	0.00	0.54	0.00	0.00	0.00	1.51	0.00
0.00	0.00	0.00	0.00	0.00	0.00	0.00	0.00	0.00	0.00	0.00	0.00
0.00	0.00	0.00	0.16	0.17	0.00	0.54	0.37	0.46	2.22	1.51	4.18
0.00	0.24	0.40	0.00	0.51	0.81	1.09	0.74	2.76	5.92	21.11	29.23
0.00	0.00	0.00	0.00	0.00	0.00	0.00	0.00	0.00	0.00	0.00	0.00
0.00	0.00	0.13	0.00	0.17	0.00	0.00	0.00	0.00	0.74	0.00	0.00
0.00	0.00	0.00	0.00	0.00	0.00	0.00	0.00	0.00	0.00	0.00	0.00
1.06	3.54	5.07	7.89	6.35	9.54	9.79	13.32	14.26	20.71	19.60	37.58
0.26	0.49	0.40	0.47	0.51	0.61	0.27	0.37	0.00	0.00	0.00	0.00
0.00	0.12	0.13	0.32	0.86	0.41	1.63	2.22	2.76	4.44	4.52	0.00
0.00	0.00	0.00	0.00	0.00	0.00	0.00	0.00	0.00	0.00	1.51	0.00
0.00	0.12	0.13	0.32	0.86	0.41	1.63	2.22	1.84	4.44	3.02	0.00
18.11	46.46	84.84	136.54	230.16	375.44	548.99	760.59	1108.29	1464.92	1769.88	2501.04
17.71	45.97	84.04	135.43	227.76	371.18	541.37	754.30	1092.19	1444.22	1741.24	2455.11
0.40	1.46	3.60	7.10	8.41	11.16	18.23	15.17	16.10	10.35	16.58	12.53
0.13	0.73	2.40	6.47	14.93	23.14	34.82	55.52	65.79	76.91	132.67	162.84
1.32	2.44	6.67	10.89	19.91	32.07	48.70	78.83	110.41	165.64	220.10	258.87
0.53	1.83	3.33	5.84	9.10	17.86	27.20	42.19	72.69	105.01	149.25	208.77
7.54	22.07	33.48	48.46	62.13	88.48	108.00	127.69	167.00	177.48	224.63	346.56
1.59	5.37	15.47	33.15	65.57	126.23	193.42	286.47	421.88	566.45	606.04	751.57
0.13	0.24	0.53	0.32	1.20	3.04	2.72	8.88	15.18	36.23	43.72	116.91
1.98	2.93	4.14	3.16	5.66	5.68	5.98	9.62	13.34	19.23	10.55	16.70
0.26	0.49	0.27	0.79	0.51	2.03	2.45	1.11	5.98	7.39	10.55	8.35
0.13	0.00	0.53	0.32	1.89	2.23	5.17	5.18	10.12	13.31	18.09	37.58
0.26	0.24	1.20	0.32	1.03	2.03	4.35	1.48	5.98	7.39	15.08	41.75
0.13	0.00	0.67	0.32	0.51	1.22	3.81	1.11	3.68	5.18	12.06	29.23
0.13	0.24	0.53	0.00	0.51	0.81	0.54	0.37	2.30	2.22	3.02	12.53
0.66	1.71	2.27	3.95	7.55	15.22	24.21	43.67	74.99	142.72	208.04	359.08
0.53	0.98	1.87	3.16	6.52	14.21	22.85	41.45	68.55	132.37	191.46	296.45
0.13	0.73	0.40	0.79	1.03	1.01	1.36	2.22	6.44	10.35	16.58	62.63
1.85	1.46	2.40	1.42	2.40	3.04	2.72	4.07	4.60	13.31	60.30	104.38
1.45	0.85	1.60	2.21	4.29	3.65	10.34	18.51	36.34	50.29	93.47	275.57
0.13	0.12	0.00	0.16	0.34	0.00	0.27	0.37	0.92	1.48	0.00	0.00
1.32	0.73	1.60	2.05	3.95	3.65	10.07	18.14	35.42	48.81	93.47	275.57
10.58	20.73	45.09	79.87	156.36	246.37	438.54	760.22	1671.87	3207.89	6514.20	15119.00
0.13	0.00	0.27	0.16	0.00	0.41	0.54	1.48	5.98	10.35	18.09	37.58
4.89	10.61	21.48	35.04	68.83	103.30	189.34	349.02	814.77	1669.02	3384.49	8359.08
0.00	0.24	0.80	0.95	2.92	3.86	6.80	9.62	17.94	31.80	67.84	129.44
0.00	0.49	1.47	3.79	5.84	12.18	24.21	48.86	130.66	300.23	649.76	1586.64
1.98	4.39	10.27	15.78	23.86	36.73	53.32	89.20	155.50	316.50	556.29	1565.76
0.93	2.07	2.67	6.95	18.71	21.31	47.61	93.64	219.45	459.22	924.14	2342.38
0.26	0.73	2.13	1.89	7.90	15.42	36.45	79.94	233.25	437.04	933.18	1941.54
1.72	2.68	4.14	5.68	9.61	13.80	20.95	27.76	57.97	124.23	253.27	793.32

10-4-2 续表2

疾病名称(ICD-10)	合计	不满1岁	1-	5-	10-	15-	20-	25-
其他高血压病	26.71	1.06	0.00	0.00	0.00	0.15	0.00	0.42
脑血管病	103.41	2.11	0.00	0.22	0.17	0.76	1.50	1.27
循环系统的其他疾病	2.14	0.00	0.00	0.00	0.00	0.00	0.00	0.28
呼吸系统疾病小计	78.89	46.43	6.02	0.88	0.17	0.45	0.60	0.98
其中：肺炎	10.36	36.93	4.10	0.44	0.17	0.15	0.30	0.28
慢性下呼吸道疾病	60.26	0.00	0.55	0.00	0.00	0.15	0.30	0.42
尘肺	1.62	0.00	0.00	0.00	0.00	0.00	0.00	0.00
呼吸系统的其他疾病	6.66	9.50	1.37	0.44	0.00	0.15	0.00	0.28
消化系统疾病小计	18.97	12.66	0.55	0.00	0.17	0.00	0.75	1.55
其中：胃和十二指肠溃疡	2.83	2.11	0.00	0.00	0.17	0.00	0.00	0.28
阑尾炎	0.21	0.00	0.00	0.00	0.00	0.00	0.00	0.00
肠梗阻	0.72	0.00	0.00	0.00	0.00	0.00	0.00	0.00
肝疾病	9.88	1.06	0.00	0.00	0.00	0.00	0.45	0.84
消化系统的其他疾病	5.33	9.50	0.55	0.00	0.00	0.00	0.30	0.42
肌肉骨骼和结缔组织疾病小计	1.21	0.00	0.00	0.00	0.00	0.00	0.00	0.14
泌尿生殖系统疾病小计	8.89	1.06	0.27	0.44	0.34	0.60	0.90	1.13
其中：肾小球和肾小管间质疾病	4.62	0.00	0.27	0.22	0.17	0.45	0.75	0.56
前列腺增生	0.43	0.00	0.00	0.00	0.00	0.00	0.00	0.00
泌尿生殖系统的其他疾病	3.84	1.06	0.00	0.22	0.17	0.15	0.15	0.56
妊娠、分娩和产褥期并发症小计								
其中：直接产科原因计								
内：流产								
妊娠高血压综合征								
梗阻性分娩								
产后出血								
母体产伤								
产褥期感染								
间接产科原因计								
妊娠、分娩和产褥期的其他情况								
围生期疾病小计	2.31	205.75	0.27					
其中：早产儿和未成熟儿	0.73	66.47	0.00					
新生儿产伤和窒息	0.44	36.93	0.27					
新生儿溶血性疾病	0.05	4.22	0.00					
新生儿硬化病	0.00	0.00	0.00					
起源于围生期的其他情况	1.10	98.13	0.00					
先天畸形、变形和染色体异常小计	2.37	131.89	6.02	0.88	1.03	0.45	0.90	0.98
其中：先天性心脏病	1.69	88.63	4.65	0.88	0.86	0.30	0.75	0.98
其他先天畸形、变形和染色体异常	0.68	43.26	1.37	0.00	0.17	0.15	0.15	0.00
诊断不明小计	2.18	7.39	0.55	0.66	0.34	0.15	0.60	0.28
其他疾病小计	5.83	10.55	2.73	0.22	0.51	0.45	1.05	0.56
损伤和中毒外部原因小计	55.88	15.83	30.90	17.34	11.32	17.09	38.93	30.11
其中：机动车辆交通事故	15.89	0.00	6.02	3.73	0.86	4.99	12.33	11.39
机动车以外的运输事故	7.42	0.00	0.55	1.98	1.37	1.66	5.11	4.36
意外中毒	3.03	1.06	0.00	0.00	0.17	0.45	1.20	1.83
意外跌落	5.98	0.00	2.46	0.88	0.69	1.36	3.76	2.81
火灾	0.89	0.00	0.27	0.00	0.00	0.00	0.00	0.56
由自然环境因素所致的意外事故	0.21	0.00	0.00	0.22	0.00	0.30	0.00	0.00
淹死	4.38	3.17	16.96	9.22	6.34	3.63	3.91	2.11
意外的机械性窒息	0.98	7.39	1.09	0.66	0.17	0.30	0.15	0.00
砸死	0.68				0.00	0.30	0.60	0.14
由机器切割和穿刺工具所致的意外事故	0.27				0.00	0.30	0.75	0.56
触电	0.79				0.34	0.45	1.50	0.70
其他意外事故和有害效应	5.25	4.22	2.46	0.66	1.20	1.66	4.06	3.24
自杀	9.33				0.17	1.21	2.86	1.83
被杀	0.80				0.00	0.45	2.71	0.56

10-4-2 续表3

30-	35-	40-	45-	50-	55-	60-	65-	70-	75-	80-	85岁及以上
0.66	1.46	4.40	7.42	16.48	25.77	51.96	81.06	168.84	317.98	640.72	1478.08
4.76	8.54	18.14	35.36	69.34	114.87	192.88	322.37	666.17	1185.40	2431.71	5173.28
0.13	0.12	0.80	1.89	1.72	2.03	3.81	6.29	16.10	25.14	39.20	70.98
1.32	3.78	5.47	12.00	19.74	40.18	89.77	184.32	516.65	1060.42	2283.97	5720.25
0.13	0.61	1.47	1.58	3.09	2.64	7.62	22.21	50.15	118.32	293.98	951.98
0.40	1.59	2.53	8.05	13.56	32.47	71.00	140.64	424.18	856.33	1774.41	4104.38
0.00	0.37	0.13	0.32	1.03	0.61	3.26	2.96	11.04	27.36	45.23	58.46
0.79	1.22	1.33	2.05	2.06	4.46	7.89	18.51	31.28	58.42	170.36	605.43
2.25	5.73	14.01	20.05	29.86	35.31	43.53	57.00	85.11	159.73	209.55	467.64
0.26	0.24	1.07	2.21	2.57	3.86	5.17	7.40	15.64	35.50	46.73	116.91
0.00	0.00	0.13	0.00	0.17	0.20	0.82	1.11	1.38	0.00	4.52	12.53
0.00	0.00	0.53	0.00	0.69	0.41	0.00	2.59	7.36	11.83	10.55	25.05
0.66	4.27	9.07	13.57	21.45	24.15	27.48	28.13	32.20	63.60	73.87	104.38
1.32	1.22	3.20	4.26	4.98	6.70	10.07	17.77	28.52	48.81	73.87	208.77
0.26	0.24	0.13	0.16	1.20	0.20	1.90	4.07	7.36	14.05	30.15	70.98
1.85	2.56	4.40	7.26	7.38	12.79	21.49	27.76	46.47	81.34	134.17	296.45
1.19	1.46	2.00	4.10	3.95	6.70	12.79	16.66	27.60	36.97	52.76	125.26
0.00	0.00	0.00	0.00	0.34	0.00	0.54	1.11	4.14	4.44	12.06	29.23
0.66	1.10	2.40	3.16	3.09	6.09	8.16	9.99	14.72	39.93	69.35	141.96
0.13	0.49	0.40	0.95	0.17	0.61	0.82	0.37	1.38	2.96	3.02	4.18
0.13	0.49	0.40	0.63	0.17	0.41	0.27	0.37	0.00	2.22	3.02	0.00
0.00	0.00	0.00	0.32	0.00	0.20	0.54	0.00	1.38	0.74	0.00	4.18
0.66	0.73	1.20	1.58	2.40	1.22	5.17	2.96	4.14	11.83	42.21	158.66
1.32	1.22	0.67	0.95	1.03	3.25	4.62	7.40	18.40	27.36	158.29	810.02
36.22	47.07	72.17	64.40	67.80	82.60	87.60	98.08	147.68	211.49	327.14	643.01
12.03	15.24	25.21	19.73	21.80	27.40	26.39	28.87	31.74	38.45	46.73	66.81
6.87	8.17	10.94	12.31	10.30	13.80	10.07	12.21	15.64	11.83	18.09	33.40
2.12	2.93	4.94	5.21	2.75	3.25	6.26	7.03	9.20	10.35	16.58	29.23
3.44	4.51	5.74	5.84	6.18	6.70	7.35	7.03	18.86	39.93	57.29	229.65
0.66	1.10	1.87	0.95	0.69	0.61	0.54	1.48	2.30	5.92	13.57	12.53
0.00	0.00	0.13	0.32	0.17	0.41	0.82	0.37	1.38	0.00	0.00	8.35
1.45	2.07	1.87	3.00	2.57	3.04	5.98	4.07	6.44	8.87	18.09	33.40
0.53	1.46	1.73	1.58	0.86	1.01	0.82	0.37	0.92	3.70	7.54	8.35
0.13	0.98	1.20	1.42	2.06	0.61	0.54	1.11	0.00	0.00	3.02	0.00
0.13	0.37	0.40	0.16	0.00	0.20	0.82	0.00	0.00	0.00	0.00	0.00
0.79	0.98	1.47	0.16	2.06	0.61	0.27	0.74	0.46	1.48	1.51	0.00
3.83	4.02	8.00	6.31	7.04	7.71	7.62	7.03	12.42	14.79	25.63	75.16
3.57	4.15	7.74	5.68	10.64	17.05	19.04	27.39	48.31	74.69	119.10	146.14
0.66	1.10	0.93	1.74	0.69	0.20	1.09	0.37	0.00	1.48	0.00	0.00

10-4-3 2009年中小城市居民年龄别疾病别死亡率（1/10万）（女）

疾病名称(ICD-10)	合计	不满1岁	1-	5-	10-	15-	20-	25-
总　　计	466.79	389.57	51.85	12.19	10.18	14.50	28.13	27.49
传染病和寄生虫病小计	4.47	10.50	1.47	0.72	0.19	0.00	0.47	0.88
其中：传染病计	4.31	10.50	1.47	0.72	0.19	0.00	0.47	0.88
内：伤寒和副伤寒	0.01	0.00	0.00	0.00	0.00	0.00	0.00	0.00
痢疾	0.00	0.00	0.00	0.00	0.00	0.00	0.00	0.00
肠道其他细菌性传染病	0.18	0.00	0.00	0.24	0.00	0.00	0.00	0.00
呼吸道结核	1.33	0.00	0.00	0.00	0.00	0.00	0.00	0.15
其他结核	0.07	0.00	0.00	0.24	0.00	0.00	0.00	0.15
钩端螺旋体病	0.00	0.00	0.00	0.00	0.00	0.00	0.00	0.00
破伤风	0.02	0.00	0.00	0.00	0.00	0.00	0.00	0.00
百日咳	0.00	0.00	0.00	0.00	0.00	0.00	0.00	0.00
脑膜炎球菌感染	0.16	0.00	0.00	0.00	0.19	0.00	0.16	0.15
败血症	0.58	8.16	0.00	0.00	0.00	0.00	0.00	0.00
流行性乙型脑炎	0.01	0.00	0.00	0.24	0.00	0.00	0.00	0.00
流行性出血热	0.00	0.00	0.00	0.00	0.00	0.00	0.00	0.00
麻疹	0.00	0.00	0.00	0.00	0.00	0.00	0.00	0.00
病毒性肝炎	1.37	0.00	0.00	0.00	0.00	0.00	0.00	0.15
艾滋病	0.11	0.00	0.00	0.00	0.00	0.00	0.31	0.00
寄生虫病计	0.16	0.00	0.00	0.00	0.00	0.00	0.00	0.00
内：疟疾	0.00	0.00	0.00	0.00	0.00	0.00	0.00	0.00
血吸虫病	0.16	0.00	0.00	0.00	0.00	0.00	0.00	0.00
肿瘤小计	97.56	11.66	6.48	3.11	2.96	2.07	5.94	7.50
其中：恶性肿瘤计	95.42	10.50	6.48	3.11	2.78	2.07	5.94	7.20
内：鼻咽癌	1.48					0.00	0.00	0.00
食道癌	2.68					0.00	0.00	0.00
胃癌	8.74					0.00	0.31	0.44
结肠、直肠和肛门癌	8.09					0.16	0.16	0.29
肝癌	12.85					0.00	0.00	1.32
肺癌	21.85					0.16	0.31	0.88
乳腺癌	6.45					0.00	0.16	0.15
宫颈癌	4.01					0.00	0.16	0.44
膀胱癌	0.63					0.00	0.00	0.00
白血病	2.94	4.67	2.95	2.15	1.48	1.27	2.19	1.03
良性肿瘤计	0.89	1.17	0.00	0.00	0.19	0.00	0.00	0.15
其他肿瘤计	1.25	0.00	0.00	0.00	0.00	0.00	0.00	0.15
血液、造血器官及免疫疾病小计	1.13	4.67	0.59	0.00	0.00	0.16	0.31	0.15
其中:贫血	0.75	3.50	0.29	0.00	0.00	0.00	0.16	0.00
血液、造血器官及免疫的其他疾病	0.39	1.17	0.29	0.00	0.00	0.16	0.16	0.15
内分泌、营养和代谢疾病小计	12.94	10.50	2.36	0.48	0.00	0.00	0.00	0.44
其中：糖尿病	11.26					0.00	0.00	0.29
内分泌、营养和代谢的其他疾病	1.69	10.50	2.36	0.48	0.00	0.00	0.00	0.15
精神障碍小计	2.47	0.00	0.00	0.00	0.00	0.16	0.16	0.15
神经系统疾病小计	5.33	14.00	3.83	0.24	0.56	0.48	0.94	0.15
其中:脑膜炎	0.08	1.17	0.59	0.00	0.00	0.00	0.00	0.00
神经系统的其他疾病	5.24	12.83	3.24	0.24	0.56	0.48	0.94	0.15
循环系统疾病小计	222.78	5.83	0.59	0.72	0.37	1.12	2.50	3.09
其中：急性风湿热	0.66	0.00	0.00	0.00	0.00	0.00	0.00	0.00
心脏病计	116.68	5.83	0.59	0.72	0.37	0.80	1.25	2.21
内：慢性风湿性心脏病	4.19					0.16	0.31	0.00
高血压性心脏病	21.38					0.00	0.00	0.00
急性心肌梗死	21.89					0.16	0.00	0.74
其他冠心病	33.69					0.00	0.00	0.29
肺源性心脏病	24.94					0.16	0.00	0.00
其他心脏病	10.59	5.83	0.59	0.72	0.37	0.32	0.94	1.18

10-4-3 续表1

30-	35-	40-	45-	50-	55-	60-	65-	70-	75-	80-	85岁及以上
38.67	63.92	113.42	155.97	243.50	402.39	626.89	1056.20	2084.87	3827.69	7532.84	18368.15
1.23	0.65	1.84	1.85	3.48	5.84	8.56	13.69	18.68	37.61	59.89	68.60
1.23	0.65	1.84	1.85	3.11	5.62	8.56	12.95	18.25	35.10	58.84	64.44
0.00	0.00	0.00	0.00	0.00	0.00	0.00	0.00	0.00	0.63	0.00	0.00
0.00	0.00	0.00	0.00	0.00	0.00	0.00	0.00	0.00	0.00	0.00	0.00
0.14	0.00	0.14	0.00	0.00	0.00	0.00	0.74	0.00	1.25	4.20	8.32
0.14	0.13	0.42	0.50	0.92	1.51	2.28	4.81	7.39	15.67	15.76	22.87
0.00	0.13	0.00	0.00	0.00	0.00	0.29	0.00	0.00	0.00	2.10	0.00
0.00	0.00	0.00	0.00	0.00	0.00	0.00	0.00	0.00	0.00	0.00	0.00
0.00	0.00	0.14	0.00	0.00	0.00	0.29	0.00	0.00	0.00	0.00	0.00
0.00	0.00	0.00	0.00	0.00	0.00	0.00	0.00	0.00	0.00	0.00	0.00
0.00	0.00	0.00	0.00	0.55	0.00	0.00	0.37	0.87	0.63	2.10	2.08
0.00	0.13	0.28	0.00	0.00	0.22	0.29	1.48	0.87	3.76	16.81	16.63
0.00	0.00	0.00	0.00	0.00	0.00	0.00	0.00	0.00	0.00	0.00	0.00
0.00	0.00	0.00	0.00	0.00	0.00	0.00	0.00	0.00	0.00	0.00	0.00
0.00	0.00	0.00	0.00	0.00	0.00	0.00	0.00	0.00	0.00	0.00	0.00
0.41	0.13	0.14	0.84	1.47	3.68	4.57	4.44	7.39	10.03	14.71	6.24
0.41	0.13	0.14	0.00	0.18	0.00	0.29	0.00	0.00	0.00	0.00	0.00
0.00	0.00	0.00	0.00	0.37	0.22	0.00	0.74	0.43	2.51	1.05	4.16
0.00	0.00	0.00	0.00	0.00	0.00	0.00	0.00	0.00	0.00	0.00	0.00
0.00	0.00	0.00	0.00	0.37	0.22	0.00	0.74	0.43	2.51	1.05	4.16
13.30	25.18	53.95	76.39	120.01	184.66	232.66	336.40	506.56	675.66	823.79	1130.86
13.30	24.79	52.25	73.86	116.89	181.41	228.37	329.37	493.09	664.38	806.98	1103.84
0.14	1.16	1.42	2.52	2.57	2.81	4.85	7.03	4.78	3.13	6.30	6.24
0.00	0.13	0.28	0.50	2.38	3.24	5.14	8.51	22.16	21.94	39.93	47.81
1.78	1.55	3.40	4.04	8.24	12.11	19.41	27.02	47.35	72.08	109.28	160.07
0.55	1.03	5.10	3.20	6.23	13.62	16.27	26.28	46.48	65.18	90.36	157.99
1.51	2.97	7.93	9.93	17.77	25.73	35.11	47.37	61.69	84.61	96.67	147.59
1.65	2.45	8.21	12.79	21.07	38.27	57.38	77.72	136.41	186.15	208.05	264.01
1.10	3.36	7.36	10.10	13.38	21.41	14.56	19.61	20.85	18.18	23.12	24.95
0.27	1.94	4.53	5.55	8.06	9.73	8.56	11.84	16.51	18.80	19.96	18.71
0.00	0.00	0.00	0.50	0.37	1.08	0.57	1.48	5.21	6.27	6.30	16.63
2.06	2.20	1.56	3.03	3.30	2.81	4.57	10.73	9.12	8.15	9.46	8.32
0.00	0.26	0.71	0.50	2.02	2.16	1.43	3.33	4.78	3.13	5.25	10.39
0.00	0.13	0.99	2.02	1.10	1.08	2.85	3.70	8.69	8.15	11.56	16.63
0.27	0.39	0.28	0.67	0.37	1.95	2.85	2.22	4.34	6.89	17.86	16.63
0.27	0.13	0.28	0.17	0.18	1.51	2.57	1.48	3.91	2.51	13.66	8.32
0.00	0.26	0.00	0.50	0.18	0.43	0.29	0.74	0.43	4.39	4.20	8.32
0.27	0.65	1.70	3.87	4.58	11.89	23.69	44.41	76.03	142.28	163.92	351.31
0.27	0.65	1.70	3.37	3.85	11.24	22.27	41.08	72.55	133.50	146.05	232.82
0.00	0.00	0.00	0.50	0.73	0.65	1.43	3.33	3.48	8.77	17.86	118.49
0.55	0.65	0.71	1.01	1.10	2.38	2.57	2.59	6.95	14.42	51.49	126.81
0.82	1.16	0.57	1.18	2.20	3.46	7.99	9.62	16.07	47.63	69.35	241.14
0.14	0.00	0.00	0.00	0.18	0.00	0.00	0.37	0.00	0.63	0.00	0.00
0.69	1.16	0.57	1.18	2.02	3.46	7.99	9.25	16.07	47.01	69.35	241.14
4.66	8.91	20.39	32.81	61.01	116.11	226.09	433.36	1010.50	2072.10	4472.00	10944.81
0.14	0.13	0.28	0.17	0.00	0.43	1.14	1.85	3.48	6.89	7.36	27.02
2.74	4.13	10.05	13.29	24.55	57.30	105.05	212.42	533.49	1052.97	2319.01	6201.02
0.27	0.65	1.27	1.35	2.02	7.78	7.14	14.80	20.85	37.61	59.89	91.47
0.00	0.13	0.99	2.19	3.48	7.57	17.98	34.05	105.57	189.91	461.28	1162.04
0.82	1.16	3.40	4.21	6.96	16.00	23.69	48.11	88.19	181.76	396.13	1145.41
0.55	0.13	1.42	2.02	6.78	11.68	27.12	61.43	157.27	318.40	648.31	1927.03
0.41	0.39	0.42	1.68	2.93	7.57	19.41	34.79	119.04	244.44	562.15	1324.19
0.69	1.68	2.55	1.85	2.38	6.70	9.71	19.24	42.58	80.85	191.24	550.88

10-4-3 续表2

疾病名称(ICD-10)	合计	不满1岁	1-	5-	10-	15-	20-	25-
其他高血压病	23.36	0.00	0.00	0.00	0.00	0.16	0.31	0.15
脑血管病	80.73	0.00	0.00	0.00	0.00	0.16	0.94	0.74
循环系统的其他疾病	1.35	0.00	0.00	0.00	0.00	0.00	0.00	0.00
呼吸系统疾病小计	59.76	36.16	5.89	0.24	0.37	0.48	1.56	0.88
其中：肺炎	10.28	30.33	4.12	0.24	0.19	0.48	0.78	0.59
慢性下呼吸道疾病	44.34	1.17	0.29	0.00	0.19	0.00	0.16	0.15
尘肺	0.06	0.00	0.00	0.00	0.00	0.00	0.00	0.00
呼吸系统的其他疾病	5.07	4.67	1.47	0.00	0.00	0.00	0.63	0.15
消化系统疾病小计	11.06	10.50	1.47	0.00	0.00	0.00	0.94	0.74
其中：胃和十二指肠溃疡	1.74	0.00	0.00	0.00	0.00	0.00	0.00	0.00
阑尾炎	0.11	0.00	0.00	0.00	0.00	0.00	0.00	0.00
肠梗阻	0.77	3.50	0.29	0.00	0.00	0.00	0.00	0.00
肝疾病	4.16	2.33	1.18	0.00	0.00	0.00	0.31	0.44
消化系统的其他疾病	4.29	4.67	0.00	0.00	0.00	0.00	0.63	0.29
肌肉骨骼和结缔组织疾病小计	1.75	0.00	0.00	0.00	0.19	0.00	0.78	0.15
泌尿生殖系统疾病小计	7.03	0.00	0.88	0.00	0.19	0.00	0.31	0.59
其中：肾小球和肾小管间质疾病	3.52	0.00	0.59	0.00	0.00	0.00	0.16	0.44
前列腺增生								
泌尿生殖系统的其他疾病	3.51	0.00	0.29	0.00	0.19	0.00	0.16	0.15
妊娠、分娩和产褥期并发症小计	0.33					0.00	0.31	0.88
其中：直接产科原因计	0.30					0.00	0.16	0.88
内：流产	0.05					0.00	0.00	0.59
妊娠高血压综合征	0.06					0.00	0.00	0.29
梗阻性分娩	0.02					0.00	0.00	0.00
产后出血	0.05					0.00	0.00	0.00
母体产伤	0.00					0.00	0.00	0.00
产褥期感染	0.07					0.00	0.16	0.00
间接产科原因计	0.02					0.00	0.16	0.00
妊娠、分娩和产褥期的其他情况	0.00					0.00	0.00	0.00
围生期疾病小计	1.46	141.13	0.00					
其中：早产儿和未成熟儿	0.45	43.16	0.00					
新生儿产伤和窒息	0.19	18.66	0.00					
新生儿溶血性疾病	0.02	2.33	0.00					
新生儿硬化病	0.01	1.17	0.00					
起源于围生期的其他情况	0.78	75.82	0.00					
先天畸形、变形和染色体异常小计	2.01	116.64	5.89	0.24	0.74	1.75	0.94	0.74
其中：先天性心脏病	1.39	73.48	5.01	0.00	0.37	1.75	0.94	0.59
其他先天畸形、变形和染色体异常	0.63	43.16	0.88	0.24	0.37	0.00	0.00	0.15
诊断不明小计	1.72	3.50	0.29	0.24	0.00	0.16	0.16	0.15
其他疾病小计	6.70	9.33	2.06	0.00	0.00	0.64	0.16	0.15
损伤和中毒外部原因小计	28.21	14.00	20.03	6.21	4.63	7.49	12.66	10.88
其中：机动车辆交通事故	6.05	1.17	2.36	2.15	0.74	2.07	4.69	2.06
机动车以外的运输事故	3.01	0.00	0.59	0.48	1.11	1.75	1.72	1.62
意外中毒	1.60	0.00	0.88	0.00	0.00	0.64	0.94	1.32
意外跌落	3.42	0.00	2.06	0.00	0.37	0.16	0.78	0.59
火灾	0.43	0.00	0.00	0.24	0.19	0.00	0.16	0.29
由自然环境因素所致的意外事故	0.10	0.00	0.00	0.24	0.00	0.00	0.00	0.15
淹死	2.46	1.17	9.13	2.39	1.11	0.80	0.47	1.32
意外的机械性窒息	0.48	9.33	1.18	0.00	0.00	0.00	0.47	0.15
砸死	0.06	0.00	0.29	0.00	0.00	0.16	0.00	0.00
由机器切割和穿刺工具所致的意外事故	0.01	0.00	0.00	0.00	0.00	0.00	0.00	0.00
触电	0.02	0.00	0.00	0.00	0.19	0.00	0.00	0.00
其他意外事故和有害效应	2.45	2.33	3.24	0.48	0.19	0.64	0.78	1.03
自杀	7.74	0.00	0.00	0.24	0.74	1.12	2.50	2.35
被杀	0.37	0.00	0.29	0.00	0.00	0.16	0.16	0.00

10-4-3 续表3

30-	35-	40-	45-	50-	55-	60-	65-	70-	75-	80-	85岁及以上
0.41	1.16	1.56	2.19	7.70	10.16	23.98	42.19	104.70	221.88	499.11	1124.62
1.37	3.49	8.35	16.99	28.40	47.79	94.78	173.57	359.28	769.67	1629.72	3546.41
0.00	0.00	0.14	0.17	0.37	0.43	1.14	3.33	9.56	20.68	16.81	45.73
0.41	1.55	3.54	3.53	8.06	15.35	40.82	84.75	256.75	520.22	1226.23	3635.80
0.00	0.65	0.42	0.84	0.92	2.81	5.99	11.47	27.37	71.45	177.58	769.15
0.14	0.77	2.12	2.52	6.05	11.46	31.69	68.09	208.53	418.68	958.29	2486.23
0.00	0.00	0.00	0.00	0.00	0.00	0.00	0.00	0.43	1.25	2.10	0.00
0.27	0.13	0.99	0.17	1.10	1.08	3.14	5.18	20.42	28.83	88.26	380.42
0.41	1.81	2.69	3.87	7.15	10.60	19.70	32.94	53.00	83.99	152.36	388.73
0.14	0.26	0.14	0.84	1.10	0.65	2.57	3.33	7.82	16.30	31.52	70.68
0.00	0.00	0.14	0.17	0.18	0.00	0.00	0.74	0.43	0.00	1.05	4.16
0.00	0.13	0.14	0.00	0.00	0.22	1.71	0.37	2.61	6.89	15.76	37.42
0.27	0.90	1.42	1.35	4.76	7.57	10.28	18.13	20.85	31.97	31.52	66.52
0.00	0.52	0.85	1.51	1.10	2.16	5.14	10.36	21.29	28.83	72.50	209.96
0.55	1.03	1.13	1.01	1.47	1.73	2.57	5.55	6.08	10.66	19.96	45.73
1.10	2.71	4.67	5.22	6.23	9.08	13.99	24.05	37.80	46.38	69.35	130.96
0.27	2.07	2.97	3.03	3.30	4.11	6.85	13.32	19.12	21.31	29.42	54.05
0.82	0.65	1.70	2.19	2.93	4.97	7.14	10.73	18.68	25.07	39.93	76.92
0.82	1.03	0.28	0.17	0.00							
0.82	0.90	0.28	0.17	0.00							
0.00	0.00	0.00	0.00	0.00							
0.27	0.00	0.14	0.00	0.00							
0.00	0.26	0.00	0.00	0.00							
0.27	0.26	0.00	0.00	0.00							
0.00	0.00	0.00	0.00	0.00							
0.14	0.26	0.14	0.17	0.00							
0.00	0.13	0.00	0.00	0.00							
0.00	0.00	0.00	0.00	0.00							
0.27	0.13	0.42	0.34	0.18	0.43	0.57	0.37	0.43	1.25	2.10	2.08
0.14	0.00	0.14	0.34	0.18	0.22	0.00	0.37	0.43	0.63	2.10	2.08
0.14	0.13	0.28	0.00	0.00	0.22	0.57	0.00	0.00	0.63	0.00	0.00
0.27	0.65	0.42	0.50	0.55	0.86	0.86	1.85	3.48	11.28	29.42	110.18
0.82	0.39	0.85	0.50	0.92	0.22	3.14	4.44	9.99	28.20	102.97	669.37
12.89	17.05	19.97	23.05	26.20	37.84	40.82	59.58	76.90	127.86	271.09	505.14
3.84	3.49	5.52	7.40	8.98	11.03	11.42	17.76	14.77	15.04	27.32	27.02
1.10	2.45	3.96	3.20	4.21	5.19	5.99	8.14	4.78	5.01	14.71	20.79
1.37	1.68	0.85	1.18	1.47	2.16	2.28	2.22	6.95	7.52	11.56	8.32
0.27	0.77	0.85	0.84	0.55	2.59	3.71	3.70	7.39	19.43	67.25	199.56
0.41	0.13	0.28	0.34	0.18	0.43	0.29	0.37	0.87	1.88	4.20	18.71
0.14	0.00	0.14	0.17	0.00	0.22	0.00	0.00	0.00	0.00	2.10	0.00
1.23	1.29	0.85	1.35	2.02	2.59	2.00	4.44	4.78	9.40	23.12	33.26
0.41	0.13	0.28	0.00	0.00	0.65	0.57	0.74	1.74	0.00	2.10	10.39
0.00	0.00	0.14	0.00	0.18	0.00	0.00	0.00	0.43	0.00	0.00	0.00
0.14	0.00	0.00	0.00	0.00	0.00	0.00	0.00	0.00	0.00	0.00	0.00
0.00	0.00	0.00	0.00	0.00	0.00	0.00	0.00	0.00	0.00	1.05	0.00
1.37	1.81	1.70	1.68	2.20	3.68	2.85	1.48	6.95	10.66	25.22	51.97
2.47	4.26	4.67	6.23	6.23	9.08	11.42	20.72	28.24	56.41	90.36	133.04
0.14	1.03	0.71	0.67	0.18	0.22	0.29	0.00	0.00	2.51	2.10	2.08

10-5-1　1990年农村居民主要疾病死亡率及构成

疾病名称	合计				男				女			
	粗死亡率 1/10万	标化死亡率 1/10万	构成 (%)	位次	粗死亡率 1/10万	标化死亡率 1/10万	构成 (%)	位次	粗死亡率 1/10万	标化死亡率 1/10万	构成 (%)	位次
传染病（不含肺结核）	23.20	20.41	3.61	9	27.98	25.74	4.07	9	18.25	15.55	3.06	8
肺结核	11.88	9.83	1.85	8	15.29	13.47	2.22	8	8.35	6.58	1.40	10
寄生虫病	1.31	1.08	0.20	16	1.36	1.21	0.20	16	1.26	0.96	0.21	18
恶性肿瘤	112.36	92.97	17.47	2	140.41	123.92	20.41	2	83.32	64.05	13.96	3
内分泌、营养和代谢及免疫疾病	5.41	4.90	0.84	13	4.63	4.41	0.67	13	6.22	5.45	1.04	11
血液和造血器官疾病	1.28	1.13	0.20	17	1.28	1.22	0.19	17	1.28	1.05	0.21	17
精神病	5.42	4.27	0.84	12	5.08	4.50	0.74	12	5.77	3.98	0.97	12
神经系病	3.60	3.34	0.56	15	3.89	3.74	0.56	15	3.31	2.93	0.55	15
心脏病	69.60	51.48	10.82	4	66.77	58.46	9.70	5	72.53	46.49	12.15	4
脑血管病	103.93	76.41	16.16	3	104.04	91.31	15.12	3	103.81	64.35	17.39	2
呼吸系病	159.67	123.52	24.82	1	161.53	145.97	23.47	1	157.75	105.73	26.43	1
消化系病	32.20	26.97	5.01	6	36.75	33.29	5.34	6	27.49	21.04	4.61	6
泌尿、生殖系病	9.51	7.65	1.48	10	10.42	9.25	1.51	10	8.57	6.43	1.44	9
妊娠,分娩和产褥期并发症	1.06	0.91	0.16	18					2.15	1.84	0.36	16
先天异常	6.03	7.09	0.94	11	6.42	7.35	0.93	11	5.62	6.81	0.94	13
新生儿病	16.17	19.80	2.51	7	18.58	21.95	2.70	7	13.68	17.41	2.29	7
其他疾病	4.57	3.17	0.71	14	3.94	3.46	0.57	14	5.23	2.96	0.88	14
损伤和中毒	68.48	63.47	10.65	5	77.56	73.68	11.27	4	59.09	53.18	9.90	5

10-5-2　1995年农村居民主要疾病死亡率及构成

疾病名称	合计				男				女			
	粗死亡率 1/10万	标化死亡率 1/10万	构成 (%)	位次	粗死亡率 1/10万	标化死亡率 1/10万	构成 (%)	位次	粗死亡率 1/10万	标化死亡率 1/10万	构成 (%)	位次
传染病(不含肺结核)	8.19	15.43	2.85	10	9.65	19.69	3.24	9	6.66	11.38	2.36	10
肺结核	10.21	8.04	1.58	8	13.02	10.81	1.86	7	7.27	5.49	1.23	9
寄生虫病	1.15	0.90	0.18	16	1.31	1.10	0.19	16	0.98	0.69	0.17	18
恶性肿瘤	111.43	88.29	17.25	2	138.60	115.83	19.80	2	83.00	61.90	14.09	3
内分泌、营养和代谢及免疫疾病	5.86	4.82	0.91	11	5.26	4.63	0.75	11	6.50	5.09	1.10	11
血液和造血器官疾病	1.12	0.96	0.17	17	1.03	0.96	0.15	17	1.22	0.94	0.21	17
精神病	4.89	3.44	0.76	13	4.53	3.74	0.65	13	5.26	3.07	0.89	13
神经系病	3.11	2.75	0.48	15	3.35	3.10	0.48	15	2.85	2.39	0.48	15
心脏病	61.98	43.79	9.60	5	62.55	50.67	8.94	5	61.38	37.95	10.42	4
脑血管病	108.05	74.97	16.73	3	113.28	91.43	16.18	3	102.58	61.14	17.41	2
呼吸系病	169.38	123.19	26.23	1	171.23	143.68	24.46	1	167.43	106.95	28.42	1
消化系病	30.17	24.11	4.67	6	35.28	30.11	5.04	6	24.82	18.39	4.21	6
泌尿、生殖系病	8.47	6.58	1.31	9	9.41	7.86	1.34	10	7.49	5.55	1.27	8
妊娠,分娩和产褥期并发症	0.75	0.65	0.12	18					1.54	1.31	0.26	16
先天异常	3.65	5.12	0.57	14	3.98	5.38	0.57	14	3.32	4.84	0.56	14
新生儿病	11.98	19.30	1.85	7	12.74	19.42	1.82	8	11.19	19.15	1.90	7
其他疾病	5.70	3.95	0.88	12	5.08	4.29	0.73	12	6.34	3.63	1.08	12
损伤和中毒	72.71	66.25	11.26	4	84.47	78.59	12.07	4	60.40	53.44	10.25	5

10-5-3 2000年农村居民主要疾病死亡率及构成

疾病名称	合计				男				女			
	粗死亡率 1/10万	标化死亡率 1/10万	构成(%)	位次	粗死亡率 1/10万	标化死亡率 1/10万	构成(%)	位次	粗死亡率 1/10万	标化死亡率 1/10万	构成(%)	位次
传染病(不含肺结核)	5.14	4.61	0.83	11	6.07	5.54	0.91	10	4.16	3.68	0.74	12
肺结核	7.31	5.57	1.19	8	9.10	7.32	1.36	8	5.42	3.95	0.97	10
寄生虫病	0.56	0.43	0.09	17	0.62	0.50	0.09	17	0.50	0.36	0.09	18
恶性肿瘤	112.57	87.33	18.30	3	139.12	112.77	20.82	2	84.62	62.81	15.12	3
内分泌、营养和代谢及免疫疾病	6.84	5.32	1.11	10	6.08	5.09	0.91	11	7.64	5.57	1.37	8
血液和造血器官疾病	0.86	0.75	0.14	16	0.82	0.76	0.12	16	0.90	0.74	0.16	17
精神病	4.14	2.80	0.67	12	3.93	3.07	0.59	12	4.36	2.48	0.78	11
神经系病	2.85	2.46	0.46	15	3.07	2.83	0.46	13	2.62	2.09	0.47	15
心脏病	73.43	49.40	11.94	4	72.03	55.14	10.78	5	74.90	44.48	13.39	4
脑血管病	115.20	78.18	18.73	2	124.05	95.37	18.57	3	105.89	63.02	18.93	2
呼吸系病	142.16	98.97	23.11	1	143.40	114.44	21.46	1	140.86	85.85	25.18	1
消化系病	23.89	18.99	3.88	6	28.06	23.57	4.20	6	19.50	14.49	3.48	6
泌尿、生殖系病	9.27	7.06	1.51	7	10.33	8.32	1.55	7	8.15	5.99	1.46	7
妊娠分娩产褥期并发症	0.56	0.50	0.09	18					1.16	1.03	0.21	16
先天异常	2.92	4.71	0.47	13	2.98	4.72	0.45	14	2.85	4.69	0.51	14
新生儿病	6.99	14.43	1.14	9	7.04	14.11	1.05	9	6.93	14.79	1.24	9
其他疾病	2.89	1.98	0.47	14	2.58	2.05	0.39	15	3.22	1.88	0.58	13
损伤和中毒	64.89	57.16	10.55	5	78.66	71.18	11.77	4	50.40	43.47	9.01	5

10-5-4 2009年农村居民主要疾病死亡率及死因构成

疾病名称	合计				男				女			
	粗死亡率 1/10万	标化死亡率 1/10万	构成(%)	位次	粗死亡率 1/10万	标化死亡率 1/10万	构成(%)	位次	粗死亡率 1/10万	标化死亡率 1/10万	构成(%)	位次
传染病(不含呼吸道结核)	4.98	5.82	0.76	11	6.74	8.16	0.89	9	3.17	3.63	0.57	12
呼吸道结核	2.27	2.65	0.35	15	3.45	4.35	0.46	12	1.05	1.15	0.19	17
寄生虫病	0.11	0.13	0.02	20	0.16	0.19	0.02	19	0.06	0.06	0.01	20
恶性肿瘤	159.15	187.05	24.26	1	207.59	259.73	27.49	1	109.21	121.49	19.72	2
血液、造血器官及免疫疾病	1.02	1.23	0.16	18	1.12	1.42	0.15	18	0.92	1.07	0.17	18
内分泌、营养和代谢疾病	11.25	13.55	1.72	7	9.80	12.87	1.30	7	12.76	14.33	2.30	6
精神障碍	3.08	4.09	0.47	12	2.71	4.05	0.36	15	3.46	4.04	0.62	11
神经系统疾病	5.08	6.55	0.77	10	5.47	7.75	0.72	11	4.68	5.51	0.85	10
心脏病	112.89	150.16	17.21	3	118.27	180.36	15.66	3	107.35	126.19	19.38	3
脑血管病	152.09	197.03	23.19	2	164.41	241.71	21.77	2	139.40	160.98	25.17	1
呼吸系统疾病	98.16	134.21	14.96	4	105.41	170.08	13.96	4	90.69	107.67	16.38	4
消化系统疾病	14.55	17.77	2.22	6	18.52	24.06	2.45	6	10.47	12.01	1.89	7
肌肉骨骼和结缔组织疾病	1.30	1.61	0.20	17	1.12	1.63	0.15	17	1.48	1.65	0.27	16
泌尿生殖系统疾病	7.22	8.49	1.10	9	8.40	10.92	1.11	8	5.99	6.62	1.08	9
妊娠分娩产褥期并发症	0.19	0.18	0.03	19					0.39	0.37	0.07	19
围生期疾病	2.48	4.00	0.38	14	3.00	4.62	0.40	14	1.94	3.30	0.35	15
先天畸形、变性和染色体异常	2.20	3.09	0.34	16	2.43	3.33	0.32	16	1.96	2.81	0.35	14
诊断不明	2.80	3.85	0.43	13	3.02	4.55	0.40	13	2.57	3.23	0.46	13
其他疾病	7.67	13.20	1.17	8	6.09	13.69	0.81	10	9.29	12.79	1.68	8
损伤和中毒外部原因	54.11	59.97	8.25	5	72.16	80.85	9.56	5	35.50	38.96	6.41	5

10-6-1　2009年农村居民年龄别疾病别死亡率（1/10万）（合计）

疾病名称(ICD-10)	合计	不满1岁	1-	5-	10-	15-	20-	25-
总　　　　计	655.98	524.58	71.46	24.33	16.22	36.71	56.83	49.74
传染病和寄生虫病小计	7.36	19.71	4.31	0.65	0.56	0.48	1.14	1.39
其中：传染病计	7.25	19.71	4.31	0.61	0.56	0.48	1.14	1.39
内：伤寒和副伤寒	0.00	0.00	0.00	0.00	0.00	0.00	0.00	0.00
痢疾	0.03	0.00	0.14	0.00	0.00	0.00	0.00	0.00
肠道其他细菌性传染病	0.12	0.56	0.14	0.00	0.03	0.00	0.08	0.00
呼吸道结核	2.27	0.00	0.00	0.00	0.07	0.11	0.16	0.38
其他结核	0.14	0.28	0.00	0.05	0.00	0.07	0.08	0.03
钩端螺旋体病	0.00	0.00	0.00	0.00	0.00	0.00	0.00	0.00
破伤风	0.07	0.28	0.00	0.00	0.00	0.04	0.00	0.00
百日咳	0.00	0.00	0.00	0.00	0.00	0.00	0.00	0.00
脑膜炎球菌感染	0.07	0.56	0.14	0.00	0.00	0.00	0.08	0.03
败血症	0.60	10.42	0.93	0.09	0.13	0.11	0.08	0.14
流行性乙型脑炎	0.01	0.00	0.07	0.05	0.00	0.00	0.00	0.00
流行性出血热	0.01	0.00	0.00	0.00	0.00	0.00	0.00	0.03
麻疹	0.01	1.13	0.00	0.00	0.00	0.00	0.00	0.00
病毒性肝炎	2.55	0.28	0.07	0.00	0.03	0.11	0.16	0.42
艾滋病	0.40	0.00	0.14	0.14	0.07	0.00	0.12	0.03
寄生虫病计	0.11	0.00	0.00	0.05	0.00	0.00	0.00	0.00
内：疟疾	0.00	0.00	0.00	0.00	0.00	0.00	0.00	0.00
血吸虫病	0.10	0.00	0.00	0.00	0.00	0.00	0.00	0.00
肿瘤小计	160.72	5.07	3.95	3.55	2.72	5.24	8.58	8.99
其中：恶性肿瘤计	159.15	4.22	3.59	3.32	2.53	5.13	8.46	8.64
内：鼻咽癌	1.88					0.15	0.24	0.28
食道癌	17.31					0.00	0.04	0.03
胃癌	23.10					0.15	0.28	0.56
结肠、直肠和肛门癌	8.90					0.11	0.37	0.21
肝癌	31.32					0.37	1.34	2.20
肺癌	39.64					0.26	0.49	1.12
乳腺癌	3.34					0.11	0.20	0.14
宫颈癌	1.48					0.00	0.00	0.07
膀胱癌	1.63					0.00	0.00	0.00
白血病	3.84	2.53	1.87	1.73	1.30	2.31	2.48	1.78
良性肿瘤计	0.69	0.28	0.07	0.14	0.03	0.07	0.08	0.24
其他肿瘤计	0.89	0.56	0.29	0.09	0.17	0.04	0.04	0.10
血液、造血器官及免疫疾病小计	1.02	2.25	0.86	0.23	0.10	0.37	0.20	0.17
其中:贫血	0.80	1.41	0.65	0.09	0.10	0.22	0.16	0.14
血液、造血器官及免疫的其他疾病	0.22	0.84	0.22	0.14	0.00	0.15	0.04	0.03
内分泌、营养和代谢疾病小计	11.25	2.53	0.36	0.05	0.13	0.33	0.69	0.49
其中：糖尿病	10.68					0.22	0.49	0.45
内分泌、营养和代谢的其他疾病	0.58	2.53	0.36	0.00	0.07	0.11	0.20	0.03
精神障碍小计	3.08	0.28	0.00	0.00	0.03	0.22	0.45	0.63
神经系统疾病小计	5.08	6.48	3.02	0.84	0.53	1.19	1.59	1.12
其中:脑膜炎	0.11	0.56	0.58	0.14	0.00	0.07	0.04	0.03
神经系统的其他疾病	4.97	5.91	2.44	0.70	0.53	1.12	1.54	1.08
循环系统疾病小计	276.51	9.57	1.65	0.61	0.63	2.16	4.43	5.16
其中：急性风湿热	0.51	0.00	0.00	0.00	0.00	0.00	0.04	0.10
心脏病计	112.89	8.73	1.29	0.47	0.53	1.41	2.48	2.68
内：慢性风湿性心脏病	3.64				0.07	0.15	0.16	0.28
高血压性心脏病	10.88				0.00	0.00	0.00	0.03
急性心肌梗死	44.95				0.07	0.52	1.30	1.60
其他冠心病	26.32				0.03	0.11	0.33	0.35
肺源性心脏病	18.60	0.00	0.07	0.00	0.03	0.04	0.12	0.03
其他心脏病	8.50	7.88	1.08	0.37	0.33	0.60	0.57	0.38

10-6-1 续表1

30-	35-	40-	45-	50-	55-	60-	65-	70-	75-	80-	85岁及以上
62.37	127.29	237.93	260.03	479.53	836.14	1276.34	1775.51	3338.76	5731.29	10522.91	21880.92
1.47	3.40	7.00	5.27	9.53	12.47	16.83	21.57	31.40	49.29	65.51	79.40
1.47	3.36	6.96	5.20	9.26	12.30	16.48	21.13	30.96	48.48	64.06	78.83
0.00	0.00	0.00	0.00	0.00	0.06	0.00	0.00	0.00	0.00	0.00	0.00
0.00	0.00	0.04	0.00	0.00	0.00	0.00	0.00	0.00	0.65	0.58	1.13
0.00	0.06	0.07	0.04	0.09	0.00	0.29	0.35	0.33	0.65	1.16	4.54
0.37	0.85	1.11	0.99	2.16	2.72	5.56	8.77	15.26	22.46	25.22	26.09
0.03	0.06	0.11	0.15	0.22	0.06	0.21	0.61	0.65	0.97	0.58	0.57
0.00	0.00	0.00	0.00	0.00	0.00	0.00	0.00	0.00	0.00	0.00	0.00
0.00	0.00	0.15	0.04	0.13	0.06	0.29	0.18	0.22	0.48	0.87	0.57
0.00	0.00	0.00	0.00	0.00	0.00	0.00	0.00	0.00	0.00	0.00	0.00
0.03	0.00	0.00	0.04	0.13	0.11	0.21	0.09	0.11	0.16	0.58	0.57
0.06	0.22	0.37	0.15	0.22	0.74	0.71	0.88	1.53	2.10	9.28	14.75
0.00	0.03	0.00	0.00	0.00	0.00	0.00	0.00	0.00	0.00	0.00	0.00
0.00	0.00	0.00	0.00	0.04	0.00	0.00	0.00	0.11	0.00	0.00	0.00
0.00	0.00	0.00	0.00	0.00	0.00	0.00	0.00	0.00	0.00	0.00	0.00
0.49	1.16	3.17	2.50	4.77	6.23	6.85	7.10	9.27	15.03	19.42	19.85
0.31	0.79	1.25	0.76	0.54	1.02	0.43	0.35	0.22	0.00	0.00	0.00
0.00	0.03	0.04	0.08	0.27	0.17	0.36	0.44	0.44	0.81	1.45	0.57
0.00	0.00	0.00	0.00	0.00	0.00	0.00	0.00	0.00	0.00	0.29	0.00
0.00	0.03	0.04	0.08	0.27	0.11	0.29	0.44	0.44	0.81	0.87	0.57
16.49	39.75	82.80	104.55	200.62	356.10	501.91	623.26	923.41	1214.51	1525.47	1681.05
16.24	39.24	81.80	103.49	199.00	353.21	497.63	618.17	914.90	1203.04	1510.98	1658.93
0.21	0.82	1.66	2.96	3.42	5.16	6.42	6.49	6.00	8.08	10.72	9.07
0.18	1.38	3.21	5.50	15.43	36.22	61.41	82.08	115.89	142.36	202.60	230.27
1.13	3.11	8.70	9.97	23.57	46.42	73.46	98.40	146.63	202.96	257.09	288.12
0.89	2.01	3.83	4.59	8.68	15.98	21.11	34.90	53.20	84.51	113.62	129.88
5.40	12.89	27.41	33.22	57.07	84.73	100.14	104.36	140.20	162.88	203.47	220.62
1.74	5.00	13.97	18.73	39.71	83.82	129.60	170.31	265.57	355.50	404.63	397.01
0.79	2.11	4.24	5.04	8.05	11.96	8.63	8.77	7.20	9.37	15.07	21.55
0.27	1.35	1.55	1.86	3.01	4.08	3.00	4.74	5.01	8.08	8.41	10.21
0.15	0.06	0.29	0.42	0.94	1.87	3.64	4.38	10.79	19.39	31.01	38.57
1.89	3.05	3.32	2.92	4.68	7.03	7.70	9.56	12.97	18.42	13.33	12.48
0.15	0.35	0.41	0.53	0.72	1.59	2.28	2.10	3.49	4.69	4.06	6.24
0.09	0.16	0.59	0.53	0.90	1.30	2.00	2.98	5.01	6.79	10.43	15.88
0.12	0.28	0.66	0.64	0.90	1.36	3.28	2.02	5.12	5.98	10.72	17.01
0.06	0.19	0.63	0.57	0.81	1.08	2.50	1.58	3.82	5.33	7.25	14.75
0.06	0.09	0.04	0.08	0.09	0.28	0.78	0.44	1.31	0.65	3.48	2.27
0.58	1.19	3.21	5.42	8.54	18.19	28.10	43.59	77.73	113.11	146.95	173.55
0.49	1.01	2.98	4.85	8.05	17.57	27.53	42.01	75.66	109.40	139.71	154.27
0.09	0.19	0.22	0.57	0.49	0.62	0.57	1.58	2.07	3.72	7.25	19.28
0.64	1.23	1.69	1.48	1.75	2.21	3.28	4.12	7.96	24.72	57.97	174.12
0.92	1.32	2.43	1.90	2.52	4.99	7.42	10.79	18.53	36.84	77.68	208.15
0.00	0.09	0.07	0.11	0.04	0.11	0.29	0.09	0.33	0.16	0.00	0.57
0.92	1.23	2.36	1.78	2.47	4.87	7.13	10.70	18.21	36.68	77.68	207.58
8.24	20.41	48.60	62.34	136.49	261.28	454.12	709.99	1504.81	2822.34	5609.71	11692.51
0.00	0.19	0.29	0.11	0.31	0.62	0.78	1.75	2.83	4.85	7.83	15.31
4.43	10.13	21.22	25.26	52.84	96.18	170.82	265.72	589.91	1082.17	2307.77	5407.28
0.24	0.82	2.14	1.52	3.60	6.80	8.77	11.31	18.86	27.47	51.59	91.88
0.18	0.31	0.85	1.33	2.16	5.84	14.55	21.13	62.03	115.38	262.02	558.08
2.29	5.38	12.38	14.71	26.31	46.42	78.81	118.74	222.40	407.05	830.12	1994.69
0.40	1.32	2.36	3.30	9.62	16.72	34.24	57.09	139.98	262.58	576.51	1431.50
0.24	0.53	0.81	1.18	4.81	9.69	20.83	39.81	112.62	202.96	439.41	937.51
1.07	1.76	2.69	3.22	6.34	10.71	13.62	17.63	34.01	66.74	148.11	393.61

10-6-1 续表2

疾病名称(ICD-10)	合计	不满1岁	1-	5-	10-	15-	20-	25-
其他高血压病	10.01	0.00	0.00	0.00	0.00	0.04	0.08	0.28
脑血管病	152.09	0.84	0.36	0.14	0.10	0.67	1.83	2.09
循环系统的其他疾病	1.01	0.00	0.00	0.00	0.00	0.04	0.00	0.00
呼吸系统疾病小计	98.16	38.29	7.76	0.93	0.27	0.78	1.10	1.22
其中：肺炎	9.81	29.28	5.61	0.56	0.20	0.33	0.45	0.35
慢性下呼吸道疾病	84.12	1.97	0.58	0.05	0.03	0.22	0.33	0.70
尘肺	0.33	0.00	0.00	0.00	0.00	0.00	0.00	0.00
呼吸系统的其他疾病	3.90	7.04	1.58	0.33	0.03	0.22	0.33	0.17
消化系统疾病小计	14.55	9.57	0.79	0.28	0.17	0.26	0.85	0.80
其中：胃和十二指肠溃疡	2.25	0.00	0.00	0.00	0.10	0.04	0.08	0.14
阑尾炎	0.14	0.00	0.22	0.00	0.03	0.04	0.00	0.00
肠梗阻	0.89	1.97	0.14	0.00	0.00	0.04	0.16	0.10
肝疾病	6.94	0.84	0.00	0.14	0.00	0.07	0.33	0.38
消化系统的其他疾病	4.32	6.76	0.43	0.14	0.03	0.07	0.28	0.17
肌肉骨骼和结缔组织疾病小计	1.30	0.00	0.07	0.05	0.03	0.11	0.28	0.28
泌尿生殖系统疾病小计	7.22	1.13	0.43	0.19	0.07	0.67	1.26	1.15
其中：肾小球和肾小管间质疾病	4.08	0.28	0.29	0.14	0.07	0.37	0.69	0.70
前列腺增生	0.23	0.00	0.00	0.00	0.00	0.00	0.00	0.00
泌尿生殖系统的其他疾病	2.91	0.84	0.14	0.05	0.00	0.30	0.57	0.45
妊娠、分娩和产褥期并发症小计	0.19					0.04	0.57	0.49
其中：直接产科原因计	0.18					0.04	0.53	0.45
内：流产	0.03					0.00	0.00	0.14
妊娠高血压综合征	0.01					0.00	0.08	0.07
梗阻性分娩	0.01					0.00	0.00	0.00
产后出血	0.05					0.04	0.16	0.10
母体产伤	0.01					0.00	0.04	0.00
产褥期感染	0.03					0.00	0.08	0.07
间接产科原因计	0.01					0.00	0.04	0.03
妊娠、分娩和产褥期的其他情况	0.00					0.00	0.00	0.00
围生期疾病小计	2.48	243.28	0.72					
其中：早产儿和未成熟儿	0.65	64.76	0.00					
新生儿产伤和窒息	0.60	59.69	0.07					
新生儿溶血性疾病	0.02	2.25	0.00					
新生儿硬化病	0.02	2.25	0.00					
起源于围生期的其他情况	1.18	114.32	0.65					
先天畸形、变形和染色体异常小计	2.20	117.98	6.90	1.21	0.80	1.38	1.22	0.94
其中：先天性心脏病	1.64	82.22	5.97	1.07	0.53	1.23	1.14	0.70
其他先天畸形、变形和染色体异常	0.56	35.76	0.93	0.14	0.27	0.15	0.08	0.24
诊断不明小计	2.80	19.71	1.22	0.23	0.17	0.56	0.73	0.56
其他疾病小计	7.67	7.32	1.73	0.19	0.10	0.52	0.41	0.17
损伤和中毒外部原因小计	54.11	39.14	37.67	15.23	9.87	22.28	33.25	25.93
其中：机动车辆交通事故	15.39	1.97	4.96	3.22	1.73	7.44	11.54	9.41
机动车以外的运输事故	7.39	1.69	3.67	1.63	0.93	3.79	6.02	4.98
意外中毒	2.38	1.41	1.37	0.28	0.20	0.86	1.18	1.15
意外跌落	6.76	1.69	2.01	0.75	0.37	1.12	2.15	1.64
火灾	0.73	0.00	0.14	0.09	0.07	0.00	0.12	0.38
由自然环境因素所致的意外事故	0.27	0.28	0.00	0.05	0.00	0.07	0.04	0.00
淹死	5.01	2.25	19.63	7.38	5.35	3.38	2.68	1.78
意外的机械性窒息	0.91	22.81	1.08	0.23	0.10	0.11	0.28	0.14
砸死	0.65				0.07	0.19	0.37	0.17
由机器切割和穿刺工具所致的意外事故	0.15				0.03	0.11	0.33	0.07
触电	0.90				0.10	0.78	0.93	1.12
其他意外事故和有害效应	3.62	5.91	3.38	0.84	0.43	1.08	1.42	0.87
自杀	9.10				0.40	2.38	4.80	3.45
被杀	0.85				0.10	0.97	1.38	0.77

10-6-1 续表3

30-	35-	40-	45-	50-	55-	60-	65-	70-	75-	80-	85岁及以上
0.21	0.53	1.81	2.35	5.89	11.62	19.97	28.33	56.47	98.73	202.89	352.20
3.57	9.18	24.76	34.21	76.54	151.16	260.83	412.00	849.93	1627.22	3073.83	5891.06
0.03	0.38	0.52	0.42	0.90	1.70	1.71	2.19	5.67	9.37	17.39	26.66
1.56	3.36	6.82	8.00	20.78	47.89	105.99	191.53	517.41	1056.48	2270.96	5475.90
0.27	0.79	1.11	0.76	1.75	3.17	5.78	12.10	32.49	80.63	217.39	731.07
0.85	1.89	4.50	5.99	17.13	40.18	94.15	171.27	465.95	948.70	1972.41	4519.67
0.00	0.13	0.15	0.30	0.54	1.36	1.36	0.79	1.96	1.13	2.61	2.27
0.43	0.57	1.07	0.95	1.35	3.17	4.71	7.37	17.01	26.02	78.55	222.89
1.68	4.69	9.14	9.56	18.03	24.82	33.66	42.97	65.19	112.14	179.42	349.37
0.12	0.38	0.59	1.21	1.71	2.83	4.14	6.05	11.88	23.59	37.97	68.06
0.00	0.00	0.18	0.00	0.04	0.06	0.29	0.18	0.98	0.65	2.90	4.54
0.03	0.19	0.18	0.15	0.40	0.68	1.57	2.10	4.80	6.95	17.68	38.57
1.10	3.05	7.04	6.30	12.91	16.83	19.97	24.56	26.93	43.14	48.98	61.25
0.43	1.07	1.14	1.90	2.97	4.42	7.70	10.09	20.60	37.81	71.88	176.95
0.31	0.31	0.81	0.68	1.08	1.59	2.21	3.24	5.45	10.18	19.42	43.67
1.50	3.05	4.46	5.31	7.15	10.54	16.40	21.84	35.21	58.01	91.59	125.34
0.85	1.73	2.69	3.56	4.18	5.84	9.56	13.77	21.04	31.83	44.06	59.55
0.00	0.00	0.00	0.00	0.09	0.06	0.14	0.61	1.09	3.23	5.51	10.78
0.64	1.32	1.77	1.74	2.88	4.65	6.70	7.45	13.08	22.95	42.03	55.01
0.24	0.53	0.07	0.11	0.00							
0.24	0.50	0.07	0.11	0.00							
0.12	0.03	0.00	0.00	0.00							
0.00	0.03	0.00	0.00	0.00							
0.00	0.00	0.07	0.00	0.00							
0.06	0.22	0.00	0.08	0.00							
0.00	0.03	0.00	0.00	0.00							
0.03	0.16	0.00	0.04	0.00							
0.00	0.03	0.00	0.00	0.00							
0.00	0.00	0.00	0.00	0.00							
0.61	0.50	0.44	0.38	0.54	0.68	0.78	0.44	0.87	1.29	0.29	1.70
0.46	0.38	0.41	0.30	0.36	0.45	0.29	0.35	0.33	0.97	0.29	1.70
0.15	0.13	0.04	0.08	0.18	0.23	0.50	0.09	0.55	0.32	0.00	0.00
0.58	0.85	1.66	1.25	1.66	2.83	2.50	3.33	8.18	11.15	38.55	159.37
0.40	0.60	0.77	0.83	0.90	1.59	2.85	2.72	8.39	23.43	98.55	1057.75
26.90	45.69	66.95	51.80	68.45	89.38	96.29	93.84	128.10	191.32	328.98	640.32
8.70	15.79	23.47	18.35	23.07	31.57	30.88	26.84	32.38	36.36	48.40	43.10
4.88	8.02	11.24	8.61	9.49	12.87	13.12	13.15	15.15	16.97	23.77	29.49
1.34	2.23	2.87	2.43	2.79	3.85	4.56	5.88	7.41	9.53	14.78	14.18
2.41	4.62	6.74	4.74	7.69	9.80	10.70	9.91	15.92	32.80	78.26	247.85
0.37	0.41	0.74	0.53	0.40	0.85	1.07	1.14	1.85	4.04	11.59	26.09
0.06	0.38	0.18	0.19	0.31	0.45	0.64	0.70	0.33	1.62	2.90	6.24
1.25	2.33	3.10	2.01	3.78	5.44	6.49	5.17	8.18	19.07	26.96	52.75
0.31	0.88	1.51	0.76	0.85	0.91	0.86	0.70	1.64	1.94	4.06	4.54
0.43	0.82	1.33	1.21	1.03	1.42	1.64	0.53	0.87	0.48	0.58	1.13
0.09	0.13	0.29	0.19	0.22	0.28	0.29	0.09	0.00	0.00	0.00	0.57
0.73	1.32	1.36	1.18	1.39	1.36	1.07	0.79	0.55	0.16	0.29	4.54
1.77	2.61	4.16	3.19	3.96	4.76	4.35	4.65	7.96	14.38	35.36	103.22
3.69	4.94	8.81	7.47	12.19	14.96	19.83	23.68	35.10	53.00	81.16	104.92
0.85	1.23	1.14	0.95	1.26	0.85	0.78	0.61	0.76	0.97	0.87	1.70

10-6-2 2009年农村居民年龄别疾病别死亡率（1/10万）（男）

疾病名称(ICD-10)	合计	不满1岁	1-	5-	10-	15-	20-	25-
总计	755.07	591.29	83.01	31.69	21.56	48.22	75.87	66.24
传染病和寄生虫病小计	10.35	24.95	5.13	0.62	0.71	0.43	1.53	1.99
其中：传染病计	10.19	24.95	5.13	0.54	0.71	0.43	1.53	1.99
内：伤寒和副伤寒	0.00	0.00	0.00	0.00	0.00	0.00	0.00	0.00
痢疾	0.03	0.00	0.00	0.00	0.00	0.00	0.00	0.00
肠道其他细菌性传染病	0.15	0.53	0.13	0.00	0.06	0.00	0.16	0.00
呼吸道结核	3.45	0.00	0.00	0.00	0.06	0.00	0.16	0.41
其他结核	0.16	0.00	0.00	0.00	0.00	0.07	0.16	0.00
钩端螺旋体病	0.00	0.00	0.00	0.00	0.00	0.00	0.00	0.00
破伤风	0.10	0.53	0.00	0.00	0.00	0.07	0.00	0.00
百日咳	0.00	0.00	0.00	0.00	0.00	0.00	0.00	0.00
脑膜炎球菌感染	0.08	1.06	0.13	0.00	0.00	0.00	0.08	0.07
败血症	0.75	13.80	1.35	0.09	0.19	0.07	0.16	0.21
流行性乙型脑炎	0.01	0.00	0.13	0.00	0.00	0.00	0.00	0.00
流行性出血热	0.01	0.00	0.00	0.00	0.00	0.00	0.00	0.07
麻疹	0.01	1.06	0.00	0.00	0.00	0.00	0.00	0.00
病毒性肝炎	3.65	0.53	0.00	0.00	0.06	0.22	0.16	0.76
艾滋病	0.48	0.00	0.13	0.18	0.00	0.00	0.16	0.07
寄生虫病计	0.16	0.00	0.00	0.09	0.00	0.00	0.00	0.00
内：疟疾	0.01	0.00	0.00	0.00	0.00	0.00	0.00	0.00
血吸虫病	0.14	0.00	0.00	0.00	0.00	0.00	0.00	0.00
肿瘤小计	209.39	5.31	3.91	5.18	3.22	5.56	9.74	10.11
其中：恶性肿瘤计	207.59	4.78	3.37	4.73	2.83	5.41	9.66	9.91
内：鼻咽癌	2.72					0.22	0.32	0.41
食道癌	24.73					0.00	0.08	0.07
胃癌	31.06					0.14	0.24	0.55
结肠、直肠和肛门癌	10.19					0.00	0.24	0.21
肝癌	45.91					0.36	1.85	2.96
肺癌	56.63					0.29	0.48	1.44
乳腺癌								
宫颈癌								
膀胱癌	2.42					0.00	0.00	0.00
白血病	4.35	2.12	1.75	2.32	1.29	2.31	2.82	1.65
良性肿瘤计	0.73	0.00	0.13	0.27	0.06	0.07	0.08	0.14
其他肿瘤计	1.07	0.53	0.40	0.18	0.32	0.07	0.00	0.07
血液、造血器官及免疫疾病小计	1.12	2.12	0.54	0.36	0.19	0.51	0.24	0.28
其中:贫血	0.88	1.06	0.27	0.18	0.19	0.36	0.24	0.28
血液、造血器官及免疫的其他疾病	0.23	1.06	0.27	0.18	0.00	0.14	0.00	0.00
内分泌、营养和代谢疾病小计	9.80	3.18	0.40	0.00	0.06	0.29	0.72	0.48
其中：糖尿病	9.17					0.14	0.48	0.41
内分泌、营养和代谢的其他疾病	0.63	3.18	0.40	0.00	0.00	0.14	0.24	0.07
精神障碍小计	2.71	0.53	0.00	0.00	0.06	0.14	0.40	0.69
神经系统疾病小计	5.47	6.37	3.64	1.07	0.58	1.44	2.17	1.72
其中:脑膜炎	0.15	0.53	0.81	0.27	0.00	0.00	0.08	0.00
神经系统的其他疾病	5.32	5.84	2.83	0.80	0.58	1.44	2.09	1.72
循环系统疾病小计	295.75	11.15	2.02	0.71	0.97	2.53	5.71	6.26
其中：急性风湿热	0.50	0.00	0.00	0.00	0.00	0.00	0.00	0.07
心脏病计	118.27	10.08	1.62	0.54	0.84	1.59	3.14	3.30
内：慢性风湿性心脏病	2.78				0.13	0.00	0.24	0.34
高血压性心脏病	10.69				0.00	0.00	0.00	0.07
急性心肌梗死	49.43				0.13	0.58	1.53	1.93
其他冠心病	26.34				0.00	0.14	0.48	0.41
肺源性心脏病	20.14	0.00	0.13	0.00	0.06	0.07	0.24	0.00
其他心脏病	8.90	9.02	1.35	0.54	0.51	0.79	0.64	0.55

10-6-2 续表1

30-	35-	40-	45-	50-	55-	60-	65-	70-	75-	80-	85岁及以上
84.06	173.38	320.12	347.01	628.86	1079.92	1637.96	2314.43	4315.57	7369.99	13355.82	26548.33
2.36	5.15	11.00	7.88	14.01	16.24	24.56	32.20	49.22	73.32	100.89	131.92
2.36	5.09	10.93	7.73	13.57	15.91	23.88	31.68	48.55	72.25	99.48	131.92
0.00	0.00	0.00	0.00	0.00	0.00	0.00	0.00	0.00	0.00	0.00	0.00
0.00	0.00	0.07	0.00	0.00	0.00	0.00	0.00	0.00	1.07	0.00	3.34
0.00	0.13	0.14	0.08	0.09	0.00	0.14	0.52	0.67	1.07	1.41	6.68
0.67	1.19	1.66	1.58	3.35	3.87	8.23	14.37	25.84	39.15	45.15	48.42
0.06	0.06	0.07	0.23	0.18	0.11	0.27	0.52	0.89	1.78	0.71	1.67
0.00	0.00	0.00	0.00	0.00	0.00	0.00	0.00	0.00	0.00	0.00	0.00
0.00	0.00	0.29	0.08	0.18	0.00	0.41	0.17	0.45	0.36	1.41	0.00
0.00	0.00	0.00	0.00	0.00	0.00	0.00	0.00	0.00	0.00	0.00	0.00
0.06	0.00	0.00	0.08	0.00	0.11	0.41	0.00	0.22	0.36	0.71	0.00
0.12	0.25	0.51	0.23	0.26	0.88	1.10	1.38	2.00	1.78	11.99	23.38
0.00	0.00	0.00	0.00	0.00	0.00	0.00	0.00	0.00	0.00	0.00	0.00
0.00	0.00	0.00	0.00	0.09	0.00	0.00	0.00	0.00	0.00	0.00	0.00
0.00	0.00	0.00	0.00	0.00	0.00	0.00	0.00	0.00	0.00	0.00	0.00
0.85	2.07	5.64	3.90	7.49	8.06	10.15	9.52	12.69	19.58	27.52	35.07
0.36	1.00	1.52	0.75	0.88	0.99	0.41	0.52	0.45	0.00	0.00	0.00
0.00	0.06	0.07	0.15	0.44	0.33	0.69	0.52	0.67	1.07	1.41	0.00
0.00	0.00	0.00	0.00	0.00	0.00	0.00	0.00	0.00	0.00	0.71	0.00
0.00	0.06	0.07	0.15	0.44	0.22	0.55	0.52	0.67	1.07	0.71	0.00
19.74	47.28	102.68	135.47	258.89	468.87	681.34	875.33	1313.58	1744.79	2242.20	2584.87
19.50	46.59	101.67	134.27	257.48	465.66	675.71	869.28	1303.11	1730.20	2220.33	2559.82
0.42	1.26	2.53	3.98	5.37	8.29	9.06	10.21	7.35	12.10	17.64	11.69
0.18	2.14	4.92	8.70	23.70	55.35	93.32	123.94	175.95	211.43	311.85	362.35
1.57	3.20	9.70	12.98	32.95	66.07	103.47	145.40	214.25	291.51	385.22	455.86
0.79	2.20	3.62	4.80	9.60	19.00	26.62	45.35	67.93	106.07	140.40	197.04
8.66	21.48	43.56	54.38	88.26	126.83	147.79	152.15	201.11	248.80	304.09	338.97
2.06	5.78	19.46	26.40	56.11	122.30	189.79	263.62	407.57	556.68	649.80	676.27
0.18	0.13	0.51	0.53	0.97	2.32	6.04	7.62	17.15	32.75	56.44	76.81
2.30	3.58	3.91	3.38	5.02	8.06	8.51	10.21	18.04	22.78	18.34	16.70
0.12	0.50	0.43	0.45	0.44	1.77	2.88	2.08	4.45	4.27	6.35	6.68
0.12	0.19	0.58	0.75	0.97	1.44	2.74	3.98	6.01	10.32	15.52	18.37
0.06	0.25	0.72	0.90	0.88	1.44	3.71	2.77	5.35	8.54	12.70	20.04
0.06	0.25	0.65	0.83	0.79	1.10	2.88	2.25	3.79	7.47	7.06	18.37
0.00	0.00	0.07	0.08	0.09	0.33	0.82	0.52	1.56	1.07	5.64	1.67
0.79	1.19	2.97	5.48	8.02	16.57	24.70	37.39	69.04	109.27	148.87	192.03
0.61	0.94	2.68	4.88	7.66	15.69	24.43	35.48	66.37	104.64	141.11	161.97
0.18	0.25	0.29	0.60	0.35	0.88	0.27	1.90	2.67	4.63	7.76	30.06
0.79	1.38	2.32	1.80	2.29	1.99	4.39	3.63	7.57	23.49	58.56	158.63
1.57	1.44	3.04	2.63	3.26	5.74	8.23	14.02	23.83	43.07	88.90	230.43
0.00	0.13	0.07	0.23	0.09	0.22	0.41	0.17	0.45	0.00	0.00	1.67
1.57	1.32	2.97	2.40	3.17	5.52	7.82	13.85	23.39	43.07	88.90	228.76
11.08	28.95	65.05	79.44	173.80	326.68	552.62	876.72	1858.12	3480.33	6862.76	13819.36
0.00	0.25	0.29	0.15	0.26	0.44	0.69	1.38	3.56	5.69	10.58	20.04
5.57	14.13	28.00	33.16	67.83	118.76	204.61	324.20	720.49	1321.23	2817.91	6248.43
0.18	0.57	1.37	1.05	2.29	4.09	7.41	9.35	15.37	24.56	55.03	93.51
0.18	0.38	0.87	1.50	2.47	6.85	15.23	24.06	73.50	139.17	309.73	622.84
3.15	8.23	18.45	20.40	36.73	61.87	99.08	149.38	277.06	502.22	1018.09	2389.50
0.42	1.88	2.82	4.65	11.80	21.65	41.03	70.28	166.81	313.58	681.55	1562.94
0.30	0.82	1.30	1.35	6.17	11.49	25.80	51.75	148.77	257.34	579.95	1127.12
1.33	2.26	3.18	4.20	8.37	12.82	16.06	19.39	38.98	84.36	173.56	452.52

10-6-2 续表2

疾病名称(ICD-10)	合计	不满1岁	1-	5-	10-	15-	20-	25-
其他高血压病	11.42	0.00	0.00	0.00	0.00	0.00	0.16	0.34
脑血管病	164.41	1.06	0.40	0.18	0.13	0.87	2.41	2.55
循环系统的其他疾病	1.15	0.00	0.00	0.00	0.00	0.07	0.00	0.00
呼吸系统疾病小计	105.41	40.87	9.58	0.80	0.32	1.01	1.29	1.31
其中：肺炎	9.66	31.85	7.29	0.45	0.26	0.43	0.48	0.41
慢性下呼吸道疾病	90.83	1.59	0.54	0.09	0.00	0.29	0.48	0.83
尘肺	0.64	0.00	0.00	0.00	0.00	0.00	0.00	0.00
呼吸系统的其他疾病	4.29	7.43	1.75	0.27	0.06	0.29	0.32	0.07
消化系统疾病小计	18.52	9.55	1.21	0.27	0.19	0.36	1.05	1.38
其中：胃和十二指肠溃疡	2.83	0.00	0.00	0.00	0.13	0.07	0.16	0.21
阑尾炎	0.18	0.00	0.27	0.00	0.06	0.00	0.00	0.00
肠梗阻	0.94	1.06	0.27	0.00	0.00	0.07	0.16	0.21
肝疾病	9.93	0.53	0.00	0.18	0.00	0.14	0.32	0.69
消化系统的其他疾病	4.64	7.96	0.67	0.09	0.00	0.07	0.40	0.28
肌肉骨骼和结缔组织疾病小计	1.12	0.00	0.13	0.00	0.00	0.07	0.24	0.21
泌尿生殖系统疾病小计	8.40	1.06	0.40	0.18	0.13	1.01	1.37	1.51
其中：肾小球和肾小管间质疾病	4.50	0.00	0.27	0.18	0.13	0.51	0.89	0.69
前列腺增生	0.45	0.00	0.00	0.00	0.00	0.00	0.00	0.00
泌尿生殖系统的其他疾病	3.45	1.06	0.13	0.00	0.00	0.51	0.48	0.83
妊娠、分娩和产褥期并发症小计								
其中：直接产科原因计								
内：流产								
妊娠高血压综合征								
梗阻性分娩								
产后出血								
母体产伤								
产褥期感染								
间接产科原因计								
妊娠、分娩和产褥期的其他情况								
围生期疾病小计	3.00	281.31	0.94					
其中：早产儿和未成熟儿	0.81	76.96	0.00					
新生儿产伤和窒息	0.76	71.65	0.13					
新生儿溶血性疾病	0.03	3.18	0.00					
新生儿硬化病	0.03	2.65	0.00					
起源于围生期的其他情况	1.37	126.86	0.81					
先天畸形、变形和染色体异常小计	2.43	132.16	6.88	1.43	0.77	1.37	1.69	0.76
其中：先天性心脏病	1.81	93.42	6.21	1.25	0.51	1.15	1.53	0.48
其他先天畸形、变形和染色体异常	0.62	38.75	0.67	0.18	0.26	0.22	0.16	0.28
诊断不明小计	3.02	18.58	1.21	0.09	0.19	0.58	0.89	0.89
其他疾病小计	6.09	10.08	1.89	0.27	0.13	0.65	0.32	0.28
损伤和中毒外部原因小计	72.16	43.52	45.08	20.71	14.03	32.05	48.36	38.18
其中：机动车辆交通事故	22.26	2.65	5.67	3.57	2.32	10.11	17.06	14.93
机动车以外的运输事故	10.40	2.12	3.91	2.14	1.09	5.41	9.17	7.29
意外中毒	3.24	1.59	1.35	0.18	0.26	1.08	1.45	1.58
意外跌落	8.94	1.59	2.43	1.07	0.58	2.02	3.54	2.96
火灾	0.89	0.00	0.13	0.18	0.06	0.00	0.08	0.48
由自然环境因素所致的意外事故	0.38	0.53	0.00	0.09	0.00	0.14	0.00	0.00
淹死	6.31	3.18	24.43	11.07	8.17	5.41	4.10	2.82
意外的机械性窒息	1.29	23.88	1.35	0.45	0.06	0.22	0.48	0.21
砸死	1.12				0.06	0.36	0.72	0.34
由机器切割和穿刺工具所致的意外事故	0.25				0.06	0.22	0.64	0.14
触电	1.63				0.13	1.23	1.69	2.20
其他意外事故和有害效应	4.59	5.84	3.91	0.89	0.71	1.95	2.33	1.24
自杀	9.76				0.39	2.67	4.91	3.16
被杀	1.09				0.13	1.23	2.17	0.83

10-6-2　续表3

30-	35-	40-	45-	50-	55-	60-	65-	70-	75-	80-	85岁及以上
0.36	0.94	2.60	3.45	7.14	15.58	25.94	36.35	69.93	121.37	267.40	469.22
5.09	13.00	33.36	42.23	97.60	189.69	319.74	512.53	1057.68	2019.22	3744.29	7041.60
0.06	0.63	0.80	0.45	0.97	2.21	1.65	2.25	6.46	12.81	22.58	40.08
2.18	4.46	8.18	10.88	26.16	59.99	133.25	251.85	667.93	1365.37	2927.27	6789.45
0.36	1.00	1.52	1.05	2.55	4.42	6.59	16.10	41.65	98.24	270.22	796.50
1.27	2.51	4.78	7.95	20.88	49.49	117.33	224.16	599.77	1233.67	2549.11	5690.72
0.00	0.25	0.29	0.53	1.06	2.65	2.33	1.56	4.01	2.14	6.35	6.68
0.55	0.69	1.59	1.35	1.67	3.42	7.00	10.04	22.49	31.32	101.60	295.56
2.42	7.35	14.76	15.30	26.60	37.12	45.29	58.51	83.74	154.12	216.60	435.82
0.18	0.50	0.87	1.80	2.38	4.31	5.08	9.35	15.37	34.53	51.50	95.18
0.00	0.00	0.29	0.00	0.09	0.11	0.41	0.17	1.34	0.71	4.23	8.35
0.06	0.25	0.22	0.23	0.35	0.99	2.20	2.08	5.57	9.97	21.17	40.08
1.64	5.27	11.51	10.80	19.12	25.74	27.86	35.14	37.64	62.64	62.79	93.51
0.55	1.32	1.88	2.48	4.67	5.97	9.74	11.77	23.83	46.27	76.90	198.71
0.30	0.13	0.43	0.53	0.70	1.66	2.06	3.12	6.01	9.61	22.58	51.76
2.00	4.02	4.27	6.15	8.54	11.82	17.98	25.62	43.21	76.53	136.87	200.38
1.09	2.14	2.32	4.35	4.84	6.74	9.88	15.75	26.06	41.29	52.92	73.47
0.00	0.00	0.00	0.00	0.18	0.11	0.27	1.21	2.23	7.12	13.41	31.73
0.91	1.88	1.95	1.80	3.52	4.97	7.82	8.65	14.92	28.12	70.55	95.18
0.61	0.38	0.51	0.23	0.62	0.66	0.41	0.87	1.11	1.42	0.71	0.00
0.30	0.31	0.51	0.23	0.44	0.44	0.14	0.69	0.22	0.71	0.71	0.00
0.30	0.06	0.00	0.00	0.18	0.22	0.27	0.17	0.89	0.71	0.00	0.00
0.97	1.63	2.46	2.10	2.55	3.65	3.29	4.67	11.36	12.81	35.28	178.67
0.48	0.82	0.80	0.90	1.15	1.77	2.74	2.94	9.35	28.83	119.24	1058.66
38.46	68.70	100.36	76.59	100.42	125.39	132.70	124.45	165.70	238.12	381.70	692.97
13.14	24.87	36.04	28.43	33.12	45.07	44.60	37.56	43.88	51.25	73.38	61.78
7.27	11.49	16.93	13.05	14.62	17.46	18.11	18.87	20.04	24.20	26.81	38.41
1.51	2.95	4.85	3.45	4.32	5.52	7.00	9.00	10.24	12.46	19.76	16.70
3.94	8.23	12.16	8.25	13.39	16.35	16.74	13.85	20.94	43.07	84.66	223.75
0.55	0.63	1.23	0.83	0.70	0.99	1.24	1.56	2.23	4.63	17.64	30.06
0.06	0.57	0.22	0.30	0.44	0.66	1.10	1.21	0.67	2.49	3.53	10.02
1.64	3.08	4.05	2.18	5.02	5.86	8.10	5.54	9.35	18.51	25.40	56.77
0.61	1.63	2.32	1.43	1.50	1.66	1.51	1.21	2.00	1.78	4.94	1.67
0.79	1.44	2.32	2.18	1.94	2.65	2.74	0.87	1.34	0.36	1.41	3.34
0.12	0.19	0.43	0.30	0.44	0.55	0.27	0.00	0.00	0.00	0.00	1.67
1.39	2.45	2.53	2.18	2.55	2.32	2.06	1.21	1.11	0.36	0.00	8.35
2.60	4.14	6.66	5.48	6.25	7.29	6.18	6.23	9.58	14.59	33.16	106.87
3.39	5.78	9.55	7.20	14.18	17.90	22.09	26.48	43.21	64.07	90.31	130.25
1.45	1.26	1.09	1.35	1.94	1.10	0.96	0.87	1.11	0.36	0.71	3.34

10-6-3 2009年农村居民年龄别疾病别死亡率（1/10万）（女）

疾病名称(ICD-10)	合计	不满1岁	1-	5-	10-	15-	20-	25-
总计	553.84	449.21	58.30	16.26	10.51	24.48	37.38	32.78
传染病和寄生虫病小计	4.28	13.79	3.38	0.69	0.41	0.54	0.74	0.78
其中：传染病计	4.23	13.79	3.38	0.69	0.41	0.54	0.74	0.78
内：伤寒和副伤寒	0.01	0.00	0.00	0.00	0.00	0.00	0.00	0.00
痢疾	0.03	0.00	0.31	0.00	0.00	0.00	0.00	0.00
肠道其他细菌性传染病	0.08	0.60	0.15	0.00	0.00	0.00	0.00	0.00
呼吸道结核	1.05	0.00	0.00	0.00	0.07	0.23	0.16	0.35
其他结核	0.12	0.60	0.00	0.10	0.00	0.08	0.00	0.07
钩端螺旋体病	0.00	0.00	0.00	0.00	0.00	0.00	0.00	0.00
破伤风	0.05	0.00	0.00	0.00	0.00	0.00	0.00	0.00
百日咳	0.00	0.00	0.00	0.00	0.00	0.00	0.00	0.00
脑膜炎球菌感染	0.05	0.00	0.15	0.00	0.00	0.00	0.08	0.00
败血症	0.44	6.60	0.46	0.10	0.07	0.15	0.00	0.07
流行性乙型脑炎	0.01	0.00	0.00	0.10	0.00	0.00	0.00	0.00
流行性出血热	0.01	0.00	0.00	0.00	0.00	0.00	0.00	0.00
麻疹	0.01	1.20	0.00	0.00	0.00	0.00	0.00	0.00
病毒性肝炎	1.41	0.00	0.15	0.00	0.00	0.00	0.16	0.07
艾滋病	0.32	0.00	0.15	0.10	0.14	0.00	0.08	0.00
寄生虫病计	0.06	0.00	0.00	0.00	0.00	0.00	0.00	0.00
内：疟疾	0.00	0.00	0.00	0.00	0.00	0.00	0.00	0.00
血吸虫病	0.05	0.00	0.00	0.00	0.00	0.00	0.00	0.00
肿瘤小计	110.56	4.80	4.00	1.76	2.20	4.91	7.39	7.84
其中：恶性肿瘤计	109.21	3.60	3.85	1.76	2.20	4.84	7.23	7.35
内：鼻咽癌	1.01					0.08	0.16	0.14
食道癌	9.66					0.00	0.00	0.00
胃癌	14.90					0.15	0.33	0.57
结肠、直肠和肛门癌	7.56					0.23	0.49	0.21
肝癌	16.29					0.38	0.82	1.41
肺癌	22.11					0.23	0.49	0.78
乳腺癌	6.61					0.23	0.41	0.28
宫颈癌	3.01					0.00	0.00	0.14
膀胱癌	0.81					0.00	0.00	0.00
白血病	3.32	3.00	2.00	1.08	1.31	2.30	2.14	1.91
良性肿瘤计	0.66	0.60	0.00	0.00	0.00	0.08	0.08	0.35
其他肿瘤计	0.70	0.60	0.15	0.00	0.00	0.00	0.08	0.14
血液、造血器官及免疫疾病小计	0.92	2.40	1.23	0.10	0.00	0.23	0.16	0.07
其中:贫血	0.71	1.80	1.08	0.00	0.00	0.08	0.08	0.00
血液、造血器官及免疫的其他疾病	0.21	0.60	0.15	0.10	0.00	0.15	0.08	0.07
内分泌、营养和代谢疾病小计	12.76	1.80	0.31	0.10	0.21	0.38	0.66	0.49
其中：糖尿病	12.23					0.31	0.49	0.49
内分泌、营养和代谢的其他疾病	0.52	1.80	0.31	0.00	0.14	0.08	0.16	0.00
精神障碍小计	3.46	0.00	0.00	0.00	0.00	0.31	0.49	0.57
神经系统疾病小计	4.68	6.60	2.31	0.59	0.48	0.92	0.99	0.49
其中:脑膜炎	0.06	0.60	0.31	0.00	0.00	0.15	0.00	0.07
神经系统的其他疾病	4.62	6.00	2.00	0.59	0.48	0.77	0.99	0.42
循环系统疾病小计	256.69	7.80	1.23	0.49	0.27	1.77	3.12	4.03
其中：急性风湿热	0.52	0.00	0.00	0.00	0.00	0.00	0.08	0.14
心脏病计	107.35	7.20	0.92	0.39	0.21	1.23	1.81	2.05
内：慢性风湿性心脏病	4.53				0.00	0.31	0.08	0.21
高血压性心脏病	11.08				0.00	0.00	0.00	0.00
急性心肌梗死	40.33				0.00	0.46	1.07	1.27
其他冠心病	26.29				0.07	0.08	0.16	0.28
肺源性心脏病	17.01	0.00	0.00	0.00	0.00	0.00	0.00	0.07
其他心脏病	8.10	6.60	0.77	0.20	0.14	0.38	0.49	0.21

10-6-3 续表1

30-	35-	40-	45-	50-	55-	60-	65-	70-	75-	80-	85岁及以上
40.32	81.06	152.64	171.10	323.78	579.34	884.99	1222.07	2402.11	4368.77	8547.62	19480.21
0.55	1.64	2.85	2.61	4.87	8.50	8.47	10.67	14.31	29.30	40.83	52.39
0.55	1.64	2.85	2.61	4.78	8.50	8.47	10.31	14.09	28.71	39.36	51.53
0.00	0.00	0.00	0.00	0.00	0.12	0.00	0.00	0.00	0.00	0.00	0.00
0.00	0.00	0.00	0.00	0.00	0.00	0.00	0.00	0.00	0.30	0.98	0.00
0.00	0.00	0.00	0.00	0.09	0.00	0.45	0.18	0.00	0.30	0.98	3.44
0.06	0.50	0.53	0.38	0.92	1.51	2.67	3.02	5.13	8.58	11.31	14.60
0.00	0.06	0.15	0.08	0.28	0.00	0.15	0.71	0.43	0.30	0.49	0.00
0.00	0.00	0.00	0.00	0.00	0.00	0.00	0.00	0.00	0.00	0.00	0.00
0.00	0.00	0.00	0.00	0.09	0.12	0.15	0.18	0.00	0.59	0.49	0.86
0.00	0.00	0.00	0.00	0.00	0.00	0.00	0.00	0.00	0.00	0.00	0.00
0.00	0.00	0.00	0.00	0.28	0.12	0.00	0.18	0.00	0.00	0.49	0.86
0.00	0.19	0.23	0.08	0.18	0.58	0.30	0.36	1.07	2.37	7.38	10.31
0.00	0.06	0.00	0.00	0.00	0.00	0.00	0.00	0.00	0.00	0.00	0.00
0.00	0.00	0.00	0.00	0.00	0.00	0.00	0.00	0.21	0.00	0.00	0.00
0.00	0.00	0.00	0.00	0.00	0.00	0.00	0.00	0.00	0.00	0.00	0.00
0.12	0.25	0.60	1.07	1.93	4.31	3.27	4.62	5.98	11.25	13.77	12.02
0.25	0.57	0.98	0.77	0.18	1.05	0.45	0.18	0.00	0.00	0.00	0.00
0.00	0.00	0.00	0.00	0.09	0.00	0.00	0.36	0.21	0.59	1.48	0.86
0.00	0.00	0.00	0.00	0.00	0.00	0.00	0.00	0.00	0.00	0.00	0.00
0.00	0.00	0.00	0.00	0.09	0.00	0.00	0.36	0.21	0.59	0.98	0.86
13.17	32.18	62.17	72.94	139.84	237.30	307.72	364.40	549.27	773.61	1025.71	1216.17
12.93	31.87	61.19	72.02	138.00	234.74	304.90	360.31	542.65	764.73	1016.37	1195.56
0.00	0.38	0.75	1.92	1.38	1.86	3.56	2.67	4.70	4.74	5.90	7.73
0.18	0.63	1.43	2.22	6.80	16.06	26.88	39.11	58.30	84.94	126.43	162.33
0.68	3.02	7.66	6.90	13.78	25.72	40.99	50.13	81.79	129.33	167.75	201.84
0.98	1.83	4.05	4.37	7.72	12.80	15.15	24.17	39.08	66.59	94.95	95.34
2.09	4.28	10.66	11.58	24.53	40.38	48.56	55.28	81.79	91.45	133.32	159.75
1.42	4.22	8.26	10.89	22.60	43.29	64.45	74.48	129.42	188.22	233.68	253.37
1.54	4.16	8.56	10.20	16.17	24.09	17.23	17.06	13.45	15.69	25.09	32.64
0.55	2.71	3.15	3.76	6.16	8.38	6.24	9.60	9.82	14.80	14.27	15.46
0.12	0.00	0.08	0.31	0.92	1.40	1.04	1.07	4.70	8.29	13.28	18.90
1.48	2.52	2.70	2.45	4.32	5.94	6.83	8.89	8.12	14.80	9.84	10.31
0.18	0.19	0.38	0.61	1.01	1.40	1.63	2.13	2.56	5.03	2.46	6.01
0.06	0.13	0.60	0.31	0.83	1.16	1.19	1.96	4.06	3.85	6.89	14.60
0.18	0.31	0.60	0.38	0.92	1.28	2.82	1.24	4.91	3.85	9.35	15.46
0.06	0.13	0.60	0.31	0.83	1.05	2.08	0.89	3.84	3.55	7.38	12.88
0.12	0.19	0.00	0.08	0.09	0.23	0.74	0.36	1.07	0.30	1.97	2.58
0.37	1.20	3.45	5.37	9.10	19.90	31.78	49.95	86.06	116.31	145.62	164.05
0.37	1.07	3.30	4.83	8.45	19.55	30.89	48.71	84.57	113.35	138.73	150.30
0.00	0.13	0.15	0.54	0.64	0.35	0.89	1.24	1.49	2.96	6.89	13.74
0.49	1.07	1.05	1.15	1.19	2.44	2.08	4.62	8.33	25.75	57.56	182.08
0.25	1.20	1.80	1.15	1.75	4.19	6.53	7.47	13.45	31.67	69.86	196.68
0.00	0.06	0.08	0.00	0.00	0.00	0.15	0.00	0.21	0.30	0.00	0.00
0.25	1.13	1.73	1.15	1.75	4.19	6.39	7.47	13.24	31.37	69.86	196.68
5.36	11.84	31.53	44.87	97.57	192.38	347.52	538.78	1166.03	2275.24	4736.00	10598.55
0.00	0.13	0.30	0.08	0.37	0.81	0.89	2.13	2.14	4.14	5.90	12.88
3.26	6.11	14.19	17.18	37.21	72.39	134.26	205.66	464.70	883.40	1952.05	4974.62
0.31	1.07	2.93	1.99	4.96	9.66	10.25	13.33	22.21	29.89	49.19	91.04
0.18	0.25	0.83	1.15	1.84	4.77	13.81	18.13	51.04	95.59	228.76	524.77
1.42	2.52	6.08	8.90	15.44	30.14	56.88	87.28	169.99	327.91	699.06	1791.62
0.37	0.76	1.88	1.92	7.35	11.52	26.88	43.55	114.25	220.18	503.26	1363.90
0.18	0.25	0.30	1.00	3.40	7.80	15.45	27.55	77.95	157.74	341.41	839.98
0.80	1.26	2.18	2.22	4.23	8.50	10.99	15.82	29.26	52.09	130.37	363.31

10-6-3　续表2

疾病名称(ICD-10)	合计	不满1岁	1-	5-	10-	15-	20-	25-
其他高血压病	8.56	0.00	0.00	0.00	0.00	0.08	0.00	0.21
脑血管病	139.40	0.60	0.31	0.10	0.07	0.46	1.23	1.63
循环系统的其他疾病	0.86	0.00	0.00	0.00	0.00	0.00	0.00	0.00
呼吸系统疾病小计	90.69	35.38	5.69	1.08	0.21	0.54	0.90	1.13
其中：肺炎	9.97	26.39	3.69	0.69	0.14	0.23	0.41	0.28
慢性下呼吸道疾病	77.20	2.40	0.62	0.00	0.07	0.15	0.16	0.57
尘肺	0.02	0.00	0.00	0.00	0.00	0.00	0.00	0.00
呼吸系统的其他疾病	3.50	6.60	1.38	0.39	0.00	0.15	0.33	0.28
消化系统疾病小计	10.47	9.60	0.31	0.29	0.14	0.15	0.66	0.21
其中：胃和十二指肠溃疡	1.65	0.00	0.00	0.00	0.07	0.00	0.00	0.07
阑尾炎	0.10	0.00	0.15	0.00	0.00	0.08	0.00	0.00
肠梗阻	0.85	3.00	0.00	0.00	0.00	0.00	0.16	0.00
肝疾病	3.87	1.20	0.00	0.10	0.00	0.00	0.33	0.07
消化系统的其他疾病	4.00	5.40	0.15	0.20	0.07	0.08	0.16	0.07
肌肉骨骼和结缔组织疾病小计	1.48	0.00	0.00	0.10	0.07	0.15	0.33	0.35
泌尿生殖系统疾病小计	5.99	1.20	0.46	0.20	0.00	0.31	1.15	0.78
其中：肾小球和肾小管间质疾病	3.65	0.60	0.31	0.10	0.00	0.23	0.49	0.71
前列腺增生								
泌尿生殖系统的其他疾病	2.35	0.60	0.15	0.10	0.00	0.08	0.66	0.07
妊娠、分娩和产褥期并发症小计	0.39					0.08	1.15	0.99
其中：直接产科原因计	0.37					0.08	1.07	0.92
内：流产	0.05					0.00	0.00	0.28
妊娠高血压综合征	0.03					0.00	0.16	0.14
梗阻性分娩	0.01					0.00	0.00	0.00
产后出血	0.11					0.08	0.33	0.21
母体产伤	0.01					0.00	0.08	0.00
产褥期感染	0.07					0.00	0.16	0.14
间接产科原因计	0.02					0.00	0.08	0.07
妊娠、分娩和产褥期的其他情况	0.00					0.00	0.00	0.00
围生期疾病小计	1.94	200.31	0.46					
其中：早产儿和未成熟儿	0.49	50.98	0.00					
新生儿产伤和窒息	0.44	46.18	0.00					
新生儿溶血性疾病	0.01	1.20	0.00					
新生儿硬化病	0.02	1.80	0.00					
起源于围生期的其他情况	0.98	100.16	0.46					
先天畸形、变形和染色体异常小计	1.96	101.96	6.92	0.98	0.82	1.38	0.74	1.13
其中：先天性心脏病	1.46	69.57	5.69	0.88	0.55	1.30	0.74	0.92
其他先天畸形、变形和染色体异常	0.50	32.39	1.23	0.10	0.27	0.08	0.00	0.21
诊断不明小计	2.57	20.99	1.23	0.39	0.14	0.54	0.58	0.21
其他疾病小计	9.29	4.20	1.54	0.10	0.07	0.38	0.49	0.07
损伤和中毒外部原因小计	35.50	34.19	29.23	9.21	5.43	11.90	17.83	13.35
其中：机动车辆交通事故	8.30	1.20	4.15	2.84	1.10	4.60	5.92	3.74
机动车以外的运输事故	4.29	1.20	3.38	1.08	0.76	2.07	2.79	2.61
意外中毒	1.50	1.20	1.38	0.39	0.14	0.61	0.90	0.71
意外跌落	4.52	1.80	1.54	0.39	0.14	0.15	0.74	0.28
火灾	0.57	0.00	0.15	0.00	0.07	0.00	0.16	0.28
由自然环境因素所致的意外事故	0.16	0.00	0.00	0.00	0.00	0.00	0.08	0.00
淹死	3.67	1.20	14.15	3.33	2.34	1.23	1.23	0.71
意外的机械性窒息	0.51	21.59	0.77	0.00	0.14	0.00	0.08	0.07
砸死	0.16				0.07	0.00	0.00	0.00
由机器切割和穿刺工具所致的意外事故	0.05				0.00	0.00	0.00	0.00
触电	0.15				0.07	0.31	0.16	0.00
其他意外事故和有害效应	2.62	6.00	2.77	0.78	0.14	0.15	0.49	0.49
自杀	8.41				0.41	2.07	4.68	3.74
被杀	0.59				0.07	0.69	0.58	0.71

10-6-3 续表3

30-	35-	40-	45-	50-	55-	60-	65-	70-	75-	80-	85岁及以上
0.06	0.13	0.98	1.23	4.59	7.45	13.51	20.09	43.57	79.91	157.92	292.02
2.03	5.35	15.84	26.00	54.58	110.56	197.08	308.76	650.71	1301.28	2606.35	5299.28
0.00	0.13	0.23	0.38	0.83	1.16	1.78	2.13	4.91	6.51	13.77	19.75
0.92	2.27	5.41	5.06	15.16	35.15	76.48	129.58	373.09	799.65	1813.32	4800.27
0.18	0.57	0.68	0.46	0.92	1.86	4.90	8.00	23.71	66.00	180.55	697.41
0.43	1.26	4.20	3.99	13.23	30.38	69.06	116.96	337.64	711.75	1570.30	3917.34
0.00	0.00	0.00	0.08	0.00	0.00	0.30	0.00	0.00	0.30	0.00	0.00
0.31	0.44	0.53	0.54	1.01	2.91	2.23	4.62	11.75	21.60	62.48	185.52
0.92	2.02	3.30	3.68	9.10	11.87	21.09	27.02	47.41	77.24	153.49	304.90
0.06	0.25	0.30	0.61	1.01	1.28	3.12	2.67	8.54	14.50	28.53	54.11
0.00	0.00	0.08	0.00	0.00	0.00	0.15	0.18	0.64	0.59	1.97	2.58
0.00	0.13	0.15	0.08	0.46	0.35	0.89	2.13	4.06	4.44	15.25	37.79
0.55	0.82	2.40	1.69	6.43	7.45	11.44	13.69	16.66	26.93	39.36	44.66
0.31	0.82	0.38	1.30	1.19	2.79	5.49	8.35	17.51	30.78	68.38	165.76
0.31	0.50	1.20	0.84	1.47	1.51	2.38	3.38	4.91	10.65	17.22	39.51
0.98	2.08	4.66	4.45	5.70	9.19	14.70	17.95	27.55	42.62	60.02	86.75
0.62	1.32	3.08	2.76	3.49	4.89	9.21	11.73	16.23	23.97	37.88	52.39
0.37	0.76	1.58	1.69	2.21	4.31	5.49	6.22	11.32	18.64	22.14	34.36
0.49	1.07	0.15	0.23	0.00							
0.49	1.01	0.15	0.23	0.00							
0.25	0.06	0.00	0.00	0.00							
0.00	0.06	0.00	0.00	0.00							
0.00	0.00	0.15	0.00	0.00							
0.12	0.44	0.00	0.15	0.00							
0.00	0.06	0.00	0.00	0.00							
0.06	0.31	0.00	0.08	0.00							
0.00	0.06	0.00	0.00	0.00							
0.00	0.00	0.00	0.00	0.00							
0.62	0.63	0.38	0.54	0.46	0.70	1.19	0.00	0.64	1.18	0.00	2.58
0.62	0.44	0.30	0.38	0.28	0.47	0.45	0.00	0.43	1.18	0.00	2.58
0.00	0.19	0.08	0.15	0.18	0.23	0.74	0.00	0.21	0.00	0.00	0.00
0.18	0.06	0.83	0.38	0.74	1.98	1.63	1.96	5.13	9.77	40.83	149.44
0.31	0.38	0.75	0.77	0.64	1.40	2.97	2.49	7.47	18.94	84.12	1057.28
15.14	22.61	32.28	26.46	35.10	51.44	56.88	62.39	92.04	152.41	292.22	613.24
4.19	6.68	10.44	8.05	12.59	17.34	16.04	15.82	21.36	23.97	30.99	33.50
2.46	4.53	5.33	4.06	4.13	8.03	7.72	7.29	10.46	10.95	21.65	24.91
1.17	1.51	0.83	1.38	1.19	2.09	1.93	2.67	4.70	7.10	11.31	12.88
0.86	1.01	1.13	1.15	1.75	2.91	4.16	5.87	11.11	24.27	73.79	260.24
0.18	0.19	0.23	0.23	0.09	0.70	0.89	0.71	1.49	3.55	7.38	24.05
0.06	0.19	0.15	0.08	0.18	0.23	0.15	0.18	0.00	0.89	2.46	4.29
0.86	1.57	2.10	1.84	2.48	5.00	4.75	4.80	7.05	19.53	28.04	50.67
0.00	0.13	0.68	0.08	0.18	0.12	0.15	0.18	1.28	2.07	3.44	6.01
0.06	0.19	0.30	0.23	0.09	0.12	0.45	0.18	0.43	0.59	0.00	0.00
0.06	0.06	0.15	0.08	0.00	0.00	0.30	0.18	0.00	0.00	0.00	0.00
0.06	0.19	0.15	0.15	0.18	0.35	0.00	0.36	0.00	0.00	0.49	2.58
0.92	1.07	1.58	0.84	1.56	2.09	2.38	3.02	6.41	14.21	36.90	101.35
4.00	4.09	8.03	7.75	10.11	11.87	17.38	20.80	27.34	43.80	74.78	91.90
0.25	1.20	1.20	0.54	0.55	0.58	0.59	0.36	0.43	1.48	0.98	0.86

十一、卫 生 监 督

简要说明

一、本章反映我国卫生监督、监测及行政执法情况。主要包括公共场所卫生、生活饮用水卫生、职业卫生、放射卫生等监督、监测、行政执法情况及传染病防治、医疗卫生、采供血卫生监督执法情况。

二、本章数据来源于2009年卫生监督统计年报。

三、除在表下方标明所缺省份外，其他数据包括全国31个省、自治区、直辖市数据。

主要指标解释

卫生监督户次 即卫生监督的生产、经营企业的户次数。

卫生监测合格率 即卫生抽样监测合格件数/监测件数×100%。

11-1 2009年建设项目卫生审查情况

专业	建设项目数(个)				投资规模(万元)	选址(预评价)卫生审查		设计卫生审查		竣工验收	
	合计	新建	改建	扩建		通过	未通过	通过	未通过	通过	未通过
总计	64422	51281	9804	3337	345648370	44580	1287	49820	1745	49193	2512
公共场所卫生	48159	38793	7524	1842	29094535	38840	862	41391	1346	42031	1827
生活饮用水卫生	3844	3342	441	61	34496057	1593	68	1932	109	1793	215
职业卫生	6388	4574	833	981	208342669	2001	286	2522	232	2331	346
放射卫生	2373	1541	705	127	5351113	1403	63	1276	47	1621	103
其他	3658	3031	301	326	68363996	743	8	2699	11	1417	21

11-2-1 2009年公共场所卫生被监督单位情况

指标	总计	住宿场所	沐浴场所	游泳场所	美容美发场所	候车(机、船)场所	其他
单位数	1020292	248221	68721	7790	518217	3117	174226
职工总数(人)	5874753	1742828	512356	79826	1614943	70575	1854225
从业人员数(人)	5194852	1511463	458396	63723	1535011	45170	1581089
持健康合格证明人数(人)	5011628	1465861	442736	62329	1479551	42995	1518156
有集中空调通风系统	43942	17597	4478	1126	9668	346	10727
有效卫生许可证(份)	1026054	249215	69358	7838	520904	3239	175500
卫生许可证发放情况(份)							
新发	294525	68439	18720	1630	150505	892	54339
变更	30780	8097	2248	349	13624	74	6388
延续	365226	96056	27201	3079	184188	1670	53032
注销	35167	5915	2097	171	19965	44	6975
量化分级管理等级评定情况							
合计	289980	136291	19524	4071	106509	474	23111
A级	10008	6348	827	723	1727	11	372
B级	61408	31888	4822	1942	18453	103	4200
C级	209029	92944	12979	1285	83393	338	18090

11-2-2 2009年公共场所经常性卫生监督监测情况

指标	总计	住宿场所	沐浴场所	游泳场所	美容美发场所	候车(机/船)场所	其他
卫生监督户次数	2491559	682240	178177	24883	1253194	10965	342100
合格率(%)	90.4	90.7	88.8	89.0	90.2	89.6	91.4
卫生监测样品数	3547349	1467406	1047303	64156	992843	1013844	646559
用品	1831021	796488	194351	14486	660195	6474	159027
非用品	1716328	670918	182034	49670	332648	14527	466531
卫生监测合格率(%)	92.3	93.2	91.4	84.9	92.2	93.9	91.7
用品	91.7	92.5	90.8	87.0	91.6	92.7	89.7
非用品	93.0	94.1	92.0	84.3	93.4	94.4	92.4

11-2-3　2009年公共场所卫生监督处罚案件（件）

指标	总计	住宿场所	沐浴场所	游泳场所	美容美发场所	候车(机/船)场所	其他
案件数	37470	9625	3137	623	18929	61	5095
结案数	35912	9352	2979	611	18120	61	4789
违法事实							
未取得卫生许可证或超出许可范围开展经营活动	10479	2509	831	128	5753	16	1242
未建立卫生管理制度、设立卫生管理组织或配备卫生管理人员	4396	1395	403	35	2061	9	493
从业人员未进行卫生知识培训或培训不合格	3777	1001	345	43	1951	7	430
违反从业人员健康管理的有关规定	10442	2577	1020	71	5330	22	1422
水质、空气质量、用品用具、采光、照明、噪声不符合国家卫生标准或卫生要求	2992	867	283	312	1354	1	175
缺少相应的清洗消毒场所和卫生设施、设备	4319	1075	337	30	2069	4	804
违反公共场所禁烟的有关规定	516	98	26	6	211	7	168
提供或使用的健康相关产品不符合卫生要求	508	87	34	5	271		111
发生传染病和公众健康危害事故	901	316	7	6	365		207
其他违法行为	1032	318	96	14	508	2	94
健康危害事故							
受害人数	4			1	2		1
死亡人数							
处罚程序							
简易程序	21251	5728	1607	376	10328	37	3175
一般程序	14661	3624	1372	235	7792	24	1614
其中：听证	166	25	11	1	121		8
处罚决定							
责令限期改正	14103	3826	1137	215	6951	44	1930
警告	13145	3270	1062	236	6353	15	2209
罚款	20753	5228	1836	334	10731	31	2593
罚款金额(万元)	982	251	110	19	444	3	155
取缔	341	40	33	9	250		9
责令停止营业	488	96	20	12	335		25
吊销卫生许可证	6	1			3		2
其他	3				2		1
行政复议	41	20	3	1	14	1	2
行政诉讼	1				1		
结案情况							
自觉履行	34849	9095	2880	598	17498	57	4721
强制执行	407	89	34	3	249		32
不作行政处罚	656	168	65	10	373	4	36

11-3-1　2009年饮用水卫生（供水）被监督单位情况

单位类别	单位数（户）	职工总数（人）	从业人员（人）	持健康合格证明人数（人）	有效卫生许可证（份）	卫生许可证发放情况(份)			
						新发	变更	延续	注销
总计	**70171**	**1736315**	**329836**	**268103**	**55422**	**9340**	**1080**	**26015**	**832**
集中式供水单位	31024	895906	171556	162507	31453	4723	402	14283	531
市政	3951	241875	86634	82764	4138	476	130	2440	40
乡镇	16801	94456	46928	42627	16907	2067	169	8374	163
自建	10272	559575	37994	37116	10408	2180	103	3469	328
二次供水单位	39147	840409	158280	105596	23969	4617	678	11732	301

11-3-2　2009年饮用水卫生（涉水产品）被监督单位情况

单位类别	单位数(户)	职工总数(人)	从业人员数(人)	产品品种数
总计	**2956**	**121462**	**44550**	**4417**
输配水设备单位	2144	79669	34900	3341
防护材料单位	52	1035	428	56
水处理材料单位	99	3715	2074	137
化学处理剂单位	429	31138	4637	492
水质处理器单位	232	5905	2511	391

11-3-3　2009年饮用水经常性卫生监督监测情况

单位类别	卫生监督		卫生监测							
			合计		水源水		出厂水		末梢水	
	户次数	合格率(%)	样品数	合格率(%)	样品数	合格率(%)	样品数	合格率(%)	样品数	合格率(%)
合计	**192954**	**85.6**	**341596**	**87.4**	**64305**	**86.3**	**74439**	**86.7**	**202852**	**88.0**
集中式供水	120344	83.4	285248	86.8	57491	85.9	66621	86.3	161136	87.3
市政	26619	94.8	156637	92.8	24880	91.2	27436	95.0	104321	92.6
乡镇	65950	80.1	94965	78.7	22575	81.5	30256	79.8	42134	76.5
自建	27775	80.3	33646	81.2	10036	82.7	8929	81.2	14681	80.1
二次供水	72610	89.4	56348	90.6	6814	89.4	7818	90.3	41716	90.8

11-3-4　2009年涉水产品抽样监测情况

类别	监测件数	合格件数	合格率(%)
总 计	**4656**	**4333**	**93.1**
输配水设备单位	1407	1335	94.9
防护材料单位	383	340	88.8
水处理材料单位	989	893	90.3
化学处理剂单位	1548	1459	94.3
水质处理器单位	329	306	93.0

11-3-5 2009年饮用水卫生监督处罚案件（件）

指标	总计	集中式供水				二次供水	涉水产品
		合计	市政	乡镇	自建		
案件数	2766	1622	165	1183	274	960	184
结案数	2675	1569	152	1157	260	938	168
违法事实							
违反供、管水人员健康管理有关规定	526	294	32	222	40	232	
影响饮用水水源保护区水质卫生	221	108	13	91	4	113	
新改扩建项目未经选址、设计审查和竣工验收	54	32	5	24	3	22	
未取得卫生许可证	904	497	23	355	119	407	
生产或者销售无卫生许可批件的涉水产品	159						159
生活饮用水不符合卫生标准	899	700	68	554	78	199	0
其他违法行为	243	124	19	76	29	103	16
处罚程序							
简易程序	1211	765	73	565	127	416	30
一般程序	1464	804	79	592	133	522	138
其中：听证	21	15		11	4	3	3
处罚决定							
责令限期改进	1755	1083	105	813	165	577	95
罚款	1346	737	89	497	151	451	158
罚款金额(万元)	336	134	24	72	38	126	76
其他	47	29	6	4	19	15	3
行政复议	1	1		1			
行政诉讼	1	1		1			
结案情况							
自觉履行	2507	1430	144	1031	255	914	163
强制执行	69	58	2	56		6	5
不作行政处罚	99	81	6	70	5	18	0

11-4-1　2009年消毒产品被监督单位情况

产品类别	单位数	职工总数（人）	从业人员数（人）	有检验室数	有效卫生许可证（份）	卫生许可证发放情况(份)			
						新发	变更	延续	注销
总计	**5796**	**177136**	**83816**	**3652**	**5796**	**1111**	**304**	**674**	**204**
消毒剂、消毒器械	1514	69018	22482	1424	1514	234	115	133	37
消毒剂	1092	50574	17073	1023	1092	153	82	111	24
消毒器械	388	16611	4860	370	388	72	15	22	13
生物指示物	3	63	51	3	3		1		
化学指示物	19	857	221	18	19	4	3		
灭菌包装物	12	913	277	10	12	5	14		
卫生用品	4282	108118	61334	2228	4282	877	189	541	167
妇女经期用	814	27894	15872	380	814	117	26	76	29
尿布等排泄物用	164	5517	3239	96	164	38	9	7	7
皮肤、黏膜用	1434	27003	12412	1073	1434	299	78	144	56
隐形眼镜护理用	112	2914	1450	10	112	33	17	9	1
其他	1758	44790	28361	669	1758	390	59	305	74

注：本表不包括北京市、河北省。

11-4-2　2009年消毒产品经常性卫生监督监测情况

产品名称	合计		生产加工企业		经营销售单位		医疗卫生机构	
	监测样品数	合格率(%)	监测样品数	合格率(%)	监测样品数	合格率(%)	监测样品数	合格率(%)
卫生监督	434385	92.6	13120	92.5	104867	92.1	316398	92.8
卫生监测总计	466587	94.3	14395	96.3	32576	93.1	419616	94.3
消毒剂、消毒器械	429478	94.4	7344	97.4	14043	93.1	408091	94.4
消毒剂	223097	94.8	4690	96.8	8829	91.5	209578	94.9
消毒器械	134683	93.2	1296	98.4	2286	95.1	131101	93.1
生物指示物	22357	93.3	355	97.5	512	98.1	21490	93.1
化学指示物	7675	95.0	93	97.9	288	96.5	7294	94.9
灭菌包装物	41666	96.5	910	98.6	2128	96.2	38628	96.5
卫生用品	37109	92.8	7051	95.3	18533	93.1	11525	90.8
妇女经期用	11298	96.1	1789	98.5	8023	95.6	1486	96.2
尿布等排泄物用	5172	96.1	568	95.8	4188	96.5	416	92.3
皮肤、黏膜用	9403	88.5	1346	90.8	3982	83.8	4075	92.5
隐形眼镜护理用	1469	96.0	61	96.7	940	95.0	468	97.9
其他	9767	90.8	3287	95.3	1400	93.7	5080	87.2

注：卫生监督系户次数。

11-5-1 2009年职业卫生被监督单位情况

指标	合计	煤炭	石油和天然气	石化	电力	核工业	金属	机械
机构数(个)	241112	11127	1723	1229	2403	28	14212	26935
职工总数(人)	35149574	3289019	945037	556444	760270	19511	3176160	4306001
职业病危害因素接触总人数(人)	12192032	1978426	199873	293382	273579	6308	1363619	1187546
粉尘类	5840266	1767513	31835	33680	120464	1354	693245	476431
其中:矽尘	1168024	379212	3640	1194	8905	326	177528	66525
放射性物质类	63173	2611	3111	2762	2446	3530	8448	6676
化学物质类	2937173	30782	85499	178046	21530	718	213194	188946
其中:高毒	726249	4952	6174	58623	3746	146	68183	45231
物理因素类	3316292	175801	79332	78861	128802	703	448438	514341
其中:噪声	2207974	122295	55438	48095	85820	586	253379	355190
生物因素类	35128	1719	96	33	337	3	294	1152
职业健康监护档案建立情况								
全部建立	80169	4082	705	602	1285	17	5208	9956
部分建立	63626	3656	285	278	381	3	3618	7225
职业健康检查								
应检人数(人)	10812622	1701413	196299	269452	241502	6221	1155814	1075283
实检人数(人)	6461775	1161754	171272	233682	175533	5003	722276	687981
检出疑似职业病	33164	13093	582	141	529	29	4481	2353
检出职业禁忌或健康损害	77979	14494	636	1003	1227	18	6820	8122
职业卫生培训								
培训法定代表人	99229	5794	842	592	1198	14	6325	11188
培训劳动者	100423	5467	935	609	1203	14	6325	11842
应急措施								
有应急预案	97836	6534	1001	832	1244	19	6855	10958
应急装备完备	56682	3899	712	520	882	13	4347	6499
应急装备不完备	73300	2991	303	387	526	5	4701	9850

11-5-1 续表

电子	化工	医药	建材	交通	铁道	水利	农业	轻工	森林工业	纺织	其他
14022	18286	3982	25483	1039	69	254	1665	45013	812	9372	63458
3870254	2439106	666202	1987586	417369	154122	31195	127233	5305093	73894	1773425	5251653
601406	1103979	150591	972919	107476	27477	7429	41550	1416920	33932	841235	1584385
89059	229109	36239	685108	47920	13931	2073	17729	521971	16444	363486	692675
2797	31997	1925	172710	6137	4511	195	5127	202231	1017	11617	90430
2543	3850	10261	3277	144	117	22	83	2205	46	105	10936
342390	681291	62984	58462	30407	3446	1113	9663	603404	6168	61500	357630
106724	136306	9428	14671	8938	711	485	2566	173993	1850	6774	76748
165860	185401	38660	216130	28747	6981	4121	12744	287099	11099	414046	519126
112131	103261	19570	141288	21336	3109	3471	5864	207849	8721	352436	308135
1554	4328	2447	9942	258	3002	100	1331	2241	175	2098	4018
5489	8193	2203	7750	496	45	116	482	11564	212	2465	19299
4501	4891	653	7357	244	13	42	291	11997	229	2527	15435
526990	994485	135485	850587	102943	24134	7039	39146	1354382	28826	707250	1395371
365011	632806	94456	403857	73077	16962	4376	16373	621979	15178	294355	765844
296	1167	123	2643	77	28	0	21	1588	35	482	5496
3700	7554	704	4430	640	95	5	303	13273	65	2625	12265
5503	9827	1720	11328	500	30	130	448	15101	282	3497	24910
6314	9629	1989	10124	535	50	117	496	16145	291	3260	25078
5637	11585	2493	10043	516	52	137	673	13612	297	3222	22126
3312	7662	1535	5187	411	43	102	374	6982	158	1950	12094
3979	5540	823	8627	292	11	37	490	12657	269	2834	18978

11-5-2　2009年职业卫生监督处罚案件（件）

指标	合计	用　　人									
		小计	煤炭	石油和天然气	石化	电力	核工业	金属	机械	电子	化工
案件数	6785	6566	575	31	76	80	2	568	904	233	423
结案数	6449	6375	560	28	75	78	2	548	891	244	443
违法事实											
违反建设项目职业病危害评价制度有关规定	709	696	48	3	10	13	1	99	129	23	62
未按照规定组织职业健康检查	3871	3847	366	18	25	49	1	344	553	158	266
未建立职业健康监护档案或未将检查结果如实告知劳动者	1987	1971	244	13	39	22		144	207	32	128
用人单位或医疗卫生机构未按规定报告职业病和疑似职业病	111	101	15	2	5	3		16	18	1	7
用人单位违法造成劳动者生命健康的严重损害	25	24						1	7		2
未取得资质认证擅自从事职业卫生技术服务	6										
未经批准擅自从事职业健康检查或职业病诊断	1										
超出资质认证或批准范围从事职业卫生技术服务或职业健康检查和职业病诊断	2										
出具虚假证明文件	2										
收受当事人的财物或其他好处											
其他违法行为	1596	1578	11	1		4		169	311	121	98
处罚程序											
简易程序	4100	4064	320	24	56	64	1	316	495	134	305
一般程序	2349	2311	240	4	19	14	1	232	396	110	138
其中：听证	167	166	26	1	3	1		16	36	6	10
处罚决定											
责令限期改正	3349	3308	248	13	52	51		246	395	144	198
警告	5179	5130	321	22	33	61	1	452	772	225	392
罚款	1106	1081	185	3	6	6	1	86	145	36	84
罚款金额(万元)	1550	1517	265	5	10	12	10	119	211	98	117
没收违法所得											
没收金额(万元)											
其他											
行政复议	9	9	2						4		
行政诉讼	4	4	1								
结案情况											
自觉履行	5930	5858	508	27	72	77	2	512	831	236	429
强制执行	151	150	10	1	3			18	44	2	4
不作行政处罚	368	367	42			1		18	16	6	10

11-5-2 续表

单位										职业卫生技术服务机构	职业健康检查机构	职业病诊断机构	职业病诊断鉴定成员	其他
医药	建材	交通	铁道	水利	农业	轻工	森林工业	纺织	其他					
50	874	34	1	3	123	997	11	196	1385	11	26	8		174
50	837	34	1	4	122	894	12	192	1360	8	16	8		42
6	69	2			8	92	3	14	114					13
29	507	19	1	3	56	564	7	113	768					24
17	333	2			65	187	1	83	454					16
1	10				1	8		2	12		7	3		
	1					6			7					1
										6				
												1		
											1	1		
										1	1			
10	98	12		1	13	387	3	21	318	1	7	3		7
30	514	27	1		38	595	5	163	976	1	8	3		24
20	323	7		4	84	299	7	29	384	7	8	5		18
2	9	2				23			31	1				
24	443	15	1	2	50	473	6	88	859	7	15	4		15
39	555	30	1	4	102	801	11	176	1132	7	10	5		27
6	166	5		1	60	93		12	186	7	4	3		11
6	171	14		5	8	225		12	229	5	2	3		23
						3								
	2								1					
47	695	34	1	4	122	855	12	183	1211	8	15	8		41
	25					5		1	37		1			
3	117					34		8	112					1

11-5-3　2009年职业卫生技术机构被监督单位情况

指标	合计	职业卫生技术服务机构	职业健康检查机构	职业病诊断机构
机构数(个)	2779	872	1565	342
职工总数(人)	371995	70632	223642	77721
业务人员数(人)	169880	42566	97381	29933
其中：专业技术人数(人)	87573	22251	55617	9705
内：取得相应资格人数(人)	31212	9962	16728	4522
有效资质证数（份）	4872	1696	2669	507
机构资质证发放情况(份)				
新发	673	157	441	75
变更	74	29	36	9
延续	714	242	358	114
注销	83	26	53	4
批准的职业卫生技术服务的业务范围				
建设项目职业病危害评价资质等级				
甲等	46	46		
乙等	380	380		
职业病危害因素检测与评价	802	802		
化学品毒性鉴定资质等级				
甲等	5	5		
乙等	5	5		
丙等	1	1		
丁等	1	1		
放射卫生防护检测与评价	305	305		
放射防护器材和含放射性产品检测	6	6		

11-6-1　2009年放射卫生被监督单位情况

指标	合计	医用辐射单位	非医用辐射单位
单位数(户)	51359	47506	3853
职工总数(人)	7964763	4662757	3302006
放射工作人员数(人)	238194	199192	39002
持有效放射工作人员证数(份)	197397	169855	27542
有效放射诊疗许可证(份)	50123	50123	
放射诊疗许可证发放情况(份)			
新发	9130	9130	
变更	1365	1365	
延续	19391	19391	
注销	305	305	
职业健康检查应检人数(人)	216087	181475	34612
实检人数	191864	160664	31200
其中：检出疑似放射病病人数	464	444	20
检出职业禁忌或健康损害人数	1718	1603	115
个人剂量应监测人数(人)	225706	189160	36546
实监测人数	191475	159391	32084
其中：超标人数	630	613	17

11-6-2 2009年放射卫生监督处罚案件（件）

指标	总计	医用辐射单位	非医用辐射单位
案件数	2311	2261	50
结案数	2211	2163	48
违法事实			
未取得放射诊疗许可从事放射诊疗工作的	897	897	
未办理诊疗科目登记或者未按照规定进行校验的	165	165	
未经批准擅自变更放射诊疗项目或超出批准范围从事放射诊疗工作的	173	173	
使用不具备相应资质的人员从事放射工作的	143	143	
违反建设项目职业病危害评价制度的有关规定	137	130	7
购置\使用不合格或按规定应淘汰的放射诊疗设备	39	39	
未按照规定使用安全防护装置和个人防护用品的	334	334	
未按规定对放射工作人员进行健康检查并建立健康档案	373	353	20
未按规定对放射工作人员进行个人剂量检测并建立个人剂量档案	412	403	9
发生放射事件并造成人员健康严重损害	30	30	
发生放射事件未立即采取应急救援和控制措施或未按照规定及时报告的	2	1	1
其他违法行为	155	141	14
处罚程序			
简易程序	1409	1375	34
一般程序	802	788	14
其中：听证	23	19	4
处罚决定			
责令限期改正	1380	1352	28
警告	1416	1372	44
罚款	818	805	13
罚款金额(万元)	222.5	207.2	15.4
吊销许可证			
其他	48	48	
行政复议	1	1	
行政诉讼			
结案情况			
自觉履行	2038	1991	47
强制执行	19	18	1
不作行政处罚	154	154	

11-7 2009年采供血卫生监督处罚案件（件）

指标	总计	单位									个人			
		合计	血液中心	中心血站	中心血库	脐带血造血干细胞库	其他类型血库	单采血浆站	医疗机构	其他	合计	医务人员	供血(浆)者	其他
案件数	117	116	1	11	8			16	73	7	1		1	
结案数	116	115	1	11	8			15	73	7	1		1	
违法事实														
非法采集、供应、倒卖血液(血浆、脐带血)	6	6						2	4					
非法组织他人出卖血液														
血站、医疗机构出售无偿献血的血液	3	3							3					
涂改、伪造、转让供浆证件	2	1						1			1		1	
采集供应违反操作规程和制度	20	20		1	1			8	10					
包装、储运不符国家卫生标准和要求	25	25		1	2				22					
向医疗机构提供不符国家规定标准的血液	1	1		1										
将不符国家规定标准血液用于患者														
其他违法行为	59	59	1	8	5			4	34	7				
处罚程序														
简易程序	71	71		8	6			3	54					
一般程序	45	44	1	3	2			12	19	7	1		1	
其中：听证	2	2						2						
处罚决定														
责令改正	42	41		7	5			8	21		1		1	
警告	70	70	1	7	4			2	56					
罚款	38	37	1	1				10	18	7	1		1	
罚款金额(万元)	57.3	57.2	2.0	0.5				41.2	7.4	6.1	0.0		0.0	
停业整顿														
吊销许可证														
取缔														
其他														
行政复议														
行政诉讼	1	1						1						
结案情况														
自觉履行	106	105	1	11	8			15	63	7	1		1	
强制执行														
不作行政处罚	10	10							10					

11-8　2009年医疗卫生监督处罚案件

指标	总计	医疗					
		合计	医院	妇　幼保健院	社区卫生服务机构	卫生院	疗养院
案件数(件)	98129	65132	5164	210	2161	3143	22
结案数(件)	91632	62001	4970	205	2069	3051	23
违法事实(件)							
未取得执业许可证擅自执业	36248	14765	144	3	103	81	2
逾期不校验医疗机构执业许可证	2482	2482	115	9	91	187	1
出卖/转让/出借医疗机构执业许可证	1506	1506	260	15	72	154	1
诊疗活动超出登记范围	13753	13753	762	23	576	569	6
使用非卫生技术人员	13745	13229	1750	74	723	1212	8
出具虚假证明文件	662	348	62	5	36	24	
造成、发生医疗事故	583	310	112	7	30	36	1
未获许可开展人类辅助生殖技术	704	535	37	5	28	64	1
以不正当手段、非法取得执业证书	677						
违反医疗技术规范	702						
未取得资格证或未注册从事医疗工作	2647						
擅自购置、违规使用大型医用设备	285	153	24	2	5	25	
其他违法行为	20792	17530	2018	72	538	923	4
处罚程序(件)							
简易程序	31362	24510	1583	58	609	1108	5
一般程序	60270	37491	3387	147	1460	1943	18
其中：听证	3467	1981	130	6	32	74	2
处罚决定							
警告(件)	21438	17627	2242	81	541	1225	7
罚款(件)	72124	50076	3235	135	1671	2181	18
罚款金额(万元)	13449.2	8685.5	1515.9	56.2	344.5	483.8	14.0
没收违法所得(件)	2215	1009	190	1	23	30	1
没收金额(万元)	681.7	456.3	210.2	0.1	9.1	69.8	0.1
没收药品器械(件)	14888	5350	30	1	52	21	2
责令停止执业(件)	19945	7075	186	5	104	112	2
责令限期补办校验手续(件)	1032	1012	38	1	20	71	
责令暂停执业活动(件)	154						
取缔(件)	19592	6702	26		13	4	
其他(件)	2096	1931	231	8	100	142	1
行政复议(件)	40	24	1				
行政诉讼(件)	186	158					
结案情况(件)							
自觉履行	85518	59602	4838	201	2016	2896	22
强制执行	4488	1549	32	1	16	40	1
不作行政处罚	1626	850	100	3	37	115	0

11-8 续表

机构			非医疗机构	卫生技术人员						非卫生技术人员
门诊部	诊所	其他		合计	医师	药师	护士	医技	乡村医生	
5056	39178	10198	24689	5615	1110	51	362	112	3980	2693
4894	36915	9874	22572	4672	907	30	242	98	3395	2387
627	10859	2946	21156	327	327					
224	1589	266								
140	802	62								
1080	9024	1713								
1261	6850	1351	516							
26	170	25	111	80	15	1	1	1	62	123
26	92	6	54	199	44		8	2	145	20
98	268	34	169							
				290	63	5	37	16	169	387
				641	78	4	53	10	496	61
				1223	202	11	141	36	833	1424
19	66	12	132							
1775	8528	3672	815	2043	215	9	46	36	1737	404
1908	14899	4340	3972	2353	170	7	86	50	2040	527
2986	22016	5534	18600	2319	737	23	156	48	1355	1860
72	1357	308	1222	126	85		1		40	138
1949	8941	2641	1732	1669	302	14	127	60	1166	410
3429	30941	8466	16915	3347	495	11	66	25	2750	1786
882.4	4066.6	1322.2	3725.2	471.6	245.0	5.2	11.3	9.4	200.6	566.9
106	512	146	1084	42	31		2		9	80
35.6	67.8	63.7	202.2	14.0	11.1		0.3		2.6	9.2
156	3937	1151	9538							
214	5191	1261	11509	568	189	4	68	4	303	793
70	706	106		20	3				17	
				154	64	2	7	4	77	
363	5017	1279	12890							
121	1071	257	108	23	6				17	34
2	16	5	15	1	1					
6	102	50	24	4	4					
4771	35319	9539	19268	4458	875	30	234	77	3242	2190
48	1158	253	2786	87	21		3	3	60	66
75	438	82	518	127	11		5	18	93	131

11-9 2009年传染病防治监督处罚案件（件）

指标	总计	疾病预防控制机构	医疗机构	采供血机构	消毒产品生产单位	消毒产品经营单位	其他有关单位及个人
案件数	28859	112	24212	36	310	2029	2160
结案数	28680	110	24250	35	257	1944	2084
违法事实							
违反《传染病防治法》规定							
违反传染病疫情监测信息报告管理规定	758	5	692				61
未依据职责采取/承担传染病疫情防控措施	173	2	167				4
未按规定提供医疗救治	28		28				
违反消毒隔离制度	1638	41	1424	1			172
违反病历管理规定	296		293				3
违反规定导致经血液传播疾病的发生	58		53				5
非法采集或组织他人出卖血液	29		28	1			
在国家确认的自然疫源地违法建大型建设项目							
用于传染病防治消毒产品不符卫生标准(规范)	567	6	335	1	32	187	6
导致或可能导致传染病传播流行的	101		46			51	4
违反《突发公共卫生事件应急条例》规定	90		83				7
违反《艾滋病防治条例》规定	422		5				417
违反《病原微生物实验室生物安全管理条例》规定	109	2	79	1			27
违反《疫苗流通和预防接种管理条例》规定	102	2	67				33
违反《医疗废物管理条例》规定	11714	47	10760	13			894
违反《消毒管理办法》规定	12860	7	10377	1	233	1780	462
其他违法行为	1577	3	1286	18	1	20	249
处罚程序							
简易程序	15814	88	13688	21	74	744	1199
一般程序	12866	22	10562	14	183	1200	885
其中：听证	313		193	1	15	42	62
处罚决定							
警告	8216	48	7082	26	10	177	873
罚款	23176	23	19631	15	246	1815	1446
罚款金额(万元)	2317.75	7.35	1859.38	14.65	58.62	246.92	130.84
没收违法所得	50	1	45			2	2
没收金额(万元)	24.82	7.32	16.98			0.15	0.37
暂扣或吊销许可证	3		1		2		
取缔	127		79		2		46
吊销执业证书							
其他	92	2	73		2	4	11
行政复议	4	1	2				1
行政诉讼	6		4	1			1
结案情况							
自觉履行	28153	105	23787	26	255	1937	2043
强制执行	67		54		1	3	9
不作行政处罚	460	5	409	9	1	4	32

十二、医疗保障制度

简要说明

一、本章反映我国推行新型农村合作医疗制度、城镇职工和城镇居民基本医疗保险制度、政府医疗救治情况。主要包括参保人数、参保率、基金收入和支出、医疗救助人次和救助金额等。

二、新型农村合作医疗数据来源于新型农村合作医疗年报，城镇职工和城镇居民基本医疗保险数据来源于人力资源与社会保障部，政府医疗救治数据摘自民政部《民政事业年报》。

主要指标解释

参加新农合人数 指根据本地新农合实施方案到年内新农合筹资截止时已缴纳新农合资金的人口数。

新农合当年基金支出 指本年度实际从新农合基金账户中支出用于新农合补偿的金额。

新农合本年度筹资总额 指为本年度筹集的、实际进入新农合专用账户的基金数额。包括本年度中央及地方财政配套资金、农民个人缴纳资金（含民政部门及其他相关部门代缴的救助资金）、新农合基金本年度产生的全部利息收入及其他渠道实际筹集到的新农合基金额。筹资数额以进入新农合专用账户的基金数额为准，不含上年结转资金。

新农合补偿支出受益人次 指年内新农合参合人员因病就医获得补偿的人次数，包括住院、家庭账户形式、门诊、特殊病种大额门诊、住院正常分娩、体检和其他补偿人次之和。

城镇职工基本医疗保险参保人数 指报告期末按国家有关规定参加基本医疗保险的人数。包括参加保险的职工人数和退休人员人数。

城镇职工基本医疗保险基金收入 指根据国家有关规定，由纳入基本医疗保险范围的缴费单位和个人，按国家规定的缴费基数和缴费比例缴纳的基金，以及通过其他方式取得的形成基金来源的款项，包括单位缴纳的社会统筹基金收入、个人缴纳的个人账户基金收入、财政补贴收入、利息收入、其他收入。

城镇职工基本医疗保险基金支出 指按照国家政策规定的开支范围和开支标准从社会统筹基金中支付给参加基本医疗保险的职工和退休人员的医疗保险待遇支出，和从个人账户基金中支付给参加基本医疗保险的职工和退休人员的医疗费用支出以及其他支出。包括住院医疗费用支出、门急诊医疗费用支出、个人账户基金支出和其他支出。

城镇职工基本医疗保险累计结余 指截止报告期末基本医疗保险的社会统筹和个人账户基金累计结余金额。包括银行存款、财政专户、债券投资和其他。

城镇居民基本医疗保险参保人数 指报告期末按《关于开展城镇居民基本医疗保险试点的指导意见》规定，参加城镇居民基本医疗保险（在经办机构参保登记并已建立当年缴费记录）的人数。包括自愿参加的不属于城镇职工基本医疗保险制度覆盖范围的中小学阶段的学生（包括职业高中、中专、技校学生）、少年儿童和其他非从业城镇居民。

生育保险参保人数 指报告期末依据有关规定参加生育保险的职工人数。

生育保险基金收入 指根据国家有关规定，由参加生育保险的单位按照国家规定的缴费基数和缴费比例缴纳的生育保险基金，以及通过其他方式取得的形成基金来源的款项，包括单位缴纳的基金收入、利息收入和其他收入。

生育保险基金支出 指按照国家政策规定的开支范围和开支标准，从生育保险基金中支付给参加生育保险的职工，因妊娠、分娩和计划生育手术而享受的待遇及其他支出。包括生育津贴、医疗费用支出及其他支出。

生育保险基金累计结余 指截止报告期末生育保险基金累计结余金额。包括银行存款、财政专户、债券投资和其他。

12-1 新型农村合作医疗情况

年份	开展新农合县(市、区)(个)	参加新农合人数(亿人)	参合率(%)	人均筹资(元)	当年基金支出(亿元)	补偿受益人次(亿人次)
2005	678	1.79	75.66	42.10	61.75	1.22
2006	1451	4.10	80.66	52.10	155.81	2.72
2007	2451	7.26	86.20	58.90	346.63	4.53
2008	2729	8.15	91.53	96.30	662.31	5.85
2009	2716	8.33	94.19	113.36	922.92	7.59

注：因个别市、区城乡居民统一实行基本医疗保险制度，2009年开展新农合县（市、区）数有所减少。

12-2 2009年各地区新型农村合作医疗情况

地区	县(市、区)数(个)	开展新农合县(市、区)(个)	参加新农合人数(万人)	人均筹资(元)	本年度筹资总额(万元)	补偿受益人次(万人次)
总　计	**2858**	**2716**	**83308.66**	**113.36**	**9443470.79**	**75896.15**
东　部	959	618	23862.55	136.58	3259137.80	33034.53
中　部	903	1046	33551.21	103.18	3461666.90	19524.48
西　部	996	1052	25894.89	105.14	2722666.09	23337.14
北　京	18	13	274.98	433.37	119167.68	456.23
天　津	16	12	367.90	172.28	63382.64	390.49
河　北	106	164	4793.04	103.69	496970.27	2259.90
山　西	90	115	2125.85	102.15	217157.20	1130.03
内蒙古	109	98	1201.80	107.36	129019.81	576.30
辽　宁	172	90	1965.91	108.35	213014.33	1251.60
吉　林	105	60	1251.50	101.79	127390.33	691.72
黑龙江	85	121	1370.35	102.11	139927.10	758.76
上　海	119	10	166.55	563.82	93904.90	1594.30
江　苏	101	88	4396.26	148.12	651163.60	8323.16
浙　江	100	86	3039.56	190.23	578228.86	5905.08
安　徽	99	94	4651.66	101.42	471793.33	2489.16
福　建	60	74	2350.30	103.35	242900.60	213.94
江　西	140	96	3068.90	102.95	315954.79	1288.43
山　东	128	135	6439.23	103.16	664279.13	12624.98
河　南	159	157	7487.96	101.64	761070.24	4950.68
湖　北	103	96	3714.50	106.19	394436.11	3364.38
湖　南	122	122	4618.19	103.66	478707.69	2159.11
广　东	18	110	4861.87	130.22	633096.06	2274.74
广　西	20	109	3747.38	104.73	392476.54	1772.25
海　南	121	21	469.26	124.15	58259.84	432.31
重　庆	40	39	2179.20	104.42	227561.16	2919.41
四　川	181	175	6167.75	104.76	646113.44	2387.57
贵　州	88	88	2912.39	103.44	301253.91	3573.96
云　南	129	127	3293.49	102.18	336523.08	7582.62
西　藏	73	73	227.40	163.34	37143.36	339.89
陕　西	107	104	2566.11	104.67	268587.78	1395.44
甘　肃	86	86	1906.92	102.80	196022.53	1296.70
青　海	43	43	334.30	105.36	35220.72	256.62
宁　夏	22	21	364.58	104.29	38022.17	376.98
新　疆	98	89	993.58	115.46	114721.59	859.40

12-3 城镇居民和职工基本医疗保险情况

年份 地区	参保人数(万人)					城镇职工基本医保收支(亿元)		
	合计	城镇居民基本医保	城镇职工基本医保	在职职工	退休人员	基金收入	基金支出	累计结存
2005			13783	10022	3761	6969.0	5401.0	6066.0
2006			15732	11580	4152	1747.1	1276.7	1752.4
2007	22311	4291	18020	13420	4600	2214.2	1551.7	2440.8
2008	31822	11826	19996	14988	5008	2885.5	2019.7	3303.6
2009	40061	18100	21961	16410	5527	3672.0	2797.0	2882.0
东　部	16053	4810	11242	8791	2452	1759.0	1247.5	2008.3
中　部	9425	4475	4951	3558	1392	558.6	380.0	656.4
西　部	6344	2541	3803	2639	1164	567.9	392.1	638.9
北　京	1017	146	871	689	182	191.2	133.1	191.1
天　津	485	85	399	257	142	66.5	56.1	36.2
河　北	1083	345	739	539	199	98.1	71.2	104.2
山　西	594	152	442	333	109	62.0	42.5	75.1
内蒙古	612	239	374	265	109	49.3	33.1	52.0
辽　宁	1507	298	1209	823	387	150.6	108.5	158.1
吉　林	937	487	451	319	132	46.0	27.8	57.3
黑龙江	1056	268	788	572	216	93.2	61.3	105.4
上　海	1355	184	1172	851	321	236.5	212.0	136.4
江　苏	2838	1233	1604	1214	390	263.9	178.4	310.1
浙　江	1323	269	1054	856	198	188.9	121.6	261.2
安　徽	1324	795	529	381	148	67.8	45.3	75.3
福　建	796	361	436	334	101	86.7	51.0	133.2
江　西	1207	704	503	354	149	38.8	22.0	43.6
山　东	1847	581	1266	1010	256	175.7	128.8	175.6
河　南	1549	709	841	620	221	85.0	57.8	105.1
湖　北	1436	721	715	504	211	80.6	61.3	97.6
湖　南	1322	640	682	476	206	85.3	62.1	97.0
广　东	3552	1181	2371	2130	240	287.8	177.2	492.6
广　西	568	207	361	258	104	49.5	29.8	75.8
海　南	250	128	122	88	34	12.9	9.6	9.6
重　庆	551	224	326	211	115	53.8	32.0	61.0
四　川	1414	520	893	597	297	125.4	82.6	169.0
贵　州	404	147	257	184	73	30.4	19.8	32.4
云　南	618	261	357	253	104	69.8	51.8	70.7
西　藏	32	12	20	15	5	5.5	3.7	5.8
陕　西	717	285	433	300	133	58.2	43.1	49.9
甘　肃	522	273	249	180	69	33.0	22.6	27.4
青　海	94	22	72	48	24	17.8	13.2	20.8
宁　夏	159	75	83	61	23	11.9	8.5	14.9
新　疆	652	275	377	268	109	63.4	51.9	59.1

注：①本表数据来源于人力资源与社会保障部；②各地区系2008年数字。

12-4 生育保险情况

年份 地区	年末参加 生育保险人数 (万人)	享受待遇人数 (万人)	基金收支(亿元)		
			基金收入	基金支出	累计结余
2006	6458.90	107.89	62.13	37.49	96.89
2007	7775.26	113.04	83.58	55.62	126.65
2008	9254.11	140.05	113.71	71.48	168.22
2009	10860.00	174.00	132.00	88.00	212.00
东　部	5599.39	92.41	78.42	54.23	107.19
中　部	2028.65	22.41	16.33	7.40	27.45
西　部	1626.06	25.23	18.95	9.85	33.59
北　京	324.11	11.76	9.08	6.13	11.83
天　津	196.49	4.71	4.38	2.88	8.18
河　北	408.54	5.16	2.50	1.19	2.91
山　西	148.34	0.72	1.24	0.43	1.92
内蒙古	154.58	1.56	1.67	0.90	1.96
辽　宁	460.23	11.74	4.69	3.32	5.39
吉　林	227.91	2.54	1.37	0.59	2.33
黑龙江	241.88	3.22	2.53	1.30	4.34
上　海	609.89	7.11	9.13	11.50	2.34
江　苏	907.23	19.45	14.98	8.17	27.66
浙　江	689.98	8.09	7.71	5.93	9.88
安　徽	230.95	3.48	2.55	1.27	2.67
福　建	273.95	3.24	3.62	1.71	5.83
江　西	156.65	0.57	0.57	0.21	2.08
山　东	638.02	10.29	9.08	5.55	13.51
河　南	313.35	2.79	2.09	0.84	3.91
湖　北	278.04	2.90	2.40	0.89	4.65
湖　南	431.55	6.19	3.58	1.88	5.53
广　东	1011.21	9.75	12.68	7.66	18.17
广　西	176.54	2.99	1.80	1.05	4.05
海　南	79.75	1.11	0.58	0.18	1.50
重　庆	141.62	2.57	1.77	0.80	2.48
四　川	373.04	4.43	4.42	2.48	8.34
贵　州	135.95	1.81	0.95	0.27	1.41
云　南	168.38	2.62	2.46	1.27	5.62
西　藏	12.37	0.13	0.19	0.07	0.20
陕　西	147.60	1.61	1.20	0.52	1.75
甘　肃	59.15	0.55	0.54	0.28	1.06
青　海	6.28	0.14	0.11	0.05	0.27
宁　夏	25.14	0.39	0.22	0.16	0.23
新　疆	225.42	6.43	3.62	2.00	6.23

注：①本表数据来源于人力资源与社会保障部；②各地区系2008年数字。

12-5　民政部门医疗救助情况

年份 地区	城市医疗救助人次			农村医疗救助人次			城市医疗救助支出（万元）	农村医疗救助支出（万元）
	小计	医疗救助	资助参加医疗保险	小计	医疗救助	资助参加合作医疗		
2005	1150000	1150000		8550000			32000.0	78000.0
2006	1872000	1872000		15584000	2413000	13171000	81240.9	114198.1
2007	4420227	4420227		28944383	3770970	25173413	144379.2	280508.0
2008	10862000	4436000	6426000	41919000	7595000	34324000	297000.0	383000.0
2009	15062637	4103725	10958912	47891180	7299800	40591380	412043.1	646245.8
东　部	2290514	843895	1446619	8959711	1097336	7862375	85970.9	144650.7
中　部	6898648	1336906	5561742	15525476	2205746	13319730	193351.3	229602.1
西　部	5873475	1922924	3950551	23405993	3996718	19409275	132720.9	271993.0
北　京	28101	18626	9475	90374	5761	84613	3173.4	1577.8
天　津	41957	40709	1248	56896	14901	41995	4736.4	1742.5
河　北	181606	67829	113777	1858189	161753	1696436	11157.6	25948.1
山　西	331191	143707	187484	822518	89356	733162	14685.7	15039.2
内蒙古	398385	134249	264136	937275	173045	764230	12915.2	18176.9
辽　宁	618659	225654	393005	852899	90047	762852	10287.8	9205.7
吉　林	573295	218344	354951	700831	218354	482477	21606.1	15711.5
黑龙江	1482169	327177	1154992	1244936	228661	1016275	62448.2	46199.6
上　海	112051	80032	32019	19596	19596		13393.4	7618.7
江　苏	337627	116585	221042	1373926	214194	1159732	7537.8	20363.7
浙　江	59304	38173	21131	495946	104480	391466	7775.3	32184.6
安　徽	203074	55198	147876	2002847	208629	1794218	10415.2	24221.2
福　建	157637	27333	130304	805410	103384	702026	2328.8	5621.6
江　西	1252244	268375	983869	2043408	437124	1606284	38630.9	46997.5
山　东	157509	49432	108077	1437117	119538	1317579	10774.3	19136.5
河　南	826758	63643	763115	3769603	241516	3528087	11914.9	30079.5
湖　北	1445839	92604	1353235	2170878	183321	1987557	16005.8	20051.8
湖　南	784078	167858	616220	2770455	598785	2171670	17644.5	31301.8
广　东	427337	148810	278527	1678684	225717	1452967	10765.5	15016.2
广　西	224170	74217	149953	2175895	281459	1894436	4201.4	15249.0
海　南	168726	30712	138014	290674	37965	252709	4040.6	6235.3
重　庆	960482	241460	719022	1869726	473710	1396016	11060.0	16951.7
四　川	847696	442914	404782	4956662	1045562	3911100	30446.1	65631.0
贵　州	262842	33364	229478	2507537	307344	2200193	3821.9	16978.4
云　南	1065140	169662	895478	5353580	468498	4885082	10213.0	33275.6
西　藏	5324	2020	3304	78353	5042	73311	1935.3	1402.5
陕　西	332684	114534	218150	1570048	315390	1254658	15417.6	35738.5
甘　肃	297493	75046	222447	1003278	139871	863407	9120.2	25284.4
青　海	343701	212234	131467	803049	414733	388316	5243.1	10479.4
宁　夏	271057	91929	179128	495146	154313	340833	4059.0	7463.5
新　疆	864501	331295	533206	1655444	217751	1437693	24288.1	25362.1

注：本表数据来源于民政部。

十三、人口指标

简要说明

一、本章反映五次人口普查及历年人口方面的基本情况，包括全国及31个省、自治区、直辖市的主要人口指标，如全国人口总数及增长率、城乡人口、性比例、人口年龄结构、人口密度、老少抚养比和受教育程度等。

二、本章资料主要摘自《中国统计年鉴》，市县人口、农业与非农业人口摘自公安部《分市县人口统计资料》。

三、1964、1982、1990、2000年人口数系人口普查数，其他年份人口数系人口抽样调查推算数。

四、1964年文盲人口为13岁及以上不识字人口，1982、1990、2000年文盲人口为15岁及以上不识字或识字很少人口。

主要指标解释

人口数　指一定时点、一定范围内的有生命的个人的总和。年度统计的年末人口数指每年12月31日24时的人口数。年度统计的全国人口总数不包括台湾省和港澳同胞以及海外华侨人数。

城镇人口和乡村人口　其定义有三种口径。第一种口径（按行政建制）：城镇人口是指市辖区内和县辖镇的全部人口；乡村人口指县辖乡人口。第二种口径（按常住人口划分）：城镇是指设区的市的区人口，不设区的市的街道人口和不设区的市所辖镇的居民委员会人口，县辖镇的居民委员会人口；乡村人口指上述人口以外的全部人口。第三种口径：按国家统计局1999年发布的《关于统计上划分城乡的规定（试行）》计算的。1952~1980年为第一种口径的数据，1981~1999年为第二种口径的数据，2000年人口普查数据按第三种口径计算。

性比例　即男性人数与女性人数之比。计算公式：性比例＝男性人数/女性人数×100%。

人口密度　是指一定时期单位土地面积上的人口数。计算公式：人口密度＝某地区人口数/该地区土地面积（人/平方公里）。

总抚养比　也称总负担系数。指人口总体中非劳动年龄人口数与劳动年龄人口数之比。通常用百分比表示。说明每100名劳动年龄人口大致要负担多少名非劳动年龄人口。用于从人口角度反映人口与经济发展的基本关系。计算公式：负担老年系数＝（0~14以上人口+65岁以上人口）/（15~64岁人口）×100%。

少年儿童抚养比　也称少年儿童抚养系数。指某一人口中少年儿童人口数与劳动年龄人口数之比。通常用百分比表示。以反映每100名劳动年龄人口要负担多少名少年儿童。计算公式：负担少年系数＝0~14以上人口/15~64岁人口×100%。

老年人口抚养比　也称老年人口抚养系数。指某一人口中老年人口数与劳动年龄人口数之比。通常用百分比表示。用以表明每100名劳动年龄人口要负担多少名老年人。老年人口抚养比是从经济角度反映人口老化社会后果的指标之一。计算公式：负担老年系数＝65岁以上人口/（15~64岁人口）×100%。

学龄儿童净入学率　指调查范围内已入小学学习的学龄儿童占校内外学龄儿童总数（包括弱智儿童，不包括盲聋哑儿童）的比重。计算公式为：小学学龄儿童入学率＝已入学的小学学龄儿童数/校内外小学学龄儿童总数×100%。

文盲率　指15周岁（或12周岁）及以上不识字或识字很少的人数与15周岁（或12周岁）及以上人口之比。

13-1　人口数及构成

年份	年末总人口（万人）	按城乡分（万人）		城镇人口 %	按农业非农业分（万人）		按性别分（万人）		性比例
		城镇	乡村		农业	非农业	男性	女性	
1952	57482	7163	50319	12.5	49191	8291	29833	27649	107.9
1955	61465	8285	53180	13.5	52130	9335	31809	29656	107.3
1960	66207	13073	53134	19.8	52476	13731	34283	31924	107.4
1965	72538	13045	59493	18.0	60416	12122	37128	35410	104.9
1970	82992	14424	6868	17.4	70332	12660	42686	40306	105.9
1975	92420	16030	76390	17.3	78142	14278	47564	44856	106.0
1978	96259	17245	79014	17.9	81029	15230	49567	46692	106.2
1979	97542	18495	79047	19.0	81356	16186	50192	47350	106.0
1980	98705	19140	79565	19.4	81905	16350	50785	47920	106.0
1981	100072	20171	79901	20.2	82659	16936	51519	48553	106.1
1982	101654	21480	80174	21.1	83320	18334	52352	49302	106.3
1983	103008	22274	80734	21.6	84117	18378	53152	49856	106.5
1984	104357	24017	80340	23.0	83789	19686	53848	50509	106.7
1985	105851	25094	80757	23.7	83478	21054	54725	51126	107.0
1986	107507	26366	81141	24.5	84819	20902	55581	51926	106.8
1987	109300	27674	81626	25.3	85648	21592	56290	53010	106.9
1988	111026	28661	82365	25.8	86427	22551	57201	53825	106.9
1989	112704	29540	83164	26.2	87305	23371	58099	54605	106.9
1990	114333	30195	84138	26.4	90446	23887	58904	55429	106.3
1991	115823	31203	84620	26.9	90093	24418	59466	56357	106.8
1992	117171	32175	84996	27.5	90265	25298	59811	57360	106.9
1993	118517	33173	85344	28.0	90208	26068	60472	58045	106.4
1994	119850	34169	85681	28.5	90036	27318	61246	58604	106.4
1995	121121	35174	85947	29.0	90233	28235	61808	59313	104.2
1996	122389	37304	85085	30.5	90407	29139	62200	60189	103.3
1997	123626	39449	84177	31.9	90692	29891	63131	60495	104.0
1998	124761	41608	83153	33.4	91033	30465	63604	61157	104.1
1999	125786	43748	82038	34.8	91249	31242	64126	61660	104.0
2000	126743	45906	80837	36.2	94244	32499	65437	61306	106.7
2001	127627	48064	79563	37.7	94175	33452	65672	61955	106.0
2002	128453	50212	78241	39.1	93269	35184	66115	62338	106.1
2003	129227	52376	76851	40.5	91550	37677	66556	62671	106.2
2004	129988	54283	75705	41.8	87898	39140	66976	63012	106.3
2005	130756	56212	74544	43.0	89628	41128	67375	63381	106.3
2006	131448	57706	73742	43.9	89162	42286	67728	63720	106.3
2007	132129	59379	72750	44.9	87755	43077	68048	64081	106.2
2008	132802	60667	72135	45.7	88159	43971	68357	64445	106.1
2009	133474	62186	71288	46.6	88294	45029	68652	64822	105.9

注：①农业和非农业人口系公安部统计的户籍人口数；②其他人口数摘自《中国统计年鉴》。

13-2 人口基本情况

指标	单位	1982	1990	1995	2000	2005	2006	2007	2008	2009
总人口	万人	101654	114333	121121	126743	130756	131448	132129	132802	133474
按性别分										
男性人口	万人	52352	58904	61808	65437	67375	67728	68048	68357	68652
女性人口	万人	49302	55429	59313	61306	63381	63720	64081	64445	64822
按城乡分										
城镇人口	万人	21480	30195	35174	45906	56212	57706	59379	60667	62186
农村人口	万人	80174	84138	85947	80837	74544	73742	72750	72135	71288
按农业非农业分										
农业人口	万人	83320	90446	92558	94244	89628	89162	87755	88159	88294
非农业人口	万人	18334	23887	28563	32499	41128.0	42286	43077	43971	45029
性别比重										
男性人口	%	51.5	51.5	51.0	51.6	51.5	51.5	51.5	51.5	51.4
女性人口	%	48.5	48.5	49.0	48.4	48.5	48.5	48.5	48.5	48.6
城乡比重										
城镇人口	%	21.1	26.4	29.0	36.2	43.0	43.9	44.9	45.7	46.6
农村人口	%	78.9	73.6	71.0	63.8	57.0	56.1	55.1	54.3	53.4
出生率	‰	22.28	21.06	17.12	14.03	12.40	12.09	12.10	12.14	12.13
死亡率	‰	6.60	6.67	6.57	6.45	6.51	6.81	6.93	7.06	7.08
自然增长率	‰	15.68	14.39	10.55	7.58	5.89	5.28	5.17	5.08	5.05
家庭户数	万户	22203	27738	31676	34881	39558	40593	40807	41164	
人口年龄构成										
0～14岁人口	%	33.6	27.7	26.6	22.9	20.3	19.8	19.4	19.0	18.5
15～64岁人口	%	61.5	66.7	67.2	70.1	72.0	72.3	72.5	72.7	73.0
65岁人口	%	4.9	5.6	6.2	7.0	7.7	7.9	8.1	8.3	8.5
人口总抚养比	%	62.6	49.9	48.8	42.7	38.9	38.3	37.9	37.4	36.9
少年儿童抚养比	%	54.6	41.5	39.6	32.7	28.2	27.4	26.8	26.0	25.3
老年人口抚养比	%	8.0	8.4	9.2	10.0	10.7	10.9	11.2	11.3	11.6
文化程度人口占总人口比重										
小学	%	35.4	37.2	38.4	35.7	31.2	31.0	29.9	29.3	28.2
初中	%	17.8	23.3	27.3	34	35.8	36.6	37.8	38.4	39.1
高中	%	6.6	8	8.3	11.1	11.5	12.1	12.6	12.9	12.9
大专及以上	%	0.6	1.4	2.0	3.6	5.2	5.8	6.2	6.3	6.8
文盲人口及文盲率										
文盲人口	万人	22996	18003		8507					
文盲率(%)	%	22.81	15.88		6.72					

注：①总人口包括中国人民解放军现役军人数，不包括香港、澳门特别行政区和台湾省人口；②城镇人口及非农业人口中包括中国人民解放军现役军人；③农业、非农业人口系公安部统计的户籍人口数；④文盲人口指15岁及15岁以上不识字或识字很少的人口。

13-3　各地区总人口（万人）

	1990	2000	2004	2005	2006	2007	2008	2009
总　计	**114333**	**126743**	**129988**	**130756**	**131448**	**132129**	**132802**	**133474**
东　部	42583	47684	49251	50609	51177	51774	52280	52761
中　部	38266	42182	43037	41738	41797	41847	42025	42169
西　部	32202	36192	37127	35976	36157	36298	36522	36729
北　京	1082	1357	1493	1538	1581	1633	1695	1755
天　津	879	1001	1024	1043	1075	1115	1176	1228
河　北	6108	6674	6809	6851	6898	6943	6989	7034
山　西	2876	3248	3335	3355	3375	3393	3411	3427
内蒙古	2146	2372	2384	2386	2397	2405	2414	2422
辽　宁	3946	4184	4217	4221	4271	4298	4315	4319
吉　林	2466	2682	2709	2716	2723	2730	2734	2740
黑龙江	3521	3807	3817	3820	3823	3824	3825	3826
上　海	1334	1641	1742	1778	1815	1858	1888	1921
江　苏	6706	7327	7433	7475	7550	7625	7677	7725
浙　江	4145	4596	4720	4898	4980	5060	5120	5180
安　徽	5618	6286	6461	6120	6110	6118	6135	6131
福　建	3005	3410	3511	3535	3558	3581	3604	3627
江　西	3771	4149	4284	4311	4339	4368	4400	4432
山　东	8439	8998	9180	9248	9309	9367	9417	9470
河　南	8551	9488	9717	9380	9392	9360	9429	9487
湖　北	5397	5960	6016	5710	5693	5699	5711	5720
湖　南	6066	6562	6698	6326	6342	6355	6380	6406
广　东	6283	7707	8304	9194	9304	9449	9544	9638
广　西	4225	4750	4889	4660	4719	4768	4816	4856
海　南	656	789	818	828	836	845	854	864
重　庆	2886	3092	3122	2798	2808	2816	2839	2859
四　川	7836	8602	8725	8212	8169	8127	8138	8185
贵　州	3239	3756	3904	3730	3757	3762	3793	3798
云　南	3697	4241	4415	4450	4483	4514	4543	4571
西　藏	220	258	274	277	281	284	287	290
陕　西	3288	3644	3705	3720	3735	3748	3762	3772
甘　肃	2237	2557	2619	2594	2606	2617	2628	2635
青　海	446	517	539	543	548	552	554	557
宁　夏	466	554	588	596	604	610	618	625
新　疆	1516	1849	1963	2010	2050	2095	2131	2159

注: ①1982、1990、2000年系人口普查数，2004、2005、2006、2007、2008、2009年系推算数；②各地区人口不含现役军人数。

13-4 各地区市县人口及城乡人口

地区	2009年农业、非农业人口（人）		2009年市、县人口（人）		2008年城乡人口（万人）		2008年城镇人口比重(%)
	农业	非农业	市	县	城镇	乡村	
总计	**882941387**	**450288308**	**631325786**	**701903909**	**60667.0**	**72135.0**	**45.7**
东部	276510065	217835134	305303935	189041264	29396.6	22882.9	56.2
中部	318448884	134230506	193327355	259352035	18084.9	23940.1	43.0
西部	287982438	98222668	132694496	253510610	13995.3	22527.4	38.3
北京	2742013	9733234	11762809	712438	1439.1	255.9	84.9
天津	3849942	5996991	8076463	1770470	908.2	267.8	77.2
河北	49591940	22573501	26339805	45825636	2928.3	4060.5	41.9
山西	23389297	11241603	13743751	20887149	1538.5	1872.1	45.1
内蒙古	14557245	9971956	8772528	15756673	1248.1	1165.6	51.7
辽宁	21119481	21440254	30228380	12331355	2591.0	1723.7	60.1
吉林	14927347	12267538	18710689	8484196	1454.8	1279.2	53.2
黑龙江	19892417	18556002	22953861	15494558	2119.3	1706.1	55.4
上海	1645394	12361586	13316773	690207	1673.2	215.3	88.6
江苏	37141515	37050803	50184578	24007740	4168.8	3508.5	54.3
浙江	32822305	14339485	31722266	15439524	2949.1	2170.9	57.6
安徽	52772521	15172765	22406976	45538310	2484.7	3650.3	40.5
福建	23105594	11881198	17885830	17100962	1798.4	1805.6	49.9
江西	33740440	12592985	15670368	30663057	1819.8	2580.2	41.4
山东	59017020	35477488	53518641	40975867	4482.6	4934.6	47.6
河南	83389689	23244655	36150310	70484034	3397.3	6031.7	36.0
湖北	35921441	25497367	39756133	21662675	2581.4	3129.6	45.2
湖南	54415732	15657591	23935267	46138056	2689.2	3690.8	42.2
广东	40079347	43580468	56858501	26801314	6048.0	3496.0	63.4
广西	42345959	9690471	18413625	33622805	1837.8	2978.2	38.2
海南	5395514	3400126	5409889	3385751	409.9	444.1	48.0
重庆	23269175	9486881	15427585	17328471	1419.2	1419.8	50.0
四川	66983901	22862973	33362040	56484834	3043.6	5094.4	37.4
贵州	34293571	6614271	10415017	30492825	1104.1	2688.7	29.1
云南	37230367	7467402	10382750	34315019	1499.2	3043.8	33.0
西藏	2383379	514866	324207	2574038	64.9	222.1	22.6
陕西	26902254	11625902	14150104	24378052	1583.8	2178.2	42.1
甘肃	20158333	6864525	8716497	18306361	844.9	1783.2	32.2
青海	3794546	1635610	1083227	4346929	227.0	327.3	40.9
宁夏	3979798	2360843	3089777	3250864	278.0	340.0	45.0
新疆	12083910	9126968	8557139	12653739	844.6	1286.2	39.6

注：①农业、非农业和市、县人口系公安部统计的户籍人口数；②城镇、乡村人口系2008年人口变动抽样调查数字。

13-5 各年龄段人口数

年龄组	1982年人口数（万人）			1990年人口数（万人）			2000年人口数（万人）			2008年人口数（人）		
	合计	男	女	合计	男	女	合计	男	女	合计	男	女
总计	**101654**	**52352**	**49302**	**114333**	**58904**	**55429**	**126743**	**65437**	**61306**	**1178521**	**598339**	**580182**
0～4岁	9470	4898	4572	11644	6105	5539	6898	3765	3133	60409	33352	27057
5～9岁	11074	5703	5371	9934	5163	4771	9015	4830	4185	64402	35314	29088
10～14岁	13181	6784	6397	9723	5019	4704	12540	6535	6005	79278	42560	36717
15～19岁	12537	6381	6156	12016	6165	5851	10303	5288	5015	92767	49438	43329
20～24岁	7436	3788	3648	12576	6423	6153	9457	4794	4664	80885	40003	40883
25～29岁	9256	4774	4482	10427	5351	5076	11760	6023	5737	76417	37497	38920
30～34岁	7296	3793	3503	8388	4371	4017	12731	6536	6195	82027	40627	41400
35～39岁	5422	2857	2565	8635	4457	4178	10915	5614	5301	109297	54028	55269
40～44岁	4844	2583	2261	6371	3334	3037	8124	4224	3900	113708	56636	57072
45～49岁	4740	2507	2233	4909	2586	2323	8552	4394	4158	84701	42061	42640
50～54岁	4082	2153	1929	4562	2411	2151	6330	3280	3050	91958	46290	45668
55～59岁	3389	1749	1640	4171	2184	1987	4637	2406	2231	77554	39294	38260
60～64岁	2736	1371	1365	3397	1748	1649	4170	2168	2003	52706	26778	25929
65～69岁	2126	1017	1109	2633	1292	1341	3478	1755	1723	39183	19823	19361
70～74岁	1435	644	791	1805	834	971	2557	1244	1314	33302	16556	16746
75～79岁	862	350	512	1093	469	624	1593	718	875	21991	10545	11445
80～84岁	371	135	235	535	199	336	799	320	479	11686	5197	6490
85～89岁	109	34	75	191	61	130	303	106	197	4777	1888	2889
90～94岁（人）	218046	59583	158463	351602	94520	257082	783594	229758	553836	1205	375	830
95岁（人）	35294	10729	24565	57851	14549	43302	169756	51373	118383	}269	}78	}190
100岁及以上（人）	3851	1135	2716	6681	1555	5126	17877	4635	13242			

注：1982、1990、2000年系人口普查数字，2008年系人口变动抽样调查数字，抽样比为0.887‰。

13-6 各地区人口年龄结构

地区	年龄别人口(万人)						年龄构成(%)								
	1990			2000			1990			2000			2008		
	0～14岁	15～64岁	65岁以上	0～14岁	15～64岁	65岁以上	0～14岁	15～64岁	65岁以上	0～14岁	15～64岁	65岁以上	0～14岁	15～64岁	65岁以上
总　计	**31300**	**75451**	**6300**	**28979**	**88793**	**8811**	**27.7**	**66.7**	**5.6**	**22.9**	**70.1**	**7.0**	**17.3**	**73.1**	**9.5**
东　部	11196	28735	2652	10152	35198	3783	26.3	67.5	6.2	20.7	71.6	7.7	15.1	74.9	9.9
中　部	10923	25316	2031	9877	28931	2756	28.5	66.2	5.3	23.8	69.6	6.6	17.7	73.0	9.2
西　部	9181	21400	1617	8933	24339	2260	28.5	66.5	5.0	25.1	68.5	6.4	20.0	70.7	9.3
北　京	218	795	69	188	1078	116	20.2	73.5	6.4	13.6	78.0	8.4	9.7	80.0	10.3
天　津	200	622	57	168	750	83	22.8	70.8	6.5	16.8	74.9	8.3	10.7	77.0	12.3
河　北	1774	3980	356	1539	4742	463	29.0	65.1	5.8	22.8	70.3	6.9	16.1	75.2	8.7
山　西	810	1911	155	851	2242	204	28.2	66.5	5.4	25.8	68.0	6.2	18.2	73.9	7.9
内蒙古	610	1449	86	506	1743	127	28.4	67.6	4.0	21.3	73.4	5.4	14.9	77.0	8.1
辽　宁	916	2806	224	749	3157	332	23.2	71.1	5.7	17.7	74.5	7.8	12.1	76.5	11.3
吉　林	645	1709	111	517	2051	160	26.2	69.3	4.5	19.0	75.2	5.9	12.2	78.6	9.1
黑龙江	937	2452	133	697	2792	200	26.6	69.6	3.8	18.9	75.7	5.4	12.7	78.2	9.1
上　海	243	966	125	204	1277	193	18.2	72.4	9.4	12.2	76.3	11.5	7.9	79.1	13.0
江　苏	1592	4658	455	1462	5325	651	23.7	69.5	6.8	19.7	71.6	8.8	13.8	74.5	11.7
浙　江	965	2896	283	845	3418	414	23.3	69.9	6.8	18.1	73.1	8.8	14.0	75.3	10.7
安　徽	1595	3719	304	1528	4012	446	28.4	66.2	5.4	25.5	67.0	7.5	20.1	69.1	10.7
福　建	946	1907	152	799	2445	227	31.5	63.5	5.1	23.0	70.4	6.5	17.7	72.3	10.0
江　西	1199	2380	192	1076	2811	253	31.8	63.1	5.1	26.0	67.9	6.1	22.7	68.9	8.4
山　东	2245	5671	523	1893	6457	729	26.6	67.2	6.2	20.9	71.1	8.0	15.6	74.7	9.8
河　南	2505	5550	499	2401	6211	644	29.3	64.9	5.8	25.9	67.1	7.0	19.8	72.3	7.8
湖　北	1536	3565	297	1379	4269	380	28.5	66.0	5.5	22.9	70.8	6.3	14.7	75.2	10.1
湖　南	1696	4030	340	1428	4543	469	28.0	66.4	5.6	22.2	70.5	7.3	16.7	72.8	10.5
广　东	1880	4031	373	2089	6030	523	29.9	64.2	5.9	24.2	69.8	6.1	18.5	74.0	7.6
广　西	1410	2586	229	1178	2991	320	33.4	61.2	5.4	26.2	66.6	7.1	21.9	68.8	9.4
海　南	217	403	35	216	519	52	33.1	61.5	5.3	27.5	66.0	6.6	21.5	69.5	8.9
重　庆				678	2168	244				21.9	70.2	7.9	19.0	69.0	12.0
四　川	2485	7625	612	1887	5822	620	23.2	71.1	5.7	22.7	69.9	7.5	17.4	71.2	11.4
贵　州	1058	2031	149	1068	2253	204	32.7	62.7	4.6	30.3	63.9	5.8	26.0	65.8	8.1
云　南	1170	2346	181	1116	2915	257	31.7	63.5	4.9	26.0	68.0	6.0	22.1	70.0	7.9
西　藏	78	131	10	82	168	12	35.6	59.8	4.6	31.2	64.3	4.5	22.0	71.4	6.7
陕　西	949	2169	169	902	2490	214	28.9	66.0	5.1	25.0	69.1	5.9	16.4	74.0	9.6
甘　肃	626	1520	91	692	1742	128	28.0	68.0	4.1	27.0	68.0	5.0	20.6	71.2	8.2
青　海	137	295	14	138	358	22	30.7	66.1	3.1	26.6	69.1	4.3	21.7	71.4	6.9
宁　夏	157	292	16	160	377	25	33.8	62.8	3.4	28.4	67.2	4.5	22.9	70.6	6.5
新　疆	501	956	60	526	1312	87	33.0	63.0	4.0	27.3	68.2	4.5	20.9	71.9	7.2

注：1990、2000年系人口普查数字，2008年各地区系人口变动抽样调查数字。

13-7 各地区性比例、人口密度与抚养比

地区	性比例			人口密度(人/公里²)		少年儿童抚养比			老年人口抚养比		
	1990	2000	2008	1990	2000	1990	2000	2008	1990	2000	2008
总　计	**106.3**	**106.7**	**106.1**	**118**	**132**	**41.5**	**32.7**	**23.7**	**8.4**	**10.0**	**13.0**
北　京	107.0	109.0	103.4	644	823	27.4	17.4	12.1	8.7	10.8	12.9
天　津	103.6	104.0	97.2	777	886	32.2	22.4	14.0	9.2	11.1	16.0
河　北	104.5	103.7	104.0	325	359	44.6	32.5	21.4	8.9	9.8	11.6
山　西	108.4	107.3	102.9	184	211	42.4	38.0	24.6	8.1	9.1	10.7
内蒙古	108.3	107.2	105.2	18	20	42.1	29.0	19.4	5.9	7.3	10.5
辽　宁	104.4	104.0	100.9	270	290	32.6	23.7	15.9	8.0	10.5	14.8
吉　林	104.9	104.9	102.4	132	146	37.7	25.2	15.6	5.4	7.8	11.6
黑龙江	105.1	104.6	102.3	78	81	38.2	25.0	16.3	8.0	7.2	11.7
上　海	104.2	105.7	100.2	2118	2657	25.2	16.0	10.0	12.9	15.1	16.5
江　苏	103.6	102.6	95.1	654	725	34.2	27.5	18.5	9.8	12.2	15.8
浙　江	106.4	105.6	103.6	407	459	33.3	24.7	18.6	9.8	12.1	14.1
安　徽	106.9	106.6	105.3	404	429	42.9	38.1	29.1	8.2	11.1	15.5
福　建	105.6	106.4	101.2	248	286	49.6	32.7	24.6	8.0	9.3	13.8
江　西	107.0	108.3	104.6	226	248	50.4	38.3	32.9	8.1	9.0	12.2
山　东	103.5	102.5	100.1	539	579	39.6	29.3	20.9	9.2	11.3	13.1
河　南	105.1	106.6	102.3	512	554	45.1	38.7	27.4	9.0	10.4	10.8
湖　北	106.5	108.6	102.9	290	324	43.1	32.3	19.5	8.3	8.9	13.5
湖　南	108.0	109.0	107.1	286	304	42.1	31.4	22.9	8.4	10.3	14.4
广　东	104.8	103.8	105.1	353	486	46.6	34.6	25.0	9.3	8.7	10.2
广　西	110.3	112.7	109.2	178	190	54.5	39.4	31.8	8.9	10.7	13.6
海　南	108.9	109.8	109.8	193	232	53.9	41.6	31.0	8.7	10.0	12.9
重　庆		108.0	101.7		375		31.3	27.6		11.3	17.3
四　川	107.5	107.0	102.6	188	172	32.6	32.4	24.4	8.0	10.6	16.1
贵　州	107.4	110.1	108.2	184	200	52.1	47.4	39.6	7.3	9.1	12.4
云　南	105.7	110.1	108.3	94	109	49.9	38.3	31.6	7.7	8.8	11.3
西　藏	100.1	102.6	94.7	1.8	2.1	59.5	48.8	30.8	7.6	7.1	9.3
陕　西	108.0	108.4	102.8	160	175	43.8	36.2	22.2	7.8	8.6	13.0
甘　肃	107.6	107.6	102.4	49	56	41.2	39.7	29.0	6.0	7.3	11.5
青　海	107.6	107.1	101.6	6	7.2	46.4	38.5	30.4	4.8	6.1	9.6
宁　夏	105.5	105.3	103.7	90	108	53.8	42.4	32.4	5.5	6.6	9.2
新　疆	106.6	107.3	103.1	9	12	52.4	40.1	29.1	6.3	6.6	10.0

注：1990、2000年系人口普查数字，2008年各地区系人口变动抽样调查数字。

13-8 入学率、升学率及每十万人口在校学生数

年份	学龄儿童净入学率(%)	升学率(%)			每十万人口平均在校学生数				
		小学毕业	初中毕业	高中毕业	幼儿园	小　学	初中阶段	高中阶段	高等学校
1990	97.8	74.6	40.6	27.3	1725	10707	3426	1337	326
1995	98.5	90.8	48.3	49.9	2262	11010	3945	1610	457
2000	99.1	94.9	51.1	73.2	1782	10335	4969	2000	723
2002	98.6	97.0	58.3	83.5	1595	9525	5240	2283	1146
2003	98.7	97.9	59.6	83.4	1560	9100	5209	2523	1298
2004	98.9	98.1	62.9	82.5	1617	8725	5058	2824	1420
2005	99.2	98.4	69.7	76.3	1676	8358	4781	3070	1613
2006	99.3	100.1	75.7	75.1	1731	8192	4557	3321	1816
2007	99.5	99.9	80.5	70.3	1787	8037	4364	3409	1924
2008	99.5	99.7	83.4	72.7	1873	7819	4227	3463	2042
2009	99.4	99.1	85.6	77.6	2001	7584	4097	3482	2128
北　京	100.0	99.5	134.8	200.7	1462	3818	1881	2517	6410
天　津	99.7	92.0	110.5	146.9	1756	4314	2441	3073	4432
河　北	99.7	99.9	75.1	62.4	2165	6992	3461	3705	1871
山　西	99.9	99.9	78.3	59.4	1885	8934	5110	4457	2050
内蒙古	99.8	100.0	90.8	54.8	1401	6186	3478	3625	1794
辽　宁	99.9	99.4	88.6	90.0	1806	5229	3151	2956	2659
吉　林	99.8	103.6	78.4	85.8	1192	5344	3209	3084	2695
黑龙江	99.5	99.8	68.1	96.6	1110	4977	3503	2872	2420
上　海	100.0	100.2	100.0	141.1	1874	3554	2257	1996	4393
江　苏	99.9	101.1	90.0	86.1	2517	5158	3337	3666	2786
浙　江	100.0	99.5	99.8	78.6	3263	6350	3452	3137	2303
安　徽	99.9	103.6	69.4	59.7	1529	7936	4854	3699	1742
福　建	100.0	98.6	82.7	69.0	2989	6653	3927	3743	2039
江　西	99.9	100.8	84.0	85.5	2553	9608	4302	3588	2118
山　东	99.9	101.5	88.6	64.7	1921	6656	3630	3345	2153
河　南	99.9	100.5	67.9	51.7	1820	11157	5030	4133	1774
湖　北	99.7	104.8	89.5	73.5	1456	6291	4147	4509	2829
湖　南	99.6	102.9	85.4	68.8	1893	7353	3360	3201	2040
广　东	99.9	96.7	77.3	73.3	2614	9301	5277	3840	1952
广　西	99.2	97.6	68.8	66.3	2343	9069	4289	3085	1436
海　南	81.6	95.0	61.9	101.2	1674	9766	5221	3512	2001
重　庆	99.7	100.1	96.7	89.1	2227	7331	4678	4004	2317
四　川	98.9	101.5	84.7	63.2	2098	7582	4380	3420	1732
贵　州	98.4	95.6	55.8	50.6	1970	12046	5602	2654	1043
云　南	98.3	96.2	58.7	61.0	2029	9776	4505	2557	1298
西　藏	98.8	98.4	53.1	65.2	560	10635	4989	2082	1317
陕　西	99.7	99.7	87.1	75.8	1525	7215	4792	4862	3045
甘　肃	98.3	99.0	72.8	52.6	1365	9611	5369	3918	1806
青　海	99.5	104.4	96.3	35.0	1830	9620	3879	3654	1080
宁　夏	99.7	96.7	82.8	45.2	2022	10857	4856	4136	1721
新　疆	99.4	100.5	63.2	48.3	2302	6264	4823	3198	1430

注:各地区升学率系2008年数字。

13-9 各地区文盲人口和文盲率

地区	1990年文盲人口(万人)			2000年文盲人口(万人)			文盲率(%)	
	合计	城镇	乡村	合计	城镇	乡村	1990	2000
总 计	**18003**	**2693**	**15310**	**8507**	**1842**	**6665**	**15.9**	**6.7**
北 京	94	53	41	59	34	25	8.7	4.2
天 津	78	44	34	49	30	19	8.9	4.9
河 北	929	89	840	448	43	405	15.2	6.7
山 西	325	58	267	138	33	105	11.3	4.2
内蒙古	330	70	260	217	52	164	15.4	9.1
辽 宁	348	135	213	202	78	124	8.8	4.8
吉 林	259	80	179	125	45	80	10.5	4.6
黑龙江	383	139	244	188	77	111	10.9	5.1
上 海	147	66	81	90	65	25	11.0	5.4
江 苏	1156	149	1007	469	143	326	17.2	6.3
浙 江	724	163	561	330	115	215	17.5	7.1
安 徽	1373	131	1242	602	114	489	24.4	10.1
福 建	470	66	404	250	75	175	15.6	7.2
江 西	612	62	550	214	39	175	16.2	5.2
山 东	1423	276	1147	768	169	599	16.9	8.5
河 南	1381	111	1270	543	79	465	16.2	5.9
湖 北	852	144	708	431	110	321	15.8	7.2
湖 南	734	74	660	299	49	251	12.1	4.7
广 东	656	180	476	332	135	197	10.5	3.8
广 西	448	39	409	170	35	136	10.6	3.8
海 南	92	13	79	55	14	41	14.0	7.0
重 庆				215	40	175	14.0	7.0
四 川	1741	217	1524	636	89	547	17.1	7.6
贵 州	786	91	695	490	55	435	24.3	13.9
云 南	941	67	874	488	60	429	25.4	11.4
西 藏	98	6	92	85	9	76	44.4	32.5
陕 西	579	49	530	263	44	218	17.6	7.3
甘 肃	625	56	569	367	32	336	27.9	14.3
青 海	123	11	112	93	14	79	27.7	18.0
宁 夏	103	11	92	75	10	65	22.1	13.4
新 疆	193	43	150	107	26	81	12.8	5.6

附录一 主要社会经济指标

简要说明

一、本章反映我国及31个省、自治区、直辖市主要社会和经济情况。内容包括行政区划、国内生产总值、国民总收入、财政收支、价格指数、城乡居民家庭收支、就业和工资、农村居民贫困状况、城市设施等。

二、本章资料除2009年摘自《2010年中国统计摘要》外，其他年份数据摘自《中国统计年鉴》。历史数据以最近年鉴为准。

主要指标解释

地级区划数 包括地级市、地区、自治州、自治盟。

县级区划数 包括县（自治县、旗）、县级市和市辖区数。

国内生产总值（GDP） 指一个国家或地区所有常住单位在一定时期内生产活动的最终成果。

国民总收入 即国民生产总值。指一个国家或地区所有常住单位在一定时期内收入初次分配的最终结果。它等于国内生产总值加上来自国外的净要素收入。与国内生产总值不同，国民总收入是个收入概念，而国内生产总值是个生产概念。

财政收入 指国家财政参与社会产品分配所取得的收入，是实现国家职能的财力保证。财政收入所包括的内容几经变化，目前主要包括：各项税收、专项收入（征收排污费收入、征收城市水资源费收入、教育费附加收入等）、其他收入（基本建设贷款归还收入、基本建设收入、捐赠收入等）、国有企业亏损补贴（负收入、冲减财政收入）。

财政支出 国家财政将筹集起来的资金进行分配使用，以满足经济建设和各项事业的需要。主要包括：基本建设支出、企业挖潜改造资金、地质勘探费用、科技三项费用、支援农村生产支出、农林水利气象等部门的事业费用、文教科学卫生事业费、抚恤和社会福利救济费、国防支出、行政管理费、价格补贴支出。

商品零售价格指数 是反映城乡商品零售价格变动趋势的一种经济指数。零售价格的调整变动直接影响到城市居民的生活支出和国家的财政收入，影响居民购买力和市场供需平衡，影响消费与积累的比例。因此，计算零售价格指数，可以从一个侧面对上述经济活动进行观察和分析。

居民消费价格指数 是反映一定时期内城乡居民所购买的生活消费品价格和服务项目价格变动趋势和程度的相对数。是对城市居民消费价格指数和农村居民消费价格指数进行综合汇总计算的结果。利用居民消费价格指数，可以观察和分析消费品的零售价格和服务价格变动对城乡居民实际生活费支出的影响程度。

三次产业 是根据社会生产活动历史发展的顺序对产业结构的划分，产品直接取自自然界的部门称为第一产业，对初级产品进行再加工的部门称为第二产业，为生产和消费提供各种服务的部门称为第三产业。我国的三次产业的划分是：第一产业：农业（包括种植业、林业、牧业和渔业）；第二产业：工业（采掘业，制造业，电力、煤气及水的生产和供应业）和建筑业；第三产业：除第一、第二产业以外的其他各业。第三产业分为流通部门和服务部门，具体又分为四个层次，即：第一层次：流通部门（包括交通运输、仓储及邮电通信业，批发和零售贸易、餐饮业）；第二层次：为生产和生活服务部门（包括金融、保险业务，地质勘查业、水利管理业，房地产业务，社会服务业，农林牧副渔服务业，交通运输辅助业，综合技术服务业等）；第三层次：为提高科学文化水平和居民素质服务部门（包括教育、文化艺术及广播电影电视业，卫生、体育和社会福利业，科学研究业等）；第四层次：为社会公共需要服务部门（包括国家机关、政党机关和社会团体以及军队、警察等）。

就业人员 即从业人员。指在各级国家机关、政党机关、社会团体及企业、事业单位中工作，取得工资或其他形式的劳动报酬的全部人员。包括在岗职工、再就业的离退休人员、民办教师以及在各单位中工作的外方人员和港澳台方人员、兼职人员、借用的外单位人员和第二职业者。不包括离开本单位仍保留劳动关系的职工。各单位的从业人员反映了各单位实际参加生产或工作的全部劳动力。

城镇登记失业人员 指有非农业户口，在一定的劳动年龄内，有劳动能力，无业而要求就业，并在当地就业服务机构进行求职登记的人员。

城镇登记失业率 城镇失业率指城镇登记失业人数同城镇从业人数与城镇登记失业人数之和的比。计算公式为：城镇登记失业率 = 城镇登记失业人数/（城镇从业人数 + 城镇登记失业人数）×100%。城镇登记失业率是指城镇登记失业人员与城镇单位从业人员（扣除使用的农村劳动力、聘用的离退休人员、港澳台及外方人员）、城镇单位中的不在岗职工、城镇私营业主、个体户主、城镇私营企业和个体从业人员、城镇登记失业人员之和的比。

恩格尔系数 指食物支出在生活消费总支出中所占的比例。即食物支出/生活消费总支出×100%。

学龄儿童入学率 已入学小学学龄儿童数/校内外小学学龄儿童总数×100%。

城市人口用水普及率 指城市用水的非农业人口数（不含临时人口和流动人口）与城市非农业人口总数之比。

城市燃气普及率 城市用气人口数/城市人口总数×100%。

附录1-1-1　全国行政区划（2009年底）

地区	地级区划数（个）		县级区划数(个)			
		地级市	合计	县级市	市辖区	县
全国	**333**	**283**	**2858**	**367**	**855**	**1636**
北京市			18		16	2
天津市			16		13	3
河北省	11	11	172	22	36	114
山西省	11	11	119	11	23	85
内蒙古自治区	12	9	101	11	21	69
辽宁省	14	14	100	17	56	27
吉林省	9	8	60	20	20	20
黑龙江省	13	12	128	18	64	46
						0
上海市			18		17	1
江苏省	13	13	106	26	55	25
浙江省	11	11	90	22	32	36
安徽省	17	17	105	5	44	56
福建省	9	9	85	14	26	45
江西省	11	11	99	10	19	70
山东省	17	17	140	31	49	60
河南省	17	17	159	21	50	88
湖北省	13	12	103	24	38	41
湖南省	14	13	122	16	34	72
广东省	21	21	121	23	54	44
广西壮族自治区	14	14	109	7	34	68
海南省	2	2	20	6	4	10
						0
重庆市			40		19	21
四川省	21	18	181	14	43	124
贵州省	9	4	88	9	10	69
云南省	16	8	129	9	12	108
西藏自治区	7	1	73	1	1	71
陕西省	10	10	107	3	24	80
甘肃省	14	12	86	4	17	65
青海省	8	1	43	2	4	37
宁夏回族自治区	5	5	22	2	9	11
新疆维吾尔自治区	14	2	98	19	11	68
香港特别行政区						
澳门特别行政区						
台湾省						

注：县包括自治县（旗）、2个特区和1个林区。

附录1-1-2　城乡基层组织情况

年份 地区	街道数 (个)	乡镇数(个)			村委会数 (个)
		合计	乡	镇	
1990		55838	44446	11392	743278
2000		43735	24043	19692	734715
2001		40161	20606	19555	709257
2002	5576	39240	18639	20601	681000
2003	5751	38290	18064	20226	663000
2004	5904	37334	17451	19883	644000
2005	6152	35473	15951	19522	629079
2006	6355	34675	15306	19369	624428
2007	6434	34369	15120	19249	612712
2008	6524	34301	15067	19234	604285
2009	6686	34169	14847	19322	599127
北　京	140	182	40	142	3950
天　津	107	136	20	116	3821
河　北	267	1960	968	992	49035
山　西	201	1196	633	563	28135
内蒙古	221	642	179	463	11282
辽　宁	570	934	357	577	11100
吉　林	276	621	196	425	9121
黑龙江	376	896	429	467	9055
上　海	99	111	2	109	1722
江　苏	316	1018	107	911	16393
浙　江	333	1180	445	735	29958
安　徽	258	1262	357	905	15732
福　建	173	928	337	591	14432
江　西	137	1398	620	778	16880
山　东	507	1365	269	1096	74844
河　南	479	1882	978	904	47346
湖　北	283	944	204	740	25576
湖　南	247	2162	1056	1106	42928
广　东	436	1148	11	1137	19502
广　西	106	1126	424	702	14361
海　南	18	204	21	183	2556
重　庆	164	845	267	578	8803
四　川	253	4407	2586	1821	47987
贵　州	109	1446	757	689	17568
云　南	80	1286	689	597	12953
西　藏	10	682	542	140	5261
陕　西	175	1570	649	921	27370
甘　肃	124	1226	762	464	16149
青　海	30	366	229	137	4161
宁　夏	41	192	93	99	2316
新　疆	150	854	620	234	8830

附录1-2-1 国内生产总值和财政收支

年份	国内生产总值（亿元）	人均GDP（元）	国家财政收入（亿元）	国家财政支出（亿元）	财政收入占GDP%
1955	910.0	150	249.3	262.7	27.4
1960	1457.0	218	572.3	643.7	39.3
1965	1716.1	240	473.3	460.0	27.6
1970	2252.7	275	662.9	649.4	29.4
1975	2997.3	217	815.6	820.9	27.2
1976	2943.7	316	776.6	806.2	26.4
1977	3201.9	339	874.5	843.5	27.3
1978	3645.2	381	1132.3	1122.1	31.1
1979	4062.6	419	1146.4	1281.8	28.2
1980	4545.6	463	1159.9	1228.8	25.5
1981	4891.6	492	1175.8	1138.4	24.0
1982	5323.4	526	1212.3	1230.0	22.8
1983	5962.7	583	1367.0	1409.5	22.9
1984	7208.1	695	1642.9	1701.0	22.8
1985	9016.0	858	2004.8	2004.3	22.2
1986	10275.2	963	2122.0	2204.9	20.7
1987	12058.6	1112	2199.4	2262.2	18.2
1988	15042.8	1366	2357.2	2491.2	15.7
1989	16992.3	1519	2664.9	2823.8	15.7
1990	18667.8	1644	2937.1	3083.6	15.7
1991	21781.5	1893	3149.5	3386.6	14.5
1992	26923.5	2311	3483.4	3742.2	12.9
1993	35333.9	2998	4349.0	4642.3	12.3
1994	48197.9	4044	5218.1	5792.6	10.8
1995	60793.7	5046	6242.2	6823.7	10.3
1996	71176.6	5846	7408.0	7937.6	10.4
1997	78973.0	6420	8651.1	9233.6	11.0
1998	84402.3	6796	9876.0	10798.2	11.7
1999	89677.1	7159	11444.1	13187.7	12.8
2000	99214.6	7858	13395.2	15886.5	13.5
2001	109655.2	8622	16386.0	18902.6	14.9
2002	120332.7	9398	18903.6	22053.2	15.7
2003	135822.8	10542	21715.3	24649.9	16.0
2004	159878.3	12336	26396.5	28486.9	16.5
2005	183217.5	14053	31649.3	33930.3	17.1
2006	211923.5	16165	38760.2	40422.7	17.9
2007	257305.6	19524	51321.8	49781.4	19.3
2008	314045.4	23708	61330.4	62592.7	19.5
2009	335352.9	25188	68476.9	75873.6	20.4

注：①本表按当年价格计算；②财政收入包括中央和地方财政收入，财政支出包括中央和地方财政支出。

附录1-2-2　2009年各地区生产总值与财政收支

地　区	地区生产总值（亿元）	人均地区生产总值（元）	地方财政收入（亿元）	地方财政支出（亿元）
北　京	11865.9	68788	1837.3	1956.0
天　津	7500.8	62403	675.5	869.0
河　北	17026.6	24284	944.6	1851.7
山　西	7365.7	21544	747.9	1313.1
内蒙古	9725.8	40225	649.6	1465.2
辽　宁	15065.6	34898	1356.1	2151.9
吉　林	7203.2	26319	422.8	1180.1
黑龙江	8288.0	21665	578.4	1542.3
上　海	14900.9	78225	2358.7	2593.9
江　苏	34061.2	44232	2731.1	3201.6
浙　江	22832.4	44335	1933.1	2208.3
安　徽	10052.9	16391	724.6	1621.6
福　建	11949.5	33051	833.3	1125.3
江　西	7589.2	17185	488.6	1208.4
山　东	33805.3	35796	1956.9	2704.8
河　南	19367.3	20477	1009.1	2283.9
湖　北	12831.5	22450	710.2	1638.0
湖　南	12930.7	20226	722.7	1717.7
广　东	39081.6	40748	3310.0	3756.7
广　西	7700.4	15923	518.7	1287.1
海　南	1646.6	19166	145.0	356.0
重　庆	6528.7	22916	577.2	1010.7
四　川	14151.3	17339	1041.7	2965.4
贵　州	3893.5	10258	349.5	1048.6
云　南	6168.2	13536	613.6	1470.7
西　藏	441.4	15295	24.9	380.7
陕　西	8186.7	21732	591.3	1435.6
甘　肃	3382.4	12852	264.9	965.4
青　海	1081.3	19454	71.6	363.8
宁　夏	1334.6	21475	95.0	323.1
新　疆	4273.6	19926	361.1	1056.1

注：地方财政收入和地方财政支出系2008年数字。

附录1-3 价格指数（上年=100）

年份 地区	商品零售价格指数	中西药品及保健用品	居民消费价格指数	医疗保健	医疗保健服务
1995	114.8	111.5	117.1	111.3	111.1
2000	98.5	100.2	100.4	100.3	111.1
2001	99.2	98.5	100.7	100.3	110.5
2002	98.7	96.5	99.2	98.5	108.2
2003	99.9	98.4	101.2	101.2	108.9
2004	102.8	96.7	103.9	99.1	105.2
2005	100.8	97.6	101.8	99.5	105.2
2006	101.0	99.1	101.5	100.2	103.2
2007	103.8	102.0	104.8	102.1	102.2
2008	105.9	103.1	105.9	102.9	100.5
2009	98.8	101.5	99.3	101.2	100.8
北　京	104.4	100.7	98.5	99.9	100.0
天　津	105.1	103.7	99.0	102.6	100.0
河　北	106.7	103.2	99.3	101.5	101.2
山　西	107.2	101.8	99.6	101.1	100.1
内蒙古	104.7	101.0	99.7	101.0	100.2
辽　宁	105.3	102.5	100.0	101.8	100.3
吉　林	106.2	102.9	100.1	101.2	97.8
黑龙江	105.8	104.1	100.2	102.4	102.8
上　海	105.3	100.7	99.6	99.4	100.0
江　苏	104.9	101.9	99.6	100.7	100.1
浙　江	106.3	108.5	98.5	102.4	100.3
安　徽	106.3	101.6	99.1	101.2	100.3
福　建	105.7	102.4	98.2	101.3	100.6
江　西	106.1	103.4	99.3	101.1	100.3
山　东	104.9	101.5	100.0	101.3	100.9
河　南	107.5	102.9	99.4	101.9	102.3
湖　北	106.3	103.8	99.6	101.4	101.2
湖　南	105.6	102.9	99.6	100.2	99.5
广　东	106.0	103.1	97.7	100.9	101.5
广　西	107.6	103.4	97.9	100.5	100.6
海　南	106.7	100.1	99.3	104.3	100.4
重　庆	105.0	102.0	98.4	99.4	100.0
四　川	105.3	102.0	100.8	101.1	100.5
贵　州	107.2	102.4	98.7	100.9	98.9
云　南	106.1	105.7	100.4	101.5	98.9
西　藏	103.9	99.9	101.4	101.4	107.0
陕　西	106.9	103.0	100.5	101.6	100.4
甘　肃	107.9	104.0	101.3	101.4	104.3
青　海	110.6	108.1	102.6	102.5	104.3
宁　夏	108.5	102.4	100.7	101.7	101.0
新　疆	108.5	103.4	100.7	101.9	100.4

注: 各地区商品零售价格指数系2008年数字。

附录1-4 就业和工资情况

指标	1990	1995	2000	2003	2004	2005	2006	2007	2008	2009
年底从业人员(万人)	64749	68065	72085	74432	75200	75825	76400	76990	77480	77995
按三次产业分										
第一产业	38914	35530	36043	36546	35269	33918	32561	31444	30654	29708
第二产业	13856	15655	16219	16077	16920	18092	19225	20629	21109	21684
第三产业	11979	16880	19823	21809	23011	23815	24614	24917	25717	26603
按城乡分										
城镇从业人员	17041	19040	23151	25639	26476	27331	28310	29350	30210	31120
国有单位	10346	11261	8102	6876	6710	6488	6430	6424	6447	6420
城镇集体单位	3549	3147	1499	1000	897	810	764	718	662	618
其他单位	164	894	2011	3094	3492	4211	4519	4882	5084	
乡村从业人员	47708	49025	48934	48793	48724	48494	48090	47640	47270	46875
乡镇企业	9265	12862	12820	13573	13866	14272	14680	15090	15451	15588
年底职工人数(万人)	14059	14908	11259	10492	10576	10942	11161	11427	11515	
国有单位	10346	10955	7878	6621	6438	6232	6170	6148	6126	
城镇集体单位	3549	3076	1447	951	851	769	726	684	623	
其他单位	164	877	1935	2920	3287	3941	4264	4595	4766	
城镇登记失业人数(万人)	383	520	595	800	827	839	847	830	886	921
城镇登记失业率(%)	2.5	2.9	3.1	4.3	4.2	4.2	4.1	4.0	4.2	4.3
职工平均工资(元)	2140	5500	9371	14040	16024	18405	21001	24932	29229	
国有单位	2284	5625	9552	14577	16729	19313	22112	26620	31005	
城镇集体单位	1681	3931	6262	8678	9814	11283	13014	15595	18338	
其他单位	2987	7463	10984	14574	16259	18362	20755	24058	28387	

附录1-5 农村居民贫困状况

指标	2000	2001	2002	2003	2004	2005	2006	2007	2008	2009
贫困标准(元/人)	625	630	627	637	668	683	693	785	1196	1196
贫困人口(万人)	3209	2927	2820	2900	2610	2365	2148	1479	4007	3597
贫困发生率(%)	3.5	3.2	3.0	3.1	2.8	2.5	2.3	1.6	4.2	3.8

附录1-6-1　城乡居民家庭收支情况

指标	1990	1995	2000	2005	2006	2007	2008	2009
城镇居民家庭								
平均每人全部年收入(元)	1522.8	4288.1	6316.8	11320.8	12719.2	14908.6	17067.8	18858.1
其中：可支配收入(元)	1510.2	4283.0	6280.0	10493.0	11759.5	13785.8	15780.8	17174.7
人均每年消费性支出(元)	1278.9	3537.6	4998.0	7942.9	8696.6	9997.5	11242.9	12264.6
食品	693.8	1766.0	1971.3	2914.4	3111.9	3628.0	4259.8	4478.5
衣着	170.9	479.2	500.5	800.5	901.8	1042.0	1165.9	1284.2
家庭设备用品及服务	108.5	296.9	439.3	446.5	498.5	601.8	691.8	786.9
医疗保健	25.7	110.1	318.1	600.9	620.5	699.1	786.2	856.4
交通及通讯	40.5	171.0	427.0	996.7	1147.1	1357.4	1417.1	1682.6
娱乐教育文化服务	112.3	312.7	669.6	1097.5	1203.0	1329.2	1358.3	1472.8
居住	60.9	250.2	565.3	808.7	904.2	982.3	1145.4	1228.9
杂项商品与服务	66.6	151.4	258.5	277.8	309.5	357.7	418.3	474.2
平均每人消费性支出构成(%)								
食品(恩格尔系数)	54.3	49.9	39.2	36.7	35.8	36.3	37.9	36.5
衣着	13.4	13.6	10.0	10.1	10.4	10.4	10.4	10.5
家庭设备用品及服务	10.1	8.4	8.5	5.6	5.7	6.0	6.2	6.4
医疗保健	2.0	3.1	6.4	7.6	7.1	7.0	7.0	7.0
交通及通讯	1.2	4.8	7.9	12.6	13.2	13.6	12.6	13.7
娱乐教育文化服务	11.1	8.8	12.6	13.8	13.8	13.3	12.1	12.0
居住	7.0	7.1	10.0	10.2	10.4	9.8	10.2	10.0
杂项商品与服务	0.9	4.3	5.2	3.5	3.6	3.6	3.7	3.9
农村居民家庭								
平均每人年总收入(元)	990.4	2337.9	3146.2	4631.2	5025.1	5791.1	6700.7	7115.6
其中：纯收入(元)	686.3	1577.7	2253.4	3254.9	3587.0	4140.4	4760.6	5153.2
平均每人年总支出(元)	903.5	2138.3	2652.4	4126.9	4485.4	5137.7	5915.7	6333.9
人均每年生活消费支出(元)	584.6	1310.4	1670.1	2555.4	2829.0	3223.9	3660.7	3993.5
食品	343.8	768.2	820.5	1162.2	1217.0	1389.0	1598.7	1636.0
衣着	45.4	89.8	96.0	148.6	168.0	193.4	211.8	232.5
居住	101.4	182.2	258.3	370.2	469.0	573.8	678.8	805.0
家庭设备用品及服务	30.9	68.5	75.5	111.4	126.6	149.1	174.0	204.8
医疗保健	19.0	42.5	87.6	168.1	191.5	210.2	246.0	287.5
交通及通讯	8.4	33.8	93.1	245.0	288.8	328.4	360.2	402.9
娱乐教育文化服务	31.4	102.4	186.7	295.5	305.1	305.7	314.5	340.6
其他商品及服务	4.3	23.1	52.5	54.5	63.1	74.2	76.7	84.1
平均每人年消费性支出构成(%)								
食品(恩格尔系数)	58.8	58.62	49.13	45.5	43.0	43.1	43.7	41.0
衣着	7.8	6.85	5.75	5.8	5.9	6.0	5.8	5.8
居住	17.3	13.9	15.47	14.5	16.6	17.8	18.5	20.2
家庭设备用品及服务	5.3	5.2	4.52	4.4	4.5	4.6	4.8	5.1
医疗保健	3.3	3.2	5.24	6.6	6.8	6.5	6.7	7.2
交通及通讯	1.4	2.6	5.58	9.6	10.2	10.2	9.8	10.1
娱乐教育文化服务	5.4	7.8	11.18	11.6	10.8	9.5	8.6	8.5
其他商品及服务	0.7	1.8	3.14	2.1	2.2	2.3	2.1	2.1

资料来源：城市和农村住户调查。

附录1-6-2 各地区城乡居民家庭收支情况

地区	城市居民家庭人均						农村居民家庭人均					
	可支配收入(元)		其中:消费性支出(元)		恩格尔系数(%)	医疗保健(元)	纯收入(元)		其中:消费性支出(元)		恩格尔系数(%)	医疗保健(元)
	2008	2009	2008	2009	2009	2008	2008	2009	2008	2009	2009	2008
总 计	**15780.8**	**17174.7**	**11242.9**	**12264.6**	**36.5**	**786.2**	**4760.6**	**5153.2**	**3660.7**	**3993.5**	**41.0**	**246.0**
北 京	24724.9	26738.5	16460.3	17893.3	33.2	1563.1	10661.9	11668.6	7284.7	8897.6	31.6	709.4
天 津	19422.5	21402.0	13422.5	14801.4	36.5	1220.9	7910.8	8687.6	3825.4	4273.2	43.2	301.1
河 北	13441.1	14718.3	9086.7	9678.8	33.6	808.9	4795.5	5149.7	3125.6	3349.7	35.7	219.3
山 西	13119.1	13996.6	8806.6	9355.1	32.8	769.8	4097.2	4244.1	3097.5	3304.8	37.1	210.3
内蒙古	14432.6	15849.2	10828.6	12369.9	30.5	869.7	4656.2	4937.8	3618.1	3968.4	39.8	320.6
辽 宁	14392.7	15761.4	11231.5	12324.6	38.0	913.1	5576.5	5958.0	3814.0	4254.0	36.7	283.4
吉 林	12829.5	14006.3	9729.1	10914.4	33.3	914.5	4932.7	5265.9	3443.2	3902.9	35.1	380.7
黑龙江	11581.3	12566.0	8623.0	9629.6	35.3	864.9	4855.6	5206.8	3844.7	4241.3	31.4	351.1
上 海	26674.9	28837.8	19397.9	20992.4	35.0	755.3	11440.3	12482.9	9119.7	9804.4	37.1	697.1
江 苏	18679.5	20551.7	11977.6	13153.0	36.3	794.6	7356.5	8003.5	5328.4	5804.5	39.2	290.9
浙 江	22726.7	24610.8	15158.3	16683.5	33.6	933.1	9257.9	10007.3	7534.1	7731.7	36.4	532.1
安 徽	12990.4	14085.7	9524.0	10234.0	39.6	633.9	4202.5	4504.3	3284.1	3655.0	40.9	199.4
福 建	17961.5	19576.8	12501.1	13450.6	39.7	540.6	6196.1	6680.2	4661.9	5015.7	45.9	197.9
江 西	12866.4	14021.5	8717.4	9740.0	39.9	484.0	4697.2	5075.0	3309.2	3532.7	45.6	205.7
山 东	16305.4	17811.0	11006.6	12012.7	32.9	799.8	5641.4	6118.8	4077.1	4417.2	36.6	280.5
河 南	13231.1	14371.6	8837.5	9567.0	34.2	790.9	4454.2	4807.0	3044.2	3388.5	36.0	215.0
湖 北	13152.9	14367.5	9477.5	10294.1	40.4	675.3	4656.4	5035.3	3652.6	3725.2	44.8	210.4
湖 南	13821.2	15084.3	9945.5	10828.2	38.6	791.0	4512.5	4909.0	3805.0	4020.9	48.9	244.2
广 东	19732.9	21574.7	15528.0	16857.5	36.9	836.4	6399.8	6906.9	4872.5	5019.8	48.3	259.0
广 西	14146.0	15451.5	9627.4	10352.4	39.9	529.4	3690.3	3980.4	2985.0	3231.1	48.7	154.3
海 南	12607.8	13750.9	9408.5	10086.7	44.7	536.4	4390.0	4744.4	2883.1	3088.6	53.1	123.8
重 庆	14367.6	15748.7	11146.8	12144.1	37.7	878.3	4126.2	4478.4	2884.9	3142.1	49.1	197.2
四 川	12633.4	13839.4	9679.1	10860.2	40.4	564.9	4121.2	4462.1	3127.9	4141.4	42.0	209.2
贵 州	11758.8	12862.5	8349.2	9048.3	41.5	471.4	2796.9	3005.4	2165.7	2422.0	45.2	96.4
云 南	13250.2	14423.9	9076.6	10201.8	43.7	606.9	3102.6	3369.3	2990.6	2924.9	48.2	182.0
西 藏	12481.5	13544.4	8323.5	9034.3	50.7	317.1	3175.8	3531.7	2199.6	2399.5	49.6	53.8
陕 西	12857.9	14128.2	9772.1	10705.7	37.3	862.7	3136.5	3437.6	2979.4	3349.2	35.1	251.2
甘 肃	10969.4	11929.9	8308.6	8890.8	37.8	654.8	2723.8	2980.1	2401.0	2766.5	41.3	164.7
青 海	11640.4	12691.9	8192.6	8786.5	40.4	610.0	3061.2	3346.2	2896.6	3209.4	36.3	270.1
宁 夏	12931.5	14024.7	9558.3	10280.0	33.4	816.9	3681.4	4048.3	3094.9	3347.9	41.7	318.8
新 疆	11432.1	12257.5	8669.4	9327.6	36.3	643.5	3502.9	3883.1	2691.8	2950.6	41.5	244.6

附录二　世界各国卫生状况

简要说明

一、本章主要介绍世界各国卫生状况，包括期望寿命、死亡率、卫生服务覆盖、危险因素、卫生资源、卫生经费及人口。

二、本章数据摘自世界卫生组织《2010 世界卫生统计》。

三、部分中国数据系世界卫生组织估算数。

主要指标解释

健康寿命　即出生时的健康寿命。指去除疾病或伤残后，人在健康状态下所能存活的平均年龄。

低出生体重发病率　出生时体重低于 2500g 婴儿数与活产数之比。

5 岁以下儿童发育迟缓率　是指 5 岁以下儿童中低于 WHO 年龄别身高参考值至少 2 个标准差的生长迟缓者所占百分比。

5 岁以下儿童低体重率　是指 5 岁以下儿童中低于 WHO 年龄别体重参考值至少 2 个标准差的低体重者所占百分比。

5 岁以下儿童超重率　是指 5 岁以下儿童中高于 WHO 年龄别体重参考值至少 2 个标准差的超重者所占百分比。

总和生育率　每个妇女度过她的整个育龄期根据现时年龄别生育率可能生育的孩子数。

附录2-1 健康状况

序列	国家	期望寿命(岁)								
		合计			男			女		
		1990	2000	2008	1990	2000	2008	1990	2000	2008
1	阿富汗	42	41	42	41	40	40	42	42	44
2	阿尔巴尼亚	67	69	73	65	66	71	70	72	74
3	阿尔及利亚	66	70	71	65	68	70	68	71	72
4	安道尔	77	80	82	74	76	79	81	83	85
5	安哥拉	42	42	46	40	40	45	44	44	48
6	安提瓜和巴布达	70	72	74	68	69	73	73	74	75
7	阿根廷	72	74	76	69	71	72	76	78	79
8	亚美尼亚	65	70	70	61	67	66	69	73	73
9	澳大利亚	77	80	82	74	77	79	80	82	84
10	奥地利	76	78	80	72	75	78	79	81	83
11	阿塞拜疆	62	63	68	59	61	66	65	65	70
12	巴哈马群岛	70	73	75	67	70	72	74	76	78
13	巴林群岛	73	73	75	73	72	74	74	74	76
14	孟加拉国	55	61	65	55	61	64	54	62	65
15	巴巴多斯岛	74	75	74	70	71	71	77	78	77
16	巴拉若斯	71	69	70	66	63	64	76	75	76
17	比利时	76	78	80	73	75	77	79	81	82
18	伯利兹	74	70	72	72	67	69	76	74	76
19	贝宁湾	51	53	57	50	53	57	51	54	58
20	不丹	53	61	63	51	59	61	55	63	65
21	玻利维亚	58	63	67	57	61	65	59	64	68
22	波黑	72	74	75	69	72	73	75	77	78
23	博茨瓦纳	66	50	61	64	49	60	68	51	62
24	巴西	67	70	73	63	67	70	70	73	77
25	文莱	72	76	76	71	74	75	73	77	77
26	保加利亚	71	72	73	68	68	70	75	75	77
27	布基纳法索	48	48	51	47	47	51	49	49	52
28	布隆迪	50	48	50	49	47	49	51	49	51
29	柬埔寨	59	58	62	56	55	59	61	62	64
30	喀麦隆	56	52	53	55	51	53	58	54	53
31	加拿大	77	79	81	74	77	79	80	82	83
32	佛得角	67	69	71	65	66	66	68	71	74
33	中非	52	48	48	52	48	49	53	48	48
34	乍得	49	47	46	48	46	46	50	48	47
35	智利	72	77	78	69	74	75	76	80	82
36	中国	68	71	74	68	70	72	69	72	76
37	哥伦比亚	68	71	75	65	67	72	71	76	79
38	科摩罗	58	62	60	56	60	58	61	65	62
39	刚果	60	54	54	58	53	54	62	55	55
40	库克岛	68	71	74	66	68	72	70	73	76
41	哥斯达黎加	76	77	78	74	74	76	78	79	81
42	科特迪瓦	54	53	56	51	50	55	58	56	56
43	克罗地亚	72	74	76	69	70	72	76	78	79
44	古巴	74	78	77	72	75	76	76	80	79
45	塞浦路斯	76	77	80	74	75	78	78	79	82
46	捷克	71	75	77	68	72	74	75	79	80
47	朝鲜	67	67	67	64	64	65	68	68	69
48	刚果	48	46	48	47	44	47	50	49	50

附录2-1　续表1

健康寿命(岁) 2007			标化死亡率(1/10万)　2004				寿命损失人年归因(%)　2004			孕产妇死亡率(1/10万) 2005
合计	男	女	非传染性疾病	心血管病	恶性肿瘤	伤害	传染性疾病	非传染性疾病	伤害	
36	36	36	1309	719	164	97	77	18	5	1800
64	64	64	752	485	149	58	12	71	16	92
62	62	63	565	268	98	60	43	42	15	180
74	72	76	373	127	127	29	7	80	12	…
45	44	47	1071	480	190	206	81	11	8	1400
66	65	66	674	296	160	45	17	70	12	…
67	64	69	515	207	139	46	18	67	15	77
61	59	63	1064	673	178	44	13	79	7	76
74	72	75	355	136	126	32	6	78	16	4
72	70	74	409	176	131	38	4	82	13	4
59	59	60	856	593	110	27	37	57	6	82
65	63	68	509	231	115	76	36	45	19	16
66	66	66	678	289	114	37	12	68	20	32
56	56	55	730	411	107	100	61	27	12	570
67	65	69	531	213	144	38	22	66	12	16
62	58	66	854	614	140	150	5	71	24	18
72	70	74	437	175	150	44	5	81	15	8
60	57	63	677	351	122	118	33	41	26	52
50	50	50	835	388	144	82	78	16	6	840
55	54	56	708	407	102	99	57	30	13	440
58	57	59	765	241	239	74	54	34	11	290
67	65	68	670	467	120	41	6	83	11	3
49	49	48	594	277	104	111	84	10	7	380
64	62	66	625	286	133	78	30	50	20	110
66	66	67	473	193	106	29	16	65	20	13
66	63	69	733	529	129	42	5	87	8	11
43	42	43	924	431	160	110	82	12	6	700
43	42	43	919	429	158	200	80	11	9	1100
53	51	55	832	381	147	73	67	25	8	540
45	45	45	840	389	147	96	78	15	7	1000
73	71	75	374	131	135	33	6	79	15	7
61	59	64	591	274	102	66	53	31	16	210
42	43	42	868	404	152	173	78	13	9	980
40	40	40	910	418	160	117	82	12	6	1500
70	67	72	458	160	132	46	10	71	19	16
66	65	68	627	279	143	73	20	59	21	45
66	64	69	483	215	117	150	22	34	44	130
56	55	58	713	323	123	61	66	25	9	400
48	48	49	716	341	125	99	79	13	8	740
65	63	66	570	301	64	35	29	58	13	…
69	68	71	439	163	119	54	14	64	22	30
47	45	48	946	422	170	250	74	14	12	810
68	66	70	578	318	166	49	5	84	12	7
69	68	71	437	207	131	50	9	75	16	45
70	69	71	412	265	82	27	9	78	14	10
70	68	72	559	304	178	52	4	83	14	4
59	57	61	642	345	95	62	40	49	11	370
45	44	46	921	427	159	207	81	10	9	1100

附录2-1 续表2

序列	国家	期望寿命(岁)								
		合计			男			女		
		1990	2000	2008	1990	2000	2008	1990	2000	2008
49	丹麦	75	77	79	72	75	77	78	79	81
50	吉布提	52	55	59	49	52	57	56	58	61
51	多米尼加	73	74	74	71	72	72	75	76	77
52	多米尼加共和国	65	70	73	63	67	71	69	73	74
53	厄瓜多尔	67	70	73	64	68	70	69	73	76
54	埃及	62	66	69	60	65	68	63	68	71
55	萨尔瓦多	65	70	72	61	66	68	69	73	76
56	赤道几内亚	52	48	53	51	47	53	54	49	54
57	厄立特里亚	55	61	65	53	58	63	58	63	67
58	爱沙尼亚	70	71	74	65	65	69	75	76	79
59	埃塞俄比亚	49	53	58	46	52	57	51	55	60
60	斐济	66	68	70	63	65	67	69	71	73
61	芬兰	75	78	80	71	74	76	79	81	83
62	法国	77	79	81	73	75	78	81	83	85
63	加蓬	62	60	60	59	58	58	65	63	62
64	冈比亚	55	57	59	53	55	58	57	59	61
65	乔治亚	68	70	72	64	66	67	71	73	76
66	德国	75	78	80	72	75	77	78	81	83
67	加纳	58	58	62	57	57	60	60	59	64
68	希腊	77	78	80	75	76	78	79	81	83
69	格林纳达	65	67	69	64	65	67	66	69	70
70	危地马拉	63	66	69	61	64	65	65	69	72
71	几内亚	45	51	54	43	49	53	47	53	55
72	几内亚比绍	44	47	49	41	44	47	48	50	51
73	圭亚那	59	60	65	56	57	62	61	62	68
74	海地	55	58	62	53	56	60	56	60	64
75	洪都拉斯	66	67	70	64	64	67	68	70	73
76	匈牙利	69	72	74	65	68	70	74	76	78
77	冰岛	78	80	82	75	78	80	81	82	83
78	印度	58	61	64	58	60	63	58	62	66
79	印尼	60	66	67	59	64	66	61	67	69
80	伊朗	63	68	72	61	65	70	65	70	75
81	伊拉克	67	67	63	64	65	59	69	70	69
82	爱尔兰	75	76	80	72	74	78	78	79	82
83	以色列	77	78	81	75	76	79	78	81	83
84	意大利	77	79	82	74	76	79	80	82	84
85	牙买加	70	72	72	69	70	69	71	74	74
86	日本	79	81	83	76	78	79	82	85	86
87	约旦	67	70	72	65	68	70	70	73	74
88	哈萨克斯坦	65	63	64	61	58	59	70	68	70
89	肯尼亚	61	53	54	58	51	53	63	54	55
90	基里巴斯	61	65	67	61	63	65	62	67	70
91	科威特	73	76	78	72	75	78	75	76	79
92	吉尔吉斯	65	65	66	61	62	62	68	69	69
93	老挝	52	58	62	51	57	61	53	59	63
94	拉脱维亚	70	71	71	64	65	66	75	76	77
95	黎巴嫩	67	69	72	65	67	70	69	72	74
96	莱索托	61	50	47	59	46	44	63	54	49

附录2-1　续表3

健康寿命(岁) 2007			标化死亡率(1/10万)　2004				寿命损失人年归因(%)　2004			孕产妇死亡率(1/10万) 2005
合计	男	女	非传染性疾病	心血管病	恶性肿瘤	伤害	传染性疾病	非传染性疾病	伤害	
72	70	73	495	190	167	38	4	85	11	3
48	47	50	862	495	100	84	72	20	8	650
66	65	67	580	242	167	32	20	69	11	…
63	62	64	794	411	157	109	40	40	20	150
64	63	66	484	186	117	83	34	44	22	210
60	59	62	891	515	81	36	31	61	8	130
61	58	63	518	184	106	99	37	39	24	170
46	45	46	938	430	166	136	78	15	7	680
55	54	56	686	330	117	90	73	16	11	450
66	61	71	664	400	162	113	5	72	22	25
50	49	51	817	384	142	105	82	12	6	720
62	60	64	767	440	81	36	24	66	10	210
72	70	75	405	185	113	64	4	75	21	7
73	71	76	387	123	154	45	6	79	15	8
52	50	53	716	333	127	97	68	21	11	520
51	50	53	830	387	145	84	72	21	8	690
64	62	67	554	430	67	20	25	70	5	66
73	71	75	429	199	135	28	5	86	9	4
50	49	50	699	343	127	80	73	20	7	560
72	71	74	436	244	132	31	4	83	12	3
61	61	62	827	426	186	47	26	64	11	…
60	58	62	515	163	119	103	51	32	17	290
47	46	48	844	389	149	101	77	16	7	910
42	40	43	925	428	161	104	83	12	5	1100
53	52	55	835	449	112	119	41	43	17	470
54	53	55	740	372	111	178	67	16	17	670
62	61	64	761	347	142	68	47	39	14	280
66	62	69	693	359	204	63	3	86	11	6
74	73	75	375	161	126	34	4	79	18	4
56	56	57	713	382	100	116	56	30	14	450
60	60	61	690	344	127	233	31	32	37	420
61	60	62	687	437	106	95	28	47	25	140
54	50	58	1018	586	152	486	42	25	34	300
73	71	74	459	190	155	30	7	79	13	1
73	72	74	368	121	121	29	9	76	15	4
74	73	76	372	155	132	29	5	85	10	3
64	62	66	605	289	134	71	35	48	17	170
76	73	78	284	103	120	39	8	76	16	6
63	62	64	711	433	126	59	29	53	18	62
56	53	60	1145	792	168	152	25	56	20	140
48	47	48	729	344	129	113	82	11	8	560
58	56	60	730	245	52	22	42	55	3	…
69	69	69	454	275	69	32	13	61	25	4
57	55	59	1012	653	111	95	35	50	14	150
54	53	54	828	440	141	129	62	24	14	660
64	59	68	710	471	156	115	5	73	21	10
62	60	64	715	435	90	91	20	60	19	150
40	38	41	581	278	101	72	86	10	5	960

附录2-1 续表4

序列	国家	期望寿命(岁)								
		合计			男			女		
		1990	2000	2008	1990	2000	2008	1990	2000	2008
97	利比里亚	45	44	54	43	43	53	47	46	55
98	利比亚	68	72	73	67	70	71	70	74	76
99	立陶宛	71	72	72	66	67	66	76	77	78
100	卢森堡	75	78	80	72	75	77	79	81	83
101	马达加斯加	53	56	60	51	55	58	54	58	61
102	马拉维	47	48	53	45	47	52	48	50	54
103	马来西亚	70	71	73	68	69	71	73	74	76
104	马尔代夫	58	67	74	58	67	73	56	67	75
105	马里	43	46	49	42	44	48	45	47	50
106	马耳他	76	78	80	74	76	78	78	80	82
107	马歇尔群岛	55	60	59	54	58	58	57	62	60
108	毛利塔尼亚	57	58	58	55	56	56	59	60	59
109	毛里求斯	69	71	73	66	68	69	73	75	77
110	墨西哥	70	73	76	67	71	73	74	76	78
111	密克罗尼西亚	66	67	69	65	66	68	67	68	70
112	摩纳哥	78	80	82	74	76	78	81	83	85
113	蒙古	62	64	68	59	61	64	65	67	73
114	黑山	76	74	74	73	72	72	79	77	76
115	摩洛哥	65	70	72	63	67	70	68	72	75
116	莫桑比克	45	49	51	44	48	51	45	50	51
117	缅甸	57	59	54	55	56	53	60	62	56
118	纳米比亚	63	61	63	60	58	61	65	63	66
119	瑙鲁	57	61	60	55	58	57	61	64	63
120	尼泊尔	54	60	63	54	59	63	54	60	64
121	荷兰	77	78	80	74	76	78	80	81	82
122	新西兰	75	79	81	72	76	78	78	81	83
123	尼加拉瓜	67	72	74	63	69	71	71	74	77
124	尼日尔	34	40	52	34	40	51	35	41	53
125	尼日利亚	46	47	49	45	46	49	46	48	49
126	纽埃岛	70	70	71	67	66	64	74	76	79
127	挪威	77	79	81	73	76	78	80	81	83
128	阿曼	70	73	74	68	71	72	72	76	77
129	巴基斯坦	58	61	63	58	61	63	59	62	64
130	帕劳群岛	69	69	72	64	67	68	76	72	77
131	巴拿马	73	76	76	71	73	74	75	78	79
132	巴布亚新几内亚	58	61	62	57	59	61	60	63	64
133	巴拉圭	73	74	74	71	71	71	75	77	77
134	秘鲁	67	69	76	65	67	74	69	71	77
135	菲律宾	65	67	70	61	64	67	68	71	74
136	波兰	71	74	76	67	70	71	75	78	80
137	葡萄牙	74	77	79	71	73	76	77	80	83
138	卡塔尔	75	76	76	75	76	76	75	76	76
139	韩国	72	76	80	68	72	76	76	80	83
140	摩尔多瓦	68	68	69	64	64	65	71	71	73
141	罗马尼亚	70	71	73	67	68	70	73	75	77
142	俄罗斯	69	65	68	64	59	62	74	72	74
143	卢旺达	50	46	58	49	46	56	52	47	59
144	圣基茨和尼维斯	67	70	73	64	68	70	71	72	76

附录2-1　续表5

健康寿命(岁) 2007			标化死亡率(1/10万) 2004				寿命损失人年归因(%) 2004			孕产妇死亡率(1/10万) 2005
合计	男	女	非传染性疾病	心血管病	恶性肿瘤	伤害	传染性疾病	非传染性疾病	伤害	
48	47	49	931	432	161	192	84	9	7	1200
64	63	66	654	409	80	60	29	54	17	97
63	58	68	635	393	153	128	5	69	26	11
73	71	75	419	186	136	46	7	77	16	12
52	51	53	799	372	139	81	74	19	8	510
44	43	44	796	376	140	105	87	8	5	1100
64	62	66	623	275	137	53	28	55	17	62
64	64	64	953	334	306	165	35	35	30	120
42	41	43	967	451	166	112	83	11	5	970
72	71	74	433	206	123	25	6	85	9	8
52	52	53	961	502	121	61	34	56	10	…
51	49	52	812	383	140	90	73	18	9	820
63	61	65	731	453	89	43	10	78	12	15
67	65	69	501	174	92	55	25	58	18	60
62	61	62	682	364	83	33	32	58	10	…
73	71	76	321	114	118	39	7	77	16	…
58	55	62	923	475	289	86	32	51	17	46
65	65	66	…	…	…	…	…	…	…	…
62	61	63	655	394	65	49	39	48	13	240
42	42	42	777	365	136	108	81	12	7	520
50	48	52	775	419	112	96	56	33	11	380
52	52	53	513	243	91	73	82	11	6	210
55	53	57	1093	619	135	129	24	60	15	…
55	55	55	769	420	116	119	60	27	13	830
73	72	74	425	154	155	24	6	85	9	6
73	72	74	398	162	136	39	5	77	18	9
64	63	66	705	309	128	71	39	44	17	170
44	44	45	1030	471	182	127	86	10	4	1800
42	42	42	909	417	158	109	81	13	6	1100
62	56	68	595	314	70	36	33	56	11	…
73	72	74	391	158	140	42	4	79	16	7
65	64	67	664	396	103	39	16	63	21	64
55	56	55	717	409	103	91	64	26	10	320
64	62	67	735	390	91	36	29	62	9	…
67	65	68	417	168	104	52	35	45	20	130
56	55	57	772	419	113	100	65	25	11	470
64	63	66	602	278	138	74	33	44	23	150
67	66	67	534	173	163	60	41	45	15	240
62	59	64	620	320	93	59	44	43	13	230
67	64	70	583	314	177	54	4	81	15	8
71	69	73	456	200	134	40	9	78	12	11
67	68	66	512	273	56	35	17	59	25	12
71	68	74	470	168	161	67	6	72	22	14
61	58	63	963	634	129	97	10	74	16	22
65	63	68	706	463	138	54	9	79	12	24
60	55	65	904	645	142	218	8	62	29	28
43	43	44	878	409	153	147	83	10	7	1300
64	62	67	691	424	108	43	27	63	11	…

附录2-1　续表6

序列	国家	期望寿命(岁)								
		合计			男			女		
		1990	2000	2008	1990	2000	2008	1990	2000	2008
145	圣卢西亚岛	71	74	75	69	71	71	73	77	78
146	圣文森特和格林纳丁斯	71	70	71	68	67	66	74	73	76
147	萨摩亚群岛	63	67	68	62	65	66	64	70	70
148	圣马力诺	79	81	83	76	78	81	82	84	84
149	圣多美和普林西比	61	61	61	59	60	60	63	63	62
150	沙特阿拉伯	68	70	72	66	68	69	70	72	75
151	塞内加尔	55	57	59	53	55	58	57	59	61
152	塞黑	72	72	74	69	69	71	74	74	76
153	塞舌尔	69	72	72	64	67	68	75	76	76
154	塞拉利昂	38	37	49	37	34	48	41	41	50
155	新加坡	75	78	81	73	76	79	77	81	83
156	斯洛伐克	71	73	75	67	69	71	76	77	79
157	斯洛文尼亚	74	76	79	70	72	75	78	80	82
158	所罗门群岛	61	65	70	60	63	68	62	66	71
159	索马里	49	52	48	49	50	47	49	53	49
160	南非	63	58	53	59	56	52	67	61	55
161	西班牙	77	79	81	73	76	78	80	83	84
162	斯里兰卡	67	69	69	63	64	63	72	74	76
163	苏丹	58	59	57	58	58	57	59	60	58
164	苏里南	66	68	71	63	65	68	69	71	75
165	斯威士兰	60	51	48	58	49	48	62	53	48
166	瑞典	70	80	81	68	77	79	72	82	83
167	瑞士	77	80	82	74	77	80	81	83	84
168	叙利亚	67	71	72	65	69	70	70	74	75
169	塔吉克斯坦	60	61	67	57	59	66	63	63	69
170	泰国	69	70	70	66	67	66	72	73	74
171	马其顿	72	72	74	70	69	72	74	75	76
172	东帝汶	51	60	62	48	57	59	55	63	64
173	多哥	55	56	59	52	54	56	59	59	61
174	汤加	67	69	71	66	68	71	68	71	70
175	特立尼达和多巴哥	69	69	70	66	66	66	71	72	73
176	突尼斯	67	71	75	65	69	73	70	73	77
177	土耳其	65	70	74	63	67	72	67	72	77
178	土库曼斯坦	62	62	63	58	59	60	65	65	67
179	图瓦卢	60	63	64	60	63	64	61	63	63
180	乌干达	50	46	52	48	46	51	52	47	53
181	乌克兰	70	67	68	65	62	62	74	73	74
182	阿联酋	73	76	78	72	75	77	75	78	80
183	英国	76	78	80	73	75	78	78	80	82
184	坦桑尼亚	51	49	53	50	48	52	52	49	53
185	美国	75	77	78	72	74	76	79	80	81
186	乌拉圭	72	75	75	69	71	72	76	79	79
187	乌兹别克斯坦	66	66	68	63	63	66	70	69	71
188	瓦努阿图	63	67	69	63	66	68	65	68	70
189	委内瑞拉	72	73	75	70	71	71	74	77	78
190	越南	66	70	73	65	68	70	69	72	75
191	也门	56	60	64	55	58	63	58	61	66
192	赞比亚	52	42	48	50	41	47	53	43	49
193	津巴布韦	62	45	42	58	44	42	65	46	42

附录2-1 续表7

健康寿命(岁) 2007			标化死亡率(1/10万) 2004				寿命损失人年归因(%) 2004			孕产妇死亡率(1/10万) 2005
合计	男	女	非传染性疾病	心血管病	恶性肿瘤	伤害	传染性疾病	非传染性疾病	伤害	
66	64	69	522	205	128	67	17	60	22	…
63	60	66	674	289	152	64	31	54	16	…
61	60	63	766	408	93	40	32	58	9	…
75	74	76	357	214	127	18	5	87	9	…
53	52	54	788	400	140	103	71	18	11	…
62	61	64	678	396	107	76	24	49	27	18
51	50	52	852	398	149	96	74	18	8	980
65	64	66	…	…	…	…	…	…	…	…
63	60	65	650	340	119	62	17	63	19	…
35	34	37	1033	468	184	171	83	11	6	2100
73	71	75	345	164	113	27	12	73	14	14
67	64	70	628	368	164	48	5	82	13	6
71	69	74	480	209	165	57	4	80	16	6
59	59	60	694	370	78	36	50	41	9	220
45	44	46	1148	601	156	247	72	16	12	1400
48	47	48	867	389	151	159	69	19	12	400
74	71	76	379	131	131	30	7	81	12	4
63	61	65	681	301	114	458	8	30	62	58
50	50	50	986	543	125	235	57	21	23	450
61	58	64	728	389	109	87	31	52	17	72
42	42	42	707	331	125	122	83	10	7	390
74	72	75	372	171	115	32	5	83	12	3
75	73	76	360	140	125	34	5	81	13	5
63	62	65	679	382	57	46	25	59	15	130
57	58	57	884	642	75	34	72	23	5	170
62	59	65	516	164	134	92	42	40	19	110
66	65	66	737	482	147	79	6	74	21	10
53	52	55	663	365	96	83	70	21	9	380
51	49	52	818	381	143	86	78	16	7	510
63	64	62	658	346	83	28	31	61	8	…
62	59	64	751	364	123	60	26	61	14	45
66	65	67	537	332	58	53	41	44	15	100
66	64	67	701	437	112	39	26	63	11	44
55	53	57	1100	832	95	71	48	42	11	130
58	58	58	979	507	123	71	30	59	11	…
42	41	44	786	369	138	169	80	10	10	550
60	55	64	881	632	127	130	9	72	19	18
68	68	68	410	243	65	37	18	53	28	37
72	71	73	441	175	147	26	7	84	9	8
45	45	45	851	395	150	130	79	13	8	950
70	68	72	450	179	133	50	9	73	18	11
67	64	70	521	204	167	52	12	74	15	20
59	58	60	880	663	68	49	48	42	10	24
61	61	62	749	397	89	37	39	52	9	…
66	64	68	441	209	100	92	21	44	35	57
64	62	66	611	295	115	64	39	46	15	150
54	53	55	941	544	108	110	60	27	12	430
40	39	40	833	389	146	125	85	9	6	83
39	40	38	816	377	145	147	85	8	6	880

附录2-2 5岁以下儿童死亡率

序列	国家	新生儿死亡率(‰)2008	婴儿死亡					
			合计			男		
			1990	2000	2008	1990	2000	2008
1	阿富汗	50	168	165	165	179	176	172
2	阿尔巴尼亚	4	37	21	13	39	22	13
3	阿尔及利亚	24	54	37	36	58	40	39
4	安道尔	2	8	4	3	8	4	3
5	安哥拉	47	150	126	130	157	132	136
6	安提瓜和巴布达	8	25	13	11	28	14	14
7	阿根廷	9	24	17	13	26	19	14
8	亚美尼亚	14	47	32	21	50	34	22
9	澳大利亚	3	8	5	4	9	6	5
10	奥地利	3	8	5	4	9	5	4
11	阿塞拜疆	19	78	58	32	81	60	36
12	巴哈马群岛	6	22	15	9	25	17	9
13	巴林群岛	6	15	10	10	15	11	9
14	孟加拉国	33	105	66	43	116	73	45
15	巴巴多斯岛	7	15	12	10	18	12	9
16	巴拉若斯	7	12	9	11	13	11	13
17	比利时	2	8	5	4	9	5	4
18	伯利兹	8	35	24	17	38	28	18
19	贝宁湾	33	111	89	76	114	92	81
20	不丹	35	91	68	54	98	74	58
21	玻利维亚	25	89	63	46	94	66	48
22	波黑	7	18	14	13	20	16	15
23	博茨瓦纳	16	45	64	26	46	75	26
24	巴西	11	48	27	18	54	30	20
25	文莱	3	10	8	5	11	9	5
26	保加利亚	5	14	14	9	16	15	10
27	布基纳法索	36	112	104	92	116	107	95
28	布隆迪	42	114	109	102	129	125	112
29	柬埔寨	31	87	80	69	95	88	76
30	喀麦隆	31	85	88	82	92	95	89
31	加拿大	4	7	5	5	8	6	6
32	佛得角	16	45	31	24	50	34	29
33	中非	47	113	120	115	117	123	118
34	乍得	44	120	122	124	127	130	132
35	智利	5	18	10	7	19	10	8
36	中国	11	37	30	18	31	25	15
37	哥伦比亚	12	26	20	16	31	24	19
38	科摩罗	42	88	62	75	97	69	83
39	刚果	34	67	74	80	69	77	82
40	库克岛	7	26	20	14	20	23	16
41	哥斯达黎加	7	13	11	10	18	14	10
42	科特迪瓦	41	106	95	81	123	111	89
43	克罗地亚	3	10	7	4	12	7	6
44	古巴	3	11	6	5	13	8	5
45	塞浦路斯	2	11	5	4	12	5	4
46	捷克	2	11	4	3	13	5	3
47	朝鲜	29	42	42	42	43	43	43
48	刚果	56	127	129	126	134	123	133

附录2-2　续表1

率(‰)			5岁以下儿童死亡率(‰)								
女			合计			男			女		
1990	2000	2008	1990	2000	2008	1990	2000	2008	1990	2000	2008
156	154	158	260	257	257	263	260	258	257	254	256
35	20	12	46	24	14	47	27	15	43	23	13
50	34	33	69	44	41	75	48	45	63	40	37
6	3	3	9	5	4	10	5	4	8	5	3
143	120	124	260	191	220	276	203	234	241	179	206
22	11	8	29	15	12	32	17	16	26	13	9
21	15	11	28	20	15	31	22	17	25	17	14
45	30	19	55	36	23	62	40	26	48	31	20
7	5	4	9	6	5	10	7	6	8	6	5
7	4	3	10	6	4	10	6	5	9	5	4
74	55	28	98	69	36	102	72	41	93	65	31
18	13	9	29	19	13	33	21	13	25	17	13
16	9	10	19	12	12	18	13	12	20	11	12
93	59	40	149	92	54	160	96	56	143	86	53
12	12	12	17	13	11	20	13	9	14	13	13
9	8	10	15	12	13	17	14	14	12	11	11
7	4	3	10	6	5	11	7	5	8	5	4
31	16	15	43	28	19	47	32	21	39	25	18
108	92	72	185	144	121	185	144	124	186	145	118
83	63	49	148	106	81	158	113	87	137	98	75
84	60	43	125	84	54	127	85	55	123	83	53
16	12	10	22	17	15	24	20	17	19	14	12
44	73	26	57	87	31	60	91	32	56	84	30
42	24	16	58	30	22	63	35	24	52	29	19
9	7	6	11	9	7	12	10	6	10	8	7
12	12	8	18	16	11	20	18	11	15	15	10
108	100	89	206	194	169	207	195	170	204	188	167
98	95	92	190	181	168	195	189	179	183	178	155
76	70	62	119	107	89	129	115	97	109	97	82
78	81	75	139	151	131	145	158	137	133	144	125
6	5	5	8	6	6	9	7	7	7	5	6
40	28	19	60	42	29	62	44	34	58	40	24
109	115	111	172	186	173	172	185	173	173	186	174
112	114	116	201	205	209	205	210	214	196	201	204
16	9	7	21	11	9	23	12	10	19	10	8
43	36	21	46	37	21	40	32	18	52	42	24
21	17	13	35	26	20	40	30	23	29	21	16
79	55	67	120	84	105	130	91	114	110	77	96
64	72	77	103	117	127	107	122	132	98	112	121
32	16	11	32	24	15	27	28	18	38	20	13
14	11	9	14	12	11	16	13	12	16	12	10
87	79	72	153	137	114	178	158	119	126	113	109
9	6	3	12	8	5	14	8	7	10	7	4
9	5	5	13	8	6	15	10	7	11	7	6
10	5	3	12	6	4	13	7	4	11	6	4
9	4	2	12	5	4	14	6	4	11	5	3
41	41	41	55	55	55	57	57	57	53	53	53
120	122	119	200	179	199	212	189	210	188	168	187

附录2-2　续表2

序列	国家	新生儿死亡率(‰) 2008	婴儿死亡					
			合计			男		
			1990	2000	2008	1990	2000	2008
49	丹麦	3	7	5	4	9	6	4
50	吉布提	36	116	97	76	132	110	86
51	多米尼加	8	15	15	9	18	16	10
52	多米尼加共和国	19	50	33	27	59	37	29
53	厄瓜多尔	11	43	27	21	45	29	24
54	埃及	13	67	40	20	72	43	21
55	萨尔瓦多	8	29	66	16	51	31	17
56	赤道几内亚	40	103	120	90	128	109	95
57	厄立特里亚	17	88	61	41	98	68	46
58	爱沙尼亚	3	12	9	5	14	10	6
59	埃塞俄比亚	39	122	92	69	137	104	78
60	斐济	8	19	16	16	21	18	17
61	芬兰	2	6	4	3	6	4	3
62	法国	2	7	4	3	8	5	4
63	加蓬	28	60	60	57	72	72	68
64	冈比亚	34	103	93	80	110	100	85
65	乔治亚	20	39	32	26	44	35	29
66	德国	3	7	4	4	8	5	4
67	加纳	30	76	72	51	82	77	54
68	希腊	2	9	6	3	10	7	3
69	格林纳达	13	30	21	13	27	22	16
70	危地马拉	11	60	39	29	61	40	29
71	几内亚	43	139	111	90	154	123	100
72	几内亚比绍	45	142	129	117	157	142	129
73	圭亚那	23	64	52	46	71	58	59
74	海地	25	105	79	54	113	85	58
75	洪都拉斯	15	45	32	26	49	35	28
76	匈牙利	4	15	9	6	17	10	6
77	冰岛	1	5	3	2	6	3	2
78	印度	37	82	66	52	81	65	52
79	印尼	19	60	36	31	64	38	34
80	伊朗	19	54	36	27	62	41	31
81	伊拉克	25	41	37	36	44	40	38
82	爱尔兰	3	8	6	4	9	7	5
83	以色列	2	10	6	4	11	6	4
84	意大利	2	8	5	3	9	5	4
85	牙买加	9	27	27	26	30	29	28
86	日本	1	5	3	3	5	4	3
87	约旦	13	33	25	17	34	26	17
88	哈萨克斯坦	17	50	37	27	57	42	30
89	肯尼亚	33	64	77	81	71	85	89
90	基里巴斯	17	65	52	38	68	56	41
91	科威特	6	13	9	9	15	10	10
92	吉尔吉斯	18	63	44	33	68	48	36
93	老挝	20	120	77	48	135	87	53
94	拉脱维亚	5	14	11	8	16	12	7
95	黎巴嫩	8	33	29	12	36	31	13
96	莱索托	37	81	86	63	86	91	67

附录2-2 续表3

率(‰)			5岁以下儿童死亡率(‰)								
女			合计			男			女		
1990	2000	2008	1990	2000	2008	1990	2000	2008	1990	2000	2008
6	4	3	9	6	4	10	6	5	8	5	4
100	84	66	175	147	95	192	161	106	154	129	83
12	13	8	18	17	10	21	18	11	14	15	9
48	30	25	66	37	33	70	43	35	61	34	30
41	25	18	57	32	25	59	34	27	55	30	23
61	37	18	93	51	23	95	53	24	86	48	22
43	27	14	60	35	18	66	38	20	54	31	16
112	95	84	198	168	147	204	174	152	191	162	143
77	53	36	147	97	58	160	105	63	134	89	53
10	7	4	16	11	6	18	13	7	14	9	5
105	80	60	204	150	109	219	162	117	189	139	100
17	15	14	22	18	18	25	19	20	19	17	15
6	3	2	7	4	3	7	5	4	7	4	3
6	4	3	9	5	4	10	6	5	8	5	3
48	48	45	92	91	77	103	102	86	81	80	67
96	86	74	153	131	106	163	141	113	142	122	98
36	27	24	46	37	30	51	42	32	42	29	27
6	4	3	9	5	4	10	6	5	8	5	4
70	66	48	120	113	76	122	113	81	119	110	71
9	5	2	11	7	3	11	8	4	10	6	3
33	17	10	37	26	15	35	32	18	39	24	12
59	38	28	82	53	34	81	53	34	83	53	35
121	98	80	235	184	146	250	197	156	214	172	135
127	115	104	240	217	195	264	239	215	215	196	175
56	46	33	88	70	61	97	75	80	79	65	41
97	73	50	152	109	72	158	113	75	146	105	69
41	29	23	57	40	31	60	42	32	54	37	29
13	9	5	17	11	7	19	12	7	15	10	6
5	2	1	6	3	3	7	4	3	6	3	3
84	67	53	115	91	69	108	84	65	124	97	73
56	34	28	91	48	41	97	51	44	85	45	37
46	31	23	72	44	32	75	46	37	69	42	28
38	35	33	53	47	45	57	51	49	48	43	42
8	5	4	10	7	5	11	8	5	9	6	4
9	5	3	12	7	5	13	8	5	11	6	4
7	4	3	9	5	4	10	6	4	8	5	4
25	25	24	34	33	31	35	35	32	32	31	29
4	3	2	6	5	3	7	5	4	6	4	3
31	22	17	40	27	20	42	31	19	38	26	20
44	32	23	60	44	30	69	49	35	51	38	26
57	68	71	97	117	128	105	126	138	89	107	117
62	48	35	88	70	48	92	71	49	83	69	47
14	7	9	16	11	11	18	13	11	15	10	10
57	40	30	75	51	38	80	55	41	69	47	35
104	67	41	163	101	61	172	107	65	154	95	58
11	9	8	17	13	9	20	15	9	15	11	9
29	26	11	38	33	13	43	36	15	34	28	12
76	81	59	102	107	79	108	113	84	96	100	74

附录2-2　续表4

序列	国家	新生儿死亡率(‰) 2008	婴儿死亡					
			合计			男		
			1990	2000	2008	1990	2000	2008
97	利比里亚	44	138	113	100	153	125	106
98	利比亚	9	35	20	15	35	20	15
99	立陶宛	3	10	8	5	11	8	5
100	卢森堡	1	8	4	2	9	4	2
101	马达加斯加	35	103	84	68	111	91	74
102	马拉维	29	124	103	65	130	108	68
103	马来西亚	3	16	11	6	18	12	7
104	马尔代夫	16	79	43	24	81	43	27
105	马里	52	148	129	102	160	139	109
106	马耳他	2	10	6	7	12	7	7
107	马歇尔群岛	15	63	55	30	70	62	30
108	毛利塔尼亚	45	81	77	75	90	86	80
109	毛里求斯	9	21	16	14	23	20	17
110	墨西哥	7	38	24	15	42	27	17
111	密克罗尼西亚	15	45	37	32	45	37	32
112	摩纳哥	2	7	5	3	8	5	4
113	蒙古	14	71	49	33	79	54	40
114	黑山	5	12	13	8	12	14	8
115	摩洛哥	23	69	45	32	80	52	37
116	莫桑比克	43	135	125	90	139	129	93
117	缅甸	48	91	78	76	102	88	85
118	纳米比亚	18	57	50	31	65	73	37
119	瑙鲁	33	25	25	36	22	23	34
120	尼泊尔	31	99	64	41	98	63	41
121	荷兰	3	7	5	4	8	6	4
122	新西兰	4	9	6	5	10	7	5
123	尼加拉瓜	13	52	34	23	57	37	26
124	尼日尔	34	143	109	79	148	112	81
125	尼日利亚	49	120	107	96	128	114	102
126	纽埃岛	30	31	23	22	8	23	36
127	挪威	2	7	4	3	8	4	3
128	阿曼	7	25	12	10	26	13	11
129	巴基斯坦	53	102	85	72	111	92	75
130	帕劳群岛	7	18	13	13	22	11	15
131	巴拿马	10	26	20	19	28	21	22
132	巴布亚新几内亚	26	69	60	53	72	63	56
133	巴拉圭	15	33	23	24	37	26	27
134	秘鲁	13	58	33	22	62	35	24
135	菲律宾	15	41	30	26	49	34	30
136	波兰	4	16	8	6	17	9	6
137	葡萄牙	2	11	6	3	13	7	3
138	卡塔尔	4	18	13	7	20	13	7
139	韩国	2	8	5	5	8	5	5
140	摩尔多瓦	8	30	21	15	36	25	18
141	罗马尼亚	6	23	19	11	26	21	13
142	俄罗斯	6	17	16	9	19	18	10
143	卢旺达	35	117	113	72	121	117	77
144	圣基茨和尼维斯	11	30	21	14	38	21	16

附录2-2　续表5

率(‰)			5岁以下儿童死亡率(‰)								
女			合计			男			女		
1990	2000	2008	1990	2000	2008	1990	2000	2008	1990	2000	2008
122	100	95	206	164	144	218	174	152	193	154	137
35	20	15	41	22	17	41	22	17	41	22	17
10	9	5	13	11	7	15	11	7	12	11	6
7	4	2	10	5	3	11	6	3	8	5	3
94	77	62	168	137	106	176	143	111	160	131	101
118	98	61	209	170	100	220	178	105	198	160	94
14	10	5	22	14	6	24	15	7	20	13	6
75	42	21	111	55	28	113	57	30	109	53	25
135	118	96	250	217	194	262	228	200	237	206	187
8	5	7	11	7	7	13	8	7	9	6	7
55	48	29	92	68	36	102	76	36	81	60	35
71	67	69	130	122	118	139	131	124	119	112	111
18	12	11	23	18	16	27	22	19	20	14	13
34	22	14	46	29	17	50	31	19	42	26	16
45	37	32	58	47	39	58	47	39	57	46	39
6	4	3	8	5	4	9	6	5	7	5	4
63	43	27	108	61	41	118	66	47	98	55	34
12	11	8	16	13	9	16	14	10	16	11	8
58	38	27	89	54	36	98	60	40	80	48	33
131	121	88	201	184	130	203	187	131	198	182	128
78	67	66	130	110	122	144	122	133	115	97	111
49	55	26	86	99	42	95	76	48	77	89	35
28	28	39	30	30	45	28	28	43	33	32	47
99	64	41	142	85	51	144	87	52	140	84	51
6	5	4	9	6	5	10	7	5	8	6	4
7	6	4	11	8	6	13	9	7	9	7	5
47	31	20	68	43	27	74	47	30	62	39	24
139	105	76	304	230	167	308	233	169	299	226	164
112	100	89	230	207	186	235	212	190	225	202	182
55	22	6	31	28	28	8	29	46	55	27	7
6	3	2	9	5	3	10	5	4	7	4	3
24	11	10	31	14	12	33	15	12	30	14	11
91	77	69	130	108	89	132	107	89	130	105	89
14	14	11	20	14	15	24	13	18	16	16	11
24	19	17	34	26	23	36	26	26	32	25	20
66	55	49	94	76	69	97	80	73	90	71	65
28	20	21	41	33	28	46	37	32	36	30	25
54	31	19	78	41	24	82	42	27	73	37	21
36	25	22	62	37	32	72	43	38	51	30	27
14	7	5	18	9	7	20	10	8	16	8	6
10	5	3	14	8	4	16	9	4	12	7	3
15	12	6	21	15	8	24	15	9	19	14	8
8	5	4	9	5	5	9	6	5	8	5	5
24	16	12	37	24	17	45	30	21	28	19	13
21	17	10	31	22	13	34	24	15	27	20	11
14	13	8	21	20	11	24	22	12	18	17	10
112	109	66	195	189	112	201	194	122	190	184	103
22	21	11	36	25	15	44	24	17	28	26	14

附录2-2 续表6

序列	国家	新生儿死亡率(‰) 2008	婴儿死亡					
			合计			男		
			1990	2000	2008	1990	2000	2008
145	圣卢西亚岛	12	18	14	13	20	15	13
146	圣文森特和格林纳丁斯	10	20	19	12	21	21	15
147	萨摩亚群岛	11	40	28	22	42	44	35
148	圣马力诺	0	14	5	1	12	6	2
149	圣多美和普林西比	32	65	63	64	69	67	67
150	沙特阿拉伯	12	35	23	18	37	24	19
151	塞内加尔	34	72	66	57	80	74	63
152	塞黑	5	25	11	7	26	13	7
153	塞舌尔	7	17	13	10	19	10	10
154	塞拉利昂	45	169	162	123	184	177	135
155	新加坡	1	7	3	2	8	3	3
156	斯洛伐克	3	12	8	6	14	10	7
157	斯洛文尼亚	2	8	5	2	10	6	3
158	所罗门群岛	14	85	64	30	87	66	30
159	索马里	61	121	100	119	123	102	121
160	南非	20	49	56	48	51	58	54
161	西班牙	2	7	4	4	8	5	4
162	斯里兰卡	9	26	16	13	31	22	15
163	苏丹	41	79	73	70	76	70	67
164	苏里南	12	41	32	25	44	35	28
165	斯威士兰	18	70	93	59	75	99	62
166	瑞典	2	6	3	2	7	4	2
167	瑞士	3	7	5	4	7	5	4
168	叙利亚	8	30	19	14	36	23	17
169	塔吉克斯坦	22	91	75	54	99	83	63
170	泰国	10	26	11	13	30	13	14
171	马其顿	7	33	14	10	34	15	12
172	东帝汶	43	138	100	75	155	112	84
173	多哥	33	88	78	64	103	88	74
174	汤加	9	26	22	17	24	20	18
175	特立尼达和多巴哥	24	30	30	31	33	34	33
176	突尼斯	12	41	25	18	45	28	21
177	土耳其	14	67	38	20	70	39	22
178	土库曼斯坦	21	81	59	43	94	68	50
179	图瓦卢	14	42	34	30	46	40	30
180	乌干达	31	106	92	84	110	96	95
181	乌克兰	8	18	17	14	21	19	16
182	阿联酋	5	13	9	7	15	10	8
183	英国	3	8	6	5	9	6	5
184	坦桑尼亚	33	96	89	67	97	89	69
185	美国	4	10	7	7	11	8	7
186	乌拉圭	8	22	14	14	24	16	15
187	乌兹别克斯坦	20	61	52	34	70	60	36
188	瓦努阿图	13	48	38	27	48	38	27
189	委内瑞拉	10	27	20	16	30	24	18
190	越南	9	40	23	12	38	23	12
191	也门	32	90	71	53	96	76	56
192	赞比亚	36	99	108	92	101	109	102
193	津巴布韦	28	62	77	62	66	81	64

附录2-2 续表7

率(‰)			5岁以下儿童死亡率(‰)								
女			合计			男			女		
1990	2000	2008	1990	2000	2008	1990	2000	2008	1990	2000	2008
15	13	13	22	16	15	25	17	15	19	15	15
19	17	8	25	23	13	26	26	17	24	20	9
38	10	8	50	34	26	51	48	37	49	19	14
16	4	1	15	5	2	12	6	3	18	4	1
61	60	60	101	100	97	103	101	101	98	96	94
34	22	18	44	29	21	48	32	23	40	26	19
64	58	50	149	133	108	158	140	114	141	125	102
23	9	6	28	13	8	29	15	8	25	11	7
12	15	9	19	14	11	24	14	12	12	14	11
153	147	112	289	276	194	307	293	206	271	256	181
7	2	2	9	4	3	10	4	3	8	4	2
10	7	5	14	10	7	16	12	8	12	8	6
7	4	2	10	6	3	12	6	4	8	5	2
84	64	29	121	88	36	118	86	35	124	90	37
119	98	117	203	165	200	200	163	197	206	166	203
47	53	42	64	74	67	66	77	76	61	71	58
7	4	3	9	6	4	10	6	5	8	5	4
20	12	12	32	23	17	38	27	19	27	19	15
82	76	72	125	115	109	118	109	103	133	122	115
36	28	21	51	38	27	54	41	31	48	35	24
64	86	56	96	132	83	101	140	86	90	125	81
5	3	2	6	4	3	7	5	3	6	3	3
6	4	4	9	6	5	9	6	5	8	5	4
24	15	11	38	22	16	44	27	20	29	17	13
82	67	45	115	93	64	124	100	74	108	87	53
22	10	11	31	13	14	36	14	16	26	11	12
32	13	9	38	16	11	39	17	13	37	15	10
120	87	65	184	129	93	208	146	105	158	111	80
75	66	54	150	122	98	171	138	111	129	105	84
30	25	16	32	26	19	29	24	20	35	28	18
27	26	29	34	34	35	38	40	36	31	29	34
36	22	16	52	31	21	57	35	24	47	27	18
64	36	18	82	44	22	85	45	24	79	43	20
67	49	36	99	71	48	113	80	54	85	61	41
38	28	30	53	42	36	58	45	36	48	40	36
101	88	74	160	149	135	182	156	148	167	143	121
16	14	11	25	19	15	24	22	19	18	16	12
12	8	6	15	10	8	16	11	8	13	9	7
7	5	4	10	6	6	11	7	6	8	6	5
96	88	65	161	143	103	160	146	103	154	141	104
8	7	6	11	9	8	13	9	9	10	8	7
21	12	13	25	16	16	27	19	17	23	14	14
51	44	31	74	62	38	86	73	40	61	51	37
46	37	27	62	48	33	64	49	31	60	46	34
24	17	14	32	25	18	35	27	20	29	21	16
40	23	12	56	30	14	58	31	14	53	29	13
83	66	49	127	98	69	131	101	71	123	95	67
100	106	82	163	178	148	171	186	162	155	169	133
58	72	59	95	122	96	101	129	99	90	115	92

附录2-3　卫生服务覆盖

序列	国家	产前检查率（至少4次）（%）2000～2009	熟练卫生人员接生比例（%）2000～2008	1岁儿童疫苗接种率（%）2008			DOTS结核病人检出率（%）2008	DOTS下结核病人完成治疗% 2007	HIV感染者接受ARV治疗率（%）2007
				麻疹	百白破	乙肝			
1	阿富汗	…	14	75	85	85	61	87	…
2	阿尔巴尼亚	41	100	98	99	99	90	85	…
3	阿尔及利亚	41	95	88	93	91	78	90	20
4	安道尔	…	…	98	99	91	87	100	…
5	安哥拉	…	47	79	81	83	77	74	25
6	安提瓜和巴布达	…	100	99	99	99	87	50	…
7	阿根廷	89	99	99	96	92	72	62	73
8	亚美尼亚	71	98	94	89	89	71	70	12
9	澳大利亚	…	99	94	92	94	87	85	…
10	奥地利	…	…	83	83	83	…	…	…
11	阿塞拜疆	45	89	66	70	46	48	58	14
12	巴哈马群岛	…	99	90	93	90	87	63	…
13	巴林群岛	…	99	99	97	97	86	14	…
14	孟加拉国	21	18	89	95	95	61	92	7
15	巴巴多斯岛	…	100	92	93	93	87	100	…
16	巴拉若斯	…	100	99	97	98	83	74	20
17	比利时	…	…	93	99	98	87	68	…
18	伯利兹	…	96	96	94	94	120	46	49
19	贝宁湾	61	78	61	67	67	67	87	49
20	不丹	…	51	99	96	96	64	93	…
21	玻利维亚	58	66	86	83	83	77	85	22
22	波黑	…	100	84	91	88	69	97	…
23	博茨瓦纳	97	94	94	96	93	57	73	79
24	巴西	88	97	99	97	96	75	72	80
25	文莱	…	100	97	99	99	87	76	…
26	保加利亚	…	99	96	95	96	100	79	…
27	布基纳法索	18	54	75	79	79	15	72	35
28	布隆迪	79	34	84	92	92	29	86	23
29	柬埔寨	27	44	89	91	91	56	94	67
30	喀麦隆	60	63	80	84	84	93	76	25
31	加拿大	…	100	94	94	14	87	64	…
32	佛得角	72	78	96	98	91	48	…	…
33	中非	…	54	62	54	…	68	67	21
34	乍得	18	14	23	20	10	19	…	13
35	智利	…	100	92	96	96	100	85	82
36	中国	…	98	94	97	95	72	94	19
37	哥伦比亚	83	96	92	92	92	79	77	38
38	科摩罗	…	62	76	81	81	52	93	…
39	刚果	75	86	79	89	89	56	…	17
40	库克岛	…	100	95	99	99	100	100	…
41	哥斯达黎加	…	94	91	90	89	110	88	>95
42	科特迪瓦	45	57	63	74	74	42	73	28
43	克罗地亚	…	100	96	96	97	87	61	…
44	古巴	…	100	99	99	99	130	92	>95
45	塞浦路斯	…	100	87	97	93	87	…	…
46	捷克	…	100	97	99	99	87	72	…
47	朝鲜	95	97	98	92	92	70	87	0
48	刚果	47	74	67	69	69	66	87	24

附录2-3　续表1

序列	国家	产前检查率(至少4次)(%) 2000～2009	熟练卫生人员接生比例(%) 2000～2008	1岁儿童疫苗接种率(%) 2008			DOTS结核病人检出率(%) 2008	DOTS下结核病人完成治疗% 2007	HIV感染者接受ARV治疗率(%) 2007
				麻疹	百白破	乙肝			
49	丹麦	…	…	89	75	…	87	79	…
50	吉布提	7	93	73	89	88	47	81	16
51	多米尼加	…	94	99	96	96	60	67	…
52	多米尼加共和国	95	98	79	77	88	60	78	38
53	厄瓜多尔	57	99	66	75	75	62	75	42
54	埃及	65	79	92	97	97	78	89	9
55	萨尔瓦多	79	84	95	94	94	90	91	51
56	赤道几内亚	37	63	51	33	…	87	60	31
57	厄立特里亚	41	28	95	97	97	32	88	13
58	爱沙尼亚	…	100	95	95	94	88	61	…
59	埃塞俄比亚	12	6	74	81	81	32	84	29
60	斐济	…	99	94	99	99	95	81	…
61	芬兰	…	100	97	99	…	87	70	…
62	法国	…	…	87	98	29	87	…	…
63	加蓬	63	86	55	38	38	54	36	42
64	冈比亚	…	57	91	96	99	54	84	18
65	乔治亚	75	98	96	92	89	130	77	…
66	德国	…	100	95	90	90	87	77	…
67	加纳	78	50	86	87	87	30	84	15
68	希腊	…	…	99	99	95	87	…	…
69	格林纳达	…	99	99	99	99	210	100	…
70	危地马拉	66	41	96	85	85	43	84	37
71	几内亚	49	38	64	66	71	40	79	27
72	几内亚比绍	62	39	76	63	…	62	71	20
73	圭亚那	…	83	95	93	93	66	71	45
74	海地	54	26	58	53	…	60	82	41
75	洪都拉斯	81	67	95	93	93	72	85	47
76	匈牙利	…	100	99	99	…	87	51	22
77	冰岛	…	…	96	98	…	87	86	…
78	印度	37	47	70	66	21	70	87	…
79	印尼	81	73	83	77	78	80	91	15
80	伊朗	94	97	98	99	99	78	83	5
81	伊拉克	…	89	69	62	58	39	86	…
82	爱尔兰	…	100	89	93	…	87	70	…
83	以色列	…	…	84	93	96	87	77	…
84	意大利	68	99	91	96	96	87	…	…
85	牙买加	…	97	88	87	89	78	56	43
86	日本	…	100	97	98	…	87	46	…
87	约旦	94	99	95	97	97	91	77	…
88	哈萨克斯坦	…	100	99	99	99	74	69	23
89	肯尼亚	52	42	90	85	85	68	85	38
90	基里巴斯	…	90	72	82	83	86	93	…
91	科威特	…	100	99	99	99	87	79	…
92	吉尔吉斯	…	98	99	95	97	65	85	14
93	老挝	…	20	52	61	61	67	92	>95
94	拉脱维亚	…	100	97	97	96	120	82	15
95	黎巴嫩	76	98	53	74	74	91	90	26
96	莱索托	70	55	85	83	85	69	67	26

附录2-3 续表2

序列	国家	产前检查率（至少4次）(%) 2000～2009	熟练卫生人员接生比例(%) 2000～2008	1岁儿童疫苗接种率(%) 2008			DOTS结核病人检出率(%) 2008	DOTS下结核病人完成治疗% 2007	HIV感染者接受ARV治疗率(%) 2007
				麻疹	百白破	乙肝			
97	利比里亚	66	46	64	64	64	51	71	17
98	利比亚	…	100	98	98	98	83	67	…
99	立陶宛	…	100	97	96	96	120	70	18
100	卢森堡	…	100	96	99	94	…	…	…
101	马达加斯加	40	51	81	82	82	57	80	4
102	马拉维	57	54	88	91	91	37	85	35
103	马来西亚	…	100	95	90	90	76	72	35
104	马尔代夫	91	84	97	98	98	86	68	…
105	马里	35	49	68	68	68	21	78	41
106	马耳他	…	100	78	72	59	87	75	…
107	马歇尔群岛	…	95	94	93	93	44	96	…
108	毛利塔尼亚	16	61	65	74	74	28	66	23
109	毛里求斯	…	99	98	99	99	54	85	22
110	墨西哥	…	94	96	98	98	100	84	57
111	密克罗尼西亚	…	88	92	79	90	75	65	…
112	摩纳哥	…	…	99	99	99	…	…	…
113	蒙古	…	99	97	96	96	69	89	…
114	黑山	…	99	89	95	93	120	79	…
115	摩洛哥	31	63	96	99	97	96	86	31
116	莫桑比克	53	48	77	72	72	47	79	24
117	缅甸	66	57	82	85	84	43	85	15
118	纳米比亚	70	81	73	83	…	71	82	88
119	瑙鲁	…	97	99	99	99	340	100	…
120	尼泊尔	29	19	79	82	82	64	88	7
121	荷兰	…	100	96	97	…	87	79	…
122	新西兰	…	94	86	89	90	87	86	…
123	尼加拉瓜	78	74	99	96	96	94	86	30
124	尼日尔	15	18	80	66	…	40	79	10
125	尼日利亚	45	35	62	54	41	24	82	26
126	纽埃岛	…	100	99	99	99	…	…	…
127	挪威	…	…	93	94	…	87	79	…
128	阿曼	83	98	99	92	92	95	91	…
129	巴基斯坦	28	39	85	73	73	58	91	3
130	帕劳群岛	…	100	97	92	92	…	…	…
131	巴拿马	…	91	85	82	83	91	79	56
132	巴布亚新几内亚	…	39	54	52	56	29	39	38
133	巴拉圭	79	77	77	76	76	81	82	22
134	秘鲁	87	73	90	99	99	93	92	48
135	菲律宾	78	60	92	91	88	67	89	31
136	波兰	…	100	98	99	98	74	76	36
137	葡萄牙	…	100	97	97	97	87	87	…
138	卡塔尔	…	100	92	94	94	81	67	…
139	韩国	…	100	92	94	94	87	82	…
140	摩尔多瓦	89	100	94	95	98	79	62	…
141	罗马尼亚	76	99	97	97	99	110	85	73
142	俄罗斯	…	100	99	98	98	73	58	16
143	卢旺达	13	52	92	97	97	26	86	71
144	圣基茨和尼维斯	…	100	99	99	98	190	25	…

附录2-3 续表3

序列	国家	产前检查率(至少4次)(%) 2000～2009	熟练卫生人员接生比例(%) 2000～2008	1岁儿童疫苗接种率(%) 2008			DOTS结核病人检出率(%) 2008	DOTS下结核病人完成治疗% 2007	HIV感染者接受ARV治疗率(%) 2007
				麻疹	百白破	乙肝			
145	圣卢西亚岛	…	98	99	96	96	130	84	…
146	圣文森特和格林纳丁斯	…	100	99	99	99	73	…	…
147	萨摩亚群岛	…	100	45	46	38	37	92	…
148	圣马力诺	…	…	73	87	87	…	…	…
149	圣多美和普林西比	…	81	93	99	99	59	90	…
150	沙特阿拉伯	…	96	97	98	98	86	67	…
151	塞内加尔	40	52	77	88	88	40	77	56
152	塞黑	…	99	92	95	93	170	84	17
153	塞舌尔	…	…	99	99	99	27	89	…
154	塞拉利昂	56	42	60	60	60	31	89	20
155	新加坡	…	100	95	97	96	87	81	…
156	斯洛伐克	…	100	99	99	99	87	86	…
157	斯洛文尼亚	…	100	96	97	98	87	82	…
158	所罗门群岛	…	43	60	78	77	46	92	…
159	索马里	6	33	24	31	…	46	86	…
160	南非	56	91	62	67	67	68	74	28
161	西班牙	…	…	98	97	97	87	…	…
162	斯里兰卡	…	99	98	98	98	73	86	14
163	苏丹	…	49	79	86	86	40	78	1
164	苏里南	…	90	86	84	84	19	…	45
165	斯威士兰	79	74	95	95	95	51	58	42
166	瑞典	…	…	96	98	…	87	66	…
167	瑞士	…	100	87	95	…	87	…	…
168	叙利亚	42	93	81	82	82	79	88	…
169	塔吉克斯坦	…	83	86	86	86	49	83	6
170	泰国	74	97	98	99	98	64	83	61
171	马其顿	…	98	98	95	97	99	87	…
172	东帝汶	30	19	73	79	79	33	84	…
173	多哥	…	62	77	89	24	14	76	19
174	汤加	…	99	99	99	98	91	93	…
175	特立尼达和多巴哥	…	98	91	90	90	87	65	…
176	突尼斯	68	90	98	99	99	99	89	29
177	土耳其	54	83	97	96	92	81	91	…
178	土库曼斯坦	83	100	99	96	96	130	84	…
179	图瓦卢	…	100	93	99	99	110	75	…
180	乌干达	47	42	68	64	68	54	75	33
181	乌克兰	75	99	94	90	84	100	59	8
182	阿联酋	…	100	92	92	92	50	64	…
183	英国	…	…	86	92	…	87	77	…
184	坦桑尼亚	62	46	88	84	84	70	88	31
185	美国	…	99	92	96	93	87	85	…
186	乌拉圭	…	99	95	94	94	100	84	56
187	乌兹别克斯坦	…	100	98	98	91	48	79	24
188	瓦努阿图	…	93	65	76	76	52	93	…
189	委内瑞拉	…	95	82	47	50	63	82	…
190	越南	29	88	92	93	87	62	92	26
191	也门	14	36	62	69	69	61	84	…
192	赞比亚	72	47	85	80	80	52	85	46
193	津巴布韦	71	69	66	62	62	24	78	17

附录2-4 环境危险因素

序列	国家	安全饮用水普及率(%)						卫生厕所普及率(%)					
		城市		农村		合计		城市		农村		合计	
		2000	2008	2000	2008	2000	2008	2000	2008	2000	2008	2000	2008
1	阿富汗	37	78	17	39	21	48	43	60	27	30	30	37
2	阿尔巴尼亚	100	96	94	98	97	97	97	98	83	98	89	98
3	阿尔及利亚	93	85	84	79	89	83	99	98	82	88	92	95
4	安道尔	100	100	100	100	100	100	100	100	100	100	100	100
5	安哥拉	49	60	39	38	44	50	67	86	13	18	40	57
6	安提瓜和巴布达	95	95	89	…	91	…	98	98	94	…	95	…
7	阿根廷	98	98	78	80	96	97	91	91	74	77	89	90
8	亚美尼亚	99	98	83	93	93	96	95	95	79	80	89	90
9	澳大利亚	100	100	100	100	100	100	100	100	100	100	100	100
10	奥地利	100	100	100	100	100	100	100	100	100	100	100	100
11	阿塞拜疆	93	88	58	71	76	80	90	51	70	39	80	45
12	巴哈马群岛	98	98	86	…	97	…	100	100	100	100	100	100
13	巴林群岛	100	100	…	…	…	…	100	100	…	…	…	…
14	孟加拉国	86	85	77	78	79	80	51	56	26	52	32	53
15	巴巴多斯岛	100	100	100	100	100	100	99	100	100	100	100	100
16	巴拉若斯	100	100	100	99	100	100	91	91	96	97	92	93
17	比利时	100	100	…	100	…	100	…	100	…	100	…	100
18	伯利兹	100	99	82	100	91	99	71	93	25	86	47	90
19	贝宁湾	76	84	57	69	64	75	51	24	8	4	24	12
20	不丹	98	99	79	88	81	92	71	87	50	54	52	65
21	玻利维亚	94	96	62	67	82	86	52	34	19	9	39	25
22	波黑	99	100	96	98	97	99	99	99	93	92	96	95
23	博茨瓦纳	100	99	90	90	95	95	60	74	28	39	45	60
24	巴西	96	99	57	84	89	97	83	87	37	37	74	80
25	文莱	…	…	…	…	…	…	…	…	…	…	…	…
26	保加利亚	100	100	97	100	99	100	100	100	96	100	99	100
27	布基纳法索	83	95	51	72	56	76	33	33	4	6	9	11
28	布隆迪	89	83	69	71	71	72	43	49	42	46	42	46
29	柬埔寨	60	81	33	56	38	61	51	67	9	18	16	29
30	喀麦隆	84	92	41	51	63	74	54	56	39	35	47	47
31	加拿大	100	100	99	99	100	100	100	100	99	99	100	100
32	佛得角	86	85	73	82	80	84	61	65	19	38	41	54
33	中非	85	92	49	51	63	67	32	43	16	28	22	34
34	乍得	46	67	30	44	34	50	21	23	3	4	7	9
35	智利	98	99	65	75	93	96	95	98	67	83	91	96
36	中国	97	98	71	82	80	89	69	58	53	52	59	55
37	哥伦比亚	98	99	73	73	91	92	83	81	51	55	74	74
38	科摩罗	93	91	85	97	88	95	42	50	22	30	29	36
39	刚果	95	95	35	34	70	71	19	31	21	29	20	30
40	库克岛	99	98	87	…	95	…	100	100	99	100	100	100
41	哥斯达黎加	99	100	95	91	97	97	96	95	95	96	96	95
42	科特迪瓦	87	93	66	68	75	80	38	36	10	11	22	23
43	克罗地亚	100	100	98	97	99	99	99	99	98	98	99	99
44	古巴	95	96	78	89	91	94	99	94	95	81	98	91
45	塞浦路斯	100	100	100	100	100	100	100	100	100	100	100	100
46	捷克	100	100	100	100	100	100	100	99	98	97	99	98
47	朝鲜	100	100	100	100	100	100	58	…	60	…	59	…
48	刚果	85	80	28	28	45	46	45	23	17	23	25	23

附录2-4　续表1

低出生体重发生率(%) 2000～2008	5岁以下儿童 2000～2009			成人(>15岁)肥胖率(%) 2000～2009		成人(>15岁)平均饮酒精量(升) 2005	成人(>15岁)吸烟率(%) 2006		未成年人(13～15岁)吸烟率(%) 2000～2009	
	发育迟缓率(%)	低体重率(%)	超重率(%)	男	女		男	女	男	女
…	59.3	32.9	4.6	…	…	<0.1	…	…	13.1	3.2
7	27.0	6.6	25.2	…	…	4.9	42.6	3.8	17.6	6.7
6	15.9	3.7	12.9	…	…	0.6	28.8	0.2	25.5	5.7
…	…	…	…	…	…	12.8	35.6	27.7	…	…
12	50.8	27.5	5.3	…	…	4.7	…	…	…	…
5	…	…	…	…	…	9.5	…	…	15.1	12.5
7	8.2	2.3	9.9	…	19.4	7.8	34.7	25.7	26.1	29.7
7	18.2	4.2	11.7	…	15.5	11.5	61.0	2.7	10.9	4.3
7	…	…	…	25.6	24.0	9.9	22.0	19.0	…	…
7	…	…	…	13.0	9.0	12.7	46.7	41.3	…	…
10	26.8	8.4	13.9	4.3	17.9	8.0	…	0.6	…	…
11	…	…	…	…	…	11.0	…	…	12.9	10.2
8	…	…	…	…	…	3.7	21.8	2.9	28.0	11.7
22	43.2	41.3	1.1	…	1.7	0.0	47.0	3.7	9.1	5.1
14	…	…	…	…	…	7.6	18.0	3.0	34.5	23.2
4	4.5	1.3	9.7	…	…	11.1	64.4	21.6	31.6	22.2
8	…	…	…	11.9	13.4	9.7	33.3	24.4	…	…
7	22.2	4.9	13.7	…	…	5.8	24.8	3.0	21.8	15.3
15	44.7	20.2	11.4	…	5.8	1.1	18.0	2.0	14.6	5.8
15	37.5	12.0	5.2	…	…	0.2	…	…	27.6	11.6
7	27.1	4.3	8.5	…	17.4	2.8	34.3	29.1	24.7	16.6
5	11.8	1.6	25.6	16.5	25.2	9.6	48.7	35.1	16.3	10.5
10	29.1	10.7	10.4	…	…	4.5	…	…	27.0	20.5
8	7.1	2.2	7.3	8.9	16.0	6.2	19.4	12.0	17.2	15.7
10	…	…	…	…	…	1.7	…	…	…	…
9	8.8	1.6	13.6	13.4	19.2	10.9	49.0	38.0	26.4	31.8
16	44.5	37.4	7.7	…	2.4	4.7	20.8	10.3	22.6	11.5
11	63.1	38.9	1.4	…	…	6.2	…	…	20.7	16.8
14	39.5	28.8	2.0	…	1.5	2.0	49.1	6.6	4.3	2.3
11	36.4	16.6	9.6	…	2.4	4.7	11.9	2.0	14.0	8.2
6	…	…	…	22.9	23.2	7.8	24.0	18.0	…	…
6	…	…	…	…	…	2.5	16.1	4.5	14.7	11.7
13	44.6	21.8	10.8	…	…	1.6	…	…	29.5	34.5
22	44.8	33.9	4.4	…	1.5	0.4	15.3	2.3	20.9	13.9
6	2.0	0.5	9.5	19.0	25.0	6.8	42.0	33.8	29.8	39.8
4	21.8	6.8	9.2	2.4	3.4	4.4	59.5	3.7	7.1	4.1
6	16.2	5.1	4.2	10.4	16.2	4.3	…	…	27.0	27.8
25	46.9	25.0	21.5	…	…	0.2	26.7	12.4	21.8	14.8
13	31.2	11.8	8.5	…	7.5	2.0	11.4	0.9	27.6	20.4
3	…	…	…	57.4	65.7	5.4	42.0	34.2	33.7	36.3
7	…	…	…	…	…	4.2	25.7	7.3	15.9	13.1
17	40.1	16.7	9.0	…	…	4.5	14.4	2.2	21.7	10.3
5	…	…	…	21.6	22.7	12.5	38.5	29.1	23.3	25.6
5	4.6	3.9	…	8.0	15.4	4.5	42.9	29.4	10.9	9.5
…	…	…	…	12.9	11.8	9.3	…	…	13.2	8.4
7	2.6	2.1	4.4	23.9	22.3	14.8	34.8	27.2	35.8	34.1
7	43.1	20.6	…	…	…	…	58.4	…	…	…
12	45.8	28.2	6.8	…	2.4	2.0	12.7	2.4	36.5	29.3

附录2-4　续表2

序列	国家	安全饮用水普及率(%)						卫生厕所普及率(%)					
		城市		农村		合计		城市		农村		合计	
		2000	2008	2000	2008	2000	2008	2000	2008	2000	2008	2000	2008
49	丹麦	100	100	100	100	100	100	100	100	100	100	100	100
50	吉布提	88	98	61	52	83	92	76	63	11	10	65	56
51	多米尼加	100	…	90	…	97	…	86	…	75	…	83	…
52	多米尼加共和国	97	87	84	84	92	86	79	87	67	74	74	83
53	厄瓜多尔	92	97	81	88	88	94	90	96	65	84	80	92
54	埃及	99	100	95	98	97	99	79	97	47	92	61	94
55	萨尔瓦多	92	94	60	76	79	87	89	89	72	83	82	87
56	赤道几内亚	45	…	42	…	43	…	60	…	46	…	51	…
57	厄立特里亚	70	74	50	57	54	61	16	52	2	4	4	14
58	爱沙尼亚	100	99	99	97	100	98	96	96	94	94	95	95
59	埃塞俄比亚	87	98	19	26	29	38	24	29	4	8	7	12
60	斐济	43	…	51	…	47	…	87	…	55	…	70	…
61	芬兰	100	100	100	100	100	100	100	100	100	100	100	100
62	法国	100	100	100	100	100	100	…	100	…	100	…	100
63	加蓬	95	95	47	41	85	87	37	33	30	30	36	33
64	冈比亚	95	96	77	86	86	92	49	68	49	65	49	67
65	乔治亚	95	100	78	96	87	98	95	96	91	93	93	95
66	德国	100	100	100	100	100	100	100	100	100	100	100	100
67	加纳	88	90	59	74	72	82	14	18	5	7	9	13
68	希腊	100	100	97	99	99	100	99	99	96	97	98	98
69	格林纳达	97	97	93	…	94	…	96	96	97	97	97	97
70	危地马拉	96	98	86	90	91	94	89	89	72	73	80	81
71	几内亚	84	89	50	61	61	71	28	34	11	11	16	19
72	几内亚比绍	79	83	49	51	58	61	48	49	22	9	30	21
73	圭亚那	97	98	86	93	89	94	86	85	80	80	82	81
74	海地	67	71	50	55	56	63	38	24	16	10	24	17
75	洪都拉斯	94	95	69	77	80	86	74	80	45	62	58	71
76	匈牙利	100	100	98	100	99	100	100	100	100	100	100	100
77	冰岛	100	100	100	100	100	100	100	100	100	100	100	100
78	印度	94	96	77	84	82	88	49	54	13	21	23	31
79	印尼	90	89	68	71	77	80	69	67	39	36	52	52
80	伊朗	99	98	84	…	94	…	86	…	78	…	83	…
81	伊拉克	94	91	51	55	80	79	77	76	63	66	72	73
82	爱尔兰	100	100	…	100	…	100	…	100	…	98	…	99
83	以色列	100	100	100	100	100	100	100	100	…	100	…	100
84	意大利	100	100	…	100	…	100	…	…	…	…	…	…
85	牙买加	98	98	87	89	93	94	82	82	84	84	83	83
86	日本	100	100	100	100	100	100	100	100	100	100	100	100
87	约旦	99	98	91	91	97	96	93	98	78	97	90	98
88	哈萨克斯坦	99	99	91	90	96	95	97	97	97	98	97	97
89	肯尼亚	87	83	42	52	51	59	19	27	46	32	41	31
90	基里巴斯	77	…	50	…	62	…	43	…	20	…	30	…
91	科威特	…	99	…	99	…	99	…	100	…	100	…	100
92	吉尔吉斯	98	99	73	85	82	90	93	94	93	93	93	93
93	老挝	76	72	39	51	46	57	57	86	14	38	22	53
94	拉脱维亚	100	100	96	96	99	99	82	82	71	71	78	78
95	黎巴嫩	100	100	100	100	100	100	100	100	87	…	98	…
96	莱索托	93	97	74	81	77	85	43	40	32	25	34	29

附录2-4　续表3

低出生体重发生率(%) 2000～2008	5岁以下儿童 2000～2009			成人(>15岁)肥胖率(%) 2000～2009		成人(>15岁)平均饮酒精量(升) 2005	成人(>15岁)吸烟率(%) 2006		未成年人(13～15岁)吸烟率(%) 2000～2009	
	发育迟缓率(%)	低体重率(%)	超重率(%)	男	女		男	女	男	女
5	…	…	…	11.8	11.0	11.3	35.3	29.8	…	…
10	32.6	29.6	13.4	…	…	1.7	…	…	22.7	14.3
10	…	…	…	…	…	8.1	…	…	30.4	19.8
11	10.1	3.4	8.3	…	…	5.8	17.3	13.3	18.4	11.9
10	29.0	6.2	5.1	…	14.6	4.1	23.4	5.8	31.2	26.1
13	30.7	6.8	20.5	18.2	39.5	0.2	27.6	1.4	16.0	7.6
7	24.6	6.1	5.8	…	25.6	2.5	…	…	18.2	11.0
13	35.0	10.6	8.3	…	…	4.6	…	…	25.1	17.3
14	43.7	34.5	1.6	2.3	3.4	0.8	16.0	1.1	7.8	4.6
4	…	…	…	17.5	18.3	16.2	47.8	25.3	33.8	27.8
20	50.7	34.6	5.1	…	0.7	0.6	9.0	0.8	9.9	4.9
10	…	…	…	15.1	32.7	2.1	21.8	3.6	11.6	10.2
4	…	…	…	15.4	16.0	10.0	33.3	23.0	…	…
7	…	…	…	16.1	17.6	13.2	36.4	26.9	…	…
14	26.3	8.8	5.6	…	8.2	7.9	…	…	…	…
20	27.6	15.8	2.7	…	…	2.4	29.2	2.6	34.0	36.6
5	14.7	2.3	21.0	…	…	4.2	57.0	5.6	15.2	2.8
7	1.3	1.1	3.5	20.5	21.1	11.7	37.2	25.7	…	…
9	28.6	14.3	5.9	…	9.3	1.5	9.5	0.7	11.6	10.9
8	…	…	…	26.0	18.2	9.2	63.4	39.4	17.1	14.4
9	…	…	…	…	…	10.8	…	…	24.5	16.7
12	54.3	17.7	5.6	…	…	2.4	24.1	4.1	19.7	13.3
12	40.0	20.8	…	…	3.0	0.2	…	…	30.8	20.0
24	28.1	17.2	…	…	…	3.2	…	…	11.5	10.3
19	18.2	10.8	6.8	14.3	26.9	7.2	…	…	17.6	12.2
25	29.7	18.9	3.9	…	6.3	5.2	…	…	21.7	23.9
10	29.9	8.6	5.8	…	18.8	3.2	…	3.4	22.8	18.2
9	…	…	…	12.1	18.3	12.5	45.4	35.3	27.9	26.7
4	…	…	…	12.4	12.3	7.1	29.3	23.8	…	…
28	47.9	43.5	1.9	1.3	2.8	0.6	33.2	3.8	19.0	8.3
9	40.1	19.6	11.2	1.1	3.6	<0.1	61.7	5.2	41.0	6.2
7	…	…	…	9.2	19.2	<0.1	29.6	5.4	32.9	19.5
15	27.5	7.1	15.0	26.2	38.2	0.2	29.6	3.4	17.7	15.2
6	…	…	…	16.0	17.0	13.4	33.8	28.2	…	…
8	…	…	…	19.8	25.4	2.5	30.5	18.5	…	…
6	…	…	…	7.4	8.9	8.0	34.0	19.5	…	…
12	3.7	2.2	…	…	…	3.5	20.5	9.2	24.0	15.3
8	…	…	…	2.9	3.3	8.0	42.4	12.6	…	…
13	12.0	3.6	4.7	21.1	20.1	0.4	61.1	9.6	33.7	26.1
6	17.5	4.9	14.8	…	…	6.2	42.9	9.1	15.2	8.1
10	35.8	16.5	5.8	…	6.3	1.9	25.9	2.0	14.9	14.5
5	…	…	…	41.7	58.9	1.6	…	…	42.6	30.7
7	…	…	…	36.4	47.9	<0.1	36.9	4.3	25.0	11.3
5	18.1	2.7	10.7	…	…	2.8	46.4	2.0	10.3	4.4
11	47.6	31.6	1.3	0.7	3.0	5.8	64.0	15.3	13.2	4.9
5	…	…	…	12.3	18.1	10.2	53.4	24.1	41.8	33.9
6	16.5	4.2	16.7	…	…	1.7	30.6	7.1	65.8	54.1
13	45.2	16.6	6.8	…	16.1	1.9	…	…	26.4	21.7

附录2-4 续表4

序列	国家	安全饮用水普及率(%)						卫生厕所普及率(%)					
		城市		农村		合计		城市		农村		合计	
		2000	2008	2000	2008	2000	2008	2000	2008	2000	2008	2000	2008
97	利比里亚	75	79	49	51	63	68	51	25	10	4	32	17
98	利比亚	72	…	68	…	71	…	97	97	96	96	97	97
99	立陶宛	…	…	…	…	…	…	…	…	…	…	…	…
100	卢森堡	100	100	100	100	100	100	100	100	100	100	100	100
101	马达加斯加	78	71	33	29	45	41	17	15	9	10	11	11
102	马拉维	94	95	58	77	63	80	51	51	56	57	55	56
103	马来西亚	100	100	96	99	98	100	95	96	93	95	94	96
104	马尔代夫	99	99	82	86	87	91	100	100	42	96	58	98
105	马里	74	81	42	44	51	56	57	45	36	32	42	36
106	马耳他	100	100	100	100	100	100	100	100	…	100	…	100
107	马歇尔群岛	83	92	96	99	88	94	93	83	57	53	81	72
108	毛利塔尼亚	52	52	48	47	50	49	39	50	11	9	22	26
109	毛里求斯	100	100	100	99	100	99	95	93	94	90	94	91
110	墨西哥	97	96	81	87	93	94	88	90	42	68	76	85
111	密克罗尼西亚	94	95	92	…	92	…	59	…	16	…	26	…
112	摩纳哥	100	100	…	…	…	100	100	100	…	…	…	100
113	蒙古	93	97	35	49	68	76	65	64	26	32	48	50
114	黑山	…	100	…	96	…	98	…	96	…	86	…	92
115	摩洛哥	98	98	58	60	80	81	83	83	43	52	65	69
116	莫桑比克	77	77	25	29	41	47	51	38	16	4	27	17
117	缅甸	83	75	66	69	71	71	74	86	53	79	59	81
118	纳米比亚	99	99	72	88	81	92	68	60	15	17	32	33
119	瑙鲁	…	90	…	…	…	90	…	50	…	…	…	50
120	尼泊尔	95	93	81	87	83	88	42	51	17	27	20	31
121	荷兰	100	100	100	100	100	100	100	100	100	100	100	100
122	新西兰	100	100	…	100	…	100	…	…	…	…	…	…
123	尼加拉瓜	90	98	59	68	77	85	57	63	32	37	46	52
124	尼日尔	79	96	34	39	41	48	23	34	2	4	5	9
125	尼日利亚	71	75	32	42	49	58	34	36	24	28	28	32
126	纽埃岛	100	100	100	100	100	100	100	100	100	100	100	100
127	挪威	100	100	100	100	100	100	…	100	…	100	…	100
128	阿曼	85	92	73	77	82	88	97	97	61	…	87	…
129	巴基斯坦	95	95	85	87	88	90	85	72	30	29	48	45
130	帕劳群岛	78	…	95	…	90	…	92	96	52	…	65	…
131	巴拿马	98	97	80	83	92	93	77	75	53	51	69	69
132	巴布亚新几内亚	88	87	32	33	39	41	67	71	41	41	44	45
133	巴拉圭	89	99	44	66	69	86	88	90	40	40	67	70
134	秘鲁	91	90	56	61	81	82	80	81	28	36	65	68
135	菲律宾	94	93	84	87	90	91	78	80	64	69	72	76
136	波兰	100	100	…	100	…	100	…	96	…	80	…	90
137	葡萄牙	99	99	98	100	99	99	99	100	95	100	97	100
138	卡塔尔	100	100	100	100	100	100	100	100	100	100	100	100
139	韩国	97	100	71	88	92	98	…	100	…	100	…	100
140	摩尔多瓦	97	96	88	85	92	90	86	85	72	74	78	79
141	罗马尼亚	97	…	70	…	85	…	88	88	54	54	73	72
142	俄罗斯	99	98	88	89	96	96	93	93	70	70	87	87
143	卢旺达	86	77	62	62	65	65	33	50	24	55	25	54
144	圣基茨和尼维斯	99	99	99	99	99	99	96	96	96	96	96	96

附录2-4 续表5

低出生体重发生率(%) 2000～2008	5岁以下儿童 2000～2009			成人(>15岁)肥胖率(%) 2000～2009		成人(>15岁)平均饮酒精量(升) 2005	成人(>15岁)吸烟率(%) 2006		未成年人(13～15岁)吸烟率(%) 2000～2009	
	发育迟缓率(%)	低体重率(%)	超重率(%)	男	女		男	女	男	女
14	39.4	20.4	4.2	…	5.7	3.5	13.1	…	14.2	11.8
7	21.0	5.6	22.4	…	…	0.0	…	…	15.5	6.1
4	…	…	…	20.6	19.2	12.5	49.9	21.7	38.4	28.8
8	…	…	…	…	…	11.7	38.8	30.4	…	…
17	52.8	36.8	6.2	…	1.0	0.8	…	…	33.2	14.3
13	53.2	15.5	11.3	…	2.4	1.1	21.4	5.4	16.7	11.4
9	…	…	…	13.9q	18.8q	0.5	52.6	2.6	35.1	9.4
22	31.9	25.7	3.9	…	…	…	44.5	11.8	8.5	3.4
19	38.5	27.9	4.7	…	5.2	0.5	18.3	2.5	23.1	8.8
6	…	…	…	22.2	19.3	5.3	32.1	20.7	…	…
18	…	…	…	…	…	…	35.7	6.1	…	…
34	24.2	16.7	…	…	16.7	<0.1	33.7	5.1	27.5	17.7
14	…	…	…	5.6	13.7	2.6	34.2	0.9	20.3	7.7
8	15.5	3.4	7.6	24.2	34.5	5.1	36.4	12.4	27.8	28.5
18	…	…	…	…	…	3.3	29.8	18.0	51.9	39.8
…	…	…	…	…	…	…	…	…	…	…
6	27.5	5.3	14.2	7.2	12.5	1.4	45.6	6.5	25.7	16.0
4	7.9	2.2	15.6	…	…	…	…	…	6.6	5.9
15	23.1	9.9	13.3	8.2	11.0	0.5	30.4	0.2	12.5	8.2
15	47.0	21.2	6.3	…	3.9	1.5	20.9	3.1	12.7	7.4
15	40.6	29.6	2.4	…	…	0.1	42.6	14.8	22.5	8.2
16	29.6	17.5	4.6	…	11.7	6.5	24.1	9.5	28.6	22.9
27	…	…	…	50.3	56.0	2.3	47.5	54.0	…	…
21	49.3	38.8	0.6	…	0.9	0.2	35.8	27.9	13.0	5.3
…	…	…	…	8.6	10.8	9.5	33.3	27.5	…	…
6	…	…	…	24.7	26.0	9.3	22.2	20.0	18.7	21.5
8	18.8	4.3	5.2	33.1	35.2	3.7	…	…	30.4	20.5
27	54.8	39.9	3.5	…	3.2	<0.1	…	…	15.2	8.0
14	41.0	26.7	10.5	…	6.0	9.7	11.9	1.0	19.2	11.1
0	…	…	…	…	…	7.7	…	…	…	…
5	…	…	…	11.0	8.0	6.4	30.5	29.7	…	…
9	…	…	…	16.7	23.8	0.7	20.5	1.3	17.8	11.3
32	41.5	31.3	4.8	…	…	<0.1	35.4	6.5	12.4	7.5
9	…	…	…	…	…	11.3	37.7	9.3	58.3	42.4
10	19.1	3.9	…	14.4	21.8	5.9	…	…	10.5	6.5
10	43.9	18.1	3.4	…	…	1.5	…	…	55.4	40.3
9	…	…	…	…	…	6.4	32.9	15.2	20.8	12.9
8	29.8	5.4	9.1	11.5	12.5	3.1	…	…	19.9	18.2
20	33.8	20.7	2.4	3.0	5.7	4.2	53.2	12.2	28.2	17.3
6	…	…	…	15.7	19.9	9.5	29.6	37.7	26.0	31.7
8	…	…	…	15.0	13.4	12.2	33.7	15.5	…	…
10	…	…	…	…	…	0.9	…	…	25.2	13.1
4	…	…	…	2.8	3.5	11.8	53.3	5.7	14.9	10.6
6	11.3	3.2	9.1	…	18.2	…	44.7	5.4	20.8	7.1
8	12.8	3.5	8.3	7.7	9.5	10.5	45.5	24.1	18.4	10.4
6	…	…	…	11.8	20.1	11.0	70.1	27.7	30.1	24.4
6	51.7	18.0	6.7	…	1.1	7.0	…	…	13.3	9.5
11	…	…	…	…	…	10.3	…	…	18.2	13.6

附录2-4 续表6

序列	国家	安全饮用水普及率(%)						卫生厕所普及率(%)					
		城市		农村		合计		城市		农村		合计	
		2000	2008	2000	2008	2000	2008	2000	2008	2000	2008	2000	2008
145	圣卢西亚岛	98	98	98	98	98	98	89	…	89	…	89	…
146	圣文森特和格林纳丁斯	…	…	93	…	…	…	…	…	96	96	…	…
147	萨摩亚群岛	92	…	88	…	89	…	100	100	100	100	100	100
148	圣马力诺	…	…	…	…	…	…	…	…	…	…	…	…
149	圣多美和普林西比	89	89	73	88	82	89	28	30	15	19	22	26
150	沙特阿拉伯	97	97	…	…	…	…	100	100	…	…	…	…
151	塞内加尔	92	92	59	52	72	69	53	69	9	38	27	51
152	塞黑	…	99	…	98	…	99	…	96	…	88	…	92
153	塞舌尔	100	100	75	…	87	…	…	97	100	…	…	…
154	塞拉利昂	75	86	46	26	57	49	21	24	6	6	12	13
155	新加坡	100	100	…	…	…	100	100	100	…	…	…	100
156	斯洛伐克	100	100	100	100	100	100	100	100	99	99	100	100
157	斯洛文尼亚	…	100	…	99	…	99	…	100	…	100	…	100
158	所罗门群岛	94	…	65	…	70	…	98	98	18	…	31	…
159	索马里	36	67	17	9	23	30	44	52	10	6	21	23
160	南非	99	99	75	78	89	91	65	84	47	65	57	77
161	西班牙	100	100	100	100	100	100	100	100	100	100	100	100
162	斯里兰卡	96	98	73	88	77	90	88	88	80	92	81	91
163	苏丹	79	64	63	52	69	57	51	55	24	18	34	34
164	苏里南	98	97	73	81	91	93	90	90	65	66	83	84
165	斯威士兰	87	92	51	61	59	69	64	61	46	53	50	55
166	瑞典	100	100	100	100	100	100	100	100	100	100	100	100
167	瑞士	100	100	100	100	100	100	100	100	100	100	100	100
168	叙利亚	95	94	77	84	86	89	95	96	79	95	87	96
169	塔吉克斯坦	92	94	47	61	59	70	91	95	84	94	86	94
170	泰国	98	99	96	98	97	98	94	95	92	96	93	96
171	马其顿	100	100	99	99	100	100	92	92	81	82	88	89
172	东帝汶	77	86	56	63	61	69	64	76	32	40	40	50
173	多哥	83	87	39	41	55	60	24	24	5	3	12	12
174	汤加	100	100	100	100	100	100	98	98	96	96	96	96
175	特立尼达和多巴哥	95	98	91	93	91	94	92	92	92	92	92	92
176	突尼斯	98	99	76	84	90	94	95	96	57	64	81	85
177	土耳其	96	100	87	96	93	99	96	97	71	75	87	90
178	土库曼斯坦	…	97	…	…	…	…	…	99	…	97	…	98
179	图瓦卢	94	98	91	97	93	97	90	88	81	81	86	84
180	乌干达	85	91	52	64	56	67	28	38	32	49	32	48
181	乌克兰	100	98	92	97	97	98	98	97	91	90	96	95
182	阿联酋	100	100	100	100	100	100	98	98	95	95	97	97
183	英国	100	100	100	100	100	100	…	100	…	100	…	100
184	坦桑尼亚	84	80	44	45	53	54	31	32	35	21	34	24
185	美国	100	100	94	94	99	99	100	100	99	99	100	100
186	乌拉圭	100	100	100	100	100	100	100	100	99	99	100	100
187	乌兹别克斯坦	98	98	83	81	89	87	97	100	93	100	94	100
188	瓦努阿图	86	96	52	79	59	82	78	66	42	48	50	51
189	委内瑞拉	…	…	…	…	…	…	…	…	…	…	…	…
190	越南	94	99	72	92	77	94	78	94	43	67	51	75
191	也门	77	72	67	57	70	62	84	94	24	33	39	52
192	赞比亚	89	87	36	46	54	60	53	59	47	43	49	49
193	津巴布韦	99	99	71	72	80	82	64	56	36	37	45	44

附录2-4 续表7

低出生体重发生率(%) 2000～2008	5岁以下儿童 2000～2009			成人(>15岁)肥胖率(%) 2000～2009		成人(>15岁)平均饮酒精量(升) 2005	成人(>15岁)吸烟率(%) 2006		未成年人(13～15岁)吸烟率(%) 2000～2009	
	发育迟缓率(%)	低体重率(%)	超重率(%)	男	女		男	女	男	女
11	…	…	…	…	…	12.7	28.4	12.1	22.4	14.5
8	…	…	…	…	…	5.9	18.8	6.0	22.0	16.6
4	…	…	…	44.9	66.3	3.6	58.5	22.9	25.8	20.4
…	…	…	…	…	…	…	…	…	…	…
8	29.3	13.1	…	…	…	5.4	22.2	9.7	…	…
11	9.3	5.3	6.1	28.3	43.8	0.5	22.9	3.7	20.2	10.7
19	20.1	14.5	2.4	…	7.2	0.3	18.5	1.4	20.4	9.6
5	8.1	1.8	19.3	…	…	10.1	39.6	26.7	10.8	9.6
…	…	…	…	15.0	35.2	11.9	32.3	6.4	27.1	25.3
24	37.4	21.3	10.1	…	9.3	6.5	…	…	20.3	24.1
8	4.4	3.3	2.6	6.7	4.7	2.1	36.3	5.9	10.5	7.5
7	…	…	…	13.5	15.0	11.0	41.3	20.3	28.5	24.5
…	…	…	…	16.5	13.8	10.5	31.6	21.3	16.9	24.2
13	32.8	11.5	2.5	5.2	14.5	1.1	…	…	43.9	37.0
…	42.1	32.8	4.7	…	…	0.0	…	…	15.5	12.3
15	…	…	…	8.8	27.4	7.0	29.5	9.4	29.3	20.1
6	…	…	…	15.7	15.4	10.0	37.0	27.2	…	…
18	17.3	21.1	1.6	…	7.2	0.3	32.4	2.1	12.4	5.8
31	37.9	31.7	5.3	…	…	1.4	27.8	3.0	9.5	4.3
13	…	…	…	…	…	5.4	17.0	2.8	20.7	16.6
9	29.5	6.1	11.4	3.9	23.1	5.0	23.0	2.7	15.8	8.6
4	…	…	…	13.0	12.0	6.6	17.3	23.3	…	…
6	…	…	…	8.7	7.8	10.1	32.5	23.1	…	…
9	28.6	10.0	18.7	15.5	27.7	1.1	42.9	…	38.6	19.5
10	33.1	14.9	6.7	…	7.1	0.4	…	…	6.8	2.8
9	15.7	7.0	8.0	3.3	10.2	6.5	43.1	2.0	24.0	7.5
6	11.5	1.8	16.2	…	…	5.8	…	…	11.9	11.7
12	55.7	40.6	5.7	…	…	0.3	…	…	60.2	53.4
12	26.9	20.5	…	…	…	1.0	…	…	17.7	7.9
3	…	…	…	56.1	74.9	4.0	62.3	15.0	…	…
19	5.3	4.4	4.9	…	…	6.0	…	…	20.8	17.8
5	9.0	3.3	8.8	5.8	15.3	1.1	57.6	7.3	27.8	8.8
16	15.6	3.5	9.1	15.6	23.9	1.3	51.3	19.5	14.4	7.4
4	…	…	…	…	10.3	2.3	…	…	…	…
5	10.0	1.6	6.3	46.6	67.6	1.3	53.6	20.9	41.6	32.7
14	38.7	16.4	4.9	…	4.1	11.9	18.9	4.2	17.3	15.3
4	22.9	4.1	26.5	…	11.3	8.5	64.5	24.1	29.8	22.2
15	…	…	…	17.1	31.4	0.3	25.0	2.6	25.2	13.2
8	…	…	…	24.0	24.0	11.5	26.1	23.5	…	…
10	44.4	16.7	4.9	…	4.4	5.2	23.8	4.0	12.4	8.8
8	3.9	1.3	8.0	31.1	33.2	8.5	25.4	19.3	18.2	15.9
9	13.9	6.0	9.4	18.0	22.0	6.6	38.7	28.5	21.4	24.5
5	19.6	4.4	12.8	5.4	7.1	1.8	23.4	3.4	2.7	1.6
10	…	…	…	14.4	25.2	0.8	49.6	7.2	34.1	19.6
9	15.6	3.7	6.1	…	…	6.9	31.6	26.5	13.0	12.2
7	30.5	20.2	3.0	0.3	0.6	1.2	44.0	2.4	6.5	1.5
32	57.7	43.1	5.0	…	…	0.0	29.1	5.8	14.5	10.5
11	45.8	14.9	8.4	…	5.4	2.3	20.9	4.6	25.7	25.6
11	35.8	14.0	9.1	3.9	7.2	3.8	32.9	4.2	14.9	8.2

附录2-5　卫生资源

序列	国家	人数 2000～2009			每万人口 2000～2009			每万人口医院床位 2000～2009
		医师	口腔医师	护士和助产士	医师	口腔医师	护士和助产士	
1	阿富汗	5970	900	14930	2	<0.5	5	4
2	阿尔巴尼亚	3626	1035	12746	11	3	40	29
3	阿尔及利亚	40857	11010	65919	12	3	19	17
4	安道尔	249	47	280	37	7	42	26
5	安哥拉	1165	222	18485	1	<0.5	13	8
6	安提瓜和巴布达	…	…	…	…	…	…	17
7	阿根廷	122623	35592	18685	32	9	5	41
8	亚美尼亚	11088	1163	14601	37	4	49	41
9	澳大利亚	19612	29624	222133	10	15	109	39
10	奥地利	31175	4490	54580	38	5	66	78
11	阿塞拜疆	32388	2522	71833	38	3	84	79
12	巴哈马群岛	…	…	…	…	…	…	32
13	巴林群岛	2227	334	4354	30	4	58	20
14	孟加拉国	42881	2344	39471	3	<0.5	3	4
15	巴巴多斯岛	…	…	…	…	…	…	76
16	巴拉若斯	46965	4784	121114	49	5	126	112
17	比利时	44124	8305	5505	42	8	5	53
18	伯利兹	251	32	303	11	1	13	12
19	贝宁湾	542	37	7129	1	<0.5	8	5
20	不丹	52	65	545	<0.5	<0.5	2	17
21	玻利维亚	10329	5997	18091	12	7	21	11
22	波黑	5540	629	18332	14	2	47	30
23	博茨瓦纳	715	38	4753	4	<0.5	26	18
24	巴西	320013	217217	549423	17	12	29	24
25	文莱	400	70	2120	11	2	61	26
26	保加利亚	27911	6432	35645	37	8	47	64
27	布基纳法索	921	28	10539	1	<0.5	7	9
28	布隆迪	200	14	1348	<0.5	<0.5	2	7
29	柬埔寨	2047	209	11125	2	<0.5	8	…
30	喀麦隆	3124	147	26042	2	<0.5	16	15
31	加拿大	62307	38310	327224	19	12	100	34
32	佛得角	310	11	714	6	<0.5	13	21
33	中非	331	13	1613	1	<0.5	4	12
34	乍得	345	15	2499	<0.5	<0.5	3	4
35	智利	17250	6750	10000	11	4	6	23
36	中国	1768916	136520	1259240	14	1.0	14	33
37	哥伦比亚	58761	33951	23940	14	8	6	10
38	科摩罗	115	29	588	2	<0.5	7	22
39	刚果	401	12	3492	1	<0.5	8	16
40	库克岛	20	10	80	12	6	47	63
41	哥斯达黎加	5204	1905	3653	13	5	9	13
42	科特迪瓦	2746	274	9231	1	<0.5	5	4
43	克罗地亚	11799	3265	25397	26	7	56	53
44	古巴	72416	20158	97800	64	18	86	60
45	塞浦路斯	1950	715	3361	23	8	40	37
46	捷克	36815	6948	91311	36	7	90	81
47	朝鲜	74597	8315	93414	33	4	41	132
48	刚果	5827	159	28789	1	<0.5	5	8

注：①中国系2009年数字。医师数系执业医师数（不含口腔医师），护士和助产士系注册护士数；②每万人口医院床位系医疗机构床位数。

附录2-5　续表1

序列	国家	人数　2000～2009			每万人口　2000～2009			每万人口医院床位 2000～2009
		医师	口腔医师	护士和助产士	医师	口腔医师	护士和助产士	
49	丹麦	17226	4266	53133	32	8	98	35
50	吉布提	140	60	450	2	1	6	…
51	多米尼加	…	…	…	…	…	…	38
52	多米尼加共和国	15670	7000	15352	19	8	18	10
53	厄瓜多尔	18335	2062	20586	15	2	17	6
54	埃及	179900	25170	248010	24	3	34	21
55	萨尔瓦多	7938	3465	5103	12	5	8	8
56	赤道几内亚	153	15	271	3	<0.5	5	19
57	厄立特里亚	215	16	2505	1	<0.5	6	12
58	爱沙尼亚	4414	1175	9247	33	9	70	56
59	埃塞俄比亚	1806	93	19158	<0.5	<0.5	2	2
60	斐济	380	60	1660	5	1	20	21
61	芬兰	17503	4490	46930	33	9	89	68
62	法国	227683	41422	494895	37	7	81	72
63	加蓬	395	66	6778	3	1	50	13
64	冈比亚	62	23	927	<0.5	<0.5	6	11
65	乔治亚	19951	1219	17119	45	3	39	33
66	德国	288182	63100	661000	35	8	80	83
67	加纳	2587	148	22834	1	<0.5	10	9
68	希腊	59599	14180	38727	54	13	35	48
69	格林纳达	…	…	…	…	…	…	26
70	危地马拉	…	…	…	…	…	…	6
71	几内亚	940	33	401	1	<0.5	<0.5	3
72	几内亚比绍	78	6	953	<0.5	<0.5	6	10
73	圭亚那	366	30	1738	5	<0.5	23	19
74	海地	…	…	…	…	…	…	13
75	洪都拉斯	3676	1371	8528	6	2	13	7
76	匈牙利	27957	4245	92488	28	4	92	71
77	冰岛	1120	286	2960	38	10	101	75
78	印度	643520	55344	1372059	6	1	13	9
79	印尼	29499	7093	179959	1	<0.5	8	6
80	伊朗	61870	13210	98020	9	2	14	14
81	伊拉克	15994	3515	31782	5	1	10	13
82	爱尔兰	13141	2537	67245	31	6	158	53
83	以色列	25314	7814	42812	36	11	61	58
84	意大利	215000	37000	403000	37	6	69	39
85	牙买加	2253	212	4374	9	1	16	17
86	日本	270371	95197	1210633	21	7	95	139
87	约旦	15279	4891	18555	26	8	32	18
88	哈萨克斯坦	57387	5717	115944	39	4	78	77
89	肯尼亚	4506	1340	37113	1	<0.5	12	14
90	基里巴斯	20	3	260	2	<0.5	30	15
91	科威特	4840	810	9940	18	3	37	18
92	吉尔吉斯	12395	1021	30495	23	2	57	51
93	老挝	2000	…	5600	3	…	10	12
94	拉脱维亚	6940	1552	12909	30	7	57	76
95	黎巴嫩	11760	4058	4720	33	11	13	34
96	莱索托	89	16	1123	1	<0.5	6	13

附录2-5　续表2

序列	国家	人数　2000～2009			每万人口　2000～2009			每万人口医院床位2000～2009
		医师	口腔医师	护士和助产士	医师	口腔医师	护士和助产士	
97	利比里亚	51	4	978	<0.5	<0.5	3	7
98	利比亚	7070	850	27160	12	2	48	37
99	立陶宛	13729	2395	25751	40	7	76	81
100	卢森堡	1326	359	4820	29	8	104	63
101	马达加斯加	3150	57	5661	2	<0.5	3	3
102	马拉维	257	211	3896	<0.5	<0.5	3	11
103	马来西亚	17020	2160	43380	7	1	18	18
104	马尔代夫	302	14	886	9	<0.5	27	26
105	马里	1060	15	2882	1	<0.5	2	6m
106	马耳他	1357	175	2540	34	4	63	78
107	马歇尔群岛	24	4	152	5	1	30	…
108	毛利塔尼亚	445	93	2303	1	<0.5	7	4
109	毛里求斯	1303	233	4604	11	2	37	33
110	墨西哥	303519	148456	417665	29	14	40	17
111	密克罗尼西亚	60	10	250	6	1	23	33
112	摩纳哥	…	…	…	…	…	…	…
113	蒙古	6732	337	8826	26	1	34	60
114	黑山	1233	248	3442	20	4	55	40
115	摩洛哥	18269	3091	24328	6	1	8	11
116	莫桑比克	548	159	6214	<0.5	<0.5	3	8
117	缅甸	17791	1396	49341	4	<0.5	10	6
118	纳米比亚	598	113	6145	3	1	31	27
119	瑙鲁	10	1	63	8	1	48	35
120	尼泊尔	5384	359	11825	2	<0.5	5	50
121	荷兰	64417	8113	248810	39	5	151	48
122	新西兰	8190	1620	33249	21	4	87	62
123	尼加拉瓜	2045	243	5862	4	<0.5	11	9
124	尼日尔	288	16	2115	<0.5	<0.5	1	3
125	尼日利亚	55376	3781	224943	4	<0.5	16	5
126	纽埃岛	4	2	22	20	10	110	52
127	挪威	18143	4108	76173	39	9	163	39
128	阿曼	4908	524	10394	18	2	39	20
129	巴基斯坦	127859	15790	62651	8	1	4	6
130	帕劳群岛	30	…	120	16	…	60	50
131	巴拿马	4431	2231	8158	15	8	28	22
132	巴布亚新几内亚	275	90	2841	1	<0.5	5	…
133	巴拉圭	6355	3182	10261	11	6	18	13
134	秘鲁	…	…	…	…	…	…	15
135	菲律宾	90370	43220	480910	12	6	61	5
136	波兰	77479	12187	199700	20	3	52	52
137	葡萄牙	36138	6149	50955	34	6	48	35
138	卡塔尔	2313	486	6185	28	6	74	25
139	韩国	81998	65916	210640	17	14	44	86
140	摩尔多瓦	11167	1566	27815	27	4	66	61
141	罗马尼亚	41455	4360	90698	19	2	42	65
142	俄罗斯	614183	45628	1214292	43	3	85	97
143	卢旺达	221	35	4050	<0.5	<0.5	4	16
144	圣基茨和尼维斯	46	17	198	11	4	47	55

附录2-5　续表3

序列	国家	人数 2000～2009			每万人口 2000～2009			每万人口医院床位2000～2009
		医师	口腔医师	护士和助产士	医师	口腔医师	护士和助产士	
145	圣卢西亚岛	…	…	…	…	…	…	28
146	圣文森特和格林纳丁斯	89	5	447	8	<0.5	38	30
147	萨摩亚群岛	50	10	310	3	1	17	10
148	圣马力诺	…	…	…	…	…	…	…
149	圣多美和普林西比	81	11	308	5	1	19	32
150	沙特阿拉伯	41870	6049	93735	16	2	36	22
151	塞内加尔	741	105	5254	1	<0.5	4	3
152	塞黑	20013	2455	43569	20	3	44	54
153	塞舌尔	121	94	634	15	12	79	39
154	塞拉利昂	95	24	991	<0.5	<0.5	2	4
155	新加坡	6380	1190	18710	15	3	44	32
156	斯洛伐克	16868	2441	35757	31	5	66	68
157	斯洛文尼亚	4766	1202	15361	24	6	78	47
158	所罗门群岛	60	…	630	1	…	13	14
159	索马里	300	…	965	<0.5	…	1	…
160	南非	34829	5995	184459	8	1	41	28
161	西班牙	163800	24515	322600	38	6	74	34
162	斯里兰卡	10479	1245	33431	6	1	17	31
163	苏丹	11083	944	33354	3	<0.5	9	7
164	苏里南	191	4	688	5	<0.5	16	31
165	斯威士兰	171	32	6828	2	<0.5	63	21
166	瑞典	32495	7541	104958	36	8	116	…
167	瑞士	28812	3847	79153	40	5	110	55
168	叙利亚	10342	2306	27288	5	1	14	15
169	塔吉克斯坦	13267	1003	33165	20	2	50	61
170	泰国	18987	4471	84683	3	1	14	22
171	马其顿	5187	1175	8833	25	6	43	46
172	东帝汶	79	45	1795	1	1	22	…
173	多哥	349	19	1816	1	<0.5	3	9
174	汤加	30	10	350	3	1	34	24
175	特立尼达和多巴哥	1543	294	4677	12	2	36	27
176	突尼斯	13330	2452	28537	13	3	29	20
177	土耳其	110482	17985	144229	15	2	19	28
178	土库曼斯坦	12104	701	22419	24	1	45	41
179	图瓦卢	10	2	50	9	2	45	56
180	乌干达	3361	440	37625	1	<0.5	13	4
181	乌克兰	143728	19169	388444	31	4	84	87
182	阿联酋	6946	1368	13936	15	4	46	19
183	英国	126126	25914	37200	21	4	6	39
184	坦桑尼亚	300	230	9440	<0.5	<0.5	2	11
185	美国	793648	463663	2927000	27	16	98	31
186	乌拉圭	12384	3936	2880	37	12	8	29
187	乌兹别克斯坦	71627	4748	295781	26	2	108	48
188	瓦努阿图	30	…	360	1	…	17	37
189	委内瑞拉	48000	13680	28000	19	6	11	13
190	越南	44960	…	61810	6	…	8	28
191	也门	6739	850	13746	3	<0.5	7	7
192	赞比亚	649	56	8369	1	<0.5	7	19
193	津巴布韦	2086	310	9357	2	<0.5	7	30

附录2-6　卫生经费

序列	国家	卫生总费用占GDP%		卫生总费用构成(%)			
				政府卫生支出		个人卫生支出	
		2000	2007	2000	2007	2000	2007
1	阿富汗	3.3	7.6	1.0	23.6	99.0	76.4
2	阿尔巴尼亚	6.4	7.0	36.3	41.2	63.7	58.8
3	阿尔及利亚	3.5	4.4	73.3	81.6	26.7	18.4
4	安道尔	6.3	7.6	65.1	69.8	34.9	30.2
5	安哥拉	2.4	2.5	79.9	80.3	20.1	19.7
6	安提瓜和巴布达	4.8	4.7	69.0	69.4	31.0	30.6
7	阿根廷	8.9	10.0	55.4	50.8	44.6	49.2
8	亚美尼亚	6.4	4.4	17.7	47.3	82.3	52.7
9	澳大利亚	8.3	8.9	67.0	67.5	33.0	32.5
10	奥地利	10.0	10.1	75.9	76.4	24.1	23.6
11	阿塞拜疆	4.8	3.7	18.1	26.8	81.9	73.2
12	巴哈马群岛	6.5	7.3	47.2	51.0	52.8	49.0
13	巴林群岛	4.0	3.7	67.5	69.6	32.5	30.4
14	孟加拉国	3.1	3.4	26.5	33.6	73.5	66.4
15	巴巴多斯岛	6.2	7.0	65.5	64.0	34.5	36.0
16	巴拉若斯	6.4	6.5	76.6	74.9	23.4	25.1
17	比利时	9.1	9.4	71.8	74.1	28.2	25.9
18	伯利兹	5.0	4.0	48.0	65.1	52.0	34.9
19	贝宁湾	4.6	4.8	47.6	51.8	52.4	48.2
20	不丹	5.4	4.1	74.5	80.3	25.5	19.7
21	玻利维亚	6.1	5.0	60.1	69.2	39.9	30.8
22	波黑	7.0	9.8	51.8	56.8	48.2	43.2
23	博茨瓦纳	4.8	5.7	63.7	74.6	36.3	25.4
24	巴西	7.2	8.4	40.0	41.6	60.0	58.4
25	文莱	2.5	2.4	83.3	81.5	16.7	18.5
26	保加利亚	6.2	7.3	58.7	57.2	41.3	42.8
27	布基纳法索	4.9	6.1	42.0	56.1	58.0	43.9
28	布隆迪	3.1	13.9	17.8	37.7	82.2	62.3
29	柬埔寨	5.8	5.9	22.5	29.0	77.5	71.0
30	喀麦隆	5.1	4.9	26.1	25.9	73.9	74.1
31	加拿大	8.8	10.1	70.4	70.0	29.6	30.0
32	佛得角	4.6	4.5	73.5	74.6	26.5	25.4
33	中非	4.0	4.1	42.2	34.7	57.8	65.3
34	乍得	6.3	4.8	42.5	56.3	57.5	43.7
35	智利	6.2	6.2	48.7	58.7	51.3	41.3
36	中国	4.6	4.5	38.3	46.9	61.7	53.1
37	哥伦比亚	7.7	6.1	80.9	84.2	19.1	15.8
38	科摩罗	2.8	3.3	54.1	57.2	45.9	42.8
39	刚果	2.1	2.4	57.7	70.4	42.3	29.6
40	库克岛	6.1	4.4	90.8	91.7	9.2	8.3
41	哥斯达黎加	6.5	8.1	77.2	72.9	22.8	27.1
42	科特迪瓦	5.3	4.2	24.8	24.0	75.2	76.0
43	克罗地亚	9.1	7.6	86.1	87.0	13.9	13.0
44	古巴	6.2	10.4	90.9	95.5	9.1	4.5
45	塞浦路斯	5.7	6.6	41.6	45.6	58.4	54.4
46	捷克	6.5	6.8	90.3	85.2	9.7	14.8
47	朝鲜	3.6	…	85.9	…	14.1	…
48	刚果共和国	3.6	5.8	1.7	20.8	98.3	79.2

附录2-6　续表1

政府卫生支出占政府总支出%		社会医保支出占政府卫生支出%		人均卫生费用（美元）		人均政府卫生支出（美元）	
2000	2007	2000	2007	2000	2007	2000	2007
1.1	3.7	0.0	0	6	42	<1	10
7.1	9.5	20.2	35.5	75	244	27	101
9.0	10.7	35.5	30.9	63	173	46	141
19.1	21.3	88.1	88.0	1283	2948	835	2057
3.2	5.3	0.0	0	16	86	13	69
12.1	10.6	0.0	0	412	627	285	435
14.7	13.9	59.4	58.8	689	663	382	336
4.6	10.4	0.0	0	40	133	7	63
16.0	17.6	0.0	0	1730	3986	1160	2691
14.7	15.9	60.2	58.6	2380	4523	1806	3456
4.2	3.8	0.0	0	31	140	6	38
14.3	15.5	1.8	2.6	1069	1535	505	783
10.2	9.8	0.4	0.4	488	902	329	628
5.3	8.0	0.0	0	11	15	3	5
11.8	11.9	0.0	0.2	557	932	365	596
10.7	9.9	5.8	2.7	66	302	51	226
13.4	14.4	79.0	88.3	2061	4056	1479	3005
6.7	9.1	0.0	8.5	153	174	74	113
11.3	10.7	…	0.5	15	32	7	17
7.2	10.7	0.0	0	43	75	32	60
9.8	9.9	62.0	64.3	61	69	37	47
6.4	13.5	95.9	95.4	93	397	48	225
8.3	13.0	…	0	155	372	99	278
5.5	5.4	0.0	0	267	606	107	252
5.0	6.7	…	0	444	753	370	613
8.6	10.7	13.0	63.0	98	384	58	220
8.9	13.3	0.8	0.3	11	29	4	16
2.1	12.5	…	15.9	3	17	1	7
8.7	11.2	0.0	0	17	36	4	10
9.5	8.1	0.0	0	28	54	7	14
15.1	18.1	2.0	2.0	2076	4409	1461	3086
9.6	10.5	36.1	28.0	55	132	41	99
10.0	11.0	…	0	9	16	4	6
13.1	13.8	…	0	10	32	4	18
11.3	17.9	67.2	17.0	302	615	147	361
1.1	9.9	57.2	55.3	44	115	17	49
16.4	18.8	60.2	70.1	154	284	124	239
9.5	8.4	0.0	0	8	23	4	13
4.8	5.1	0.0	0	21	52	12	36
13.0	12.4	0.0	0	263	474	239	435
21.7	25.8	89.6	82.3	264	488	204	356
7.2	4.8	…	0	33	41	8	10
14.5	17.6	97.6	91.0	378	1009	326	878
11.9	14.5	0.0	0	183	585	167	558
6.4	7.0	0.0	0.1	764	1778	318	811
14.1	13.5	89.5	90.3	361	1141	326	972
6.0	…	0.0	…	16	…	14	…
0.5	6.4	0.0	0	10	9	<1	2

附录2-6 续表2

序列	国家	卫生总费用占GDP%		卫生总费用构成(%)			
				政府卫生支出		个人卫生支出	
		2000	2007	2000	2007	2000	2007
49	丹麦	8.3	9.8	82.4	84.5	17.6	15.5
50	吉布提	5.8	7.2	67.8	76.6	32.2	23.4
51	多米尼加	6.4	6.2	71.2	62.1	28.8	37.9
52	多米尼加共和国	5.3	5.4	34.4	35.9	65.6	64.1
53	厄瓜多尔	4.2	5.8	31.2	39.1	68.8	60.9
54	埃及	5.6	6.3	40.1	38.1	59.9	61.9
55	萨尔瓦多	8.0	6.2	45.4	58.9	54.6	41.1
56	赤道几内亚	1.6	2.1	59.8	80.4	40.2	19.6
57	厄立特里亚	4.9	3.3	63.7	45.3	36.3	54.7
58	爱沙尼亚	5.3	5.4	77.5	76.5	22.5	23.5
59	埃塞俄比亚	4.7	3.8	53.6	58.1	46.4	41.9
60	斐济	4.7	4.0	69.0	70.2	31.0	29.8
61	芬兰	6.6	8.2	75.1	74.6	24.9	25.4
62	法国	9.6	11.0	78.3	79.0	21.7	21.0
63	加蓬	4.3	4.6	71.7	64.5	28.3	35.5
64	冈比亚	4.4	5.5	44.6	47.9	55.4	52.1
65	乔治亚	7.4	8.2	16.7	18.4	83.3	81.6
66	德国	10.3	10.4	79.7	76.9	20.3	23.1
67	加纳	7.4	8.3	41.0	51.6	59.0	48.4
68	希腊	9.3	9.6	44.2	60.3	55.8	39.7
69	格林纳达	5.5	7.1	56.3	51.1	43.7	48.9
70	危地马拉	5.5	7.3	39.8	29.3	60.2	70.7
71	几内亚	5.3	5.6	12.4	11.0	87.6	89.0
72	几内亚比绍	4.7	6.1	21.4	25.9	78.6	74.1
73	圭亚那	5.5	8.2	84.5	87.7	15.5	12.3
74	海地	6.1	5.3	40.3	23.3	59.7	76.7
75	洪都拉斯	6.4	6.2	55.9	65.7	44.1	34.3
76	匈牙利	6.9	7.4	70.7	70.6	29.3	29.4
77	冰岛	9.3	9.3	82.0	82.5	18.0	17.5
78	印度	4.3	4.1	22.2	26.2	77.8	73.8
79	印尼	1.7	2.2	38.5	54.5	61.5	45.5
80	伊朗	5.9	6.4	37.0	46.8	63.0	53.2
81	伊拉克	1.1	2.5	34.2	75.0	65.8	25.0
82	爱尔兰	6.3	7.6	73.5	80.7	26.5	19.3
83	以色列	8.0	8.0	69.5	55.9	30.6	44.1
84	意大利	8.1	8.7	72.5	76.5	27.5	23.5
85	牙买加	6.2	4.7	52.6	50.3	47.4	49.7
86	日本	7.6	8.0	81.3	81.3	18.7	18.7
87	约旦	9.4	8.9	46.6	60.6	53.4	39.4
88	哈萨克斯坦	4.1	3.7	51.2	66.1	48.8	33.9
89	肯尼亚	4.5	4.7	48.2	42.0	51.8	58.0
90	基里巴斯	11.6	19.1	91.8	84.0	8.2	16.0
91	科威特	3.1	2.2	78.1	77.5	21.9	22.5
92	吉尔吉斯	4.7	6.5	44.3	54.0	55.7	46.0
93	老挝	3.2	4.0	32.6	18.9	67.4	81.1
94	拉脱维亚	6.0	6.2	54.7	57.9	45.3	42.1
95	黎巴嫩	11.0	8.8	30.0	44.7	70.0	55.3
96	莱索托	6.2	6.2	51.0	58.3	49.0	41.7

附录2-6　续表3

政府卫生支出占政府总支出%		社会医保支出占政府卫生支出%		人均卫生费用（美元）		人均政府卫生支出（美元）	
2000	2007	2000	2007	2000	2007	2000	2007
12.6	16.2	0.0	0	2478	5551	2043	4690
12.0	14.1	11.3	9.6	44	71	30	54
9.5	8.2	0.0	0	254	312	181	193
13.1	9.2	22.4	17.2	143	224	49	81
6.4	7.4	28.0	40.1	54	200	17	78
7.5	7.1	23.8	26.8	77	101	31	39
14.5	14.3	43.9	43.5	170	206	77	121
7.7	6.9	0.0	0	45	347	27	279
4.6	4.2	0.0	0	8	9	5	4
11.3	4.0	88.2	84.7	219	837	170	640
8.9	10.2	0.5	0	5	9	3	5
10.3	9.5	0.0	0	98	157	68	110
10.2	12.9	20.4	19.5	1549	3809	1164	2843
14.6	16.6	89.5	93.4	2150	4627	1684	3655
13.9	14.0	1.6	2.0	180	373	129	240
8.8	11.6	0.0	0	13	22	6	10
6.4	4.2	44.0	60.0	48	191	8	35
18.2	18.2	87.3	88.3	2382	4209	1897	3236
10.9	10.7	…	48.6	18	54	7	28
10.1	13.2	31.9	51.8	1245	2679	550	1617
9.3	8.2	0.0	0	223	416	126	213
16.2	14.1	52.3	37.3	95	186	38	54
4.0	4.7	1.8	1.5	20	26	2	3
2.3	4.0	5.3	3.0	7	16	2	4
10.0	14.8	0.0	0	53	115	45	101
23.3	9.2	0.0	0	26	35	10	8
15.1	19.0	14.3	25.1	62	107	35	71
10.5	10.5	83.9	82.5	326	1019	231	720
18.1	17.8	38.0	32.7	2858	5971	2343	4927
3.4	3.7	5.7	17.2	19	40	4	11
3.8	6.2	7.4	16.0	12	42	5	23
9.6	11.5	42.3	41.0	65	253	24	118
1.3	3.1	…	0	14	62	5	46
14.7	17.1	1.2	0.8	1598	4556	1175	3676
11.5	10.1	48.5	72.8	1589	1893	1103	1058
12.7	13.9	0.1	0.1	1547	3136	1122	2400
6.6	5.2	0.0	0	189	224	99	113
15.7	17.9	80.9	78.7	2827	2751	2298	2237
10.3	11.4	0.8	0.3	166	248	77	150
9.2	11.2	0.0	0	51	253	26	167
8.6	7.8	10.9	8.3	18	34	9	14
9.8	10.3	0.0	0	67	191	61	160
8.8	5.4	0.0	0	523	901	408	698
8.3	9.8	10.0	59.9	13	46	6	25
5.2	3.7	4.6	12.1	11	27	3	5
8.8	10.0	86.7	0	198	784	108	454
7.8	11.7	52.1	51.2	485	525	145	234
6.3	7.9	0.0	0	28	51	14	30

附录2-6　续表4

序列	国家	卫生总费用占GDP%		卫生总费用构成(%)			
				政府卫生支出		个人卫生支出	
		2000	2007	2000	2007	2000	2007
97	利比里亚	3.2	10.6	36.5	26.2	63.5	73.8
98	利比亚	3.6	2.7	60.7	71.8	39.3	28.2
99	立陶宛	6.5	6.2	69.7	73.0	30.3	27.0
100	卢森堡	5.8	7.1	89.3	90.9	10.7	9.1
101	马达加斯加	2.6	4.1	52.6	66.2	47.4	33.8
102	马拉维	6.1	9.9	43.8	59.7	56.2	40.3
103	马来西亚	3.3	4.4	52.4	44.4	47.6	55.6
104	马尔代夫	6.8	9.8	75.8	65.4	24.2	34.6
105	马里	6.3	5.7	32.9	51.4	67.1	48.6
106	马耳他	6.8	7.5	72.5	77.5	27.5	22.5
107	马歇尔群岛	22.0	14.7	98.0	97.4	2.0	2.6
108	毛利塔尼亚	2.8	2.4	71.2	65.3	28.8	34.7
109	毛里求斯	3.8	4.2	52.4	49.0	47.6	51.0
110	墨西哥	5.6	5.9	46.6	45.4	53.4	54.6
111	密克罗尼西亚	9.0	13.2	87.6	95.8	12.4	4.2
112	摩纳哥	3.0	4.0	75.3	74.8	24.7	25.2
113	蒙古	5.6	4.3	80.1	81.7	19.9	18.3
114	黑山	8.9	8.9	74.8	57.2	25.2	42.8
115	摩洛哥	4.8	5.0	31.2	33.8	68.8	66.2
116	莫桑比克	5.4	4.9	70.1	71.8	29.9	28.2
117	缅甸	2.1	1.9	13.4	11.7	86.6	88.3
118	纳米比亚	7.0	7.6	68.9	42.1	31.1	57.9
119	瑙鲁	11.0	15.1	75.1	70.9	24.9	29.1
120	尼泊尔	5.4	5.1	24.9	39.7	75.1	60.3
121	荷兰	8.0	8.9	63.1	82.0	36.9	18.0
122	新西兰	8.1	9.0	79.1	78.9	20.9	21.1
123	尼加拉瓜	7.1	8.3	52.5	54.9	47.5	45.1
124	尼日尔	3.7	5.3	50.6	52.8	49.4	47.2
125	尼日利亚	4.3	6.6	33.5	25.3	66.5	74.7
126	纽埃岛	8.0	18.6	98.2	98.9	1.8	1.1
127	挪威	8.4	8.9	82.5	84.1	17.5	15.9
128	阿曼	3.0	2.4	83.6	78.7	16.4	21.3
129	巴基斯坦	2.5	2.7	20.0	30.0	80.0	70.0
130	帕劳群岛	9.7	10.8	89.3	78.4	10.7	21.6
131	巴拿马	7.8	6.7	68.1	64.6	31.9	35.4
132	巴布亚新几内亚	3.6	3.2	81.7	81.3	18.3	18.6
133	巴拉圭	9.2	5.7	40.2	42.4	59.8	57.6
134	秘鲁	4.7	4.3	53.0	58.4	47.0	41.6
135	菲律宾	3.5	3.9	47.6	34.7	52.4	65.3
136	波兰	5.5	6.4	70.0	70.9	30.0	29.1
137	葡萄牙	8.8	10.0	72.5	70.6	27.5	29.4
138	卡塔尔	2.3	3.8	68.8	75.6	31.2	24.4
139	韩国	4.5	6.3	50.0	54.9	50.0	45.1
140	摩尔多瓦	6.1	10.3	48.5	50.8	51.5	49.2
141	罗马尼亚	4.6	4.7	74.1	80.3	25.9	19.7
142	俄罗斯	5.4	5.4	59.9	64.2	40.1	35.8
143	卢旺达	4.0	10.3	39.2	47.0	60.8	53.0
144	圣基茨和尼维斯	5.4	6.0	60.3	57.8	39.7	42.2

附录2-6 续表5

政府卫生支出占政府总支出%		社会医保支出占政府卫生支出%		人均卫生费用（美元）		人均政府卫生支出（美元）	
2000	2007	2000	2007	2000	2007	2000	2007
5.7	16.6	0.0	0	6	22	2	6
6.9	5.4	…	0	219	299	133	215
14.6	12.9	88.3	81.3	212	717	148	523
13.9	17.3	82.6	77.2	2720	7439	2428	6763
7.9	14.8	…	0	6	16	3	11
7.3	11.9	0.0	0	9	17	4	10
6.2	6.9	0.6	0.8	128	307	67	136
13.7	10.5	20.5	0	154	343	117	224
9.5	11.8	…	0	17	34	5	18
12.0	13.7	0.0	0	680	1362	493	1056
21.1	14.6	35.0	12.3	418	371	410	361
6.5	5.3	0.0	0	12	22	8	14
6.8	9.3	…	0	147	247	77	121
11.4	15.5	67.6	58.9	327	564	152	256
10.5	18.9	21.4	22.2	183	285	160	273
17.4	15.6	98.5	98.4	3775	7338	2843	5492
10.7	9.1	24.5	33.0	22	64	17	52
25.7	26.4	98.8	81.4	125	550	93	314
4.3	6.2	0.0	26.9	55	120	17	40
13.9	12.6	0.0	0.3	11	18	8	13
1.2	0.9	3.1	1.6	3	7	<1	<1
12.3	11.1	1.8	2.9	127	319	88	134
11.2	32.1	0.0	0	363	673	273	477
7.7	10.9	0.0	0	12	20	3	8
11.4	16.2	93.9	93.4	1925	4243	1214	3481
16.2	18.0	0.0	11.6	1109	2790	877	2202
13.1	16.3	27.0	27.6	55	92	29	51
10.9	12.4	…	1.4	6	16	3	9
4.2	6.5	0.0	0	17	74	6	19
6.3	15.1	0.0	0	325	1724	319	1706
16.4	18.3	17.1	14.3	3156	7354	2603	6184
7.3	5.2	0.0	0	250	375	209	296
1.8	3.5	0.0	4.2	12	23	2	7
12.3	12.6	0.0	0	604	873	539	685
21.3	11.6	50.0	49.3	306	396	208	256
9.9	7.3	0.0	0	26	31	21	25
17.5	11.9	53.0	39.2	122	114	49	48
12.4	15.6	42.9	42.4	98	160	52	94
7.0	6.7	14.7	22.3	34	63	16	22
9.4	10.8	82.6	82.7	247	716	173	507
14.9	15.4	1.3	1.2	970	2108	704	1489
5.0	9.7	0.0	0	659	2403	454	1816
9.4	12.1	78.4	77.7	486	1362	243	748
8.7	12.5	0.0	67.6	19	127	9	65
9.9	10.3	89.4	83.2	80	369	60	296
9.6	10.2	40.3	38.7	95	493	57	316
8.2	19.5	6.4	3.9	9	37	4	18
9.5	8.0	0.0	0	387	623	233	360

附录2-6 续表6

序列	国家	卫生总费用占GDP%		卫生总费用构成(%)			
				政府卫生支出		个人卫生支出	
		2000	2007	2000	2007	2000	2007
145	圣卢西亚岛	5.5	6.3	59.0	54.2	41.0	45.8
146	圣文森特和格林纳丁斯	5.7	5.4	63.9	61.3	36.1	38.8
147	萨摩亚群岛	5.5	5.0	70.9	84.5	29.1	15.5
148	圣马力诺	7.5	7.1	85.8	85.5	14.2	14.5
149	圣多美和普林西比	6.3	11.2	80.5	47.1	19.5	52.9
150	沙特阿拉伯	4.0	3.4	76.4	79.5	23.6	20.5
151	塞内加尔	4.6	5.7	36.9	56.0	63.1	44.0
152	塞黑	7.1	9.9	67.4	61.8	32.6	38.2
153	塞舌尔	5.3	5.1	75.3	70.2	24.7	29.8
154	塞拉利昂	4.1	4.4	51.5	31.3	48.5	68.7
155	新加坡	3.4	3.1	36.8	32.6	63.2	67.4
156	斯洛伐克	5.5	7.7	89.4	66.8	10.6	33.2
157	斯洛文尼亚	8.4	7.8	74.0	71.5	26.0	28.3
158	所罗门群岛	5.2	4.6	93.7	92.4	6.3	7.6
159	索马里	2.6	…	44.8	…	55.2	…
160	南非	8.1	8.6	42.4	41.4	57.6	58.6
161	西班牙	7.2	8.5	71.6	71.8	28.4	28.2
162	斯里兰卡	3.7	4.2	47.9	47.5	52.1	52.5
163	苏丹	3.1	3.5	25.6	36.8	74.4	63.2
164	苏里南	8.0	7.6	48.8	47.4	51.2	52.6
165	斯威士兰	6.1	6.0	58.6	62.5	41.4	37.5
166	瑞典	8.2	9.1	84.9	81.7	15.1	18.3
167	瑞士	10.3	10.8	55.6	59.3	44.4	40.7
168	叙利亚	4.9	3.6	40.4	45.9	59.6	54.1
169	塔吉克斯坦	4.6	5.3	20.4	21.5	79.6	78.5
170	泰国	3.4	3.7	56.1	73.2	43.9	26.8
171	马其顿	7.6	7.1	70.9	65.6	29.1	34.4
172	东帝汶	8.8	13.6	70.9	84.6	29.1	15.4
173	多哥	4.6	6.1	26.9	24.9	73.1	75.1
174	汤加	5.8	4.4	72.9	70.3	27.1	29.7
175	特立尼达和多巴哥	3.9	4.8	42.8	56.1	57.2	43.9
176	突尼斯	5.6	6.0	48.5	50.5	51.5	49.5
177	土耳其	4.9	5.0	62.9	69.0	37.1	31.0
178	土库曼斯坦	4.8	2.6	74.2	52.1	25.8	47.9
179	图瓦卢	13.4	9.8	92.4	99.8	7.6	0.2
180	乌干达	6.6	6.3	26.8	26.2	73.2	73.8
181	乌克兰	6.0	6.9	48.0	57.6	52.0	42.4
182	阿联酋	3.1	2.7	78.6	70.5	21.4	29.5
183	英国	7.2	8.4	80.9	81.7	19.1	18.3
184	坦桑尼亚	4.1	5.3	43.9	65.8	56.1	34.2
185	美国	13.2	15.7	43.7	45.5	56.3	54.5
186	乌拉圭	10.5	8.0	33.4	74.0	66.6	26.0
187	乌兹别克斯坦	5.8	5.0	44.9	46.1	55.1	53.9
188	瓦努阿图	4.4	3.6	67.9	76.3	32.1	23.6
189	委内瑞拉	6.0	5.8	53.1	46.5	46.9	53.5
190	越南	5.4	7.1	30.1	39.3	69.9	60.7
191	也门	4.5	3.9	41.9	39.6	58.1	60.4
192	赞比亚	5.7	6.2	51.3	57.7	48.7	42.3
193	津巴布韦	8.3	8.9	43.1	46.3	56.9	53.7

附录2-6 续表7

政府卫生支出占政府总支出%		社会医保支出占政府卫生支出%		人均卫生费用（美元）		人均政府卫生支出（美元）	
2000	2007	2000	2007	2000	2007	2000	2007
11.9	11.2	4.9	3.4	254	361	150	195
10.8	7.6	0.0	0	164	272	105	166
10.8	12.8	0.3	0.7	74	152	52	129
20.4	13.6	100.0	85.4	2154	3878	1849	3317
7.6	13.2	0.0	0	21	103	17	48
9.2	8.4	…	0	362	531	276	422
8.8	12.1	17.9	4.0	20	54	7	30
13.7	13.8	92.4	93.4	51	408	35	252
7.1	8.9	5.0	3.7	401	564	302	396
7.6	7.8	0.0	0	6	14	3	4
6.0	7.2	4.8	15.3	790	1148	291	375
9.5	29.9	94.4	89.9	208	1077	186	720
13.1	13.2	93.9	92.7	829	1836	613	1313
11.4	15.4	0.0	0	41	54	39	50
4.2	…	0.0	…	8	…	4	…
7.9	10.8	3.3	3.0	237	497	100	206
13.2	15.6	9.6	7.0	1036	2712	742	1947
6.8	8.5	0.3	0.1	33	68	16	32
7.2	6.1	9.3	11.3	12	40	3	15
9.7	13.3	40.7	41.7	162	361	79	171
11.6	9.1	0.0	0	80	151	47	95
12.4	14.1	0.0	0	2280	4495	1936	3673
17.1	19.8	72.6	72.2	3572	6108	1986	3620
6.5	6.0	0.0	0	58	68	23	31
4.9	3.6	0.0	0	6	29	1	6
10.0	13.1	9.4	9.7	69	136	39	100
15.8	14.1	97.5	92.2	136	277	96	182
12.7	14.9	0.0	0	34	58	24	49
6.9	7.7	14.4	12.9	11	33	3	8
15.2	9.7	0.0	0	87	108	63	76
5.7	9.4	0.0	0	243	785	104	440
6.8	9.1	26.7	42.8	114	211	55	107
9.8	10.3	55.5	50.3	194	465	122	320
14.9	10.3	6.1	8.8	53	139	39	72
5.9	16.3	0.0	0	162	292	149	291
7.3	9.8	0.0	0	15	28	4	7
8.4	9.2	0.0	0.5	39	210	19	121
7.6	8.9	0.0	0	679	1253	534	883
14.8	15.6	0.0	0	1782	3867	1441	3161
11.2	18.4	0.0	3.3	11	22	5	14
19.5	19.5	34.1	27.9	4570	7285	1997	3317
10.3	17.3	50.0	35.1	635	582	212	431
6.3	7.9	…	0	32	41	14	19
9.8	11.4	0.0	0	52	79	35	61
10.9	7.1	19.5	33.7	290	477	154	222
6.4	8.7	19.7	32.3	21	58	6	23
6.2	4.5	…	0	24	43	10	17
9.4	14.5	0.0	0	18	57	9	33
7.3	8.9	0.0	0	48	79	21	36

附录2-7 人口与社会经济

序列	国家	总人口（千人）2008	0～14岁人口% 2008	60岁以上人口% 2008	人口年增长率(%)		城镇人口%		
					1988～1998	1998～2008	1990	2000	2008
1	阿富汗	27208	46	4	5.1	3.2	18	21	24
2	阿尔巴尼亚	3143	24	13	-0.4	0.2	36	42	47
3	阿尔及利亚	34373	28	7	2.1	1.5	52	60	65
4	安道尔	84	14	22	2.6	2.6	95	93	89
5	安哥拉	18021	45	4	2.9	2.9	37	50	57
6	安提瓜和巴布达	87	27	12	1.5	1.6	35	36	30
7	阿根廷	39883	25	14	1.3	1.0	87	89	92
8	亚美尼亚	3077	21	14	-1.2	-0.1	67	65	64
9	澳大利亚	21074	19	19	1.2	1.2	85	87	89
10	奥地利	8337	15	23	0.5	0.4	66	66	67
11	阿塞拜疆	8731	25	9	1.4	0.9	54	51	52
12	巴哈马群岛	338	26	10	1.8	1.3	84	89	84
13	巴林群岛	776	27	4	3.0	2.2	88	95	89
14	孟加拉国	160000	32	6	2.0	1.6	20	23	27
15	巴巴多斯岛	255	18	14	-0.2	0.1	45	50	40
16	巴拉若斯	9679	15	18	0.0	-0.5	66	70	73
17	比利时	10590	17	23	0.3	0.4	96	97	97
18	伯利兹	301	36	6	2.9	2.3	47	48	52
19	贝宁湾	8662	43	5	3.3	3.2	34	38	41
20	不丹	687	31	7	0.0	2.6	7	10	35
21	玻利维亚	9694	37	7	2.2	1.9	56	62	66
22	波黑	3773	16	18	-2.2	0.8	39	43	47
23	博茨瓦纳	1921	34	6	2.7	1.5	42	53	60
24	巴西	191972	26	10	1.6	1.3	75	81	86
25	文莱	392	27	5	2.7	2.1	66	71	75
26	保加利亚	7593	13	24	-0.9	-0.7	66	69	71
27	布基纳法索	15234	46	3	2.8	3.2	14	17	20
28	布隆迪	8074	39	4	1.6	2.5	6	9	10
29	柬埔寨	14562	34	6	3.0	1.7	13	17	22
30	喀麦隆	19088	41	5	2.7	2.3	41	50	57
31	加拿大	33259	17	19	1.1	1.0	77	79	80
32	佛得角	499	37	6	2.2	1.6	44	53	60
33	中非	4339	41	6	2.5	1.9	37	38	39
34	乍得	10914	46	4	3.1	3.3	21	23	27
35	智利	16804	23	13	1.7	1.1	83	86	88
36	中国	1344920	20	12	1.2	0.7	28	36	43
37	哥伦比亚	45012	30	8	1.9	1.6	69	71	74
38	科摩罗	661	38	5	2.4	2.2	28	34	28
39	刚果	3615	41	6	2.4	2.1	54	58	61
40	库克岛	20	33	8	0.0	1.0	57	59	74
41	哥斯达黎加	4519	26	9	2.5	1.9	51	59	63
42	科特迪瓦	20591	41	6	3.3	2.3	40	43	49
43	克罗地亚	4423	15	23	0.2	-0.4	54	56	57
44	古巴	11205	18	16	0.6	0.2	73	76	76
45	塞浦路斯	862	18	18	1.4	1.2	67	69	70
46	捷克	10319	14	21	0.0	0.1	75	74	73
47	朝鲜	23819	22	14	1.4	0.6	58	60	63
48	刚果	64257	47	4	3.4	2.8	28	30	34

附录2-7 续表1

生命登记覆盖人口% 2000～2008		总和生育率			成人识字率 (%) 2000～2008	人均国民收入 (美元，购买力平价)			日均<1美元 (购买力平价) 人口% 2000～2007
出生	死亡	1990	2000	2008		1990	2000	2008	
6	<25	8.0	7.8	6.6	28	…	…	…	…
>90	50～74	2.9	2.4	1.9	99	2540	3920	7950	<2.0
>90	75～89	4.7	2.6	2.4	75	4350	5130	7940	…
>90	25～49	1.1	1.3	1.3i	…	…	…	…	…
29	<25	7.2	6.8	5.8	67	1870	1910	5020	54.3
…	75～89	2.3	2.3	2.1i	99	8100	11730	20570	…
>90	90～100	3.0	2.5	2.2	98	5170	8890	14020	4.5
>90	50～74	2.5	1.5	1.7	99	2050	2090	6310	10.6
>90	90～100	1.9	1.8	1.8	…	16270	24910	34040	…
>90	90～100	1.5	1.4	1.4	…	19360	28570	37680	…
>90	50～74	3.0	1.9	2.1	100	…	2090	7770	<2.0
…	90～100	2.6	2.2	2.0	…	…	…	…	…
>90	75～89	3.7	2.6	2.3	89	12930	23930	…	…
10	<25	4.4	3.3	2.3	53	510	830	1440	49.6
>90	90～100	1.7	1.5	1.5	…	…	…	…	…
>90	90～100	1.9	1.2	1.3	100	4650	5130	12150	<2.0
>90	90～100	1.6	1.6	1.8	…	18720	28150	34760	…
94	90～100	4.5	3.6	2.9	…	2970	4640	6040	…
60	<25	6.8	6.1	5.4	41	730	1040	1460	47.3
…	<25	5.9	3.5	2.6	53	1230	2540	4880	26.2
74	<25	4.9	4.1	3.5	91	2110	3080	4140	19.6
>90	…	1.7	1.4	1.2	97	…	4930	8620	<2.0
58	<25	4.7	3.4	2.9	83	4780	8180	13100	…
89	75～89	2.8	2.4	1.9	90	5100	6840	10070	5.2
>90	90～100	3.2	2.6	2.1	95	35780	42170	…	…
>90	90～100	1.7	1.2	1.4	98	5080	5990	11950	<2.0
64	<25	7.3	6.6	5.9	29	520	790	1160	56.5
60	<25	6.8	6.8	4.6	59	350	310	380	81.3
66	<25	5.8	4.0	2.9	76	…	860	1820	40.2
70	<25	5.9	5.0	4.6	68	1440	1530	2180	32.8
>90	90～100	1.7	1.5	1.6	…	18830	27630	36220	…
>90	…	5.5	3.9	2.7	84	1230	2030	3450	20.6
49	<25	5.7	5.1	4.8	49	570	640	730	62.4
9	<25	6.7	6.6	6.2	32	700	770	1160	61.9
>90	90～100	2.6	2.1	1.9	97	4500	8930	13270	<2.0
…	<25	2.2	1.7	1.8	93	800	2340	6 0201	15.9
90	90～100	3.0	2.6	2.4	93	3430	4620	8510	16.0
83	<25	6.1	5.2	4.0	75	880	970	1170	46.1
81	<25	5.4	4.8	4.4	…	2080	1890	3090	54.1
>90	>75	3.4	3.1	2.6i	…	…	…	…	…
>90	90～100	3.2	2.4	2.0	96	4350	6630	10950	2.4
55	<25	6.6	5.3	4.6	49	1150	1460	1580	23.3
>90	90～100	1.7	1.4	1.4	99	8160	8940	18420	<2.0
>90	90～100	1.8	1.6	1.5	100	…	…	…	…
>90	90～100	2.4	1.7	1.5	98	13380	18950	…	…
>90	90～100	1.8	1.1	1.4	…	…	14640	22790	…
99	<25	2.4	2.0	1.9	…	…	…	…	…
31	<25	6.7	6.7	6.0	67	400	210	290	59.2

附录2-7 续表2

序列	国家	总人口(千人)2008	0～14岁人口%2008	60岁以上人口%2008	人口年增长率(%)		城镇人口%		
					1988～1998	1998～2008	1990	2000	2008
49	丹麦	5458	18	23	0.3	0.3	85	85	87
50	吉布提	849	37	5	3.2	2.1	76	83	87
51	多米尼加	67	27	12	-0.2	-0.2	68	69	74
52	多米尼加共和国	9953	32	8	1.9	1.5	55	62	69
53	厄瓜多尔	13481	31	9	2.0	1.2	55	60	66
54	埃及	81527	32	7	2.1	1.9	43	42	43
55	萨尔瓦多	6134	33	10	1.2	0.4	49	58	61
56	赤道几内亚	659	41	4	3.4	2.8	35	39	39
57	厄立特里亚	4927	42	4	1.2	3.7	16	18	21
58	爱沙尼亚	1341	15	22	-1.2	-0.4	71	69	69
59	埃塞俄比亚	80713	44	5	3.2	2.6	13	15	17
60	斐济	844	32	8	0.9	0.7	42	48	52
61	芬兰	5304	17	23	0.4	0.3	61	61	63
62	法国	62036	18	22	0.4	0.6	74	76	77
63	加蓬	1448	37	6	3.0	2.1	69	80	85
64	冈比亚	1660	42	5	3.8	3.1	38	49	57
65	乔治亚	4307	17	19	-1.1	-1.2	55	53	53
66	德国	82264	14	26	0.4	0.0	73	75	74
67	加纳	23351	39	6	2.7	2.3	36	44	50
68	希腊	11137	14	24	0.8	0.2	59	59	61
69	格林纳达	104	28	9	0.3	0.2	32	31	31
70	危地马拉	13686	42	6	2.3	2.4	41	45	49
71	几内亚	9833	43	5	3.4	2.0	28	31	34
72	几内亚比绍	1575	43	5	2.5	2.3	28	30	30
73	圭亚那	763	30	9	0.0	0.1	30	29	28
74	海地	9876	37	6	2.0	1.7	29	36	47
75	洪都拉斯	7319	38	6	2.6	2.0	40	44	48
76	匈牙利	10012	15	22	-0.2	-0.3	66	65	68
77	冰岛	315	21	16	1.0	1.3	91	92	92
78	印度	1181412	32	7	2.0	1.6	26	28	29
79	印尼	227345	27	9	1.5	1.3	31	42	52
80	伊朗	73312	24	7	1.9	1.2	56	64	68
81	伊拉克	30096	41	5	3.0	2.6	70	68	67
82	爱尔兰	4437	21	16	0.5	1.8	57	59	61
83	以色列	7051	28	14	3.0	1.9	90	91	92
84	意大利	59604	14	26	0.0	0.4	67	67	68
85	牙买加	2708	30	10	0.8	0.7	49	52	53
86	日本	127293	13	29	0.3	0.1	63	65	66
87	约旦	6136	35	6	4.5	2.8	72	80	78
88	哈萨克斯坦	15521	24	10	-0.7	0.2	56	56	58
89	肯尼亚	38765	43	4	3.1	2.6	18	20	22
90	基里巴斯	97	31	7	1.7	1.7	35	36	44
91	科威特	2919	23	4	-0.4	4.0	98	98	98
92	吉尔吉斯	5414	30	7	1.2	1.2	38	35	36
93	老挝	6205	38	5	2.6	1.8	15	19	31
94	拉脱维亚	2259	14	22	-0.9	-0.7	69	68	68
95	黎巴嫩	4194	26	10	2.4	1.3	83	86	87
96	莱索托	2049	39	7	1.6	1.2	17	18	25

附录2-7　续表3

登记覆盖人口% 2000～2008		总和生育率			成人识字率(%)	人均国民收入（美元，购买力平价）			日均<1美元（购买力平价）人口%
出生	死亡	1990	2000	2008	2000～2008	1990	2000	2008	2000～2007
>90	90～100	1.7	1.8	1.8	…	18030	28180	37280	…
89h	<25	6.2	4.8	3.9	…	…	1610	2330	18.8
>90	>75	3.0	2.3	2.1i	…	3460	4530	8300	…
78	50～74	3.3	3.0	2.6	89	2300	4160	7890	5.0
85	50～74	3.7	3.0	2.6	84	3520	4440	7760	4.7
>90	75～89	4.4	3.3	2.9	66	2340	3740	5460	<2.0
>90	75～89	3.7	3.0	2.3	82	2720	4330	6670	11.0
32	<25	5.9	5.8	5.3	87	1460	6420	21700	…
…	<25	6.2	5.8	4.6	64	…	480	630	…
>90	90～100	1.9	1.3	1.7	100	…	9420	19280	<2.0
7	<25	6.8	6.1	5.3	36	400	460	870	39.0
>90	90～100	3.4	3.1	2.7	…	…	3540	4270	…
>90	90～100	1.7	1.7	1.8	…	17230	25400	35660	…
>90	90～100	1.8	1.8	1.9	…	17810	26390	34400	…
89	<25	4.8	3.6	3.3	86	9810	10390	12270	4.8
55	<25	6.0	5.4	5.1	…	720	880	1280	34.3
>90	75～89	2.1	1.5	1.6	…	3910	2160	4850	13.4
>90	90～100	1.4	1.3	1.3	…	18640	25670	35940	…
51	<25	5.8	4.6	4.3	65	610	870	1430	30.0
>90	90～100	1.4	1.3	1.4	97	15020	21170	28470	…
…	…	3.7	2.6	2.3	…	3480	5490	8060	…
>90	75～89	5.6	4.8	4.1	73	2370	3480	4690	11.7
43	<25	6.7	6.0	5.4	29	630	870	1190	70.1
39	<25	7.1	7.1	5.7	…	440	460	530	48.8
93	50～74	2.6	2.5	2.3	…	780	2050	2510	…
81	<25	5.4	4.3	3.5	…	1170	1060	1180	54.9
94	…	5.1	4.0	3.3	84	1760	2510	3870	18.2
>90	90～100	1.8	1.3	1.4	99	…	11610	17790	<2.0
>90	90～100	2.2	2.0	2.1	…	20650	27960	25220	…
41	<25	4.0	3.3	2.7	66	860	1510	2960	41.6
55	<25	3.1	2.5	2.2	92	1440	2260	3830	…
>90	50～74	5.0	2.2	1.8	82	4520	6800	…	<2.0
95	<25	5.9	5.1	4.1	74	…	…	…	…
>90	90～100	2.1	1.9	2.0	…	11960	24560	37350	…
>90	90～100	3.0	2.9	2.8	…	12440	18890	27450	…
>90	90～100	1.3	1.2	1.4	99	17360	25370	30250	…
>90	…	2.9	2.7	2.4	86	3370	4900	7360	<2.0
>90	90～100	1.6	1.3	1.3	…	18870	25910	35220	…
>90	25～49	5.5	3.9	3.1	91	2280	3270	5530	<2.0
>90	75～89	2.8	1.9	2.3	100	5130	4500	9690	3.1
48	25～49	5.9	5.0	4.9	74	980	1120	1580	19.7
…	>75	4.8	4.4	3.1i	…	1310	2250	3660	…
>90	90～100	3.5	2.4	2.2	94	…	37220	…	…
>90	75～89	3.9	2.7	2.5	99	1810	1250	2140	21.8
72	<25	6.2	4.1	3.5	73	730	1240	2040	44.0
>90	90～100	1.9	1.2	1.4	100	7390	7650	16740	<2.0
>90	<25	3.1	2.5	1.8	90	4620	7530	10880	…
26	<25	4.9	4.1	3.3	82	1190	1330	2000	43.4

附录2-7　续表4

序列	国家	总人口(千人)2008	0～14岁人口%2008	60岁以上人口%2008	人口年增长率(%)		城镇人口%		
					1988～1998	1998～2008	1990	2000	2008
97	利比里亚	3793	43	5	0.9	4.4	45	54	60
98	利比亚	6294	30	6	2.1	2.0	79	83	78
99	立陶宛	3321	15	21	-0.3	-0.7	68	67	67
100	卢森堡	481	18	19	1.3	1.2	81	84	82
101	马达加斯加	19111	43	5	3.0	2.8	24	26	29
102	马拉维	14846	46	5	2.5	2.9	12	15	19
103	马来西亚	27014	30	7	2.6	2.0	50	62	70
104	马尔代夫	305	29	6	2.6	1.5	26	28	38
105	马里	12706	44	4	1.9	2.3	23	28	32
106	马耳他	407	16	20	0.8	0.6	90	93	94
107	马歇尔群岛	61	31	7	1.6	1.6	65	65	71
108	毛利塔尼亚	3215	40	4	2.7	2.7	40	40	41
109	毛里求斯	1280	23	11	1.2	0.9	44	43	42
110	墨西哥	108555	29	9	1.9	1.2	72	75	77
111	密克罗尼西亚	110	37	6	1.6	0.3	26	22	22
112	摩纳哥	33	18	22	0.9	0.4	100	100	100
113	蒙古	2641	27	6	1.0	1.2	57	57	57
114	黑山	622	20	17	1.2	-0.5	48	59	60
115	摩洛哥	31606	29	8	1.6	1.2	48	55	56
116	莫桑比克	22383	44	5	2.6	2.6	21	31	37
117	缅甸	49563	27	8	1.4	0.8	25	28	33
118	纳米比亚	2130	37	5	2.9	2.0	28	32	37
119	瑙鲁	10	31	7	1.4	0.1	100	100	100
120	尼泊尔	28810	37	6	2.5	2.1	9	13	17
121	荷兰	16528	18	21	0.6	0.5	69	77	82
122	新西兰	4230	21	17	1.3	1.1	85	86	87
123	尼加拉瓜	5667	36	6	2.2	1.4	53	57	57
124	尼日尔	14704	50	4	3.3	3.6	15	16	16
125	尼日利亚	151212	43	5	2.5	2.4	35	44	48
126	纽埃岛	2	33	8	-2.0	-2.7	31	31	39
127	挪威	4767	19	20	0.5	0.7	72	76	77
128	阿曼	2785	32	5	3.0	1.8	65	72	72
129	巴基斯坦	176952	37	6	2.6	2.3	31	33	36
130	帕劳群岛	20	31	7	2.5	1.0	70	71	80
131	巴拿马	3399	30	9	2.0	1.8	54	66	73
132	巴布亚新几内亚	6577	40	4	2.6	2.5	13	13	12
133	巴拉圭	6238	34	7	2.4	2.0	49	55	60
134	秘鲁	28837	31	8	1.9	1.3	69	72	71
135	菲律宾	90348	34	6	2.3	1.9	49	59	65
136	波兰	38104	15	18	0.2	-0.1	61	62	61
137	葡萄牙	10677	15	23	0.1	0.5	48	54	59
138	卡塔尔	1281	16	2	2.8	8.1	92	95	96
139	韩国	48152	17	15	0.8	0.5	74	80	81
140	摩尔多瓦	3633	17	15	-0.2	-1.5	47	46	42
141	罗马尼亚	21361	15	20	-0.3	-0.5	54	55	54
142	俄罗斯	141394	15	17	0.1	-0.4	73	73	73
143	卢旺达	9721	42	4	-0.3	3.6	5	14	18
144	圣基茨和尼维斯	51	27	12	0.9	1.3	35	34	32

附录2-7　续表5

登记覆盖人口% 2000～2008		总和生育率			成人识字率(%) 2000～2008	人均国民收入(美元，购买力平价)			日均<1美元(购买力平价)人口% 2000～2007
出生	死亡	1990	2000	2008		1990	2000	2008	
4	<25	6.9	6.8	5.1	56	…	270	300	83.7
…	<25	4.8	3.2	2.7	87	…	…	15630	…
>90	90～100	2.0	1.3	1.3	100	9070	8220	18210	<2.0
>90	90～100	1.6	1.7	1.7	…	28910	46510	64320	…
75	<25	6.2	5.6	4.7	71	680	750	1040	67.8
…	<25	7.0	6.2	5.5	72	440	610	830	73.9
>90	…	3.7	3.0	2.6	92	4660	8440	13740	<2.0
>90	75～89	6.2	3.2	2.0	97	…	2650	5280	…
53	<25	7.4	7.0	5.5	26	540	750	1090	51.4
>90	90～100	2.0	1.6	1.3	92	10540	17590	…	…
…	…	5.4	4.4	3.7i	…	…	…	…	…
56	<25	5.8	5.1	4.5	56	1210	1430	…	21.2
>90	90～100	2.2	2.0	1.8	87	4120	7510	12480	…
…	90～100	3.4	2.5	2.2	93	5990	8950	14270	<2.0
…	…	5.0	4.4	3.6	…	…	2800	3000	…
>90	>75	1.8	1.8	1.5i	…	…	…	…	…
>90	75～89	4.1	2.1	2.0	97	1500	1790	3480	22.4
>90	…	2.0	1.8	1.6	…	…	5720	13920	…
85	…	4.0	2.7	2.4	56	1920	2560	4330	2.5
31	<25	6.2	5.7	5.1	44	290	420	770	74.7
65	<25	3.4	2.4	2.3	90	250	520	…	…
67	<25	5.8	3.9	3.4	88	2530	3510	6270	…
…	…	4.5	3.7	2.9i	…	…	…	…	…
35	<25	5.2	4.0	2.9	57	520	810	1120	55.1
>90	90～100	1.6	1.7	1.7	…	17540	30000	41670	…
>90	90～100	2.1	1.9	2.0	…	13480	19420	25090	…
81	50～74	4.8	3.3	2.7	78	1320	1780	2620	15.8
32	<25	7.9	7.6	7.1	29	480	500	680	65.9
30	<25	6.8	6.1	5.3	72	950	1130	1940	64.4
>90	>75	…	…	…	…	…	…	…	…
>90	90～100	1.9	1.8	1.9	…	17290	35600	58500	…
…	50～74	6.6	4.4	3.0	84	9920	14460	…	…
…	<25	6.3	4.4	4.0	54	1270	1690	2700	22.6
>90	…	2.5	2.5	1.9i	…	…	…	…	…
>90	90～100	3.0	2.7	2.5	93	4190	6850	11650	9.5
…	…	4.8	4.5	4.1	58	1190	1630	2000	…
…	75～89	4.5	3.7	3.0	95	2920	3310	4820	6.5
93	50～74	3.9	2.9	2.6	90	3130	4830	7980	7.9
>90	90～100	4.3	3.6	3.1	93	1750	2490	3900	22.6
>90	90～100	2.0	1.3	1.3	99	5160	10410	17310	<2.0
>90	90～100	1.5	1.5	1.4	95	10660	16650	22080	…
>90	75～89	4.4	3.1	2.4	93	…	…	…	…
>90	90～100	1.6	1.4	1.2	…	8200	16370	28120	…
>90	90～100	2.4	1.6	1.5	99	2790	1310	3210	8.1
>90	90～100	1.9	1.3	1.3	98	5710	6030	13500	<2.0
>90	90～100	1.9	1.2	1.4	100	9120	7440	15630	<2.0
82	<25	7.6	6.0	5.4	65	500	560	1010	76.6
…	>75	2.8	2.4	1.8i	…	5930	9690	15170	…

附录2-7 续表6

序列	国家	总人口（千人）2008	0～14岁人口% 2008	60岁以上人口% 2008	人口年增长率(%)		城镇人口%		
					1988～1998	1998～2008	1990	2000	2008
145	圣卢西亚岛	170	27	9	1.4	1.1	29	28	28
146	圣文森特和格林纳丁斯	109	27	9	0.1	0.1	41	44	47
147	萨摩亚群岛	179	40	7	0.9	0.3	21	22	23
148	圣马力诺	31	14	26	1.1	1.7	90	90	94
149	圣多美和普林西比	160	41	5	2.0	1.7	44	53	61
150	沙特阿拉伯	25201	33	4	2.7	2.5	77	80	82
151	塞内加尔	12211	44	4	2.8	2.6	39	41	42
152	塞黑	9839	18	19	0.8	-0.4	50	51	52
153	塞舌尔	84	24	11	1.3	0.6	49	50	54
154	塞拉利昂	5560	43	4	0.3	3.2	30	37	38
155	新加坡	4615	17	14	2.8	1.9	100	100	100
156	斯洛伐克	5400	16	17	0.3	0.0	56	56	56
157	斯洛文尼亚	2015	14	21	0.4	0.2	50	51	48
158	所罗门群岛	511	39	5	2.8	2.6	14	16	18
159	索马里	8926	45	4	0.7	2.5	30	33	37
160	南非	49668	31	7	2.1	1.3	52	57	61
161	西班牙	44486	15	22	0.3	1.1	75	76	77
162	斯里兰卡	20061	24	11	1.0	0.8	17	16	15
163	苏丹	41348	40	6	2.5	2.2	27	36	43
164	苏里南	515	29	9	1.4	1.3	68	72	75
165	斯威士兰	1168	40	5	2.6	1.2	23	23	25
166	瑞典	9205	17	24	0.5	0.4	83	84	85
167	瑞士	7541	16	23	0.8	0.6	68	73	73
168	叙利亚	21227	35	5	2.7	3.0	49	50	54
169	塔吉克斯坦	6836	38	5	1.8	1.3	32	26	26
170	泰国	67386	22	11	1.1	0.9	29	31	33
171	马其顿	2041	18	16	0.6	0.2	58	65	67
172	东帝汶	1098	45	5	1.5	2.9	21	25	27
173	多哥	6459	40	5	2.8	2.7	30	37	42
174	汤加	104	37	8	0.5	0.6	23	23	25
175	特立尼达和多巴哥	1333	21	10	0.6	0.4	9	11	13
176	突尼斯	10169	24	9	1.6	0.9	60	63	67
177	土耳其	73914	27	9	1.7	1.4	59	65	69
178	土库曼斯坦	5044	30	6	2.3	1.4	45	45	49
179	图瓦卢	10	33	8	0.7	0.5	41	44	49
180	乌干达	31657	49	4	3.3	3.2	11	12	13
181	乌克兰	45992	14	21	-0.3	-0.8	67	67	68
182	阿联酋	4485	19	2	5.5	4.4	79	77	78
183	英国	61231	18	22	0.3	0.5	89	89	90
184	坦桑尼亚	42484	45	5	3.1	2.7	19	22	25
185	美国	311666	20	18	1.2	1.0	75	79	82
186	乌拉圭	3349	23	18	0.7	0.2	89	91	92
187	乌兹别克斯坦	27191	30	6	2.1	1.2	40	37	37
188	瓦努阿图	234	39	5	2.5	2.5	19	22	25
189	委内瑞拉	28121	30	8	2.2	1.8	84	91	93
190	越南	87096	27	9	1.8	1.3	20	24	28
191	也门	22917	44	4	4.1	2.9	21	25	31
192	赞比亚	12620	46	5	2.9	2.4	39	35	35
193	津巴布韦	12463	40	6	2.2	0.2	29	34	37

附录2-7　续表7

登记覆盖人口% 2000～2008		总和生育率			成人识字率(%) 2000～2008	人均国民收入（美元，购买力平价）			日均<1美元(购买力平价)人口% 2000～2007
出生	死亡	1990	2000	2008		1990	2000	2008	
>90	90～100	3.3	2.3	2.0	…	4830	6930	9190	…
>90	90～100	3.0	2.3	2.1	…	2990	4720	8770	…
>90	…	4.8	4.6	4.0	99	2820	2730	4340	…
>90	>75	1.2	1.3	1.5i	…	…	…	…	…
69	…	5.4	4.6	3.8	88	…	…	1780	…
…	25～49	5.8	4.2	3.1	85	14710	17530	…	…
55	<25	6.6	5.5	5.0	42	950	1220	1760	33.5
>90	…	2.1	1.7	1.6	…	…	5880	11150	…
>90	>75	2.3	1.9	1.9i	92	8230	13320	19770	…
48	<25	6.5	6.5	5.2	38	440	330	750	53.4
>90	75～89	1.8	1.5	1.3	94	17870	33200	47940	…
>90	90～100	2.0	1.3	1.3	…	…	10830	21300	…
>90	90～100	1.5	1.2	1.4	100	…	17190	26910	<2.0
…	…	5.9	4.6	3.9	…	1170	1380	2580	…
3	<25	6.8	6.6	6.4	…	…	…	…	…
78	75～89	3.6	2.9	2.5	88	5430	6460	9780	26.2
>90	90～100	1.3	1.2	1.4	98	13250	21120	31130	…
>90	50～74	2.5	2.1	2.3	91	1460	2580	4460	14.0
33	<25	6.0	5.1	4.2	61	670	1040	1930	…
>90	75～89	2.7	2.7	2.4	90	3770	4650	7130	…
30	<25	5.7	4.2	3.5	84	3640	4250	5010	62.9
>90	90～100	2.0	1.6	1.9	…	18870	27090	38180	…
>90	90～100	1.5	1.4	1.5	…	25390	33810	46460	…
…	90～100	5.5	3.7	3.2	83	2070	3150	4350	…
88	50～74	5.2	4.0	3.4	100	2220	820	1860	21.5
99	50～74	2.1	1.9	1.8	94	2960	5000	5990	<2.0
>90	90～100	1.9	1.6	1.4	97	5750	6080	9950	<2.0
53	<25	5.3	7.1	6.5	…	…	820	4690	52.9
78	<25	6.4	5.6	4.3	53	610	680	820	38.7
…	…	4.6	3.8	4.0	99	1860	2810	3880	…
96	90～100	2.4	1.6	1.6	99	6580	10370	23950	…
>90	25～49	3.6	2.1	1.8	78	2810	4600	7070	2.6
84	50～74	3.0	2.4	2.1	89	5970	8600	13770	2.7
96	…	4.3	2.8	2.5	100	…	…	6210	…
…	>75	3.2	3.1	3.2i	…	…	…	…	…
21	<25	7.1	6.9	6.3	74	390	660	1140	51.5
>90	90～100	1.9	1.2	1.3	100	5970	3170	7210	<2.0
…	75～89	4.4	2.7	1.9	90	38760	38110	…	…
>90	90～100	1.8	1.7	1.8	…	15810	25440	36130	…
8	<25	6.1	5.7	5.6	72	590	760	1230	88.5
>90	90～100	2.0	2.0	2.1	…	22940	35190	46970	…
>90	90～100	2.5	2.2	2.1	98	4880	7750	12540	<2.0
100	75～89	4.2	2.8	2.3	97	…	1420	2660	46.3
…	…	4.9	4.4	4.0	78	2530	2940	3940	…
>90	90～100	3.4	2.8	2.5	95	6820	8380	12830	3.5
>90	<25	3.7	2.4	2.1	…	610	1400	2700	21.5
22	<25	8.1	6.3	5.2	59	1280	1710	2210	17.5
10	<25	6.5	5.8	5.8	71	820	870	1230	64.3
74	25～49	5.2	3.8	3.4	91	…	…	…	…

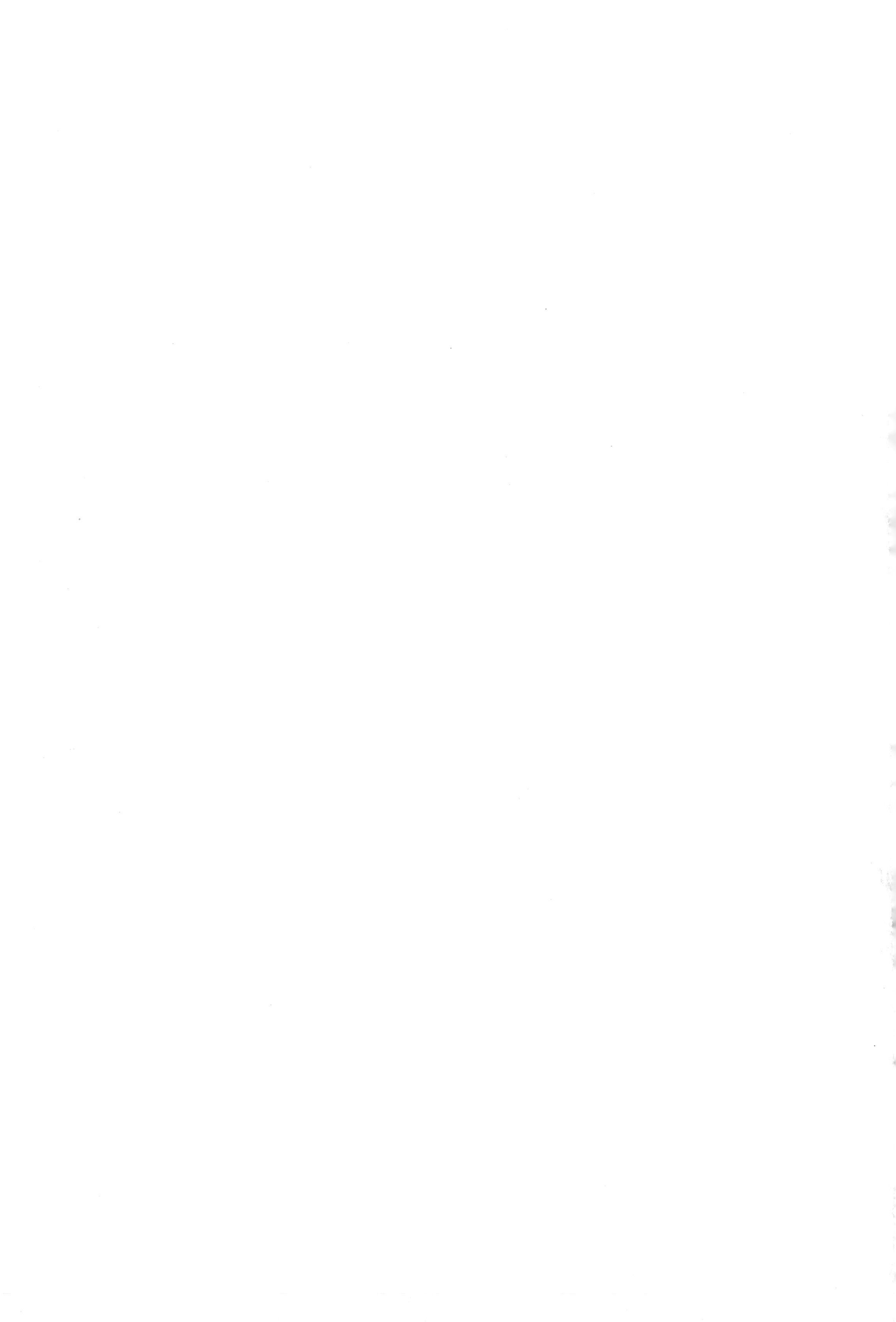